本教材第9版曾获首届全国教材建设奖全国优秀教材一等奖

国家卫生健康委员会"十四五"规划教材
全国高等学校教材
供基础、临床、预防、口腔医学类专业用

新形态教材

医学微生物学

Medical Microbiology

第 10 版

主　　审	李　凡　徐志凯
主　　编	郭晓奎　彭宜红
副 主 编	钟照华　吴兴安　范雄林
数 字 主 编	郭晓奎
数字副主编	王国庆　韦艳霞

U0284679

人民卫生出版社
·北京·

图书在版编目（CIP）数据

医学微生物学 / 郭晓奎，彭宜红主编. -- 10 版.
北京：人民卫生出版社，2024. 7（2024. 11 重印）.
（全国高等学校五年制本科临床医学专业第十轮规划
教材）. -- ISBN 978-7-117-36593-2

Ⅰ. R37

中国国家版本馆 CIP 数据核字第 20244FD275 号

人卫智网	www.ipmph.com	医学教育、学术、考试、健康，购书智慧智能综合服务平台
人卫官网	www.pmph.com	人卫官方资讯发布平台

医学微生物学

Yixue Weishengwuxue

第 10 版

主　　编：郭晓奎　　彭宜红
出版发行：人民卫生出版社（中继线 010-59780011）
地　　址：北京市朝阳区潘家园南里 19 号
邮　　编：100021
E - mail：pmph @ pmph.com
购书热线：010-59787592　010-59787584　010-65264830
印　　刷：三河市宏达印刷有限公司
经　　销：新华书店
开　　本：850×1168　1/16　印张：24
字　　数：710 千字
版　　次：1979 年 6 月第 1 版　　2024 年 7 月第 10 版
印　　次：2024 年 11 月第 2 次印刷
标准书号：ISBN 978-7-117-36593-2
定　　价：78.00 元

打击盗版举报电话：010-59787491　　E-mail：WQ @ pmph.com
质量问题联系电话：010-59787234　　E-mail：zhiliang @ pmph.com
数字融合服务电话：4001118166　　E-mail：zengzhi @ pmph.com

编委名单

编　委　(以姓氏笔画为序)

王国庆　吉林大学白求恩医学部　　张增峰　广西医科大学

王洪亮　西安交通大学医学部　　　陈心春　深圳大学医学部

韦艳霞　徐州医科大学　　　　　　陈峥宏　贵州医科大学

卢　春　南京医科大学　　　　　　范雄林　华中科技大学同济医学院

包丽丽　内蒙古医科大学　　　　　赵飞骏　南华大学衡阳医学院

朱　帆　武汉大学医学部　　　　　钟照华　哈尔滨医科大学

任丽丽　北京协和医学院　　　　　饶贤才　陆军军医大学

刘　畅　上海交通大学医学院　　　贾鑫明　同济大学医学院

刘小云　北京大学医学部　　　　　郭晓奎　上海交通大学医学院

孙允东　山东大学齐鲁医学院　　　黄升海　安徽医科大学

李晓霞　天津医科大学　　　　　　彭宜红　北京大学医学部

李婉宜　四川大学华西医学中心　　韩　俭　兰州大学医学部

杨　春　重庆医科大学　　　　　　谢幼华　复旦大学上海医学院

杨延辉　宁夏医科大学　　　　　　赖小敏　中山大学中山医学院

吴　燕　首都医科大学　　　　　　潘冬立　浙江大学医学院

吴兴安　空军军医大学

编写秘书　刘　畅　(兼)

数字编委

新形态教材使用说明

新形态教材是充分利用多种形式的数字资源及现代信息技术，通过二维码将纸书内容与数字资源进行深度融合的教材。本套教材全部以新形态教材形式出版，每本教材均配有特色的数字资源和电子教材，读者阅读纸书时可以扫描二维码，获取数字资源、电子教材。

电子教材是纸质教材的电子阅读版本，其内容及排版与纸质教材保持一致，支持手机、平板及电脑等多终端浏览，具有目录导航、全文检索功能，方便与纸质教材配合使用，进行随时随地阅读。

获取数字资源与电子教材的步骤

1 扫描封底红标二维码，获取图书"使用说明"。

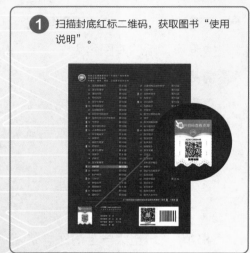

2 揭开红标，扫描绿标激活码，注册/登录人卫账号获取数字资源与电子教材。

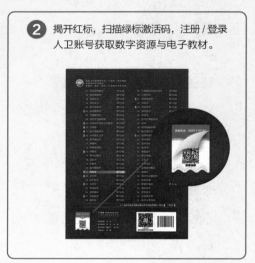

3 扫描书内二维码或封底绿标激活码，随时查看数字资源和电子教材。

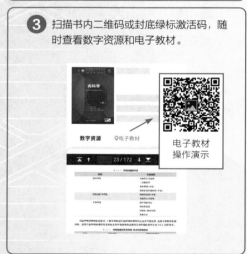

4 登录 zengzhi.ipmph.com 或下载应用体验更多功能和服务。

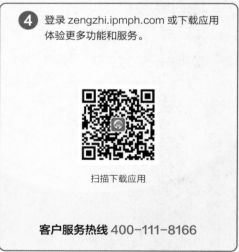

扫描下载应用

客户服务热线 400-111-8166

读者信息反馈方式

人卫e教
medu.pmph.com

欢迎登录"人卫e教"平台官网"medu.pmph.com"，在首页注册登录后，即可通过输入书名、书号或主编姓名等关键字，查询我社已出版教材，并可对该教材进行读者反馈、图书纠错、撰写书评以及分享资源等。

序言

百年大计，教育为本。教育立德树人，教材培根铸魂。

过去几年，面对突如其来的新冠疫情，以习近平同志为核心的党中央坚持人民至上、生命至上，团结带领全党全国各族人民同心抗疫，取得疫情防控重大决定性胜利。在这场抗疫战中，我国广大医务工作者为最大限度保护人民生命安全和身体健康发挥了至关重要的作用。事实证明，我国的医学教育培养出了一代代优秀的医务工作者，我国的医学教材体系发挥了重要的支撑作用。

党的二十大报告提出到 2035 年建成教育强国、健康中国的奋斗目标。我们必须深刻领会党的二十大精神，深刻理解新时代、新征程赋予医学教育的重大使命，立足基本国情，尊重医学教育规律，不断改革创新，加快建设更高质量的医学教育体系，全面提高医学人才培养质量。

尺寸教材，国家事权，国之大者。面对新时代对医学教育改革和医学人才培养的新要求，第十轮教材的修订工作落实习近平总书记的重要指示精神，用心打造培根铸魂、启智增慧、适应时代需求的精品教材，主要体现了以下特点。

1. 进一步落实立德树人根本任务。遵循《习近平新时代中国特色社会主义思想进课程教材指南》要求，努力发掘专业课程蕴含的思想政治教育资源，将课程思政贯穿于医学人才培养过程之中。注重加强医学人文精神培养，在医学院校普遍开设医学伦理学、卫生法以及医患沟通课程基础上，新增蕴含医学温度的《医学人文导论》，培养情系人民、服务人民、医德高尚、医术精湛的仁心医者。

2. 落实"大健康"理念。将保障人民全生命周期健康体现在医学教材中，聚焦人民健康服务需求，努力实现"以治病为中心"转向"以健康为中心"，推动医学教育创新发展。为弥合临床与预防的裂痕作出积极探索，梳理临床医学教材体系中公共卫生与预防医学相关课程，建立更为系统的预防医学知识结构。进一步优化重组《流行病学》《预防医学》等教材内容，撤销内容重复的《卫生学》，推进医防协同、医防融合。

3. 守正创新。传承我国几代医学教育家探索形成的具有中国特色的高等医学教育教材体系和人才培养模式，准确反映学科新进展，把握跟进医学教育改革新趋势新要求，推进医科与理科、工科、文科等学科交叉融合，有机衔接毕业后教育和继续教育，着力提升医学生实践能力和创新能力。

4. 坚持新形态教材的纸数一体化设计。数字内容建设与教材知识内容契合，有效服务于教学应用，拓展教学内容和学习过程；充分体现"人工智能+"在我国医学教育数字化转型升级、融合发展中的促进和引领作用。打造融合新技术、新形式和优质资源的新形态教材，推动重塑医学教育教学新生态。

5. 积极适应社会发展，增设一批新教材。包括：聚焦老年医疗、健康服务需求，新增《老年医学》，维护老年健康和生命尊严，与原有的《妇产科学》《儿科学》等形成较为完整的重点人群医学教材体系；重视营养的基础与一线治疗作用，新增《临床营养学》，更新营养治疗理念，规范营养治疗路径，提升营养治疗技能和全民营养素养；以满足重大疾病临床需求为导向，新增《重症医学》，强化重症医学人才的规范化培养，推进实现重症管理关口前移，提升应对突发重大公共卫生事件的能力。

我相信，第十轮教材的修订，能够传承老一辈医学教育家、医学科学家胸怀祖国、服务人民的爱国精神，勇攀高峰、敢为人先的创新精神，追求真理、严谨治学的求实精神，淡泊名利、潜心研究的奉献精神，集智攻关、团结协作的协同精神。在人民卫生出版社与全体编者的共同努力下，新修订教材将全面体现教材的思想性、科学性、先进性、启发性和适用性，以全套新形态教材的崭新面貌，以数字赋能医学教育现代化、培养医学领域时代新人的强劲动力，为推动健康中国建设作出积极贡献。

教育部医学教育专家委员会主任委员
教育部原副部长

林蕙青

2024 年 5 月

全国高等学校五年制本科临床医学专业
第十轮　规划教材修订说明

　　全国高等学校五年制本科临床医学专业国家卫生健康委员会规划教材自 1978 年第一轮出版至今已有 46 年的历史。近半个世纪以来，在教育部、国家卫生健康委员会的领导和支持下，以吴阶平、裘法祖、吴孟超、陈灏珠等院士为代表的几代德高望重、有丰富的临床和教学经验、有高度责任感和敬业精神的国内外著名院士、专家、医学家、教育家参与了本套教材的创建和每一轮教材的修订工作，使我国的五年制本科临床医学教材从无到有、从少到多、从多到精，不断丰富、完善与创新，形成了课程门类齐全、学科系统优化、内容衔接合理、结构体系科学的由纸质教材与数字教材、在线课程、专业题库、虚拟仿真和人工智能等深度融合的立体化教材格局。这套教材为我国千百万医学生的培养和成才提供了根本保障，为我国培养了一代又一代高水平、高素质的合格医学人才，为推动我国医疗卫生事业的改革和发展作出了历史性巨大贡献，并通过教材的创新建设和高质量发展，推动了我国高等医学本科教育的改革和发展，促进了我国医药学相关学科或领域的教材建设和教育发展，走出了一条适合中国医药学教育和卫生事业发展实际的具有中国特色医药学教材建设和发展的道路，创建了中国特色医药学教育教材建设模式。老一辈医学教育家和科学家们亲切地称这套教材是中国医学教育的"干细胞"教材。

　　本套第十轮教材修订启动之时，正是全党上下深入学习贯彻党的二十大精神之际。党的二十大报告首次提出要"加强教材建设和管理"，表明了教材建设是国家事权的重要属性，体现了以习近平同志为核心的党中央对教材工作的高度重视和对"尺寸课本、国之大者"的殷切期望。第十轮教材的修订始终坚持将贯彻落实习近平新时代中国特色社会主义思想和党的二十大精神进教材作为首要任务。同时以高度的政治责任感、使命感和紧迫感，与全体教材编者共同把打造精品落实到每一本教材、每一幅插图、每一个知识点，与全国院校共同将教材审核把关贯穿到编、审、出、修、选、用的每一个环节。

　　本轮教材修订全面贯彻党的教育方针，全面贯彻落实全国高校思想政治工作会议精神、全国医学教育改革发展工作会议精神、首届全国教材工作会议精神，以及《国务院办公厅关于深化医教协同进一步推进医学教育改革与发展的意见》（国办发〔2017〕63 号）与《国务院办公厅关于加快医学教育创新发展的指导意见》（国办发〔2020〕34 号）对深化医学教育机制体制改革的要求。认真贯彻执行《普通高等学校教材管理办法》，加强教材建设和管理，推进教育数字化，通过第十轮规划教材的全面修订，打造新一轮高质量新形态教材，不断拓展新领域、建设新赛道、激发新动能、形成新优势。

其修订和编写特点如下：

1. 坚持教材立德树人课程思政　认真贯彻落实教育部《高等学校课程思政建设指导纲要》，以教材思政明确培养什么人、怎样培养人、为谁培养人的根本问题，落实立德树人的根本任务，积极推进习近平新时代中国特色社会主义思想进教材进课堂进头脑，坚持不懈用习近平新时代中国特色社会主义思想铸魂育人。在医学教材中注重加强医德医风教育，着力培养学生"敬佑生命、救死扶伤、甘于奉献、大爱无疆"的医者精神，注重加强医者仁心教育，在培养精湛医术的同时，教育引导学生始终把人民群众生命安全和身体健康放在首位，提升综合素养和人文修养，做党和人民信赖的好医生。

2. 坚持教材守正创新提质增效　为了更好地适应新时代卫生健康改革及人才培养需求，进一步优化、完善教材品种。新增《重症医学》《老年医学》《临床营养学》《医学人文导论》，以顺应人民健康迫切需求，提高医学生积极应对突发重大公共卫生事件及人口老龄化的能力，提升医学生营养治疗技能，培养医学生传承中华优秀传统文化、厚植大医精诚医者仁心的人文素养。同时，不再修订第9版《卫生学》，将其内容有机融入《预防医学》《医学统计学》等教材，减轻学生课程负担。教材品种的调整，凸显了教材建设顺应新时代自我革新精神的要求。

3. 坚持教材精品质量铸就经典　教材编写修订工作是在教育部、国家卫生健康委员会的领导和支持下，由全国高等医药教材建设学组规划，临床医学专业教材评审委员会审定，院士专家把关，全国各医学院校知名专家教授编写，人民卫生出版社高质量出版。在首届全国教材建设奖评选过程中，五年制本科临床医学专业第九轮规划教材共有13种教材获奖，其中一等奖5种、二等奖8种，先进个人7人，并助力人卫社荣获先进集体。在全国医学教材中获奖数量与比例之高，独树一帜，足以证明本套教材的精品质量，再造了本套教材经典传承的又一重要里程碑。

4. 坚持教材"三基""五性"编写原则　教材编写立足临床医学专业五年制本科教育，牢牢坚持教材"三基"（基础理论、基本知识、基本技能）和"五性"（思想性、科学性、先进性、启发性、适用性）编写原则。严格控制纸质教材编写字数，主动响应广大师生坚决反对教材"越编越厚"的强烈呼声；提升全套教材印刷质量，在双色印制基础上，全彩教材调整纸张类型，便于书写、不反光。努力为院校提供最优质的内容、最准确的知识、最生动的载体、最满意的体验。

5. 坚持教材数字赋能开辟新赛道　为了进一步满足教育数字化需求，实现教材系统化、立体化建设，同步建设了与纸质教材配套的电子教材、数字资源及在线课程。数字资源在延续第九轮教材的教学课件、案例、视频、动画、英文索引词读音、AR互动等内容基础上，创新提供基于虚拟现实和人工智能等技术打造的数字人案例和三维模型，并在教材中融入思维导图、目标测试、思考题解题思路，拓展数字切片、DICOM等图像内容。力争以教材的数字化开发与使用，全方位服务院校教学，持续推动教育数字化转型。

第十轮教材共有56种，均为国家卫生健康委员会"十四五"规划教材。全套教材将于2024年秋季出版发行，数字内容和电子教材也将同步上线。希望全国广大院校在使用过程中能够多提供宝贵意见，反馈使用信息，以逐步修改和完善教材内容，提高教材质量，为第十一轮教材的修订工作建言献策。

主审简介

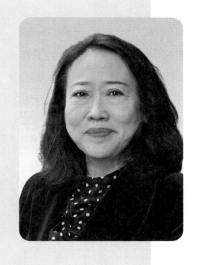

李　凡

吉林大学健康研究院院长、教授、博士研究生导师。深耕高等医学教育教学、医学微生物学专业及科研等领域 42 年并收获了诸多成果。国务院政府特殊津贴获得者，长春市劳动模范，长春市三八红旗手标兵，省级优秀共产党员，省级优秀教学团队负责人，省级教学名师，白求恩精神特殊贡献奖等获得者。教育部高等学校基础医学教学指导委员会和健康教学指导委员会委员，中国微生物学会临床微生物学专委会主任委员，吉林省医学教学指导委员会主任，中华医学会微生物学与免疫学分会常务委员。人民卫生出版社出版的《医学微生物学》第 7、8、9 版主编。获首届全国教材建设奖全国优秀教材（高等教育类）一等奖、中华医学科技奖、省科技进步奖一等奖、省级教学成果奖一等奖多项，培养高层次医学硕博研究生 130 余名。

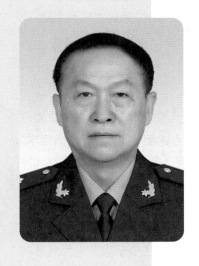

徐志凯

空军军医大学教授、博士研究生导师，全军病原微生物防治基础重点实验室主任。曾任中国微生物学会副理事长、中华医学会病毒学分会副主任委员、全军医学科学技术委员会常务委员。主持国家科技重大专项 4 项，国家 973 课题 1 项，863 课题 5 项，国家自然科学基金课题 7 项，军队重大和重点课题 4 项。主编国家级规划教材和专著 12 部，曾担任人民卫生出版社出版的《医学微生物学》第 8、9 版主编。获首届全国教材建设奖全国优秀教材（高等教育类）一等奖，国家科技进步奖二等奖、三等奖各 1 项，陕西省科技成果奖一等奖 2 项，军队科技进步奖二等奖 6 项，军队教学成果奖二等奖 1 项。获"全国中青年医学科技之星""中国人民解放军院校育才奖金奖""陕西省教学名师"等荣誉。

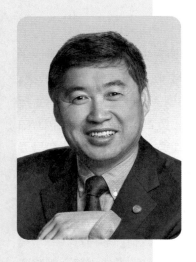

郭晓奎

上海交通大学二级教授,国家级教学名师,全国教育科研先进工作者,全国优秀教师,中国微生物学会医学微生物学与免疫学专业委员会主任委员,中国全健康研究网络(联盟)秘书长。现任 *Global Medical Education* 主编,国家热带病研究中心副主任;上海交通大学全球医学教育研究中心主任、致远学院医学方向主任。

从事教学工作 38 年。现任教育部基础医学核心实践与创新研究虚拟教研室负责人,教育部生物医学科学专业虚拟教研室负责人,国家虚拟仿真实验教学创新联盟医学基础委员会主任,国家高等学校基础医学实验教学中心规范化建设与管理工作组组长。教育部基础医学类教学指导委员会专业特聘专家。国家级研究生规划教材《医学微生物学》主编;国家级本科规划教材《病原生物学》中文 / 双语主编;国家级本科规划教材《医学微生物学》中文 / 英文版主编;《医学教学导论》《医学整合课程实践与研究》《病原生物学教育教学》《人体微生物组》等主编;教育部基础医学"101 计划"《基础医学核心实践与创新研究》主编;国家级精品课程、国家精品共享课程、国家一流课程医学微生物学负责人。获首届全国教材建设奖全国优秀教材(高等教育类)一等奖,全国教育科研成果奖特等奖 1 项,国家级教学成果奖一等奖 2 项、二等奖 1 项等奖励。

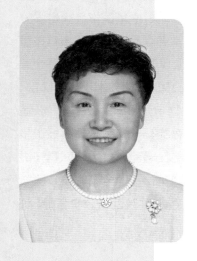

彭宜红

北京大学教授、博士研究生导师、北京大学医学部教学名师。兼任教育部重点领域教学资源及新型教材建设专家组专家及"医学病毒学"知识领域首席专家、教育部产学合作协同育人项目专家、教育部临床医学专业认证委员会专家、中国医学装备协会医学实验室装备与技术分会委员、北京市微生物学会监事、虚拟仿真实验教学创新联盟基础医学专业委员会委员。

从事医学微生物学教学和科研工作 37 年,主要研究方向为病毒与宿主相互作用关系及其抗病毒靶标筛选研究。作为课程负责人主讲本科生"医学微生物学"和研究生"生物医学安全及法规"等课程,兼任国家精品共享课程"医学微生物学"、国家虚拟仿真实验教学一流课程、教育部基础医学"101 计划"核心教材《医学病原与免疫基础》负责人。主编或副主编《医学微生物学》国家级规划教材等 10 部,参编教材及专著 50 余部,获首届全国教材建设奖全国优秀教材(高等教育类)一等奖 1 项。作为课题负责人主持国家 863 高科技项目、国家重点研发专项(子课题)、国家自然科学基金项目、教育部产学合作协同育人项目、北京市自然科学基金项目等 10 余项,发表研究论文 80 余篇,获国家发明专利 2 项。

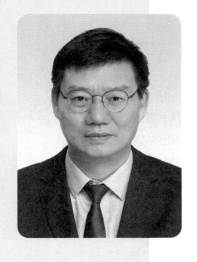

钟照华

哈尔滨医科大学教授,黑龙江省教学名师,中国微生物学会医学微生物学与免疫学专业委员会副主任委员,中国教育国际交流协会国际医学教育分会副理事长,黑龙江省微生物学会常务理事,黑龙江省细胞生物学会常务理事,黑龙江省医学会病毒学专业委员会副主任委员,澳大利亚 Edith Cowan University 客座教授。

从事教学工作 33 年。主要研究方向是肠道病毒生物学及病毒性心肌炎与扩张型心肌病的防治,发表研究论文 175 篇,出版教材、专著和译著 55 部,获教育部高校科技奖自然科学类二等奖 1 项,省科技奖自然科学类二等奖 2 项,国家级教学成果奖二等奖 3 项,国家级一流本科混合课程"医学微生物学"和线下课程"病原生物学实验"负责人。

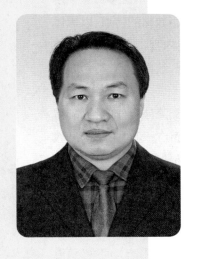

吴兴安

空军军医大学教授、博士研究生导师。陕西省医学会微生物学与免疫学分会主任委员,全军微生物学专业委员会副主任委员,中国微生物学会医学微生物学与免疫学专业委员会常务委员,陕西省微生物学会常务理事。

从事医学微生物学教学工作 33 年。获军队院校"育才"奖银奖;获军队教学成果奖二等奖 1 项;主编、副主编及参编《医学微生物学》相关教材 20 余部。长期从事重要病原微生物的感染与免疫及其侦、防、治的基础研究。以负责人承担国家、军队及省部级科研课题 17 项;发表 SCI 和中文核心期刊收录论文近 100 篇;获国家发明专利授权 11 项;获国家海洋局创新成果奖一等奖 1 项,军队科技进步奖二等奖 2 项;副主编学术专著《肾综合征出血热》。

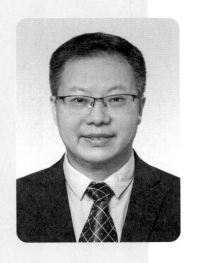

范雄林

华中科技大学同济医学院基础医学院病原生物学系教授、博士研究生导师,基础医学国家级教学示范中心形态学分中心副主任及 BSL-2 实验室主任,"医学微生物学"教学团队责任教授及教育部一流课程负责人,人兽共患传染病重症诊治全国重点实验室 PI,湖北省医学会微生物免疫学专业委员会荣誉主任委员。

从事医学微生物学教学、科研工作 26 年。主持 863 课题 3 项,国家科技重大专项课题 3 项,国家重点研发计划课题 3 项,国家自然科学基金项目 4 项。获湖北省科学技术奖(自然科学)二等奖 1 项。主编、参编专著和国家级规划教材共 10 余部。发表 SCI 论著 50 余篇,其中 12 篇 IF>10。授权国家发明专利 3 项。培养研究生 41 名,其中博士研究生 18 名。

前言

根据人民卫生出版社全国高等学校五年制本科临床医学专业第十轮规划教材主编人会议精神，以及全国高等院校师生使用《医学微生物学》（第9版）教材的体会和意见建议，遵循传承与发展相结合的思路，坚持"三基、五性、三特定"的原则，在前版教材的基础上我们对教材内容进行了认真讨论和修订，更新并修订了部分概念和知识点、原理及其应用，增加了人体微生物群与健康，以及近年出现的新发传染病病原，如SARS冠状病毒2、猴痘病毒等内容，教材内容也融入了思政育人元素，强化了新医科、全健康等理念对医学微生物学学科体系的渗透和融合。

本版教材仍沿用上一版的基本框架，在绪论、细菌篇、病毒篇、真菌篇及附录的基础上，增加人体微生物群篇。兼顾知识的基础性与先进性，在深度和难度上总体与目前医学微生物学领域的发展及教材定位相符。重要概念、原理及重点内容延续了第9版教材的特点，以黑体字加粗显示。本教材为新形态教材，学生可扫描二维码阅读线上数字内容。本教材还配有《医学微生物学学习指导与习题集》（第3版）。力争成为一本质量第一、纸数融合，符合新医科精神的新时代高质量教材。

本版《医学微生物学》教材修订的顺利完成是全国高等医学院校交流与合作的结晶，得到了人民卫生出版社的指导和积极支持，编者队伍老中青结合、覆盖面广，同时主审李凡教授、徐志凯教授给予了热心指导，赵国屏院士、徐建国院士等微生物界前辈也提供了许多宝贵建议。周爱萍/袁文常（淋病奈瑟菌）、陶晶/张彦（大肠埃希菌/痢疾志贺菌）、谢念铭（福氏志贺菌）、宫晓炜/陈启伟（鼠伤寒沙门菌）、刘智（霍乱弧菌）、李婷华（艰难拟梭菌）、李兆东（结核分枝杆菌）、PNAS（结核分枝杆菌临床分离株CD1551菌毛）、冯思婉（抗酸染色）、乔琳（结核分枝杆菌H37Rv株菌落）、胡福泉（流感嗜血杆菌）、朱翠明（肺炎支原体菌体形态）、何平（病毒鸡胚培养）、宋敬东（轮状病毒/诺如病毒/肠道腺病毒/乙型脑炎病毒）、杨利峰（克-雅病人脑组织）、郑丹枫（正常人脑组织）、童贻刚/李梦哲（噬菌体）等为本书提供了图片，在此一并致以衷心的感谢。

郭晓奎　彭宜红

2024年5月

目录

第四篇　人体微生物群   348

附录   359

推荐阅读   360

中英文名词对照索引   361

绪 论

本章思维导图

学习目标

1. 描述微生物的种类及其特点。
2. 理解医学微生物学的概念和研究范畴。
3. 举例讲述微生物与人类的关系。
4. 讲述医学微生物学发展的主要阶段。
5. 举例阐述郭霍法则。

第一节 | 微生物和病原微生物

微生物（microorganism）泛指广泛存在于自然界中的、体形微小、结构简单、肉眼直接观察不到、必须借助光学显微镜或电子显微镜放大数百倍、数千倍,甚至数万倍才能观察到的微小生物。

一、微生物的种类与特点

按其大小、有无细胞的基本结构、细胞核的分化程度和核酸组成等,可分为三大类。

1. **真核细胞型微生物**（eukaryotic microorganisms） 这是最大的一类微生物。此类微生物有典型的细胞结构,细胞器完整;细胞核分化程度高,有核膜和核仁,DNA 为遗传物质。**真菌**（Fungus）属于该类微生物。

2. **原核细胞型微生物**（prokaryotic microorganisms） 这类微生物有细胞的基本结构,细胞器不完整,仅有核糖体;细胞核分化程度低,为原始核质,呈裸露 DNA 团块结构,无核膜和核仁,DNA 为遗传物质。这类微生物可分为**古菌**（archaea）和**细菌**（bacteria）两大类。古菌不能合成肽聚糖且具有独特的代谢方式,可在高温、高盐或低温等极端环境下生存,在人体内也有分布,但尚未发现对人类的致病性。细菌与人体的健康密切相关,少数对人有致病性。细菌具有细胞壁（支原体除外）。部分细菌生物学性状比较特殊,在发现和认识过程中,赋予了不同的名称,如放线菌、螺旋体、衣原体和立克次体等。

3. **非细胞型微生物**（acellular microorganisms） 这是最小的一类微生物,无细胞结构。也无产生能量的酶系统,只能寄生在活细胞内生长增殖。只有一种类型的遗传物质,DNA 或 RNA。**病毒**（virus）属于该类微生物。

微生物种类繁多、在自然界广泛分布、数量巨大,目前已报道的微生物至少有 135 000 种。定居在地球表面特定空间或生境的不同种类和数量的微生物,称为**微生物群**。江河、湖泊、海洋、土壤、矿层、空气等都有数量不等、种类不一的微生物存在,其中以土壤微生物群的数量最为庞大,1g 肥沃土壤可有几亿到几十亿个微生物存在。在人类、动物和植物的体表,以及人类和动物与外界相通的腔道中,亦有大量的微生物存在。相比于动物和植物,微生物还有繁殖迅速、代谢活跃、容易变异等特点。如大肠埃希菌经过 24 小时后理论上可产生 $4.72×10^{21}$ 个后代,每小时可消耗其自身重量 $0.6～1.6$ 倍的糖类。

二、微生物与人类的关系

微生物是地球上个体数量、种群数量和生物量都最多的物种。相应地,微生物对自然界的演化、人类社会、工农业等各方面都有重要影响。绝大多数种类的微生物对人类、动物和植物是有益的,只有少数种类的微生物可引起人类、动物和植物的病害。

（一）有益的微生物

1. 维持生态环境的平衡　微生物与自然界中其他生物或组成产生各种交互作用,影响动物、植物健康,参与生物圈碳、氮等物质的循环等。例如,土壤中的微生物能将死亡动物、植物的有机氮化合物转化为无机氮化合物,以供植物生长的需要,而植物又为人类和动物所食用;空气中大量的游离氮,只有依靠固氮菌等作用后才能被植物吸收。又如植物可以通过光合作用把空气中的二氧化碳和水合成纤维素和木质素等有机物;这些有机物又会被细菌等微生物通过分解代谢途径转化,补充消耗掉的二氧化碳。如果缺乏这一过程,只需 50～60 年,空气中的二氧化碳将无法维持生物界旺盛发展的需要。自然界中微生物的种类平衡、数量稳定及与其他生物的和谐关系,对维持一个可持续生存的生态环境非常重要。

2. 在农业方面的应用　微生物饲料、微生物肥料、微生物农药、微生物食品、微生物能源和微生物环保制剂等都得到了开发和应用。春秋战国时期,人们已懂得利用微生物分解有机物质的作用进行沤粪积肥。现在菌体蛋白饲料,含根瘤菌的微生物肥料,链霉菌农药"井冈霉素",微生物能源沼气等都已广泛应用。

3. 在工业方面的应用　微生物在食品、制药、皮革、纺织、石油、化工、冶金、采矿和新能源等领域的应用日趋广泛。例如,相传在大禹时代就有仪狄作酒的记载。北魏贾思勰在《齐民要术》一书中,详细记载了制醋方法,也已具备用豆类发酵制酱的经验。在现代,可通过微生物发酵途径生产抗生素、维生素 C、有机酸、氨基酸、多元醇和多肽等;冶金上用微生物浸矿来提炼金属;在石油工业中,利用微生物进行石油勘探、开采、加工,以及处理石油污染的土壤、海洋等,都有很好的发展前景。

4. 在环境保护方面的应用　微生物能够处理污水废气,降解塑料、甲苯等有机物。在污水处理方面,微生物在新陈代谢过程中产生的二氧化碳能中和废水中的碱;微生物的氧化还原和分解作用能使废水中的有毒物质,如有机磷、氰化物、汞等降解转化为无毒物质。

5. 与人类和动物健康的关系密切　正常情况下,寄生在人类和动物口、鼻、咽部以及消化道、呼吸道中的微生物是无害的。这些微生物可帮助宿主消化吸收营养物质,合成宿主所需的营养物质以及调节宿主的免疫代谢,有的微生物还能拮抗病原微生物的入侵。如定植在肠道中的大肠埃希菌等能为宿主提供必需的维生素 B_1、维生素 B_2、烟酸、维生素 B_{12}、维生素 K 和多种氨基酸等营养物质;牛、羊等反刍动物,因胃中定植可分解纤维素的微生物,所以能够利用草料作为营养物质。

6. 在生命科学等科研领域的应用　微生物常被用作研究对象或模式生物。基因、遗传密码、转录、翻译以及基因调控等规律,都是首先在微生物中被发现并得到证实的,促进了生命科学相关学科的发展。近年来,随着分子生物学技术的进步,微生物在基因工程技术中的作用变得更加重要。它们不仅提供了多种必不可少的工具酶和载体系统,还可以人工制造、人为定向地培育工程微生物新品种。这些新品种能够在自然环境中制造出多种多样的人类必需品,甚至作为诊断原材料、疫苗和药物等,用于疾病的诊断、预防和治疗。

（二）有害的微生物

少数种类的微生物具有致病性,能引起人类、动物和植物**感染性疾病**（infectious disease）,称为**病原微生物**（pathogenic microorganisms）。例如,可引起人类痢疾、结核、破伤风、麻疹、脊髓灰质炎、艾滋病等感染性疾病的病原微生物分别是志贺菌、结核分枝杆菌、破伤风梭菌、麻疹病毒、脊髓灰质炎病毒和人类免疫缺陷病毒;引起动物鸡霍乱、禽流感和牛炭疽等感染性疾病的分别是鸡巴氏杆菌、禽流感病毒和炭疽芽胞杆菌,以及引起农作物的水稻白叶枯病、小麦赤霉病和大豆病毒病等的分别是水稻白叶枯病原细菌、镰刀菌和大豆花叶病毒等。此外,有些微生物还可以导致工业产品、农副产品和生活用品发生腐蚀和霉烂等现象。值得注意的是,有些种类的微生物在正常情况下寄生在人体内、对人类不致病,但在特定情况下会导致人类疾病,这类微生物被称为**机会致病性微生物**（opportunistic microorganisms）。例如,大肠埃希菌正常寄生在人体肠道、一般是不致病的,但其侵入泌尿道或腹腔中就会引起感染。

第二节 ｜ 微生物学和医学微生物学

微生物学（microbiology）主要研究微生物的种类、分布、形态、结构、代谢、生长繁殖、遗传和变异,及其与人类、动物、植物以及自然界的相互关系,属于生命科学的一个重要领域。微生物学促进了生命科学、医学和农学等许多重大基础理论的突破,引领了生物技术和生物工程的快速发展,也是系统生物学和合成生物学的重要支柱和基础。

根据研究的侧重点和层次不同,目前微生物学已形成许多分支学科,如针对研究微生物学的基本问题,设有微生物分类学、微生物生理学、微生物生态学、微生物遗传学、微生物基因组学、细胞微生物学等;按研究对象,可分为细菌学、病毒学、真菌学等;按研究和应用领域,可分为医学微生物学、兽医微生物学、食品微生物学、农业微生物学、工业微生物学等。这些分支学科的相互配合和支撑,促进微生物学不断向纵深发展。

医学微生物学(medical microbiology)主要研究与医学有关的病原微生物的生物学特性和致病机制,人体的抗感染免疫机制,以及建立这些微生物所致人类感染及感染性疾病(含传染病)、超敏反应性疾病和肿瘤等的病原学诊断方法和防治措施等,以控制和消灭感染和相关疾病,达到保障和提高人类健康水平的目的。

医学微生物学是基础医学中的一门重要学科,掌握其基本理论可为学习临床各科的感染性疾病、超敏反应性疾病和肿瘤等奠定重要的理论基础。近年来,微生物群的变化对人体健康影响的重要意义得到证实,拓展了疾病的病因理论。

第三节 ┃ 医学微生物学发展简史

医学微生物学是人类在探寻感染性疾病的病因、流行规律以及防治措施的过程中,伴随微生物学的发展而发展的,并且为促进微生物学的发展作出了巨大贡献。医学微生物学的发展过程大致可分为三个时期。

一、经验时期(17 世纪中期以前)

古代人类虽未观察到具体的微生物,但早已将医学微生物知识用于传染病防治之中。12 世纪初刘真人就有肺痨由虫引起之说。意大利人法兰卡斯特罗(Girolamo Fracastoro)认为传染病的传播有直接、间接和通过空气等数种途径。奥地利人普伦西奇(Marcus Plenciz)主张传染病的病因是活的物体,每种传染病由独特的活物体所引起。18 世纪清乾隆年间,师道南在《天愚集》鼠死行篇中写道:"东死鼠,西死鼠,人见死鼠如见虎,鼠死不几日,人死如圻堵。昼死人,莫问数,日色惨淡愁云护。三人行未十步多,忽死两人横截路……"。生动地描述了当时鼠疫猖獗流行的可怕凄惨景况,同时也正确地指出了鼠疫的流行环节。

在预防医学方面,我国自古以来就有将水煮沸后饮用的习惯。明李时珍《本草纲目》中指出,病人的衣服蒸过后再穿就不会感染疾病,表明已有消毒的记载。古代人早已认识到天花是一种烈性传染病,一旦与病人接触,几乎都将受染,且病死率极高,但已康复者去护理天花病人,则不会再得天花。这种免得瘟疫的现象,是"免疫"一词的最早概念。我国先民在这个现象的启发下,开创了预防天花的人痘接种法。大量历史资料表明,我国在明隆庆年间(1567—1572),人痘已经广泛使用,并先后传至俄国、朝鲜、日本、土耳其、英国等国家。

二、实验时期(17 世纪中期—20 世纪中期)

(一)微生物的发现

1676 年,荷兰人列文虎克(Antonie Leeuwenhoek)首先观察到了微生物。他利用自制镜片,制作了一架原始显微镜,可将物象放大 40~270 倍。通过观察牙垢、雨水、井水和植物浸液,他发现了许多运动着的"微小动物",并用文字和图画科学地记载了它们的不同形态(球状、杆状和螺旋状等),为证明微生物的存在提供了科学依据。

19 世纪 60 年代,酿酒和蚕丝工业在欧洲一些国家占有重要的经济地位,酒味变酸和蚕病的流行促进了微生物的研究。法国科学家巴斯德(Louis Pasteur)(图绪-1)首先用曲颈瓶实验证明了有机物质的发酵和腐败是由微生物引起的,而酒类变质是因污染了其他微生物所致,从而推翻了当时盛行的微生物起源的"自然发生说"。巴斯德的研究,开创了微生物生理学时代,使人们认识到不同微生物间不仅有形态学上的差异,在生理学特性方面亦有所不同,进一步肯定了微生物在自然界中所起的重要作用。自此,微生物学成为一门独立学科。

为了防止酒类发酵成醋,巴斯德创立了加温处理法,这就是至今仍被用于酒类和乳品的巴氏消毒法(pasteurization)。在巴斯德的影响下,英国外科医生李斯特(Joseph Lister)开创用苯酚喷洒手术室和煮沸手术用具,以防止术后感染,为防腐、消毒,以及无菌操作奠定了基础。

德国学者郭霍(Robert Koch)(图绪-2)是微生物学的另一位奠基人。他发明了琼脂固体培养基,使得从环境或病人排泄物等标本中分离细菌并纯培养成为可能,从而有利于对各种细菌特性的研究。他还创用了染色方法和实验动物感染,为发现感染性疾病的病原微生物提供了实验手段。根据对炭疽芽胞杆菌和结核分枝杆菌的研究,他在1884年提出了著名的**郭霍法则**(Koch's postulates):①特殊的病原微生物应在同一种疾病中查见,在健康人中不存在;②该特殊病原微生物能被分离培养得到纯种;③该纯培养物接种至易感动物,能产生同样病症;④自人工感染的实验动物体内能重新分离得到该病原微生物纯培养。郭霍法则为后续发现多种传染病的病原微生物提供了理论指导。19世纪末期,许多传染病的病原微生物被郭霍和在他带动下的一大批学者相继发现并分离培养成功,如霍乱弧菌、伤寒沙门菌、白喉棒状杆菌、葡萄球菌、破伤风梭菌、脑膜炎奈瑟菌、鼠疫耶尔森菌、肉毒梭菌、痢疾志贺菌等。在运用郭霍法则时也应注意一些特殊情况:在提出该法则时主要用于发现细菌,目前该法则已广泛应用于所有病原微生物;有些人表面看似很健康,实则携带病原微生物;有些病原微生物还不能人工培养,如麻风分枝杆菌;也有的病原微生物尚未发现易感动物。另一方面,一些病原微生物的确定也可通过免疫学方法检测病人血清中的特异性抗体,以及通过分子生物学技术鉴定靶组织中存在的病原微生物特异基因等。

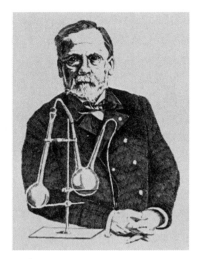

图绪-1　巴斯德(Louis Pasteur, 1822—1895)

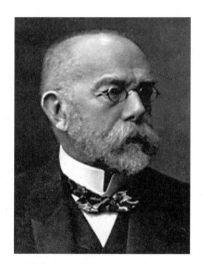

图绪-2　郭霍(Robert Koch, 1843—1910)

1892年,俄国植物生理学家伊凡诺夫斯基(Dmitry Ivanovski)发现了烟草花叶病是由比细菌还小的、能通过细菌过滤器的滤过性因子所致。荷兰微生物学家贝杰林克(Martinus Beijerinck)用实验证明该致病因子与细菌不同,需要在活细胞中增殖,故用拉丁语"contagium vivum fluidum"(传染性活流质)对其命名,后将其称为"病毒"。他们共同发现了第一种病毒,即烟草花叶病病毒,由此开启了病毒学的时代。1898年,德国细菌学家勒夫勒(Friedrich Loeffler)和弗施(Paul Frosch)证明了一种滤过性因子导致了口蹄疫。随后的研究发现这种因子就是口蹄疫病毒,首次证明动物疾病是由病毒引起。1901年,对人致病的第一种病毒——黄热病病毒首先由美国细菌学家里德(Walter Reed)发现。英国病毒学家特沃特(Frederick Twort)与加拿大细菌学家德雷尔(Felix d'Herelle)分别于1915年和1917年独立发现了细菌病毒(噬菌体)。随后,许多对人类、动物和/或植物致病的病毒相继被分离到。

(二)免疫学的兴起

18世纪末,英国医生琴纳(Edward Jenner)创用牛痘预防天花,为预防医学开辟了广阔途径。随后,巴斯德成功研制出鸡霍乱、炭疽和狂犬病疫苗。1891年,德国学者贝林格(Adolf Behring)用含白喉抗毒素的动物免疫血清成功地治愈一名白喉患儿,这是第一个被动免疫治疗的病例。自此,科学家们开始从血清中寻找杀菌、抗病毒物质,引导了血清学的发展。

人们对感染免疫现象本质的认识始于 19 世纪末。当时有两种不同的学术观点,一种是以俄国学者梅契尼可夫(Elie Metchnikoff)为代表的吞噬细胞学说,另一种是以德国学者艾利希(Paul Ehrlich)为代表的体液抗体学说。这两种学说为免疫学后续发展和进一步完善奠定了基础。

1958 年,澳大利亚学者伯内特(Frank Burnet)以生物学和分子遗传学的发展为基础,提出了关于抗体生成的克隆选择学说,这一学说不仅阐明了抗体产生机制,同时也解释了抗原的识别、免疫记忆形成、自身耐受建立和自身免疫发生等重要免疫生物学现象。因此,免疫学逐渐跨越了感染免疫的范畴,成为生物医学中的一门新学科。

(三)化学治疗剂和抗生素的发现

首先合成化学治疗剂的也是德国学者艾利希。1909 年,他合成了治疗梅毒的砷凡纳明(编号 606),后来又合成了新砷凡纳明(编号 914),开创了感染性疾病的化学治疗时代。1935 年,德国学者多马克(Gerhard Domagk)发表百浪多息(prontosil)可以治疗致病性球菌感染的成果后,一系列磺胺药物相继被合成并广泛应用于感染性疾病的治疗中。1929 年,英国学者弗莱明(Alexander Fleming)(图绪-3)发现青霉菌产生的青霉素能抑制金黄色葡萄球菌生长的现象。1940 年,弗洛里(Howard Florey)和柴恩(Ernst Chain)将青霉菌的培养液予以提纯,获得了可供临床使用的青霉素纯品。1949 年,美国生物化学家瓦克斯曼(Selman Waksman)在他多年研究土壤微生物所积累资料的基础上,发现了链霉素,这是第一个治疗结核病的抗生素。随后,氯霉素、金霉素、土霉素、红霉素等相继被发现,使许多由细菌引起的感染性疾病得到了控制和治愈,为人类健康作出了巨大贡献。

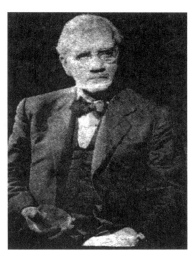

图绪-3　弗莱明(Alexander Fleming,1881—1929)

三、现代时期(20 世纪中期—现在)

近 70 年来,随着化学、物理学、生物化学与分子生物学、遗传学、细胞生物学、免疫学、生物信息学等学科的发展,电子显微镜技术、各种标记技术、分子生物学技术、色谱分析、基因序列测定及分析、计算机等新技术的建立和改进,使医学微生物学得到了迅速的发展。

人类在医学微生物学和传染病防控领域已取得巨大成就,但距离控制和消灭传染病的目标还有很大距离。由病原微生物引起的感染性疾病仍是对人类健康威胁最大、最重要的一类疾病。造成地区性或国际性公共卫生问题的新识别的和以往未知的传染病,也就是新发传染病,不断发生;迄今仍有一些感染性疾病的病原微生物还未被发现;某些病原微生物的致病和免疫机制还有待阐明;许多感染性疾病尚缺乏有效的防治措施,尤其是病毒性疾病尚缺乏有效的药物治疗;抗微生物药物的滥用造成了强大的选择压力,导致微生物耐药性的快速出现;某些微生物快速变异给疫苗设计和疾病治疗造成一定困难。

(一)新的病原微生物不断发现

自 1973 年以来,已有近 40 种的新现(emerging)病原微生物被发现,如军团菌、幽门螺杆菌、空肠弯曲菌、霍乱弧菌 O139 血清群、大肠埃希菌 O157∶H7 血清型、肺炎衣原体、伯氏疏螺旋体、人类免疫缺陷病毒、人疱疹病毒 6、7、8 型、丙丁戊等型肝炎病毒、汉坦病毒、大别班达病毒、轮状病毒、西尼罗病毒、尼帕病毒、SARS 冠状病毒、MERS 冠状病毒和 SARS 冠状病毒 2 型等。1982 年,**一种传染性蛋白因子——朊粒**(prion)被发现,该蛋白由宿主细胞基因编码,因高级结构构象异常导致神经系统疾病。人类面临新现和再现(emerging and re-emerging)病原体的双重威胁。其中多种病原微生物感染引起了较大规模的流行,甚至世界性大流行,严重危害人类健康,凸显了医学微生物学的重要性。

(二)微生物基础研究取得显著发展

以 DNA 双螺旋结构的解析,基因克隆重组、核酸测序和聚合酶链反应(polymerase chain reaction,

PCR)为代表的分子生物学技术,推动了微生物学研究的快速进展。1990年,人巨细胞病毒的全基因组完成测序;1995年,流感嗜血杆菌的全基因组完成测序,开启了微生物基因组时代。微生物基因组学,结合相应蛋白质组学、转录组学、代谢组学等共同形成了微生物系统生物学(systems biology)的基础,也促进了病原微生物致病基因、变异规律、致病物质、病原微生物与宿主之间复杂的相互作用等方面的研究,促进了更特异的分子靶标应用于微生物检查和分型以及临床有效药物和疫苗等的研发。

另一方面,人体微生物群与人体微生态平衡的重要性越来越受到关注和重视,尤其是人体微生物群中的肠道微生物群对人体健康的影响,已经成为生命科学及医学研究的新热点。

(三)病原微生物诊断技术的不断进步

传统的病原微生物的鉴定和分类方法以表型为主,现在更侧重于用基因型方法分析其遗传学特征。基因型方法包括DNA杂交、16S rDNA序列分析、氨基酸序列分析、质粒指纹图分析、基因探针、聚合酶链反应、限制性片段长度多态性(restriction fragment length polymorphism,RFLP)分析、微生物的全基因组测序和宏基因组测序(metagenomic next-generation sequencing,mNGS)分析等。这些分子生物学技术在病原微生物的分类、新种鉴定、辅助临床诊断和流行病学研究中具有重要意义。

在临床微生物学检验中,基于质谱和高通量测序的微生物检测技术自动化水平不断提高,基于免疫学和分子生物学的微生物检测技术不断发展,提高了微生物检测的标准化、规范化和产业化水平。

(四)微生物疫苗研发不断突破

疫苗是控制传染病发生和流行的主要武器之一。随着人们对病原微生物基因和蛋白的结构与功能认识不断深入,以及相关学科的不断发展,已有疫苗的生产工艺不断提升,针对已知病原的疫苗不断研发,新型疫苗不断出现。如疫苗类型从最初的灭活疫苗,经历了减毒活疫苗、亚单位疫苗、基因工程疫苗以及核酸疫苗(DNA疫苗和RNA疫苗)等发展阶段;多联疫苗、黏膜疫苗、缓释疫苗等新型疫苗以及新的疫苗佐剂相继投入应用。SARS冠状病毒2的mRNA疫苗是疫苗研发的最新突破,不但为感染性疾病的控制,也为其他遗传病和肿瘤治疗提供了新手段。

在医学微生物学及与之密切相关的学科发展中,全球有近60位科学家因突出贡献而荣获诺贝尔奖,可见医学微生物学在生命科学中的重要地位。我国学者也为此作出了重大贡献:黄祯祥发现并首创了病毒体外细胞培养技术,谢少文建立了立克次体的分离培养技术,为现代病原学研究奠定了基础;汤飞凡(图绪-4)首次分离鉴定出沙眼的病原体——后命名为沙眼衣原体(当时称作沙眼病毒——"汤氏病毒");朱既明首次将流感病毒裂解为亚单位,提出了流感病毒结构图像,为以后研究亚单位疫苗提供了原理和方法。在医学微生物学的应用研究方面,我国在主要传染病疫苗的研制和计划免疫方面取得了巨大成就,相继成功地制备了脊髓灰质炎疫苗、麻疹疫苗、甲型肝炎疫苗、乙型肝炎疫苗、乙型脑炎疫苗等。我国较早地消灭了天花、野毒株引起的脊髓灰质炎和新生儿破伤风;有效地控制了鼠疫、霍乱、麻疹、白喉、流行性脑膜炎、麻风病、肾综合征出血热、流行性乙型脑炎和乙型肝炎、发热伴血小板减少综合征和2019冠状病毒病等传染病。更重要的是在国际上率先提出了反向病原学理论,提升了新病原预警水平。

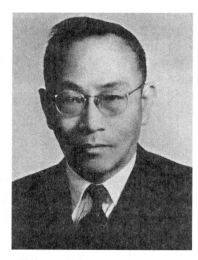

图绪-4 汤飞凡(1897—1958)

总之,医学微生物学学科的发展史是微生物与人体相互作用机制认识不断深入,感染性疾病病原学理论(郭霍法则)不断完善,感染性疾病防控水平不断提升的过程。我们在医学微生物学和传染病防控领域取得了巨大成就,但气候变暖、全球化、城市化和老龄化,导致新现和再现病原微生物的流行,微生物耐药性的出现,可预防传染病疫苗的种类、有效性和可及性的不足等,均给医学微生物学的发展带来了新挑战。应强调将全健康(One Health)理念与系统科学、人工智能等交叉融合到学科的发展中,为控制病原微生物感染、促进人类健康作出更大的贡献。

(郭晓奎　彭宜红)

第一篇

细菌学

在生物种系分类中,细菌(bacteria)为细菌域细菌界成员,属于原核细胞型微生物,其细胞核分化程度低,为原始核质,无核膜和核仁,DNA 为其遗传物质,除核糖体外无其他细胞器,绝大多数具有肽聚糖。与人类密切相关的有九个门,分别是假单胞菌门、弯曲菌门、梭杆菌门、拟杆菌门、支原体门、芽胞杆菌门、放线菌门、衣原体门、螺旋体门。过去由于认识方法和技术的局限,只有原核细胞型微生物中数量最大、种类最多、具有肽聚糖细胞壁的被称为细菌,后来发现,放线菌、支原体、衣原体、立克次体和螺旋体在种系分类中也属于细菌,故前者被称为狭义细菌,而生物种系分类的细菌界成员被称为广义细菌。

本篇主要阐述细菌的生物学特性、致病性与免疫性以及病原细菌所致感染性疾病的检查方法和防治原则。

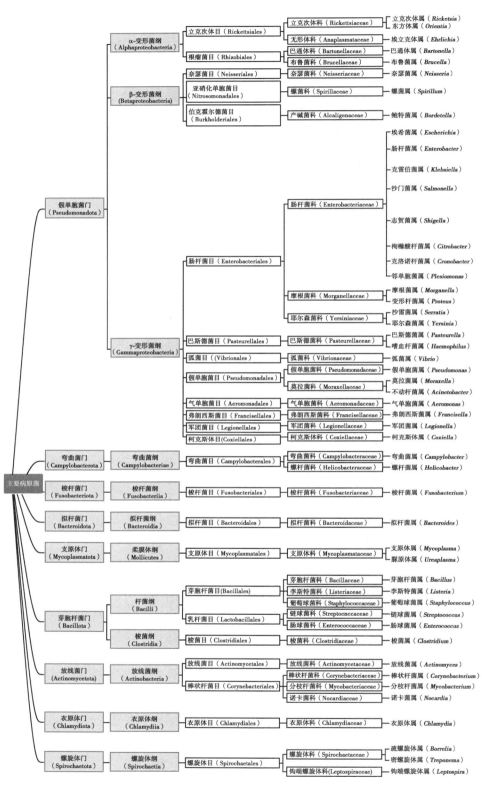

图篇-1 主要病原菌的种类

第一章 | 细菌的形态与结构

本章数字资源

学习目标

本章思维导图

1. 描述细菌的大小与形态。
2. 列出细菌的基本结构,说明细菌各基本结构的特点及功能;比较革兰氏阳性菌和革兰氏阴性菌细胞壁结构的异同。
3. 列出细菌的特殊结构,说明各特殊结构的定义和特点;举例说明各特殊结构的功能或医学意义。
4. 描述革兰氏染色的方法和结果,说明革兰氏染色的意义。

细菌具有特定的形态和结构,了解细菌的形态和结构对研究细菌的生物学特性、致病性和免疫性,鉴别细菌以及对细菌感染性疾病的诊断和防治等均有重要意义。本章主要介绍狭义范畴细菌的形态与结构。

第一节 | 细菌的大小与形态

观察细菌最常用的仪器是光学显微镜,其大小可以用测微尺在显微镜下测量,一般以微米(μm)为单位。在营养丰富的人工培养条件下,细菌呈浮游状态,按其外形主要分为**球菌、杆菌和螺形菌**三类(图 1-1)。在自然界及人和动物体内,绝大多数细菌黏附在无生命或有生命的物体表面,以生物被膜(biofilm,BF)的形式存在。

一、球菌

多数球菌(coccus)直径在 1μm 左右,外观呈圆球形或近似球形。由于繁殖时细菌分裂平面不同和分裂后菌体之间相互黏附程度不一,可形成不同的排列方式。

1. **双球菌**(diplococcus) 细菌细胞在一个平面分裂后,两个菌体粘连在一起成双排列,如脑膜炎奈瑟菌。

2. **链球菌**(streptococcus) 细菌细胞在一个平面上分裂后,多个菌体连接成链状,如乙型溶血性链球菌。

3. **葡萄球菌**(staphylococcus) 细菌细胞在多个不同平面分裂后,多个菌体不规则堆聚在一起成葡萄串状,如金黄色葡萄球菌、表皮葡萄球菌。

其他的球菌排列方式还有四联球菌和八叠球菌,如四联加夫基菌、藤黄八叠球菌。各类球菌在标本或培养物中除上述的典型排列方式外,还可有分散的单个菌体存在。

二、杆菌

不同**杆菌**(bacillus)的大小、长短、粗细差别较大。大杆菌如炭疽芽胞杆菌,长 3~10μm;中等大小的如大肠埃希菌,长 2~3μm;小杆菌如布鲁菌,长仅 0.6~1.5μm。

杆菌形态多数呈直杆状,也有的菌体稍弯。多数杆菌分散单个存在,也有的呈链状排列,称为链杆菌(streptobacillus)。杆菌的菌体两端大多呈钝圆形,少数两端平齐(如炭疽芽胞杆菌)或两端尖细

NOTES

9

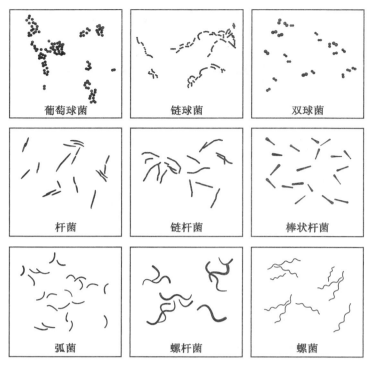

葡萄球菌	链球菌	双球菌
杆菌	链杆菌	棒状杆菌
弧菌	螺杆菌	螺菌

图 1-1 细菌的基本形态

（如梭杆菌）。有的杆菌末端膨大成棒状,称为棒状杆菌(corynebacterium);有的菌体短小,近于椭圆形,称为球杆菌(coccobacillus);有的常呈分枝生长趋势,称为分枝杆菌(mycobacterium);有的末端常呈分叉状,称为双歧杆菌(bifidobacterium)。

三、螺形菌

螺形菌(spiral bacterium)为一类菌体细长并且形成弯曲的革兰氏阴性杆菌,包括弧菌属(*Vibrio*)、螺菌属(*Spirillum*)、螺杆菌属(*Helicobacter*)和弯曲菌属(*Campylobacter*)等的细菌。弧菌的菌体只有一个弯曲,呈弧形或逗点状,如霍乱弧菌和副溶血弧菌。螺菌的菌体有两个以上弯曲,如鼠咬热螺菌。螺杆菌和弯曲菌的菌体呈弧形、S 形或海鸥展翅状,例如幽门螺杆菌和空肠弯曲菌。

细菌的形态受温度、pH、培养基成分和培养时间等环境因素的影响,一般在适宜的生长条件下培养 8~18 小时的形态比较典型,在不利环境或菌衰老时常出现梨形、气球状和丝状等不规则的多形性。因此,观察细菌的大小和形态,应选择适宜生长条件下的对数生长期细菌为宜。

第二节 │ 细菌的结构

细菌具有典型的原核细胞结构(图 1-2)和功能,其中细胞壁、细胞膜、细胞质和核质是所有细菌细胞都具有的,为细菌的基本结构;荚膜、鞭毛和菌毛、芽胞仅某些细菌具有,为其特殊结构。

一、细菌的基本结构

（一）细胞壁

细胞壁(cell wall)位于细菌细胞的最外层,包绕在细胞膜的周围,是一种膜状结构,组成较复杂,随不同细菌而异(图 1-3)。用革兰氏染色法(Gram staining)可将细菌分为两大类,即革兰氏阳性(G⁺)菌和革兰氏阴性(G⁻)菌。两类细菌细胞壁的共有组分为肽聚糖,分别拥有各自的特殊组分。

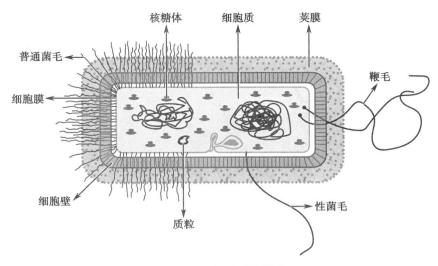

图 1-2　细菌细胞结构模式图

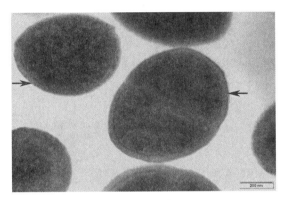

图 1-3　金黄色葡萄球菌细胞（透射电镜 ×60 000，箭头示细胞壁）

1. 肽聚糖（peptidoglycan）　是细菌细胞壁的基本组分，为菌细胞所特有，又称为黏肽（mucopeptide）或胞壁质（murein）。G⁺ 菌的肽聚糖由**聚糖骨架**（backbone）、**四肽侧链**（tetrapeptide side chain）和**五肽交联桥**（peptide cross-bridge）三部分组成，G⁻ 菌的肽聚糖由**聚糖骨架和四肽侧链**两部分组成（图 1-4）。

聚糖骨架由 N- 乙酰葡萄糖胺（N-acetyl glucosamine）和 N- 乙酰胞壁酸（N-acetylmuramic acid）交替间隔排列，经 β-1,4 糖苷键联结而成。**各种细菌细胞壁的聚糖骨架均相同。**四肽侧链的组成和联结方式随细菌种类不同而异。如葡萄球菌（G⁺ 菌）

细胞壁四肽侧链的氨基酸依次为 **L- 丙氨酸、D- 谷氨酸、L- 赖氨酸和 D- 丙氨酸**；第 3 位的 L- 赖氨酸通过由**五个甘氨酸组成的交联桥**与相邻聚糖骨架四肽侧链末端的 D- 丙氨酸连接，从而构成机械强度十分坚韧的三维结构。在大肠埃希菌（G⁻ 菌）的四肽侧链中，第 3 位氨基酸是**二氨基庚二酸**（diaminopimelic acid，DAP），DAP 与相邻的四肽侧链末端的 D- 丙氨酸直接连接，没有五肽交联桥，因而**只形成稳定性较低的二维结构。**四肽侧链中变化最大的是第 3 位氨基酸，大多数 G⁻ 菌为 DAP；多数 G⁺ 菌则是 L- 赖氨酸，但也有 DAP 或其他 L- 氨基酸。迄今，DAP 仅发现存在于细菌的细胞壁中。

2. 革兰氏阳性菌细胞壁特殊组分　G⁺ 菌的细胞壁较厚（20～80nm），除含有 15～50 层肽聚糖结构外，大多数还含有大量的**磷壁酸**（teichoic acid），少数为磷壁醛酸（teichuronic acid），约占细胞壁干重的 50%（图 1-5）。

磷壁酸是**核糖醇**（ribitol）或**甘油残基**经磷酸二酯键连接成的链状多聚物，穿插于肽聚糖层中，其结构中少数基团被氨基酸或糖所取代，多个磷壁酸分子组成长链穿插于肽聚糖层中，这是细菌细胞带负电荷的重要物质基础。磷壁酸按其结合部位不同，分为**壁磷壁酸**（wall teichoic acid，WTA）和**膜磷壁酸**（membrane teichoic acid）或称**脂磷壁酸**（lipoteichoic acid，LTA）两种。前者的一端通过磷脂与肽聚糖上的胞壁酸共价结合，另一端伸出细胞壁游离于外。膜磷壁酸一端与细胞膜外层的糖脂共价结合，另一端穿过肽聚糖层伸出细胞壁表面呈游离状态。磷壁醛酸与磷壁酸相似，仅其结构中以糖醛酸代替磷酸。

壁磷壁酸与脂磷壁酸共同组成带负电荷的网状多聚物或基质，使得 G⁺ 菌的细胞壁具有良好的坚韧性、通透性及静电性能。**磷壁酸具有抗原性及黏附素活性。**

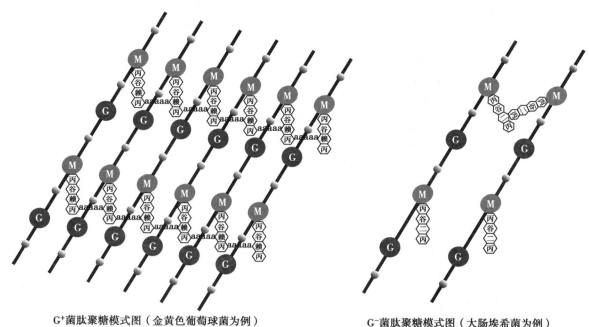

G⁺菌肽聚糖模式图（金黄色葡萄球菌为例）   G⁻菌肽聚糖模式图（大肠埃希菌为例）

Ⓜ：N-乙酰胞壁酸   ——•——：β-1，4糖苷键

Ⓖ：N-乙酰葡萄糖胺   *aaaaa*：5个甘氨酸组成的交联桥

⬡丙
⬡谷
⬡赖
⬡丙：依次由L-丙氨酸、D-谷氨酸、L-赖氨酸、D-丙氨酸组成的四肽侧链

⬡丙
⬡谷
⬡二丙
⬡丙：依次由L-丙氨酸、D-谷氨酸、二氨基庚二酸酸、D-丙氨酸组成的四肽侧链

图 1-4 细胞壁肽聚糖结构模式图

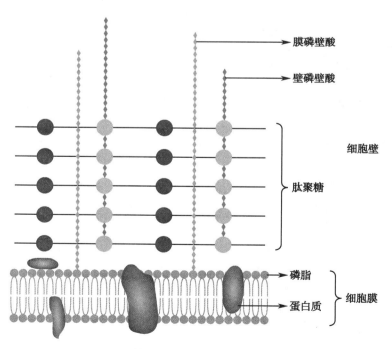

图 1-5 革兰氏阳性菌细胞壁结构模式图

膜磷壁酸

壁磷壁酸

细胞壁

肽聚糖

磷脂 ｝细胞膜
蛋白质

　　此外,某些 G⁺ 菌细胞壁表面尚有一些特殊的**表面蛋白质**,如葡萄球菌 A 蛋白、A 群链球菌 M 蛋白等,这些蛋白与细菌的致病性和抗原性相关。

　　3. 革兰氏阴性菌细胞壁特殊组分　G⁻ 菌细胞壁较薄(10～15nm),但结构较复杂。除含有 1～2层的肽聚糖外,还具有覆盖在肽聚糖层表面的**外膜**(outer membrane),约占细胞壁干重的 80%(图 1-6)。

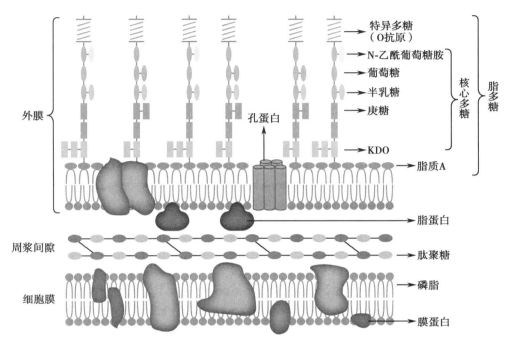

图 1-6　革兰氏阴性菌细胞壁结构模式图

　　外膜由脂蛋白、脂质双层和脂多糖三部分组成,是一个不对称的双层膜结构。外膜内层与细胞膜的结构相似,但其外层则为脂多糖结构,与对称结构的细胞膜具有明显的差异。

　　(1)脂蛋白:脂蛋白位于肽聚糖层和脂质双层之间,其蛋白质部分与肽聚糖侧链的 DAP 相连,其脂质成分与脂质双层非共价结合,使外膜和肽聚糖层构成一个整体。

　　(2)脂质双层:脂质双层是磷脂和蛋白质组成的双层膜,为外膜的内层,类似细菌的细胞膜,但几乎不含酶类。脂质双层内镶嵌的蛋白质称为**外膜蛋白**(outer membrane protein,OMP),具有选择通透性等重要的生理功能,其中有的为孔蛋白(porin),如大肠埃希菌的 OmpF、OmpC,允许水溶性分子(分子量≤600)通过;有的为诱导性或去阻遏蛋白质,参与特殊物质的扩散过程;有的为噬菌体、性菌毛或细菌素的受体。

　　(3)脂多糖:脂多糖(lipopolysaccharide,LPS)位于外膜的外层,由脂质 A、核心多糖和特异多糖构成。G⁻ 菌的细胞壁脂多糖具有**毒性**,也称为**内毒素**(endotoxin)。

　　脂质 A(lipid A):位于 LPS 的内层,是一种糖磷脂,由磷酸化的葡萄糖胺双糖单元组成,其上连接着几种长链脂肪酸,其中 β-羟基豆蔻酸是多数革兰氏阴性菌共有的。脂质 A 是内毒素的毒性和生物学活性的主要组分,无种属特异性,故不同细菌产生的内毒素的毒性作用均相似。

　　核心多糖(core polysaccharide):位于脂质 A 的外层,由己糖(葡萄糖、半乳糖等)、庚糖、2-酮基-3-脱氧辛酸(2-keto-3-deoxyoctonic acid,KDO)、磷酸乙醇胺等组成,经 KDO 与脂质 A 共价连接。核心多糖有属特异性,同一属细菌的核心多糖相同。

　　特异多糖(specific polysaccharide):在脂多糖的外表,是由多个寡聚糖(3～5 个单糖)重复单位构成的多糖链,是革兰氏阴性菌的菌体抗原(O 抗原),具有**种特异性**,因其多糖中单糖的种类、位置、排列和空间构型各不相同所致。特异多糖如果丢失,细菌即丧失 O 抗原,同时从**光滑型**(smooth type,Stype)变为**粗糙型**(rough type,R type)。

少数 G⁻ 菌（脑膜炎奈瑟菌、淋病奈瑟菌、流感嗜血杆菌）的 LPS 结构不典型，其外膜糖脂含有短链分枝状聚糖，称为脂寡糖（lipooligosaccharide，LOS），是这类细菌的重要毒力因子。LOS 与哺乳动物细胞膜的鞘糖脂成分相似，从而细菌可逃避宿主免疫细胞的识别。

在 G⁻ 菌细胞膜和外膜的脂质双层之间有一空隙，约占细胞体积的 20%～40%，称为周浆间隙（periplasmic space）。该间隙含有多种水解酶，例如蛋白酶、核酸酶、碳水化合物降解酶及作为毒力因子的胶原酶、透明质酸酶和 β-内酰胺酶等，在细菌获得营养、解除有害物质毒性等方面有重要作用。

G⁺ 和 G⁻ 菌细胞壁结构显著不同（表 1-1），导致这两类细菌在染色性、抗原性、致病性及对药物的敏感性等方面有很大差异。

表 1-1　革兰氏阳性菌与革兰氏阴性菌细胞壁结构比较

细胞壁	革兰氏阳性菌	革兰氏阴性菌
强度	较坚韧	较疏松
厚度	厚，20～80nm	薄，10～15nm
肽聚糖结构	聚糖骨架、四肽侧链和五肽交联桥	聚糖骨架、四肽侧链
肽聚糖层数	多，可达 50 层	少，1～2 层
肽聚糖含量	多，占细胞壁干重 50%～80%	少，占细胞壁干重 5%～20%
磷壁酸	+	－
外膜 *	－	+
糖类含量	多，约 45%	少，15%～20%
脂类含量	少，1%～4%	多，11%～22%

* 外膜可阻碍溶菌酶、某些抗生素、碱性染料等进入。

此外，某些细菌（如分枝杆菌）细胞壁含有丰富脂质，与上述 G⁺ 和 G⁻ 菌细胞壁结构显著不同，因此这类细菌具有特殊的生物学性状和致病特点。

4. 青霉素和溶菌酶对细菌细胞壁的作用　溶菌酶（lysozyme）能裂解肽聚糖中 N-乙酰葡萄糖胺和 N-乙酰胞壁酸之间的 β-1,4 糖苷键（图 1-3），破坏聚糖骨架，引起细菌裂解。但是革兰氏阴性菌细胞壁的外膜能阻止溶菌酶进入到肽聚糖层，因此对溶菌酶敏感性差。

青霉素（penicillin）可以与细菌青霉素结合蛋白结合抑制转肽作用，阻碍肽聚糖的交叉联结，导致细胞壁缺损，丧失屏障作用，使细菌细胞肿胀、变形、破裂死亡。

5. 细胞壁的主要功能及相关的医学意义

（1）**保护细菌和维持菌体形态**：细菌细胞壁坚韧而富弹性，其主要功能是维持菌体固有的形态，并保护细菌抵抗外界渗透压的作用。细菌细胞质内有高浓度的无机盐和大分子营养物质，使细菌的内部渗透压达到 5～20 个大气压的范围。在大多数环境中，如果没有高强度细胞壁的存在，这种压力将导致细菌细胞破裂。

（2）**物质交换**：细胞壁上有许多小孔以及特定转运蛋白，可参与菌体内外的物质交换。

（3）**与致病性有关**：G⁺ 菌的脂磷壁酸、表面蛋白质同细菌的致病性或抗吞噬作用有关。例如，乙型溶血性链球菌表面的 M 蛋白与 LTA 结合，可介导菌体与宿主细胞黏附，是该菌的重要致病物质；金黄色葡萄球菌的 A 蛋白和乙型溶血性链球菌的 M 蛋白具有对抗免疫细胞的吞噬功能。G⁻ 菌的细胞壁 LPS 是内毒素，可使机体发热，白细胞增加，严重时可致休克死亡。

（4）**与耐药性有关**：G⁺ 菌肽聚糖缺失可使作用于细胞壁的抗菌药物失效（见细菌 L-型）；G⁻ 菌外膜通透性的降低阻止某些抗菌药物进入和外膜主动外排（泵出）抗菌药物，成为细菌重要的耐药机制。

（5）**与静电性有关**：磷壁酸和 LPS 均带负电荷，能与 Mg^{2+} 等双价离子结合，有助于维持菌体内离子的平衡，调节细菌生理代谢。但 G⁺ 菌磷壁酸带更多的负电荷，故等电点更低（G⁺ 菌等电点为 pH 2～3，G⁻ 菌为 pH 4～5），更易与带正电荷的碱性染料结晶紫结合，被染成紫色。

（6）**诱发机体免疫应答**：G⁺菌磷壁酸和G⁻菌的LPS都具有免疫原性，能诱发机体的免疫应答。磷壁酸是G⁺菌的重要表面抗原，与血清型分类有关。

6. **细菌细胞壁缺陷型（细菌L-型）** 细菌受到影响细胞壁合成或破坏细胞壁结构的理化或生物因素的作用，可发生细胞壁不同程度的缺失，但在适宜渗透压环境下仍可存活并繁殖，称为细菌细胞壁缺陷型。1935年克兰伯格（Klieneberger Nobel）在英国Lister研究所研究念珠状链杆菌时发现该菌在细胞壁缺失后仍然能够生长和繁殖，就以研究所第一个字母命名为细菌L-型（bacterial L form）。现已发现几乎所有细菌、多种螺旋体和真菌可形成L-型。L-型有两种类型：G⁺菌细胞壁缺失后，原生质仅被一层细胞膜包住，称为原生质体（protoplast）；G⁻菌肽聚糖层受损后尚有外膜保护，称为原生质球（spheroplast）。支原体是天然无细胞壁的微生物，与细菌L-型不同。

细菌L-型在体内或体外、人工诱导或自然情况下均可形成，诱发因素很多，如溶菌酶和溶葡萄球菌素、胆汁、抗体、补体等；或抑制细胞壁合成的药物，如β-内酰胺类抗生素、杆菌肽、环丝氨酸、甘氨酸等；或培养基中缺少合成细胞壁的成分，如二氨基庚二酸、赖氨酸等；也可用亚硝基胍、紫外线、氯化锂等诱变获得。细菌L-型的形态因缺失细胞壁呈高度多形性，大小不一，有球形、杆状和丝状等（图1-7）。无论原为G⁺或G⁻菌，细菌L-型大多染成革兰氏阴性。细菌L-型较难培养，通常需要用适当渗透强度的含有血清或鸡蛋液的低浓度琼脂培养基。细菌L-型生长繁殖缓慢，一般培养2～7天后在软琼脂平板上形成中间较厚、四周较薄的油煎蛋样细小菌落，或颗粒状、丝状菌落（图1-8）。L-型在液体培养基中生长后呈较疏松的颗粒，沉于管底，培养液则澄清。去除诱发因素后，有些L-型可回复为具有细胞壁的细菌，有些则不能回复，其决定因素为L-型是否含有残存的肽聚糖作为再合成的引物。

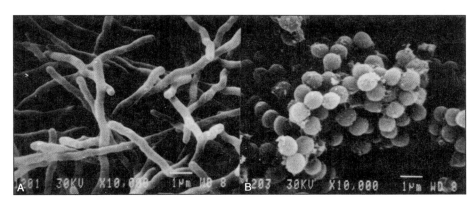

图1-7　**金黄色葡萄球菌L-型**

A.临床标本分出的丝状L-型菌落（扫描电镜×10 000）；B.丝状L-型菌落回复后（扫描电镜×10 000）。

某些L-型仍有一定的致病力，通常引起**慢性感染**，如尿路感染、骨髓炎、心内膜炎等，常在使用作用于细胞壁的抗菌药物（β-内酰胺类抗生素等）治疗过程中发生。临床上遇有症状明显而标本常规细菌培养阴性者，应考虑细菌L-型感染的可能性，宜作L-型的专门分离培养，并更换抗菌药物。

（二）细胞膜

细胞膜（cell membrane）或称胞质膜（cytoplasmic membrane），位于细胞壁内侧，紧包着细胞质。厚约7.5nm，柔韧致密，富有弹性，占细胞干重的10%～30%。细菌细胞膜的结构和组成与真核细胞的细胞膜基本相同，由磷脂和多种蛋白质组成，但**不含胆固醇**。

细胞膜的主要功能包括：

1. **物质转运** 细菌细胞膜形成疏水性屏障，允许水和某些小分子物质被动性扩散、特异性营养物质的选择性进入和废物的排出，以及透性酶参与营养物质的主动摄取过程。

2. **电子传递和氧化磷酸化** 因细菌无线粒体结构，参与细胞氧化呼吸的细胞色素、组成呼吸链的其他酶类及三羧酸循环的一些酶蛋白存在于细胞膜表面。因此，细菌细胞膜类似于真核细胞的线粒体，

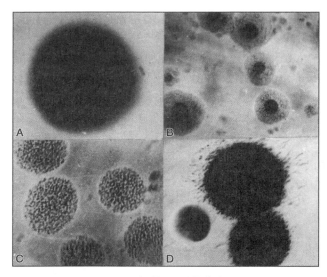

图 1-8　细菌 L-型菌落类型
A. 常规细菌菌落；B. 荷包蛋样 L-型菌落；C. 颗粒性 L-型菌落；
D. 丝状型 L-型菌落（×40）。

在细胞呼吸和能量代谢中发挥重要作用。

3. **生物合成**　细胞膜含有的多种酶类参与细胞结构（如肽聚糖、磷脂、鞭毛和荚膜等）的合成。其中与肽聚糖合成有关的酶类（转肽酶或转糖基酶），是青霉素作用的主要靶位，称为青霉素结合蛋白（penicillin-binding protein，PBP），PBP 分子结构改变与细菌的耐药性形成有关。

4. **分泌水解酶和致病性蛋白**　细菌的分泌系统是一种贯穿细菌胞膜的特殊结构，由不同的膜镶嵌蛋白构成。其分泌的物质主要为蛋白质（如蛋白酶、溶血素、毒素等）和 DNA，可分布于细菌表面，或释放到细菌的外环境中，也可注入宿主细胞内，参与细菌的各种重要生命活动和致病作用。如通过分泌系统，细菌可将某些胞外酶分泌至胞外，消化营养物质，便于自身吸收利用；有些细菌蛋白可分泌到细胞膜外，参与菌毛和鞭毛的生物合成；分泌到细胞外的细菌毒素及毒性酶类，则参与细菌的致病过程。根据细菌分泌系统的结构和功能不同，目前确认的有 I～IX 型分泌系统。

（三）细胞质

细胞膜包裹的溶胶状物质为细胞质（cytoplasm）或称原生质（protoplasm），由水、蛋白质、脂类、核酸及少量糖和无机盐组成，其中含有许多重要结构。

1. **核糖体**（ribosome）　核糖体是细菌合成蛋白质的场所，游离存在于细胞质中，每个细菌体内可达数万个。细菌的核糖体与真核生物核糖体不同，**细菌核糖体沉降系数为 70S**，由 50S 和 30S 两个亚基组成。50S 亚基含有 23S 和 5S 核糖体 RNA（rRNA），而 30S 亚基则含有 16S rRNA。这些 rRNA 分子与蛋白质复合形成核糖体。

有些抗生素能选择性地抑制细菌的蛋白质合成，如**链霉素能与细菌核糖体的 30S 亚基结合，红霉素与核糖体的 50S 亚基结合**，均可**干扰其蛋白质合成**，抑制细菌生长或蛋白质的合成，对人体细胞蛋白质的合成不产生影响。

2. **质粒**（plasmid）　质粒是细菌**染色体外的遗传物质**，多数是闭合环状双链 DNA，少数是线性 DNA。质粒通常游离于细胞质内，也可整合在宿主菌的染色体 DNA 上。细菌可从外界获得质粒，所携带的质粒也可以丢失。质粒不是细菌生长所必需，失去质粒的细菌仍能正常存活。质粒除决定该菌自身的某种性状外，还可通过接合等方式将相关性状传递给另一细菌，例如细菌获得 R 质粒，可形成耐药性；获得 F 质粒，可产生性菌毛。

3. **胞质颗粒**　胞质颗粒又称为内含物，多为细菌细胞贮存营养的形式，包括糖原、淀粉、脂质、磷酸盐等。胞质颗粒不是细菌的恒定结构，不同种细菌有不同的胞质颗粒，同一种细菌在不同环境或生长期亦可形成不同的胞质颗粒。当营养充足时，胞质颗粒较多；营养和能源短缺时，颗粒减少甚至消失。胞质颗粒中有一种主要成分是 RNA 和多偏磷酸盐的颗粒，其嗜碱性强，用亚甲蓝染色时着色较深呈紫色，称为**异染颗粒**（metachromatic granule）或异染质（volutin）。**异染颗粒常见于棒状杆菌**，位于菌体两端，有助于鉴定。

（四）核质

细菌是原核细胞，不具成形的核。细菌固有的遗传物质称为**核质**（nuclear material）**或拟核**（nucleoid），集中于细胞质的某一区域，多在菌体中央，无核膜、核仁和有丝分裂器；因其功能与真核细胞的染色体相似,亦称之为**细菌的染色体**(bacterial chromosome)。大多数细菌的核质由单一的闭合环状双链 DNA 分子反复回旋卷曲盘绕,形成一松散网状结构,相当于一条染色体,附着在细胞膜上。

二、细菌的特殊结构

除上述基本结构外,一些细菌还具有特殊结构,包括存在于菌细胞表面的**荚膜、鞭毛和菌毛**以及存在于胞内的**芽胞**。特殊结构非细菌生命活动所必须。

(一)荚膜

某些细菌在其细胞壁外包绕一层黏液性物质,为多糖或蛋白质的多聚体,用理化方法去除后并不影响菌细胞的生命活动。凡黏液性物质牢固地与细胞壁结合,厚度≥0.2μm,边界明显者称为**荚膜**(capsule)(图 1-9),例如肺炎链球菌的荚膜;厚度<0.2μm 者称为**微荚膜**(microcapsule),如伤寒沙门菌的 Vi 抗原、大肠埃希菌 K 抗原等。若黏液性物质疏松地附着于菌细胞表面,边界不明显且易被洗脱者称为黏液层(slime layer)。荚膜是细菌致病的**重要毒力因子**,也是鉴别细菌的重要标志。

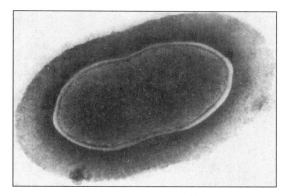

图 1-9　肺炎链球菌荚膜形态(透射电镜 ×42 000)

1. 荚膜的化学组成　大多数细菌的荚膜是**多糖**,但炭疽芽胞杆菌、鼠疫耶尔森菌等少数细菌的荚膜为多肽。由多糖组成的荚膜或黏液层也称为糖萼(glycocalyx)。荚膜多糖为高度水合分子,含水量 95% 以上,与细菌细胞表面磷脂或脂质 A 共价结合。多糖分子组成和构型的多样化使其结构极为复杂,成为**血清学分型**的基础。例如肺炎链球菌的荚膜多糖抗原可分成近 100 个血清型。细菌荚膜与同型抗血清结合出现肿胀反应,可借此鉴定细菌的血清型。

荚膜对一般碱性染料亲和力低,不易着色,普通染色只能见到菌体周围有未着色的透明圈。如用墨汁负染,则荚膜显现清楚。用特殊染色法可将荚膜染成与菌体不同的颜色。

荚膜的形成受遗传的控制和环境条件的影响。一般在动物体内或含有血清或糖的培养基中容易形成荚膜,在普通培养基上或连续传代则易消失。有荚膜的细菌在固体培养基上形成黏液(M)型或光滑(S)型菌落,失去荚膜后其菌落变为粗糙(R)型。

2. 荚膜的功能　荚膜和微荚膜具有相同的功能。

(1)**抗吞噬作用**:荚膜具有保护细菌,抵抗宿主吞噬细胞的吞噬和消化的作用,增强细菌的侵袭力,是病原菌的重要毒力因子。荚膜多糖亲水和带负电荷,与吞噬细胞膜有静电排斥力,故能阻滞表面吞噬活性。例如肺炎链球菌,有荚膜的菌株数个活菌就可使实验小鼠致死,无荚膜的菌株则需上亿个活菌才能使小鼠死亡。

(2)**黏附作用**:荚膜多糖可使细菌彼此粘连,也可黏附于组织细胞或无生命物体表面,参与细菌**生物被膜**(biofilm)的形成,是引起感染的重要因素。变异链球菌依靠荚膜黏附在牙齿表面,分解口腔中的蔗糖产生大量的乳酸,积聚在附着部位形成生物被膜,导致牙齿釉质的破坏,发生龋齿。有些具有荚膜的细菌(例如铜绿假单胞菌),在住院病人的各种导管内黏附定居形成生物被膜,是医院内感染发生的重要因素。

(3)**抗有害物质的损伤作用**:荚膜处于细菌细胞的最外层,有保护菌体避免和减少受溶菌酶、补体、抗体和抗菌药物等有害物质的损伤作用。

(二)鞭毛

鞭毛(flagella)是某些细菌细胞表面**细长弯曲的丝状物**,是细菌的**运动器官**。所有的弧菌和螺菌、约半数的杆菌和个别球菌具有鞭毛,少仅 1~2 根,多者达数百根。鞭毛长 5~20μm,直径 12~

30nm,需用电子显微镜观察(图 1-10A),或经特殊染色法使鞭毛增粗并着色后才能在普通光学显微镜下看到(图 1-10B)。

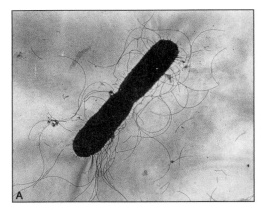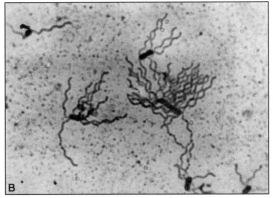

图 1-10　细菌的鞭毛

A. 破伤风梭菌及其周鞭毛(透射电镜 ×160 000);B. 伤寒沙门菌的鞭毛(鞭毛染色 ×1 900)。

根据鞭毛的数量和部位,可将有鞭毛的细菌分成 4 类(图 1-11):①单毛菌(monotrichate),只有一根鞭毛,位于菌体一端,如霍乱弧菌;②双毛菌(amphitrichate),菌体两端各有一根鞭毛,如空肠弯曲菌;③丛毛菌(lophotrichate),菌体一端或两端有一丛鞭毛,如铜绿假单胞菌;④周毛菌(peritrichate),菌体周身遍布许多鞭毛,如伤寒沙门菌。

1. **鞭毛的结构**　鞭毛由蛋白质亚单位 —— 鞭毛素(flagellin)构成,自细胞膜长出,游离于菌细胞外,由基础小体、钩状体和丝状体三个部分组成,基础小体的远端部分可伸入到胞质内近细胞膜的位置(图 1-12)。

各菌种的鞭毛蛋白结构不同,具有很强的抗原性,称为鞭毛(H)抗原。

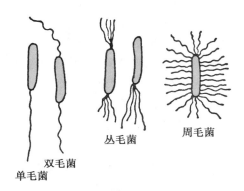

图 1-11　细菌鞭毛的类型

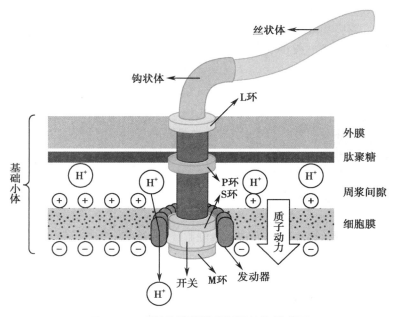

图 1-12　大肠埃希菌鞭毛根部结构模式图

2. 鞭毛的功能及其医学意义

（1）为细菌的运动器官：具有鞭毛的细菌在液体环境中能主动、快速游动，如单鞭毛的霍乱弧菌每秒移动可达 55μm。周毛菌移动相对较慢，每秒 25～30μm。细菌的运动有化学趋向性，通常向营养物质处前进，而逃离有害物质。

（2）有些细菌鞭毛与致病性有关：例如霍乱弧菌、空肠弯曲菌等通过活泼的鞭毛运动穿透小肠黏膜表面覆盖的黏液层，使菌体黏附于肠黏膜上皮细胞，产生毒性物质而致病。

（3）细菌鉴定和分类：根据细菌能否运动（有无动力），鞭毛的数量、部位和特异的抗原性，可用于鉴定细菌和进行细菌分类。

（三）菌毛

许多 G⁻ 菌和少数 G⁺ 菌菌体表面存在着短、细、直的丝状物，称为**菌毛**（pili 或 fimbriae）。菌毛由结构蛋白亚单位菌毛蛋白（pilin）组成，螺旋状排列成圆柱体，新合成的菌毛蛋白分子插入菌毛的基底部。菌毛蛋白具有抗原性，其编码基因位于细菌的染色体或质粒上。菌毛在普通光学显微镜下看不到，必须用电子显微镜观察（图 1-13）。

根据功能不同，菌毛可分为普通菌毛和性菌毛。

1. 普通菌毛（ordinary pili）　长 0.2～2μm，直径 3～8nm，数量多，遍布菌细胞表面。这类菌毛是细菌的黏附结构，能与宿主细胞表面的特异性受体结合，

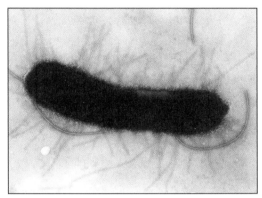

图 1-13　大肠埃希菌的普通菌毛和性菌毛形态（透射电镜 ×42 500）

是细菌感染的第一步，因此，菌毛与细菌的致病性密切相关。菌毛的受体通常为糖蛋白或糖脂，与菌毛结合的特异性决定了宿主的易感部位。同样，如果红细胞表面具有菌毛受体的相似成分，不同的菌毛就会引起不同类型的红细胞凝集，借此鉴定菌毛。例如大肠埃希菌的 I 型菌毛可黏附于肠道和尿道黏膜上皮细胞表面，也能凝集豚鼠红细胞，但可被 D-甘露糖所抑制，称为甘露糖敏感血凝。

有些细菌的普通菌毛是由质粒编码的，而另一些细菌的普通菌毛则由染色体控制。例如，肠产毒素型大肠埃希菌（enterotoxigenic *E. coli*，ETEC）的定植因子是一种特殊类型的菌毛（colonization factor antigen，CFA/I，CFA/II），黏附于小肠黏膜细胞，编码定植因子和肠毒素的基因均位于接合性质粒上，是该菌重要的毒力因子。霍乱弧菌、肠致病型大肠埃希菌（enteropathogenic *E. coli*，EPEC）和淋病奈瑟菌的菌毛为IV型菌毛，由染色体控制，在所致的肠道或泌尿生殖道感染中起到关键作用。有菌毛的菌株可抵抗肠蠕动或尿液的冲洗作用而有利于定居，一旦丧失菌毛，其致病力亦随之消失。在革兰氏阳性球菌中，A 群链球菌的菌毛与 M 蛋白和 LTA 结合在一起，介导该菌与宿主黏膜上皮细胞的黏附。

2. 性菌毛（sex pili）　比普通菌毛长而粗，呈中空管状，数量少，一个菌细胞只有 1～4 根。性菌毛由一种称为致育因子（fertility factor，F factor）的质粒编码，故性菌毛又称 F 菌毛。带有性菌毛的细菌称为 F⁺ 菌，无性菌毛者称为 F⁻ 菌。F⁺ 菌的性菌毛可与 F⁻ 菌细胞表面的性菌毛受体（如外膜蛋白 A）结合，介导 F⁺ 菌体内的质粒或部分染色体基因通过性菌毛传递给 F⁻ 菌，该过程称为接合（conjugation）。细菌编码性菌毛、毒力、耐药性等性状可通过此方式传递。此外，性菌毛也是某些噬菌体吸附于细菌表面的受体。

（四）芽胞

某些细菌在一定的环境条件下，胞质脱水浓缩，在菌体内部形成一个圆形或卵圆形小体，是细菌的**休眠形式**，称为**芽胞**（endospore）。**产生芽胞的细菌都是 G⁺ 菌**，芽胞杆菌属（炭疽芽胞杆菌等）和梭菌属（破伤风梭菌等）是主要形成芽胞的细菌。

1. **芽胞的形成与发芽** 细菌芽胞的形成受遗传因素的控制和环境因素的影响。一般情况下,芽胞在人或动物体外不利于细菌生长的环境条件下形成,其形成条件因菌种而异。如炭疽芽胞杆菌在有氧下形成,而破伤风梭菌则相反。营养缺乏,尤其是 C、N、P 元素不足时,细菌生长繁殖减速,可启动芽胞形成的基因。

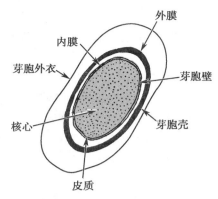

图 1-14 细菌芽胞的结构示意图

成熟的芽胞具有多层膜结构,由内向外依次是核心、内膜、芽胞壁、皮质、外膜、芽胞壳和芽胞外衣(图 1-14)。芽胞保存细菌的全部生命必需物质,包括携带完整的核质、酶系统和合成菌体组分的结构等。

芽胞是细菌的休眠形式,一个细菌只形成一个芽胞,未形成芽胞而具有繁殖能力的菌体称为繁殖体(vegetative form)。芽胞形成后,若在机械力、热、pH 改变等刺激下,破坏其芽胞壳,并供给水分和营养,芽胞可发芽,形成新的菌体。

芽胞壁厚,折光性强,不易着色,染色时需经媒染、加热等处理。芽胞的大小、形状、位置等随菌种而异,有重要的鉴别价值(图 1-15)。例如炭疽芽胞杆菌的芽胞为卵圆形,比菌体小,位于菌体中央;破伤风梭菌芽胞为正圆形,在菌体的末端,与菌体连接时呈鼓槌状(图 1-16);肉毒梭菌芽胞亦比菌体大,位于次极端。

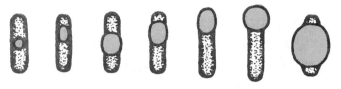

图 1-15 细菌芽胞的形态、大小和位置

2. **芽胞的功能及其医学意义**

(1) **抵抗力强**:芽胞对热、干燥、辐射、化学消毒剂等理化因素均有强大的抵抗力。一般细菌繁殖体在 80℃ 水中迅速死亡,而有的细菌芽胞可耐 100℃ 沸水浴数小时。被炭疽芽胞杆菌芽胞污染的草原,传染性可保持 20~30 年。细菌芽胞抵抗力强与其特殊的结构和组成有关。芽胞含水量少(约为繁殖体的 40%),代谢活性低;芽胞具有多层致密膜结构,理化因素不易透入;芽胞的核心和皮质中含有**吡啶二羧酸**(dipicolinic acid, DPA),DPA 与钙结合生成的盐能提高芽胞中各种酶的**热稳定性**。芽胞形成过程中很快合成 DPA,同时也获得耐热性;芽胞发芽时,DPA 从芽胞内渗出,其耐热性亦随之下降。

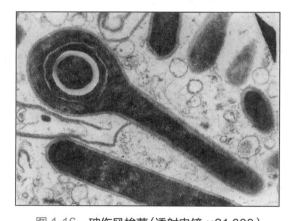

图 1-16 **破伤风梭菌(透射电镜 ×21 000)**

(2) **杀死细菌芽胞是判断达到灭菌效果的指标**:被芽胞污染的用具、敷料、手术器械等,用一般方法不易将其杀死,杀灭芽胞最可靠的方法是高压蒸汽灭菌法,进行高压蒸汽灭菌时,应以芽胞是否被杀死作为判断灭菌效果的指标。

(3) **细菌芽胞是某些外源性感染的重要来源**:人类一些严重的疾病由可形成芽胞的细菌引起,主要包括厌氧芽胞梭菌中的产气荚膜梭菌、破伤风梭菌和肉毒梭菌,需氧芽胞杆菌中的炭疽芽胞杆菌,可分别引起气性坏疽、破伤风、食物中毒和人兽共患的炭疽病。细菌芽胞并不直接引起疾病,只有在芽胞发芽成为繁殖体后,才能迅速大量繁殖而致病。

第三节 │ 细菌形态与结构检查法

细菌的形态与结构特征是细菌鉴定的重要依据,但其可受外界环境及细菌生长周期等的影响而发生改变,因此进行细菌形态与结构检查时,需考虑培养条件、标本来源等因素。

一、显微镜观察法

细菌形体微小,肉眼不能直接看到,必须借助显微镜放大后才能观察到。

1. 普通光学显微镜　普通光学显微镜(light microscope)以可见光为光源,波长 0.4～0.7μm,平均约 0.5μm。其最大分辨率为光波波长的一半,即 0.25μm。常用油镜观察细菌(放大 1 000 倍)。为增加其与周围环境的对比度,以便清楚观察细菌的形态与部分结构,需将细菌进行染色。

2. 电子显微镜　电子显微镜(electron microscope)是利用电子流代替可见光波,以电磁圈代替放大透镜。电子波长极短,约为 0.005nm,其放大倍数可达数十万倍,能分辨 1nm 的微粒。不仅能看清细菌的外形,还可观察内部超微结构。目前使用的电子显微镜有两类,即透射电子显微镜(transmission electron microscope,TEM)和扫描电子显微镜(scanning electron microscope,SEM)。SEM的分辨率一般较 TEM 低,但可清楚地观察物体的三维形貌和表面结构。配合电子显微镜观察使用的标本制备方法有磷钨酸或钼酸铵负染色、投影法、超薄切片、冰冻蚀刻法等。电子显微镜标本须在真空干燥的状态下检查,故不能观察活的微生物。

此外,还有暗视野显微镜(darkfield microscope)、相差显微镜(phase contrast microscope)、荧光显微镜(fluorescence microscope)和激光共聚焦显微镜(confocal laser scanning microscope)等,适用于观察不同情况下的细菌形态和/或结构。

二、染色法

细菌体形小、半透明,经染色后才能观察较清楚。细菌等电点为 pH 2～5,在中性或碱性环境中带负电荷,易与带正电荷的碱性染色剂结合而染上颜色。酸性染色剂不能使细菌着色,而使背景着色形成反差,故称为负染(negative staining)。

染色法有多种,最常用和最重要的分类鉴别染色法是**革兰氏染色法**,由丹麦细菌学家汉斯·克里斯蒂安·革兰(Hans Christian Gram,1853—1938)于 1884 年创建。革兰氏染色法是将标本固定后,先用碱性染料结晶紫初染,再加碘液媒染,然后用 95% 乙醇脱色,最后用稀释复红复染,**染成紫色**的细菌为**革兰氏阳性菌**,**染成红色者为革兰氏阴性菌**。革兰染色法在鉴别细菌、了解细菌致病性和指导选择抗菌药物等方面具有重要的意义。

细菌染色法中,还有单染色法、抗酸染色法以及荚膜、芽胞、鞭毛、细胞壁、核质等特殊染色法。抗酸染色法主要用于结核分枝杆菌、麻风分枝杆菌等抗酸性细菌的鉴别。

(陈峥宏)

本章目标测试

第二章 | 细菌的生理

学习目标

1. 描述细菌生长繁殖的基本条件、方式与生长曲线。
2. 阐述与医学有关的细菌的合成代谢与分解代谢的医学意义。
3. 复述对氧需求进行的细菌分类。
4. 列举常见细菌培养基及培养方法。
5. 描述细菌的分类及命名体系。

细菌的生理活动包括摄取营养物质和合成所需物质,进行新陈代谢及生长繁殖。整个生理活动的中心是新陈代谢,细菌的代谢活动十分活跃而且多样化,繁殖迅速是其显著的特点。研究细菌的生理活动不仅是基础生物学科的范畴,而且与医学、环境卫生、工农业生产等都密切相关。例如,对于人体微生物群中的**益生菌**(probiotics),如何促进其生长繁殖和产生有益的代谢产物;对于致病菌,了解其代谢与致病的关系,设计和寻找有关诊断和防治的方法;还可以研究如何利用细菌的代谢来净化环境,开发极端环境的微生物资源等。

第一节 | 细菌的理化性状

一、细菌的化学组成

细菌细胞和其他生物细胞相似,含有多种化学成分,包括水、无机盐、蛋白质、糖类、脂质和核酸等。水分是细菌细胞重要的组成部分,占细胞总重量的75%~90%。细菌细胞去除水分后,主要为有机物,包括蛋白质、核酸、糖类、脂类及少量的维生素和无机盐。细菌细胞含有的钾、钠、铁、镁、钙、氯等无机盐离子,用以构成细胞的各种成分及维持酶的活性和跨膜化学梯度。细菌尚含有一些原核细胞型微生物所特有的化学组成,如肽聚糖、胞壁酸、磷壁酸、二氨基庚二酸、吡啶二羧酸等,这些物质在真核细胞中尚未发现。

二、细菌的物理性状

1. **光学性质** 细菌为半透明体。当光线照射至细菌,部分被吸收,部分被折射,故细菌悬液呈混浊状态。菌数越多浊度越大,使用比浊法或分光光度法可以粗略地估计细菌的数量。由于细菌具有这种光学性质,可用相差显微镜观察其形态和结构。

2. **表面积** 细菌体积微小,相对表面积大,有利于同外界进行物质交换。如葡萄球菌直径约 $1\mu m$,则 $1cm^3$ 体积的表面积可达 $60\,000cm^2$;直径为 $1cm$ 的真核生物体,每 $1cm^3$ 体积的表面积仅 $6cm^2$,两者相差 1 万倍。因此细菌代谢旺盛,繁殖迅速。

3. **带电现象** 细菌固体成分的50%~80%是蛋白质,蛋白质由兼性离子氨基酸组成。G^+ 菌的等电点 pH 为 2~3,而 G^- 菌的等电点 pH 为 4~5,故在近中性或弱碱性环境中,细菌均带负电荷,尤以前者所带电荷更多。细菌的带电现象与细菌的染色反应、凝集反应,以及抑菌和杀菌作用等都有密切关系。

4. **半透性** 细菌的细胞壁和细胞膜都有半透性,允许水及部分小分子物质通过,有利于吸收营养和排出代谢产物。

5. **渗透压** 细菌体内含有高浓度的营养物质和无机盐,一般 G^+ 菌的渗透压高达 $20\sim25$ 个大气压,G^- 菌为 $5\sim6$ 个大气压。细菌所处一般环境相对低渗,但因有坚韧细胞壁的保护不会崩裂。若处于比菌体内渗透压更高的环境中,菌体内水分溢出,胞质浓缩,细菌就不能生长繁殖。

第二节 | 细菌的营养与生长繁殖

一、细菌的营养物质

充足的营养物质可以为细菌的新陈代谢及生长繁殖提供必需的原料和能量,包括**水**、**碳源**、**氮源**、**无机盐**和**生长因子**等。

1. **水** 细菌代谢过程中所有的化学反应、营养的吸收和渗透、分泌、排泄均需有水才能进行。

2. **碳源** 各种碳的无机或有机物都能被细菌吸收和利用,合成菌体组分和作为获得能量的主要来源。病原菌主要从糖类获得碳。

3. **氮源** 氮源主要是作为菌体成分的原料。大多数细菌主要利用有机氮源,如牛肉膏、蛋白胨等,少数细菌如固氮菌能利用环境中氮气,个别病原菌如克雷伯菌亦可利用硝酸盐甚至氮气,但利用率较低。

4. **无机盐** 各种无机盐可以给细菌提供生长必需的各种元素。无机盐的作用如下:①构成有机化合物,成为菌体的成分;②作为酶的组成部分,维持酶的活性;③参与能量的储存和转运;④调节菌体内外的渗透压;⑤某些元素与细菌的生长繁殖和致病作用密切相关。例如白喉棒状杆菌在含铁 0.14mg/L 的培养基中毒素量最高,铁的浓度达到 0.6mg/L 时则完全不产毒。一些微量元素并非所有细菌都需要,不同细菌只需其中的一种或数种。

5. **生长因子** 许多细菌的生长还需要一些自身不能合成的**生长因子**(growth factor)。它们通常为有机化合物,例如维生素、某些氨基酸、嘌呤、嘧啶等。少数细菌还需特殊的生长因子,如流感嗜血杆菌需要 X、V 两种因子,X 因子是高铁血红素,V 因子是辅酶Ⅰ或辅酶Ⅱ,两者为细菌呼吸所必需。

二、细菌摄取营养物质的机制

细菌摄取营养物质的机制包括**被动扩散**、**主动转运**和**基团转移**。

1. **被动扩散** 被动扩散指营养物质从浓度高向浓度低的一侧扩散,其驱动力是浓度梯度,不消耗能量。不需要任何细菌组分的帮助,营养物质就可以进入细胞质内的过程称为简单扩散。如果需要菌细胞的特异性蛋白来帮助或促进营养物质的跨膜转运称为易化扩散。如甘油的转运就属于后者,进入细胞内的甘油需要被甘油激酶催化形成磷酸甘油才能在菌体内积累。

2. **主动转运** 主动转运是细菌吸收营养物质的主要方式,其特点是营养物质从浓度低向浓度高的一侧转运,并需要提供能量。主要有如下几种方式。

(1)**ABC 转运**(ATP-binding cassette transport,ABC transport):又名 ATP 结合盒转运。G^- 菌的特异性结合蛋白位于周浆间隙,G^+ 菌的特异性结合蛋白位于细胞的外表面。营养物与特异性结合蛋白形成复合物后,引起后者构型的改变,继而将营养物转送给细胞膜上的 **ATP 结合型载体**(ATP-binding cassette-type carrier),导致 ATP 水解,提供的能量打开膜孔,使营养物质进入细胞内。

(2)**离子偶联转运**(ion-coupled transport):该系统利用膜内外两侧质子或离子浓度差产生的**质子动力**(proton motive force)或**钠动力**(sodium motive force)作为驱使营养物质跨膜转移的能量。转运营养物质的载体是电化学离子梯度透性酶,这种酶是一种能够进行可逆性氧化还原反应的疏水性膜蛋白,即在氧化状态与营养物质结合,而在还原状态时其构象发生变化,使营养物质释放进入胞质内。这种方式在需氧菌极为常见。

3. **基团转移**(group translocation) 基团转移不涉及营养物质的浓度梯度,而是利用能量将物质转运与代谢相结合,营养物质在转运前后会发生分子结构的变化。糖类、脂肪酸等的运输以此种方式进行,如大肠埃希菌摄入葡萄糖需要的磷酸转移酶系统,是由细胞膜上的载体蛋白首先在胞质内从磷酸烯醇丙酮酸获得磷酸基团后,在细胞膜的外表面与葡萄糖相结合,将其送入胞质内后释放出 6-磷酸葡萄糖。经过磷酸化的葡萄糖在胞内累积,不能再逸出菌体。该系统的能量供体是磷酸烯醇丙酮酸。

各种细菌摄取营养物质的机制有所不同,即使对同一种物质,不同细菌的摄取方式也不一样。

三、细菌的营养类型

各类细菌的酶系统不同,代谢活性各异,因而对营养物质的需要也不同。根据细菌所利用的能源和碳源的不同,将细菌分为**自养菌**和**异养菌**两大营养类型。

1. **自养菌**(autotroph) 该类细菌以简单的**无机物**为原料,利用 CO_2 或碳酸盐作为碳源,利用 N_2、NH_3、硝酸盐或亚硝酸盐作为氮源,合成菌体成分。这类细菌所需能量来自无机物的氧化,称为**化能自养菌**(chemotroph),或通过光合作用获得能量,称为**光能自养菌**(phototroph)。

2. **异养菌**(heterotroph) 该类细菌必须以多种**有机物**为原料,如蛋白质、糖类等,才能合成菌体成分并获得能量。异养菌包括腐生菌(saprophyte)和寄生菌(parasite)。腐生菌以**动植物尸体**、**腐败食物**等作为营养物;寄生菌寄生于**活体内**,从宿主的有机物获得营养。**所有的病原菌都是异养菌,大部分属寄生菌。**

四、影响细菌生长的因素

营养物质和适宜的环境是细菌生长繁殖的必备条件。

1. **营养物质** **充足的营养物质**可以为细菌的新陈代谢及生长繁殖提供必要的原料和充足的能量。

2. **氢离子浓度**(pH) 每种细菌都有一个可生长的 pH 范围,以及**最适生长 pH**。大多数嗜中性细菌生长的 pH 范围是 6.0～8.0,嗜酸性细菌最适生长 pH 可低至 3.0,嗜碱性细菌最适生长 pH 可高达 10.5。**多数病原菌最适生长 pH 为 7.2～7.6**,但霍乱弧菌在 pH 8.4～9.2 生长最好,而结核分枝杆菌生长的最适 pH 为 6.5～6.8。细菌依靠细胞膜上的质子转运系统调节菌体内的 pH,使其保持稳定,包括 ATP 驱使的质子泵,Na^+/H^+ 和 K^+/H^+ 交换系统。

3. **温度** 各类细菌对温度的要求不一,分为嗜冷菌(psychrophile),生长温度范围 -5～30℃,最适为 10～20℃;嗜温菌(mesophile),生长温度范围 10～45℃,最适为 20～40℃;嗜热菌(thermophile),生长温度范围 25～95℃,最适为 50～60℃。绝大多数病原菌在长期进化过程中适应人体环境,为嗜温菌,最适生长温度为人的体温,即 37℃。当细菌突然暴露于高出适宜生长温度的环境时,可暂时合成**热休克蛋白**(heat-shock proteins)。这种蛋白对热有抵抗性,并可稳定菌体内热敏感的蛋白质。

4. **气体** 根据细菌代谢时对氧的需求不同,可以分为四类。

(1) **专性需氧菌**(obligate aerobe):专性需氧菌具有完善的呼吸酶系统,需要氧分子作为受氢体以完成需氧呼吸,仅能在有氧环境下生长。如结核分枝杆菌、铜绿假单胞菌。

(2) **微需氧菌**(microaerophilic bacterium):微需氧菌在**低氧压(5%～6%)生长最好**,氧浓度＞10% 对其有抑制作用。如空肠弯曲菌、幽门螺杆菌。

(3) **兼性厌氧菌**(facultative anaerobe):兼性厌氧菌兼有需氧呼吸和无氧发酵两种功能,**不论在有氧或无氧环境中都能生长**,但以有氧时生长较好。大多数病原菌属于此。

(4) **专性厌氧菌**(obligate anaerobe):专性厌氧菌缺乏完善的呼吸酶系统,利用氧以外的物质作为受氢体,**在低氧分压或无氧环境中通过发酵获取能量**。有游离氧存在时,不但不能利用氧,还将受其毒害,甚至死亡。这是因为细菌在有氧环境中进行物质代谢常产生**超氧阴离子**(O_2^-)和**过氧化氢**(H_2O_2),两者都有强烈的杀菌作用。厌氧菌在有氧时不能生长繁殖,主要是因为:一是缺乏氧化还原电势高的呼吸酶,在有氧环境不能利用氧化还原电势高的营养物质;二是缺乏分解有毒氧基团的过氧化氢酶、过氧化物酶,不能分解过氧化氢和超氧阴离子,在有氧环境下受其毒性而死亡。不同种属的细菌,对氧的耐受程度有所差别。

此外,CO_2 对细菌的生长也很重要。大部分细菌在新陈代谢过程中产生的 CO_2 可满足其需要。有些细菌如脑膜炎奈瑟菌和布鲁菌,从标本初次分离时,需人工供给 5%～10% 的 CO_2,可促进细菌迅速生长繁殖。

5. 渗透压 一般培养基的盐浓度和渗透压对大多数细菌是安全的,少数细菌如**嗜盐菌**(halophilic bacterium)需要在高浓度(30g/L)的 NaCl 环境中生长良好。

五、细菌的生长繁殖

细菌的生长繁殖表现为细菌**组分**和**数量**的增加。

(一)细菌个体的生长繁殖

细菌一般以简单的**二分裂**(binary fission)方式进行**无性繁殖**。在适宜条件下,多数细菌繁殖速度很快。细菌数量倍增所需要的时间称为**代时**(generation time),多数细菌为 20～30 分钟。个别细菌繁殖速度较慢,如结核分枝杆菌的代时达 18～24 小时。

动画

动画

细菌细胞分裂时,染色体与中介体或细胞膜相连,首先染色体复制并向细胞两端移动,与此同时,细菌细胞膜向内凹陷并形成一垂直于细胞长轴的隔膜,使细胞质和核质均匀分配到两个子细胞中。其次细胞形成横隔壁,在细胞膜不断内陷,形成子细胞各自的细胞质膜同时,母细胞的细胞壁也从四周向中心逐渐延伸。最后,逐渐形成子细胞各自完整的细胞壁,整个细胞分裂成两个子代细胞。

(二)细菌群体的生长繁殖

细菌生长速度很快,一般细菌约 20 分钟分裂一次,一个细胞经 7 小时可繁殖到约 200 万个,10 小时后可达 10 亿个以上,但事实上并非如此,由于细菌繁殖中营养物质的逐渐耗竭,有害代谢产物的逐渐积累,细菌不可能始终保持高速度的无限繁殖。经过一段时间后,细菌繁殖速度渐减,死亡菌数增多,活菌增长率随之下降并趋于停滞。

将一定数量的细菌接种于适宜的液体培养基中,连续定时取样检查活菌数,可发现其生长过程的规律性。以培养时间为横坐标,培养物中活菌数的对数为纵坐标,可绘制出一条生长曲线(growth curve)(图 2-1)。

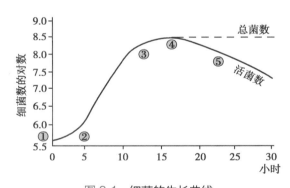

图 2-1 细菌的生长曲线
①～②:迟缓期;②～③:对数期;③～④:稳定期;
④～⑤:衰亡期。

根据生长曲线,细菌的群体生长繁殖可分为四期:

1. **迟缓期**(lag phase) 细菌进入新环境后的短暂适应阶段。该期菌体增大,代谢活跃,为细菌的分裂繁殖合成并积累充足的酶、辅酶和中间代谢产物;但分裂迟缓,繁殖极少。**迟缓期长短不一**,按菌种、接种菌的菌龄和菌量,以及营养物等不同而异,一般为 1～4 小时。

2. **对数期**(logarithmic phase) 又称指数期(exponential phase)。细菌在该期生长迅速,活菌数以恒定的几何级数增长,生长曲线图上细菌数的对数呈直线上升,达到顶峰状态。此期细菌的形态、染色性、生理活性等都较典型,对外界环境因素的作用敏感。因此,研究细菌的生物学性状(形态染色、生化反应、药物敏感试验等)应选用该期的细菌。一般细菌对数期在培养后的 8～18 小时。

3. **稳定期**(stationary phase) 由于培养基中营养物质消耗,有害代谢产物积聚,该期细菌繁殖速度渐减,死亡数逐渐增加,两者大致平衡,因此该期的活菌数大致恒定,总的细菌数缓慢增加,细菌形态、染色性和生理性状常有改变。一些细菌的**芽胞**、**外毒素**和**抗生素**等代谢产物大多在稳定期产生。

4. **衰亡期**(decline phase) 稳定期后细菌繁殖越来越慢,死亡数越来越多,并超过活菌数。该期细菌形态显著改变,出现衰退型或菌体自溶,难以辨认;生理代谢活动也趋于停滞。因此,陈旧培养的

NOTES

细菌难以鉴定。

细菌生长曲线只有在体外人工培养的条件下才能观察到。在自然界或人类、动物体内繁殖时，受多种环境因素和机体免疫因素的多方面影响，不可能出现在培养基中典型的生长曲线。

细菌的生长曲线在研究工作和生产实践中都有指导意义。掌握细菌生长规律，可以人为地改变培养条件，调整细菌的生长繁殖阶段，更为有效地利用对人类有益的细菌。例如在培养过程中，不断地更新培养液和对需氧菌进行通气，使细菌长时间地处于生长旺盛的对数期，这种培养称为连续培养。

第三节 | 细菌的新陈代谢

细菌的新陈代谢包括分解代谢和合成代谢。细菌的代谢过程以胞外酶水解外环境中的营养物质开始，产生小的单体构件分子（也称单体亚基），例如氨基酸、葡萄糖和脂肪酸等，经主动或被动转运机制进入胞质内。这些分子在一系列酶的催化作用下，经过一种或多种途径转变为通用的中间产物丙酮酸；再从丙酮酸进一步分解产生能量或合成新的碳水化合物、氨基酸、脂类和核酸。在上述过程中，底物分解和转化为能量的过程称为分解代谢；所产生的能量和少数几种简单的前体用于细胞组分的合成称为合成代谢。伴随代谢过程细菌还产生许多在医学上有重要意义的代谢产物。

一、细菌的能量代谢

细菌能量代谢活动中主要涉及 ATP 形式的化学能。细菌的有机物分解或无机物氧化过程中释放的能量通过底物磷酸化或氧化磷酸化合成 ATP。

生物体能量代谢的基本生化反应是生物氧化。生物氧化的方式包括加氧、脱氢和脱电子反应，细菌则以脱氢或氢的传递更为常见。在有氧或无氧环境中，各种细菌的生物氧化过程、代谢产物和产生能量的多少均有所不同。以有机物为受氢体的生物氧化称为发酵；以无机物为受氢体的称为呼吸，其中以氧分子为受氢体的是需氧呼吸，以其他无机物（硝酸盐、硫酸盐等）为受氢体的是厌氧呼吸。需氧呼吸在有氧条件下进行，厌氧呼吸和发酵必须在无氧条件下进行。大多数病原性细菌只进行需氧呼吸和发酵。

病原菌合成细胞组分和获得能量的基质（生物氧化的底物）主要为糖类，通过糖的氧化或酵解释放能量，并以高能磷酸键的形式（ADP、ATP）储存能量。现以葡萄糖为例，简述细菌的能量代谢。

1. 发酵

（1）EMP（Embden-Meyerhof-Parnas）途径又称**糖酵解**。这是大多数细菌共有的基本代谢途径，是有些专性厌氧菌产能的唯一途径。反应最终的受氢体为未彻底氧化的中间代谢产物，产生能量远比需氧呼吸少。1 分子葡萄糖可生成 2 分子丙酮酸，产生 2 分子 ATP 和 2 分子 $NADH^+H^+$。丙酮酸的代谢因细菌的种类不同而异。

（2）戊糖磷酸途径又称己糖磷酸（hexose monophosphate，HMP）途径，是 EMP 途径的分支，由己糖生成戊糖的循环途径。其主要功能是为生物合成提供前体和还原能，反应获得的 12 分子（$NADH+H^+$）可供进一步利用，产能效果仅为 EMP 途径的一半，所以不是产能的主要途径。

2. 需氧呼吸

1 分子葡萄糖在有氧条件下彻底氧化，生成 CO_2 和 H_2O，并产生 32 分子 ATP。需氧呼吸中，葡萄糖经过 EMP 途径生成丙酮酸，后者脱羧产生乙酰辅酶 A 后进入三羧酸循环彻底氧化。然后将脱出的氢进入电子传递链进行氧化磷酸化，最终以氧分子作为受氢体。需氧菌和兼性厌氧菌进行需氧呼吸。

3. 厌氧呼吸

1 分子葡萄糖经厌氧糖酵解只能产生 2 分子 ATP，最终以外源的无机氧化物（CO_2、SO_4^{2-}、NO_3^-）作为受氢体的一类产能效率低的特殊呼吸。专性厌氧菌和兼性厌氧菌都能进行厌氧呼吸。

二、细菌的代谢产物

（一）分解代谢产物和细菌的生化反应

各种细菌所具有的酶不完全相同，对营养物质的分解能力亦不一致，因而其代谢产物有别。根据

此特点,利用生物化学方法来鉴别不同细菌称为**细菌的生化反应试验**。常见的有:

1. **糖发酵试验** 不同细菌分解糖类的能力和代谢产物不同。例如大肠埃希菌能发酵葡萄糖和乳糖;而伤寒沙门菌可发酵葡萄糖,但不能发酵乳糖。即使两种细菌均可发酵同一糖类,其结果也不尽相同,如大肠埃希菌有甲酸脱氢酶,能将葡萄糖发酵生成的甲酸进一步分解为 CO_2 和 H_2,故产酸并产气;而伤寒沙门菌缺乏该酶,发酵葡萄糖仅产酸不产气。

2. **VP(Voges-Proskauer)试验** 大肠埃希菌和产气肠杆菌均能发酵葡萄糖,产酸产气,两者不能区别。但产气肠杆菌能使丙酮酸脱羧生成中性的乙酰甲基甲醇,后者在碱性溶液中被氧化生成二乙酰,二乙酰与含胍基化合物反应生成红色化合物,是为 VP 试验阳性。大肠埃希菌不能生成乙酰甲基甲醇,故 VP 试验阴性。

3. **甲基红(methyl red)试验** 产气肠杆菌分解葡萄糖产生丙酮酸,后者经脱羧后生成中性的乙酰甲基甲醇,故最终的酸含量减少,培养液 pH>5.4,甲基红指示剂呈橘黄色,是为甲基红试验阴性。大肠埃希菌分解葡萄糖时,产生的丙酮酸不转变为乙酰甲基甲醇,故最终酸性较强,培养液 pH<4.5,甲基红指示剂呈红色,则为甲基红试验阳性。

4. **枸橼酸盐利用(citrate utilization)试验** 当某些细菌(如产气肠杆菌)利用铵盐作为唯一氮源,并利用枸橼酸盐作为唯一碳源时,可在枸橼酸盐培养基上生长,分解枸橼酸盐生成碳酸盐,并分解铵盐生成氨,使培养基变为碱性,是为该试验阳性。大肠埃希菌不能利用枸橼酸盐为碳源,故在该培养基上不能生长,为枸橼酸盐试验阴性。

5. **吲哚(indol)试验** 有些细菌如大肠埃希菌、变形杆菌、霍乱弧菌等能分解培养基中的色氨酸生成吲哚(靛基质),经与试剂中的对二甲基氨基苯甲醛作用,生成玫瑰吲哚而呈红色,为吲哚试验阳性。

6. **硫化氢试验** 有些细菌如沙门菌、变形杆菌等能分解培养基中的含硫氨基酸(如胱氨酸、甲硫氨酸)生成硫化氢,硫化氢遇铅或铁离子生成黑色的硫化物。

7. **尿素酶试验** 变形杆菌有尿素酶,能分解培养基中的尿素产生氨,使培养基变碱,以酚红为指示剂检测为红色,为尿素酶试验阳性。

细菌的生化反应用于鉴别细菌,尤其对形态、革兰氏染色反应和培养特性相同或相似的细菌更为重要。吲哚(I)、甲基红(M)、VP(V)、枸橼酸盐利用(C)四种试验常用于鉴定肠道杆菌,合称为 **IMViC 试验**。例如大肠埃希菌对这四种试验的结果是"++--",产气肠杆菌则为"--++"。

现代临床细菌学已普遍采用微量、快速的生化鉴定方法。根据鉴定的细菌不同,选择系列生化指标,依反应的阳性或阴性选取数值,组成鉴定码,形成以细菌生化反应为基础的各种数值编码鉴定系统。更为先进的全自动细菌鉴定仪完成了细菌生化鉴定的自动化。此外,应用气相、液相色谱法鉴定细菌分解代谢产物中挥发性或非挥发性有机酸和醇类,能够快速确定细菌的种类。

(二)合成代谢产物及其医学上的意义

细菌利用分解代谢中的产物和能量不断合成菌体自身成分,如细胞壁、多糖、蛋白质、脂肪酸、核酸等,同时还合成一些在医学上具有重要意义的代谢产物。

1. **热原质(pyrogen)** 或称致热原,是细菌合成的一种注入人体或动物体内能引起发热反应的物质,称为**热原质**。产生热原质的细菌大多是**革兰氏阴性菌**,热原质即其细胞壁的**脂多糖**。

热原质耐高温,高压蒸汽灭菌(121℃、20 分钟)亦不被破坏,250℃高温干烤才能被破坏。用吸附剂和特殊石棉滤板可除去液体中大部分热原质,蒸馏法效果最好。在制备和使用注射药品过程中应严格遵守无菌操作,防止细菌污染。《中华人民共和国药典(2020 版)》规定注射药品中不得含有热原质。

2. **毒素与侵袭性酶** 细菌产生外毒素和内毒素两类毒素,在细菌致病作用中甚为重要。**外毒素**(exotoxin)是多数革兰氏阳性菌和少数革兰氏阴性菌在生长繁殖过程中释放到菌体外的蛋白质;**内毒素**(endotoxin)是革兰氏阴性菌细胞壁的脂多糖,当菌体死亡崩解后游离出来。外毒素毒性强于内毒素。

某些细菌可产生具有**侵袭性的酶**,能损伤机体组织,促使细菌的侵袭和扩散,是细菌重要的致病物质。如产气荚膜梭菌的卵磷脂酶、链球菌的透明质酸酶等。

3. **色素** 某些细菌能产生不同颜色的色素,有助于鉴别细菌。细菌的色素有两类,一类为**水溶**

性,能弥散到培养基或周围组织,如铜绿假单胞菌产生的色素使培养基或感染的脓汁呈绿色。另一类为**脂溶性**,不溶于水,只存在于菌体,使菌落显色而培养基颜色不变,如金黄色葡萄球菌的色素。细菌色素产生需要一定的条件,如营养丰富、氧气充足、温度适宜。

4. **抗生素**　某些微生物代谢过程中产生的一类能抑制或杀死某些其他微生物或肿瘤细胞的物质,称为**抗生素**(antibiotic)。抗生素大多由放线菌和真菌产生,细菌产生较少,只有**多黏菌素**(polymyxin)、**杆菌肽**(bacitracin)等。

5. **细菌素**　某些菌株产生的一类具有抗菌作用的蛋白质称为**细菌素**(bacteriocin)。细菌素与抗生素不同的是作用范围狭窄,对与产生菌有亲缘关系的细菌具有较强的杀伤作用。例如大肠埃希菌产生的细菌素称**大肠菌素**(colicin),其编码基因位于 Col 质粒上。针对抗生素耐药菌,细菌素的改造和抗菌活性研究开始受到关注,细菌素还可用于细菌分型和流行病学调查。

6. **维生素**　细菌能合成的某些维生素除供自身需要外,还能分泌至周围环境中。例如人体肠道内的大肠埃希菌,合成的 B 族维生素和维生素 K 也可被人体吸收利用。

细菌在生长代谢过程中合成许多蛋白质类的物质,可通过分泌系统在细菌各种重要的生命活动及致病方面发挥作用。

第四节 ｜ 细菌的人工培养

了解细菌的生理需要,掌握细菌生长繁殖的规律,可用人工方法提供细菌所需要的条件来培养细菌,以满足不同的需求。

一、培养细菌的方法

人工培养细菌,首先要选择合适的培养基以提供充足的营养物质、合适的酸碱度及渗透压,此外,还要有适宜的温度和必要的气体等。已接种标本或细菌的培养基需置于合适的气体环境,需氧菌和兼性厌氧菌置于空气中即可,专性厌氧菌须在无游离氧的环境中培养。多数细菌在代谢过程中需要 CO_2,但分解糖类时产生的 CO_2 已足够其所需,且空气中还有微量 CO_2,不必额外补充。只有少数细菌如布鲁菌、脑膜炎奈瑟菌、淋病奈瑟菌等,初次分离培养时必须在 5%～10% CO_2 环境中才能生长。

病原菌的人工培养一般采用 35～37℃,培养时间多数为 18～24 小时,但有时需根据菌种及培养目的做最佳选择,如细菌的药物敏感试验则应选用对数期的培养物。

根据不同标本及不同培养目的,可选用不同的接种和培养方法。常用的有细菌的分离培养和纯培养两种方法。将标本或培养物划线接种在固体培养基的表面,因划线的分散作用,使许多原本混杂的细菌在固体培养基表面上散开,称为分离培养。一般经过 18～24 小时培养后,单个细菌在固体培养及表面生长繁殖形成的一堆肉眼可见的细菌集团,称为**菌落**(colony)。挑取一个菌落,移种到另一个培养基中,可生长出大量的纯种细菌,称为**纯培养**(pure culture)。

此外,在医药等工业中使用发酵培养,即在适宜的条件下,发酵罐中大量培养微生物(细菌、真菌等)细胞和生产代谢产物的工艺过程。发酵培养分两步,种子培养和发酵罐培养。种子培养目的在于扩大培养,增加细菌的数量同时培养出活性高的细胞,使细胞迅速进行分裂生长,有利于在发酵罐中产生更多的所需产物。通过发酵培养可制成许多食品、酶制剂和医药用品(其中包括传统的发酵产品和基因工程的发酵产品)。

二、培养基

培养基(culture medium)是由人工方法配制而成的,专供微生物生长繁殖所使用的混合营养物制品。培养基一般 pH 为 7.2～7.6,少数的细菌按生长要求调整 pH 偏酸或偏碱。许多细菌在代谢过程中分解糖类产酸,故常在培养基中加入缓冲剂,以保持稳定的 pH。培养基制成后必须经灭菌处理。

　　培养基按其营养组成和用途不同,分为以下几类:

1. 基础培养基　基础培养基(basal medium)含有多数细菌生长繁殖所需的基本营养成分。它是配制特殊培养基的基础,也可作为一般培养基用。如**营养肉汤**(nutrient broth)、**营养琼脂**(nutrient agar)、蛋白胨水等。

2. 增菌培养基　若了解某种细菌的特殊营养要求,可配制出适合这种细菌生长的**增菌培养基**(enrichment medium)。它包括通用增菌培养基和专用增菌培养基,前者为在基础培养基中添加合适的生长因子或微量元素等,以促使某些特殊细菌生长繁殖,例如乙型溶血性链球菌、肺炎链球菌需在含血液或血清的培养基中生长;后者又称为选择性增菌培养基,即除固有的营养成分外,再添加特殊抑制剂,有利于目的菌的生长繁殖,如碱性蛋白胨水用于霍乱弧菌的增菌培养。

3. 选择培养基　在培养基中加入某种化学物质,使之抑制某些细菌生长,而有利于另一些细菌生长,从而将后者从混杂的标本中分离出来,这种培养基称为**选择培养基**(selective medium)。例如培养肠道杆菌的 SS 琼脂,其中的胆盐能抑制革兰氏阳性菌,枸橼酸钠和煌绿能抑制大肠埃希菌,因而使致病的沙门菌和志贺菌容易分离到。若在培养基中加入抗生素,也可起到选择作用。实际上有些选择培养基与增菌培养基之间的界限并不十分严格。

4. 鉴别培养基　用于培养和区分不同细菌种类的培养基称为**鉴别培养基**(differential medium)。利用各种细菌分解糖类和蛋白质的能力及其代谢产物不同,在培养基中加入特定的作用底物和指示剂,一般不加抑菌剂,通过观察细菌在其中生长后对底物的不同作用,从而鉴别细菌。如常用的糖发酵管、三糖铁培养基、伊红-亚甲蓝琼脂等。也有一些培养基将选择和鉴别功能结合在一起,在选择的同时起一定的鉴别作用,如 SS 琼脂,其中所加的底物乳糖和指示剂中性红可起到鉴别作用。

5. 厌氧培养基　专供厌氧菌的分离、培养和鉴别用的培养基,称为**厌氧培养基**(anaerobic medium)。这种培养基营养成分丰富,含有特殊生长因子,氧化还原电势低,并加入亚甲蓝作为氧化还原指示剂。其中心、脑浸液和肝块、肉渣含有不饱和脂肪酸,能吸收培养基中的氧;硫乙醇酸盐和半胱氨酸是较强的还原剂;维生素 K_1、氯化血红素可以促进某些类杆菌的生长。常用的有**庖肉培养基**(cooked meat medium)、硫乙醇酸盐肉汤等,并在液体培养基表面加入凡士林或液状石蜡以隔绝空气。

　　此外,还可根据对培养基成分了解的程度将其分为两大类:**化学成分确定的培养基**(defined medium),又称为**合成培养基**(synthetic medium);**化学成分不确定的培养基**(undefined medium),又称为**天然培养基**(natural medium)。也可根据培养基的物理状态的不同分为液体、固体和半固体培养基三大类。在液体培养基中加入 15g/L 的琼脂粉,即凝固成固体培养基;琼脂粉含量在 3~5g/L 时,则为半固体培养基。琼脂在培养基中起赋形剂作用,不具营养意义。液体培养基可用于大量繁殖细菌,但必须种入纯种细菌;固体培养基常用于细菌的分离和纯化;半固体培养基则用于观察细菌的动力和短期保存细菌。

三、细菌在培养基中的生长情况

(一)在液体培养基中生长情况
　　大多数细菌在液体培养基生长繁殖后呈现均匀混浊状态;少数链状的细菌则呈沉淀生长;枯草芽胞杆菌、结核分枝杆菌等专性需氧菌呈表面生长,常形成菌膜。

(二)在固体培养基中生长情况
　　通过分离培养,细菌可在固体培养基上形成菌落,分离培养是检查、鉴定细菌重要的第一步。各种细菌在固体培养基上形成的菌落,在大小、形状、颜色、气味、透明度、表面光滑或粗糙、湿润或干燥、边缘整齐与否,以及在血琼脂平板上的溶血情况等均有不同表现,有助于识别和鉴定细菌。此外,取一定量的液体标本或培养液均匀接种于琼脂平板上,可计数菌落,推算标本中的活菌数。这种菌落计数法常用于检测自来水、饮料、污水和临床标本的活菌含量。

　　细菌的菌落一般分为三型:

1. 光滑型菌落(smooth colony,S 型菌落)　新分离的细菌大多呈光滑型菌落,表面光滑、湿润、边缘整齐。

2. 粗糙型菌落（rough colony, R 型菌落） 菌落表面粗糙、干燥、呈皱纹或颗粒状，边缘大多不整齐。R 型细菌多由 S 型细菌变异失去菌体表面多糖或蛋白质形成。R 型细菌抗原不完整，毒力和抗吞噬能力都比 S 型菌弱。但也有少数细菌新分离的毒力株就是 R 型，如炭疽芽胞杆菌、结核分枝杆菌等。

3. 黏液型菌落（mucoid colony, M 型菌落） 这种菌落黏稠、有光泽，似水珠样。多见于有厚荚膜或丰富黏液层的细菌，如肺炎克雷伯菌等。

（三）在半固体培养基中生长情况

半固体培养基黏度低，有鞭毛的细菌在其中仍可自由游动，沿穿刺线呈羽毛状或云雾状混浊生长。无鞭毛细菌只能沿穿刺线呈明显的线状生长。

四、人工培养细菌的用途

1. 在医学中的应用 细菌培养对疾病的诊断、预防、治疗和科学研究都具有重要的作用。

（1）感染性疾病的病原学诊断：明确感染性疾病的病原菌必须取病人有关标本进行细菌分离培养、鉴定和药物敏感试验，其结果可指导临床用药。

（2）细菌学的研究：有关细菌生理、遗传变异、致病性和耐药性等的研究都离不开细菌的培养和菌种的保存等。

（3）生物制品的制备：防治用的疫苗、类毒素、抗毒素、免疫血清及供诊断用的菌液、抗血清等均来自培养的细菌或其代谢产物。

2. 在工农业生产中的应用 细菌培养和发酵过程中多种代谢产物在工农业生产中有广泛用途，可制成抗生素、维生素、氨基酸、有机溶剂、酒、酱油、味精等产品。细菌培养物还可生产酶制剂，处理废水和垃圾，制造菌肥和农药等。

3. 在基因工程中的应用 将带有外源性基因的重组 DNA 转化给受体菌，使其在菌体内能获得表达。细菌操作方便，容易培养，繁殖快，基因表达产物易于提取纯化，故可以大大地降低成本。应用基因工程技术已成功地制备了胰岛素、干扰素、乙型肝炎疫苗等。

第五节 │ 细菌的分类

一、细菌的分类原则与层次

细菌分类学（bacterial taxonomy）是一个既传统、严谨，又变化、发展的学科，其发展历史受到生物、物理、化学、分子生物学、生物信息学等多学科的影响。细菌的分类原则上分为**传统分类**和**种系分类**（phylogenetic classification）两种。前者以细菌的生物学性状为依据，由于对分类性状的选择和重视程度带有一定的主观性，故又称为人为分类；后者以细菌的发育进化关系为基础，故又称为自然分类。具体到**细菌鉴定**（identification）和**分类**（classification）的方法包括**表型分类**、**分析分类**和**基因型分类**。

1. 表型分类 表型分类是以细菌的**形态**和**生理特征**为依据的分类方法，即选择一些较为稳定的生物学性状，如菌体形态与结构、染色性、培养特性、生化反应、抗原性等作为分类的标记。它奠定了传统分类的基础。20 世纪 60 年代开始借助计算机将拟分类的细菌按其性状的相似程度进行归类（一般种的水平相似度＞80%），以此划分种和属，称为数值分类。

2. 分析分类 应用电泳、色谱、质谱等方法，对**菌体组分**、**代谢产物组成与谱象等特征**进行分析，例如细胞壁脂肪酸分析、全细胞脂类和蛋白质的分析、多点酶电泳等，为揭示细菌表型差异提供了有力的手段。

3. 基因型分类 分析细菌的**遗传物质**，揭示细菌**进化**的信息，是最精确的分类方法，也称为种系分类。包括 DNA 碱基组成（G+C mol%）、核酸分子杂交（DNA-DNA 同源性、DNA-rRNA 同源性）和

16S rRNA 同源性分析,比较细菌大分子(核酸、蛋白质)结构的同源程度等,其中 16S rRNA 更为重要,因其在进化过程中保守、稳定,很少发生变异,是种系分类的重要依据。

随着方法学的发展,细菌的分类不断完善而且更加科学。1987 年沃斯(Carl Woese)在大量 16S rRNA 序列分析的基础上,描绘出生物系统发育树,由**古细菌**(archaebacteria)、**细菌**(eubacteria)和**真核细胞生物**(eukaryotes)共同构成生物三原界,后来演变为**古菌**(archaea)、**细菌**和**真核细胞生物**三个**域**。古菌和细菌同为原核生物,核糖体均为 70S。古菌在地球上出现最早,生存在极端环境,如高温、高盐、低 pH 等。

目前,国际上最具权威性的细菌分类系统专著为《伯杰氏鉴定细菌学手册》第 9 版(1994 年)和《伯杰氏系统细菌学手册》第 2 版(2001—2012 年,共 5 卷),从《伯杰氏鉴定细菌学手册》发展到《伯杰氏系统细菌学手册》,是对分类学科认知的深化,也是分类技术和依据革新的集成,特别是完成了从细菌经典的形态和生理分类,到后来主要以基因组 DNA 杂交、16S rRNA 基因序列相似性为依据的分子分类的变迁。自 2015 年 4 月开始,《伯杰氏古菌和细菌系统学手册》开始在线发布更为快捷的电子版手册,满足信息化时代的数据更新需要。

细菌的分类层次与其他生物相同,但在细菌学中常用的是属和种。

种(species)是细菌分类的基本单位。关于种的定义,目前较为广泛接受的观点是彼此间有 70% 或 70% 以上 DNA 同源性,同时也具有 5℃或更低的 ΔTm 值的细菌群体构成一个菌种。特性相近,关系密切的若干菌种组成一个**菌属**(genus)。同一菌种的各个细菌,虽特性基本相同,但在某些方面仍有一定差异,差异较明显的称**亚种**(subspecies,subsp.)或**变种**(variety,var.),差异小的则为**型**(type)。例如按抗原结构不同而分**血清型**(serotype);对噬菌体和细菌素的敏感性不同而分**噬菌体型**(phagetype)和**细菌素型**(bacteriocin-type);生化反应和其他某些生物学性状不同而分**生物型**(biotype)。变种因易引起词义上的混淆,已不再单独使用,与其他词复合构成代替"型"的术语,如 biovar 就是生物型。按此原则,大肠埃希菌(种)属于原核细胞型微生物原核生物界、细菌域、假单胞菌门、γ- 变形菌纲、肠杆菌目、肠杆菌科、埃希菌属中的一个种。

对不同来源的同一菌种的细菌称为该菌的不同**菌株**(strain)。具有某种细菌典型特征的菌株称为该菌的**标准菌株**(standard strain)或**模式菌株**(type strain)。

二、细菌的命名法

细菌的命名采用**拉丁双名法**,每个菌名由两个拉丁字组成,用斜体字表示。前一字为属名,用名词,第一个字母大写;后一字为种名,用形容词,小写。一般属名表示细菌的形态或对细菌的发现有贡献者,种名表示细菌的性状特征、寄居部位或所致疾病等。中文的命名次序与拉丁文相反,是种名在前,属名在后。例如 *Staphylococcus aureus*(金黄色葡萄球菌)、*Escherichia coli*(大肠埃希菌)、*Neisseria meningitidis*(脑膜炎奈瑟菌)等。属名也可不将全文写出,只用第一个字母代表,如 *M.tuberculosis*、*S.aureus* 等。有些常见菌有其习惯通用的俗名,如 *tubercle bacillus*(结核杆菌)、*typhoid bacillus*(伤寒杆菌)、*meningococcus*(脑膜炎球菌)等。有时泛指某一属细菌,不特指其中某个菌种时,则可在属名后加 *sp.*(单数)或 *spp.*(复数),如 *Salmonella sp.* 表示为沙门菌属中的细菌。

(李晓霞)

第三章 | 消毒灭菌与病原微生物实验室生物安全

学习目标

1. 复述消毒、灭菌、无菌、无菌操作和实验室生物安全的基本概念。
2. 描述常用化学消毒剂的种类、浓度与应用。
3. 阐述热力灭菌的种类、原理与应用;辐射灭菌法的原理与应用以及滤过除菌法的应用。
4. 分析影响消毒灭菌效果的因素。

第一节 | 消毒与灭菌

细菌为单细胞生物,极易受外界环境中各种因素的影响。环境适宜时,细菌生长繁殖;若环境条件不适宜或剧烈变化时,细菌可发生代谢障碍,使生长受到抑制,甚至死亡。有关适宜于细菌生长的因素已在第二章第二节描述,本节主要讨论利用抑制或杀死微生物的物理和化学因素,对微生物进行消毒灭菌,以防止微生物的污染或病原微生物的传播。如为有效防止酒类发酵变酸,巴斯德采用加温处理的方法杀死污染的微生物;英国外科医生李斯特采用苯酚消毒空气、手术器械、洗手等措施,显著降低了医院交叉感染和死亡率,创建了医院消毒灭菌和无菌操作的方法。消毒灭菌在医学、生物科学、工农业生产和日常生活中有着广泛的应用。

一、消毒灭菌的常用术语

以下术语常用来表示物理或化学方法对微生物的杀灭程度。

1. **灭菌**(sterilization) 灭菌是指杀灭物体上所有微生物的方法,包括杀灭细菌芽胞、病毒和真菌等在内的全部病原微生物和非病原微生物。经过灭菌的物品称"无菌物品"。凡需要进入人体内部,包括进入血液、组织、体腔的医用器材,如手术器械、注射用具、一切置入体腔的引流管等,都要求绝对无菌。在实验室,培养基和相关的试剂、器材也需要灭菌。

2. **消毒**(disinfection) 消毒是指杀死物体上或环境中的病原微生物,不一定能杀死细菌芽胞或非病原微生物的方法。用于消毒的化学药品称为**消毒剂**(disinfectant)。一般消毒剂在常用的浓度下,只对细菌繁殖体有效,对细菌芽胞无效。

3. **防腐**(antisepsis) 防腐是指防止或抑制微生物生长繁殖的方法。细菌一般不死亡。防腐剂的选择要安全有效,常用的有醇类、碘伏、氯己定等。

4. **清洁**(sanitation) 清洁是指通过除去尘埃和一切污秽以减少微生物数量的过程。除广泛应用于医院环境外,也是物品消毒、灭菌前必须经过的处理过程,有利于提高消毒、灭菌的效果。

5. **无菌**(asepsis)**和无菌操作** 无菌是不存在活菌的意思,多是灭菌的结果。防止微生物进入人体或其他物品的操作技术,称为无菌操作。例如进行外科手术时需防止细菌进入创口,微生物学实验中要注意防止污染和感染。

二、物理消毒灭菌法

物理消毒灭菌的因素有**热力**、**辐射**、**滤过**、干燥和低温等。

（一）热力灭菌法

高温对细菌具有明显的致死作用,最常用于消毒和灭菌。多数无芽胞细菌经 55～60℃作用 30～60 分钟后死亡。湿热 80℃经 5～10 分钟可杀死绝大部分细菌繁殖体和真菌。细菌芽胞对高温有很强的抵抗力,例如炭疽芽胞杆菌芽胞可耐受 5～10 分钟煮沸,肉毒梭菌芽胞则需煮沸 3～5 小时才死亡。

热力灭菌法分为**干热灭菌**和**湿热灭菌**两大类。在同一温度下,后者的效力比前者大。

1. 干热灭菌法　干热的杀菌作用是通过高温导致生物大分子变性和干燥脱水实现的。一般细菌繁殖体在干燥状态下,80～100℃经 1 小时可被杀死;芽胞则需要更高温度才死亡。

（1）焚烧:直接点燃或在焚烧炉内焚烧,是一种彻底的灭菌方法。适用于病理性废弃的物品或动物尸体等。

（2）烧灼:直接用火焰灭菌,适用于接种环、试管口等。

（3）干烤:利用干烤箱灭菌,一般加热至 171℃ 1 小时、160℃ 2 小时或 121℃ 16 小时。适用于耐高温、不蒸发的物品,例如玻璃、瓷制品等的灭菌。

（4）红外线（infrared）:是一种 0.77～1 000μm 波长的电磁波,可以产生热效应使物体受热升温,尤以 1～10μm 波长的热效应最强。红外线的灭菌作用与干烤相似,利用红外线烤箱灭菌所需的温度、时间及适用范围亦同于干烤。此法多用于医疗器械和食具的消毒与灭菌。

2. 湿热灭菌法　湿热灭菌法**最常用**,在同一温度下,比干热灭菌方法效果好,原因是:①湿热状态下蛋白质更容易变性;②湿热的穿透力比干热大;③湿热的蒸汽变为液态时可释放大量的潜热,可迅速提高被灭菌物体的温度。

（1）巴氏消毒法（pasteurization）:用较低温度杀灭液体中的病原菌或特定微生物,以保持物品中所需的不耐热成分质量的消毒方法。此法由巴斯德创建,常用于乳类、酒类的消毒。方法有两种:一种是加热至 61.1～62.8℃ 30 分钟;另一种是 71.7℃ 15～30 秒,现广泛采用后者。

（2）煮沸法:在 1 个大气压下水的煮沸温度为 100℃,一般细菌的繁殖体 5 分钟能被杀死,细菌芽胞需要煮沸 1～2 小时才被杀灭。此法常用于消毒食具、刀剪、注射器等。水中加入 2% 碳酸氢钠,既可提高沸点达 105℃,促进细菌芽胞的杀灭,又可防止金属器皿生锈。海拔高度影响水的沸点,高海拔用此方法消毒时,可按海拔每升高 300m,延长消毒时间 2 分钟的标准来计算。

（3）流动蒸汽消毒:又称常压蒸汽消毒法,是利用 1 个大气压下 100℃的水蒸气进行消毒。15～30 分钟细菌繁殖体可被杀灭,细菌芽胞不能全部杀灭。该法常用的器具是 Arnold 消毒器,我国的蒸笼具有相同的原理。

（4）**间歇蒸汽灭菌法**（fractional sterilization）:利用反复多次的流动蒸汽间歇加热达到灭菌的目的。将需要灭菌的物品置于流通蒸汽灭菌器内,100℃加热 15～30 分钟,杀死其中的繁殖体。取出后放 37℃孵箱过夜,使残存的芽胞发育成繁殖体,次日再蒸一次。如此连续三次以上,可达到灭菌的效果。若有些物质不耐 100℃,则可采用 75～80℃加热 30～60 分钟,次数增加至 3 次以上,也可达到灭菌目的。此法适用于一些不耐高热的含糖、牛奶等培养基。

（5）**高压蒸汽灭菌法**（pressure steam sterilization or autoclaving）:是一种最有效的灭菌方法。**压力蒸汽灭菌器**是一个密闭、耐高压蒸锅。灭菌的温度取决于蒸汽的压力,在 101.325kPa（1 个大气压）下,蒸汽的温度是 100℃。如果蒸汽被限制在密闭的容器中,随着压力升高,蒸汽的温度也相应升高。在大气压 103.4kPa（1.05kg/cm²）下,温度达到 121.3℃,维持 15～20 分钟,可杀灭包括细菌芽胞在内的所有微生物。压力蒸汽灭菌器就是根据这一原理制成的,常用于一般培养基、生理盐水、手术敷料等耐高温、耐湿物品的灭菌。但上述温度尚不足以灭活朊粒。

由于高压蒸汽灭菌所需时间较长,近年来,在此基础上又研发了一种新型的预真空压力蒸汽灭菌器。即先将灭菌器内空气抽出约 98%,再送入蒸汽,灭菌时间只需 3～4 分钟,特别适用于周转快的物品。

（二）辐射杀菌法

1. 紫外线（ultraviolet ray, UV） 波长 240～300nm 的紫外线具有杀菌作用（包括日光中的紫外线），其中以 265～266nm 最强，这与 DNA 的吸收光谱范围一致。紫外线主要作用于 DNA，使一条 DNA 链上两个相邻的胸腺嘧啶共价结合形成二聚体，干扰 DNA 的复制与转录，导致细菌的变异或死亡。紫外线穿透力较弱，可被普通玻璃、纸张、尘埃、水蒸气等阻挡，故一般用于手术室、传染病房、无菌实验室的空气消毒，或用于不耐热物品的表面消毒。杀菌波长的紫外线对人体皮肤、眼睛有损伤作用，使用时应注意防护。

2. 电离辐射（ionizing radiation） 主要包括 β 射线和 γ 射线等。β 射线可由电子加速器产生，其穿透性差，但作用时间短，安全性好；γ 射线多用 ^{60}Co 为放射源，其穿透性强，安全措施要求高。电离射线具有较高的能量，在足够剂量时，对各种细菌均有致死作用。其机制是干扰 DNA 合成、破坏细胞膜、引起酶系统紊乱及水分子经辐射后产生的游离基和新分子，如过氧化氢等。电离辐射常用于大量的一次性医用塑料制品的消毒；亦可用于食品、药品和生物制品的消毒灭菌，而不破坏其营养成分。

3. 微波（microwave） 微波是波长为 1～1 000mm 的电磁波，可穿透玻璃、陶瓷和薄塑料等物质，但不能穿透金属表面。主要用于食品、非金属器械、检验室用品、食品用具、药杯等消毒。微波主要靠热效应发挥作用，微波通过介质时，使极性分子快速运动，摩擦生热，里外温度同时上升。但微波的热效应必须在有一定含水量的条件下才能显示出来，在干燥条件下，即使再延长消毒时间也不能达到有效灭菌。

（三）滤过除菌法

滤过除菌法（filtration）是用物理阻留的方法除去液体或空气中的细菌、真菌，以达到无菌目的，但不能除去病毒和支原体。

液体除菌所用的器具是滤菌器（filter），滤菌器含有微细小孔，只允许液体通过，而大于孔径的细菌、真菌等颗粒不能通过。滤过法主要用于一些不耐高温的血清、毒素、抗生素的除菌。滤菌器的种类很多，目前常用的有薄膜滤菌器，由硝基纤维素膜制成，依孔径大小分为多种规格，用于除菌的滤膜孔径在 0.45μm 以下，最小为 0.1μm。此外，还有玻璃滤菌器、石棉滤菌器、素陶瓷滤菌器等。

空气除菌采用生物洁净技术，通过初、中、高三级高效分子空气过滤器［high-efficiency particulate air（HEPA）filters］，除掉空气中直径 0.5～5μm 的尘埃微粒，并采用合理的气流方式达到空气洁净的目的。微生物通常附着于尘埃上，在一定意义上讲，滤过了空气中的尘埃，也就清除了细菌等微生物。

初级过滤采用塑料泡沫海绵，过滤率在 50% 以下；中效过滤用无纺布，过滤率在 50%～90%；高效或亚高效过滤用超细玻璃滤纸，过滤率为 99.95%～99.99%。这种经高度净化的空气形成一种细薄的气流，以均匀的速度向同一方向输送，均匀分布于室内，不产生涡流，聚集尘埃，通过回风口把它带出房间。室内维持正压，使空气持续向外流通，可防止相邻房间的细菌侵入，称为层流空气。凡在送风系统上装有高效或亚高效过滤系统的房间，一般统称为生物洁净室。生物洁净室在医院里可用作无菌护理室和无菌手术室。

（四）干燥与低温抑菌法

有些细菌的繁殖体在干燥空气中会很快死亡，例如脑膜炎奈瑟菌、淋病奈瑟菌、霍乱弧菌、苍白密螺旋体等。但有些细菌的抗干燥力较强，如溶血性链球菌在尘埃中可存活 25 天，结核分枝杆菌在干痰中数月不死。细菌芽胞的抵抗力更强，如炭疽芽胞杆菌的芽胞可耐干燥 20 余年。干燥法常用于保存食物，浓盐或糖渍食品可使细菌体内水分溢出，造成生理性干燥，使细菌的生命活动停止，从而防止食物变质。

低温可使细菌的新陈代谢减慢，故常用作保存细菌菌种。当温度回升至适宜范围时，又能恢复生长繁殖。为避免解冻时对细菌的损伤，可在低温状态下真空抽去水分，此方法称为冷冻真空干燥法（lyophilization）。该法是目前保存菌种的最好方法，一般可保存微生物数年至数十年。

三、化学消毒灭菌法

化学消毒灭菌法是使用化学消毒剂,其原理是:①促进菌体蛋白质变性或凝固;②干扰细菌的酶系统和代谢;③改变细菌细胞膜的通透性;④破坏细菌的核酸。化学消毒剂一般都对人体组织有害,只能外用或用于环境的消毒(表 3-1)。需要强调的是,化学消毒剂的应用要适度、适量,消毒时间不能过长。要注意消毒剂对人类的毒副作用、对环境的污染和对物体的腐蚀,需使之既达到消毒目的,又不造成对环境的污染和对人类健康的损害。

表 3-1　常用消毒剂的使用范围、剂量和作用时间

消毒剂	使用范围	剂量	作用时间
含氯消毒剂			
漂白粉	饮水消毒	加有效氯量 0.4%	≥30 分钟
次氯酸钠、二氯异氰酸尿酸钠	皮肤、物品表面、排泄物、污水	溶液有效氯含量 0.01%～0.1%	10～30 分钟
过氧乙酸	皮肤、物品表面、空气	0.1%～0.5%	10～30 分钟
过氧化氢	皮肤、物品表面、空气	3%	30 分钟
戊二醛	医疗器械	2%	≥4 小时
乙醇	医疗器械、皮肤	70%～75%	5～10 分钟
碘酊	皮肤、黏膜、物品表面	2% 碘(用 75% 乙醇溶液配制)	1～10 分钟
碘伏	皮肤、黏膜、物品表面	0.3%～0.5% 有效碘溶液	10～30 分钟
苯扎溴铵(新洁尔灭)	皮肤、黏膜、物品表面	0.05%～0.1% 溶液	10～30 分钟
氯己定(洗必泰)	皮肤、黏膜、物品表面	0.02%～0.05% 溶液	10～30 分钟
高锰酸钾	皮肤、黏膜、食(饮)具、蔬菜、水果	0.1%	10～30 分钟

化学消毒剂按其杀菌能力可分为三大类。

1. **高效消毒剂**(high-efficacy disinfectant)　高效消毒剂能杀灭一切细菌繁殖体(包括分枝杆菌)、病毒、真菌及其孢子等,对细菌芽胞也有一定杀灭作用,包括过氧乙酸、二氧化氯、含氯消毒剂等。提高此类消毒剂浓度或延长作用时间用于灭菌的称为灭菌剂。适用于不能耐受热力灭菌,但要进入人体内部的物品,如内镜、塑料外科器材等的消毒。

(1) **含氯消毒剂**(chlorine compound):其有效成分按有效氯含量计算。有效氯含量指某含氯消毒剂所含有的与其氧化能力相当的氯量和消毒剂总量的比值。一般以百分比或 mg/L 表示。我国常用的有**次氯酸钠、二氯异氰酸尿酸钠和漂白粉**等。这类制剂在水中可产生氯(Cl_2)、次氯酸(HClO)及新生态氧[O],三者均具有强大的杀菌作用,氯可氧化细菌—SH 基,次氯酸盐可与胞质成分作用形成氮-氯复合物,干扰细胞代谢,且杀菌谱广,作用快,可用于物品表面、饮用水、皮肤、地面、排泄物和污水等消毒。但对金属制品有腐蚀作用。

(2) **过氧化物类消毒剂**:常用的有**过氧化氢**(hydrogen peroxide)和**过氧乙酸**(peracetic acid)。两者主要靠强大的氧化能力灭菌,可使酶蛋白中的—SH 基转变为—SS—基,导致酶活性丧失。3%～6%的过氧化氢可杀死大多数细菌。过氧化氢熏蒸还可用于空气消毒。过氧乙酸为强氧化剂,易溶于水,杀菌谱广,杀菌力强,但稳定性差,并有刺激性和腐蚀性,消毒金属制品与织物后,应及时冲洗干净。在实施消毒作业时,应采取防护措施。

二氧化氯(chlorine dioxide)消毒剂亦靠其强大的氧化能力来灭菌。可以采用浸泡、擦拭、喷洒或喷雾、加热蒸发或加激活剂熏蒸等方法,对环境、物体表面及空气进行消毒。二氧化氯是广谱、高效、

安全的消毒剂,但对金属制品有腐蚀性应及时冲洗干净、干燥,并注意个人防护。

(3)醛类消毒剂:常用的有**戊二醛**(glutaraldehyde)和**甲醛**(formaldehyde),为烷化剂,具有广谱、高效、快速的杀菌作用。其杀菌机制是对细菌蛋白质和核酸的烷化作用。2% 碱性戊二醛对橡胶、塑料、金属器械等物品无腐蚀性,适用于精密仪器、内镜等不耐热诊疗器械的消毒,但对皮肤和黏膜有刺激性。由于甲醛对人有潜在毒性作用,其使用有限,主要用于 HEPA 滤器的消毒。

(4)**环氧乙烷**(ethylene oxide):为杂环类化合物,沸点 10.8℃,易蒸发,多用为气体消毒剂。其杀菌机制与甲醛相同,但其作用受气体浓度、消毒温度和湿度的影响。其优点为穿透力强,杀菌广谱高效,杀灭芽胞能力强,对多数物品无损害作用。不足之处为易燃,对人有一定毒性。其在空气中的浓度不得超过 1ppm。灭菌后物品中残留的环氧乙烷应挥发至规定的安全浓度方可使用。

2. **中效消毒剂**(intermediate-efficacy disinfectant) 中效消毒剂不能杀灭细菌芽胞,但能杀灭细菌繁殖体(包括分枝杆菌)、真菌和大多数病毒。适用于纤维内镜、喉镜、阴道窥器、麻醉器材等。

(1)含碘消毒剂:常用为**碘酊**(tincture of iodine)和**碘伏**(povidone iodine)。杀菌作用主要依靠其沉淀蛋白和强大的氧化能力。碘酊为碘的乙醇溶液;碘伏为碘与载体的结合物(常为聚维酮碘)。多用于皮肤黏膜、体温计以及其他物品表面的消毒。碘酊对皮肤有刺激性,消毒后需以 75% 乙醇将其擦净;碘伏着色易洗脱,刺激性较轻微。

(2)醇类消毒剂:醇类的杀菌活性随碳链的长度增加而增加(最高活性见于 5~8 个碳原子)。**乙醇**(alcohol)或**异丙醇**最常用,可迅速杀死细菌繁殖体、结核分枝杆菌、某些真菌和有包膜病毒。杀菌机制在于去除细菌胞膜中的脂类,并使菌体蛋白质变性。乙醇浓度为 70%~75% 时杀菌力最强。异丙醇的杀菌作用比乙醇强,且挥发性低,但毒性较高。一般多用于医疗护理器材、皮肤的消毒和浸泡体温计。

3. **低效消毒剂**(low-efficacy disinfectant) 低效消毒剂可杀灭多数细菌繁殖体,但不能杀灭细菌芽胞、结核分枝杆菌及某些抵抗力较强的真菌和病毒。

(1)季铵盐类消毒剂(quaternary ammonium compound):我国使用最普遍的是**苯扎溴铵**(benzalkonium chloride,商品名为新洁尔灭)。其溶液无色、无臭、刺激性轻微。属阳离子表面活性剂,能吸附于细菌表面,改变胞壁通透性,使菌体内的酶、辅酶、代谢中间产物逸出,呈现杀菌作用。表面活性剂又称去垢剂,易溶于水,能减低液体的表面张力,使物品表面油脂乳化易于除去,故具有清洁作用。表面活性剂有阳离子型、阴离子型和非离子型三类。因细菌带负电荷,故阳离子型杀菌作用较强,但不得与阴离子表面活性剂(如肥皂)合用。可用于皮肤、黏膜、物品表面、地面消毒。

(2)**氯己定**(chlorhexidine,商品名为洗必泰):为双胍类化合物。其溶液无色、无臭、刺激性轻微。不宜与阴离子表面活性剂合用。可用于皮肤、黏膜、物品表面、地面消毒。

(3)**高锰酸钾**:具有氧化杀菌作用,多用于皮肤、黏膜冲洗、浸泡消毒以及食(饮)具、蔬菜、水果的消毒。

四、消毒灭菌的应用

消毒灭菌在实验微生物学和医学实践中有重要运用,应针对不同微生物污染的对象,选用不同的消毒灭菌方法。

(一)医疗器械物品的消毒灭菌

1. **高危器械物品** 指使用时需进入无菌组织的物品,如针头、注射器、手术器械、注射液体、敷料、静脉导管和尿道插管等。所有这些物品都应该灭菌,最好应用高压蒸汽灭菌法灭菌。对于不能耐受热力灭菌的物品,可使用高效消毒剂,如环氧乙烷、戊二醛等。

2. **中危器械物品** 指使用时不进入无菌组织,但需接触黏膜的器械,如呼吸机、麻醉机、胃镜、支气管镜、阴道窥器、体温计和口腔器械等。这些器械采用消毒即可,包括流动蒸汽、煮沸、过氧乙酸、醇类和戊二醛浸泡,但浸泡的物品,用前必须彻底清洗,以免超敏反应等副作用。如果器械性能允许,最好用压力蒸汽灭菌或 ^{60}Co 电离辐射消毒。

3. **低危器械物品**　指只接触未损伤的皮肤,不进入无菌组织和不接触黏膜的物品,如治疗盘、治疗车、食品器皿、便盆等。对这些物品一般用后清洗、消毒处理即可。

4. **快速周转的医疗器械**　对医疗工作中快速周转的关键和半关键性器材,如纤维内镜、牙钻、牙科手术器械等的消毒灭菌既要时间短,又不能损伤器材,难度较大。目前常用瞬时灭菌、微波灭菌、高效消毒剂快速处理、中效或低效消毒剂与低热(60℃)协同等方法。

(二)室内空气消毒灭菌

1. **物理消毒法**　①紫外线照射(1.5W/m³,1 小时)是最常用的方法,但必须在无人状态下才能进行,且紫外线消毒有死角,不彻底,产生的臭氧不仅气味难闻,且超过一定浓度后,可导致胸闷、憋气、头痛、肺水肿甚至窒息等严重毒性副作用;②滤过除菌是将空气气流通过孔径小于 0.2μm 的高效过滤装置,以除去细菌和带菌尘埃。

2. **化学消毒法**　包括使用化学消毒剂喷雾和熏蒸。①过氧乙酸喷雾可用 0.5% 水溶液,剂量为 30ml/m³,喷后密闭 1 小时;熏蒸按 0.75～1g/m³ 计算,熏蒸 2 小时。②过氧化氢可用 3% 溶液喷雾,30ml/m³,1 小时。③二氧化氯溶液,见前述。④中草药如用艾叶(1g/m³)点燃烟熏可有效抑制金黄色葡萄球菌、溶血性链球菌、白喉棒状杆菌、肺炎链球菌等。

(三)手和皮肤的消毒

人体手上的细菌可分为**暂住菌**和**常住菌**两大类,暂住菌是原来不存在,经接触而附着在皮肤上,与宿主皮肤结合不紧密,易用机械方法清洁或化学方法清除;常住菌为皮肤上定植的正常微生物群,常寄居在皮肤毛囊和皮脂腺开口处,藏身于皮肤缝隙深处,大部分无致病性。

流行病学调查资料显示,医护人员手上的污染菌主要是暂住菌,如不认真进行清洁和消毒,则可通过医疗、护理等工作直接或间接传播病原体,造成交叉感染。由医护人员的手传播细菌而造成的医院感染约占 30%。

用肥皂和流动水经常并正确洗手是预防许多病原微生物感染的有效方法。当被病原微生物污染时,一般常用的消毒剂包括 75% 乙醇、0.05% 氯己定溶液、0.2% 过氧乙酸水溶液、0.05%～0.1% 次氯酸钠水溶液、含有有效碘 10g/L 的碘伏配制液及其他配制并辅以皮肤保护剂的各种新型混合制剂。

(四)黏膜的消毒

口腔黏膜消毒可用 3% 过氧化氢;冲洗尿道、阴道、膀胱等可用 0.05% 氯己定或 1g/L 高锰酸钾。

(五)病人排泄物与分泌物的消毒灭菌

病人的粪、尿、脓液和痰液等,一般多用含 50g/L 有效氯的次氯酸钠、漂白粉等消毒液作用 1 小时,也可用等量的 200g/L 漂白粉搅拌均匀,作用 2 小时后再处理。

(六)病人污染物品的消毒

日常生活小用具可煮沸 15～30 分钟或流通蒸汽消毒 30 分钟。也可用 0.5% 过氧乙酸浸泡 30 分钟。家具用 0.2%～0.5% 过氧乙酸擦洗、喷洒。污染的食品、果品禁止再食用,可用 200g/L 漂白粉乳剂处理 2 小时或煮沸 30 分钟或焚烧。衣服、被褥用流通蒸汽消毒 30 分钟或用含有 5% 有效氯的消毒液作用 30 分钟或 15% 过氧乙酸 1g/m³ 熏蒸 1 小时。运输工具用 0.5% 过氧乙酸擦洗、喷洒表面或 2% 过氧乙酸 8ml/m³ 熏蒸 1 小时。

(七)饮水的消毒

自来水用氯气,少量的饮用水可用漂白粉。

(八)环境的消毒

病人居住过的房间、地面、墙壁、门窗可用 0.2%～0.5% 过氧乙酸 200ml/m² 30～60 分钟或 1g/L 含氯消毒液 30～60 分钟于房间无人时喷洒,注意药物的腐蚀性。厕所、阴沟可用生石灰,其有效成分是氢氧化钙。垃圾可焚烧或用 10g/L 有效氯的消毒液喷洒。污水可用有效氯消毒(总余氯量大于 65mg/L)处理。

五、影响消毒灭菌效果的因素

(一)微生物的种类

微生物对消毒灭菌的敏感性高低排序大致如下:真菌、细菌繁殖体、有包膜病毒、无包膜病毒、分枝杆菌、细菌芽胞。然而,不同种或同种不同株间微生物内在的抗性相差也很大,如在肠杆菌科内,60℃时,十倍减少时间(decimal reduction time,D 值),为在一定的条件下灭活 90% 最初的微生物群体所需的时间,可从几分钟(大肠埃希菌)到 1 小时(山夫登堡沙门菌)不等。金黄色葡萄球菌在70℃时 D 值一般小于 1 分钟,相比之下,表皮葡萄球菌为 3 分钟,70℃时也有 D 值高达 14 分钟的金黄色葡萄球菌被分离到。因此,从一种微生物得到的灭活数据不能推导到另一种微生物。一种可杀灭细菌的消毒剂不一定能灭活病毒。灭活朊粒需要的能量就是正常热力灭菌的 6 倍,由于直接接触脑组织、神经组织(包括视网膜)和扁桃体的器材为传播朊粒的高危器材,当消毒灭菌时就应考虑到这一点。肝炎病毒,特别是乙型肝炎病毒也比其他病毒和大多数细菌繁殖体对热和消毒剂的抗性强。

(二)微生物的生理状态

消毒灭菌前微生物的生长情况显著影响它们的抵抗力。在营养缺陷下生长的微生物比在营养丰富的情况下生长的微生物具有更强的抵抗力。细菌繁殖体的抵抗力从开始直到对数期的后期通常较强,自稳定期才开始不规则地下降。

(三)微生物的数量

微生物最初的数量越大,所需消毒的时间就越长。消毒灭菌前严格的洗涤和清洁是保证消毒灭菌成功的基本步骤。如果这点不能做到,就必须延长消毒灭菌时间。

(四)消毒剂的性质、浓度与作用时间

各种消毒剂的理化性质不同,对微生物的作用大小各异。例如表面活性剂对革兰氏阳性菌的杀灭效果比对革兰氏阴性菌好,而且表面活性剂一般只能对细菌繁殖体有作用,不能杀灭细菌芽胞和真菌;氧化剂中的过氧乙酸和含氯化合物对环境和空气中的病毒作用效果好。同一种消毒剂的浓度不同,消毒效果也不同。绝大多数消毒剂在高浓度时杀菌作用大,当降低至一定浓度时只有抑菌作用,如含氯消毒剂浓度增加一倍,杀菌时间减少 30%。但醇类例外,70% 乙醇或 50%~80% 异丙醇的消毒效果最好,因过高浓度的醇类使菌体蛋白质迅速脱水凝固,影响了醇类继续向内部渗入,降低了杀菌效果。消毒剂在一定浓度下,对细菌的作用时间愈长,消毒效果也愈好。

(五)温度

消毒剂的杀菌实质上是化学反应,其反应速度随温度升高而加快。因此,温度升高可提高消毒效果。例如 2% 戊二醛杀灭 10^4 个/毫升炭疽芽胞杆菌的芽胞时,20℃时需 15 分钟,40℃时为 2 分钟,56℃时仅 1 分钟即可。又如温度增高 10℃,含氯消毒剂的杀菌时间减少 50%~65%。

(六)酸碱度

消毒剂的杀菌作用受酸碱度的影响。例如戊二醛本身呈酸性,其水溶液呈弱酸性,不具有杀死芽胞的作用,只有在加入碳酸氢钠后才发挥杀菌作用。苯扎溴铵的杀菌作用是 pH 愈低,杀菌所需药物浓度愈高,在 pH 为 3 时所需的杀菌浓度较 pH 为 9 时要高 10 倍左右。含氯消毒剂在酸性 pH 时,杀菌活性最高。

(七)有机物

环境中有机物的存在,能够显著影响消毒剂的效果。病原菌常随同排泄物、分泌物一起存在,这些物质如脓、痰、血液和尿等可阻碍消毒剂与病原菌的接触,并消耗药品,减弱消毒效果。此外,肥皂、去垢剂或其他消毒剂也会灭活消毒剂的效果。

第二节 | 病原微生物实验室生物安全

实验室生物安全（laboratory biosafety）是指根据相应法律法规及标准,保证实验室的生物安全条件和状态不低于容许水平,避免实验室人员、来访人员、社区及环境受到不可接受的损害。医学微生物学领域涉及的生物安全主要包括病原微生物实验室的生物安全、生物恐怖事件和重大传染病暴发流行的防控,本节中所指的病原微生物实验室特指从事与人体健康相关的病原微生物研究和操作的实验室。

病原微生物实验室生物安全的核心是保护操作人员、防止病原微生物扩散至外环境。不同的国家或地区根据实际情况,制定了相应的生物安全相关法律法规,通过病原微生物的分类、实验室的分级、实验室感染的控制以及监督和法律责任等,加强对病原微生物实验室生物安全的管理。我国制定的生物安全法律法规包括《中华人民共和国传染病防治法》《中华人民共和国生物安全法》、国务院424号令《病原微生物实验室生物安全管理条例》、原国家卫生部36号令《医疗卫生机构医疗废物管理办法》等。

根据所研究病原微生物的危害程度或实验操作内容的不同,应在不同等级的生物安全实验室开展实验活动。实验室应在风险评估的基础上,配备相应的设施设备,建立生物安全管理体系(包括实验室设计、人员进入的限制、个人专业技术及培训、设施设备的使用和感染性材料的安全操作方法或技术等),制定相应的风险控制措施并进行生物安全的管理和监督。

一、病原微生物危害程度分类

中华人民共和国国务院424号令《病原微生物实验室生物安全管理条例》中,根据病原微生物的传染性、感染后对个体或者群体的危害程度,将病原微生物分为四类:

第一类是指能够引起人类或者动物非常严重疾病的微生物,以及我国尚未发现或者已经宣布消灭的微生物,如天花病毒、埃博拉病毒、猴痘病毒、亨德拉病毒等。

第二类是指能够引起人类或者动物严重疾病,比较容易直接或者间接在人与人、动物与人、动物与动物间传播的微生物,如汉坦病毒、高致病性禽流感病毒、人类免疫缺陷病毒（Ⅰ型和Ⅱ型）、流行性乙型脑炎病毒、脊髓灰质炎病毒、狂犬病病毒(街毒)、SARS冠状病毒、SARS冠状病毒2、炭疽芽胞杆菌、布鲁氏菌属、结核分枝杆菌、霍乱弧菌、鼠疫耶尔森菌等。

第三类是指能够引起人类或者动物疾病,但一般情况下对人、动物或者环境不构成严重危害,传播风险有限,实验室感染后很少引起严重疾病,并且具备有效治疗和预防措施的微生物,如腺病毒、肠道病毒、登革病毒、轮状病毒、各型肝炎病毒、风疹病毒、疱疹病毒、流行性感冒病毒、百日咳鲍特菌、破伤风梭菌、致病性大肠埃希菌、沙门菌、志贺菌、脑膜炎奈瑟菌、沙眼衣原体、白念珠菌等。

第四类是指在通常情况下不会引起人类或者动物疾病的微生物。

其中第一类、第二类病原微生物统称为**高致病性病原微生物**。不同国家或地区根据微生物的流行情况、控制措施的有效性等,病原微生物列入的级别或类别有所不同。我国是按照中华人民共和国相应的法律法规来管理实验室的生物安全。

病原微生物的危害程度还与所研究或操作的内容有关,2023年国家卫生健康委员会发布《人间传染的病原微生物目录》,明确了具体病毒、细菌、放线菌、衣原体、支原体、立克次体、螺旋体和真菌等危害程度分类,对有关实验活动所需生物安全实验室级别,以及菌毒种或感染性样本运输包装分类等提出了相应的要求;在需要开展相关微生物学研究或菌毒种和标本运输时,应参照《人间传染的病原微生物目录》的要求执行(注:如研究动物疾病相关的病原微生物则应参照原农业部颁发的《动物病原微生物分类名录》的要求执行)。

二、病原微生物生物安全实验室的分级

我国根据实验室对病原微生物的生物安全防护水平（biosafety level,BSL）及实验室生物安全标准

的规定,将实验室分为一级(BSL-1)、二级(BSL-2)、三级(BSL-3)和四级(BSL-4)。从事动物实验活动实验室的生物安全防护水平(animal biosafety level,ABSL)分别以 ABSL-1、ABSL-2、ABSL-3、ABSL-4 表示。不同生物安全级别的实验室,所要求的实验室管理体系、设施设备、人员要求及个人防护不同,见表 3-2。在确定建设或使用实验室生物安全水平级别时,首先需要进行风险评估,考虑所操作的病原微生物种类及其危害程度、可利用的实验设施及实验室内从事安全工作所需要的仪器操作和程序等。

我国法律法规明确规定一级、二级生物安全实验室不得从事高致病性病原微生物实验活动;三级、四级实验室必须获得上级有关主管部门批准后方可建设和从事相应的高致病性病原微生物实验活动。

病原微生物实验室设立单位应成立生物安全委员会并制定科学、严格的管理制度,明确实验室生物安全负责人及其职责,强化日常管理和菌毒种的管理;定期对实验室设施设备、材料等进行检查、维护和更新,合理处置废弃物,防止污染环境。实验室应配备符合要求的个人防护用品,包括防护服、口罩(必要时佩戴呼吸器)、手套、防护目镜、面部防护罩、鞋套、帽子等;应建立健康档案;进行预防接种等。实验室工作人员应掌握实验室技术规范、操作规程、生物安全防护知识和实际操作技能,并经生物安全培训和通过考核。

表 3-2　病原微生物安全实验室的分级

实验室生物安全级别*	操作的病原微生物	实验室操作和个人防护	实验室必须配备的关键设施和设备
一级(BSL-1)	适用于操作在通常情况下不会引起人类或者动物疾病的微生物	微生物学操作技术规范	开放实验台
二级(BSL-2)	适用于操作能够引起人类或者动物疾病,但一般情况下对人、动物或者环境不构成严重危害,传播风险有限,实验室感染后很少引起严重疾病,并且具备有效治疗和预防措施的微生物	微生物学操作技术规范、个人防护服、生物危害标识、人员进入制度、健康监测、污染废弃物的处置	生物安全柜(防护操作中可能生成的气溶胶)压力蒸汽灭菌器(污染废物灭菌)
三级(BSL-3)	适用于操作能够引起人类或者动物严重疾病,比较容易直接或者间接在人与人、动物与人、动物与动物间传播的微生物	在二级生物安全防护水平上增加特殊防护服、人员进入制度、上岗前体检、健康监测、污染废弃物的处置	负压、高效过滤器等送排风系统(排出空气过滤)生物安全柜或/及其他生物安全实验室工作所需要的基本设备双扉压力蒸汽灭菌器
四级(BSL-4)	适用于操作能够引起人类或者动物非常严重疾病的微生物,以及我国尚未发现或者已经宣布消灭,或没有预防治疗措施的微生物	在三级生物安全防护水平上增加气锁入口、出口淋浴、污染物品的特殊处理	负压、高效过滤器等送排风系统(排出空气过滤)Ⅲ级或Ⅱ级生物安全柜正压服双扉压力蒸汽灭菌器及污水灭菌系统

注:*动物实验室的生物安全防护水平要高于体外操作的生物安全防护水平,在此不详细介绍。由于动物行为的不可控性,在进行动物实验过程中必须加强防护,并作好应急预案。

三、病原微生物实验室的风险评估

实验室生物安全管理工作的基础是风险评估。实验室及设立单位应根据风险评估结论决定是否开展相应的科研项目或实验活动,制定生物安全风险管理措施,将相关风险降低至可接受的范围。风险评估应由熟悉相关病原微生物特性、实验室设备和设施、动物模型以及个人防护装备的专业人员进行。实验室生物安全的风险评估应是动态的,应及时收集相关的新资料和新信息,必要时对风险评估的结果及风险管理措施进行修订。

在进行实验室生物安全风险评估时,除考虑病原微生物的危害程度(参照《人间传染的病原微生物目录》)外,还应考虑病原微生物的其他特性及其他相关因素:①微生物的致病性和感染数量;②自然感染途径;③实验室操作所致的其他感染途径(非消化道途径、空气传播、食入);④微生物在环境中的稳定性;⑤所操作微生物的浓度和浓缩标本的量;⑥暴露的潜在后果;⑦适宜宿主(人或动物)的存在;⑧已报道的实验室感染情况;⑨拟进行的操作(如超声处理、气溶胶化、离心等);⑩可能会扩大微生物的宿主范围或改变微生物对于已知有效治疗方案敏感性的所有基因操作技术;⑪当地是否能进行有效的预防或治疗干预等。此外,风险评估内容还必须包括实验室生物安全管理体系、实验室人员素质、生物安保等。对于未知病原、突发新现传染病病原、病原微生物重组等研究或检测,则应通过单位或/和上级主管单位生物安全专业委员会风险评估和批准。

在所操作的病原微生物有关信息有限时,可借助于病人的医学资料、流行病学资料(发病率和死亡率资料、可疑的传播途径、其他有关暴发的调查资料)及有关标本来源地的信息,判断标本的危害程度。在研究暴发病因不明的疾病时,应参照国家卫生健康委员会、中国疾病预防控制中心和/或世界卫生组织(World Health Organization,WHO)制定的专门指南,指导标本应如何运输以及在标本操作时应按何种生物安全水平执行。根据风险评估结果,可确定拟开展研究工作的生物安全水平级别,选择合适的生物安全水平级别实验室,采用相应的个体防护装备,并制定操作规范,以确保实验在生物安全的条件下开展。

(李晓霞)

本章目标测试

第四章 | 噬菌体

学习目标

1. 描述噬菌体的概念、形态、化学组成,毒性噬菌体、温和噬菌体、前噬菌体、噬斑和假溶原性的概念。
2. 解释噬菌体与细菌遗传物质转移的关系。
3. 归纳噬菌体的主要应用。

噬菌体(bacteriophage)是感染细菌的病毒。噬菌体的基本特性包括:**个体微小**,可以通过细菌滤器;**结构简单**,无细胞结构,主要由蛋白质构成的衣壳和包含于其中的核酸(DNA 或 RNA)组成;只能在活细菌内**复制增殖**,是一种**专性胞内寄生**的微生物。

噬菌体分布极广,凡是有细菌的场所,就可能存在相应的噬菌体。土壤中存在土壤细菌的噬菌体,人和动物的排泄物或其污染的井水、河水中存在肠道细菌的噬菌体。

噬菌体有严格的**宿主特异性**,只寄居在易感宿主体内并可裂解细菌,故流行病学可利用噬菌体进行细菌的鉴定与分型,以追查感染源。临床上有时利用噬菌体作为某些局部感染的辅助治疗。

噬菌体也是分子生物学的重要研究工具,可作为外源基因的载体,用于研究核酸的复制、转录和表达等重要基础问题,也可用于药物开发和疫苗设计等领域。

第一节 | 噬菌体的生物学性状

1. **形态与结构**　光学显微镜下噬菌体肉眼不可见,在电子显微镜下噬菌体有三种基本形态,即**蝌蚪形、微球形和细杆形**(图 4-1)。大多数噬菌体呈蝌蚪形,由头部和尾部两部分组成(图 4-2)。头部呈六边形立体对称,由蛋白质衣壳包绕核酸组成;尾部是一管状结构,由内部中空的**尾髓**和外面包裹的**尾鞘**组成,尾鞘具有收缩功能,可将头部的核酸注入宿主菌细胞内;尾部末端有**尾板、尾刺**和**尾丝**,尾板内可能含有裂解宿主菌细胞壁的溶菌酶;尾丝为噬菌体的吸附器官,能识别宿主菌体表面的特异性受体。头部和尾部连接处有**尾领**和**尾须**,尾领与头部装配有关,某些噬菌体尾部很短或缺失。

2. **化学组成**　噬菌体主要由**核酸**和**蛋白质**组成。核酸是噬菌体的遗传物质,噬菌体的基因组大小为 2～200kbp。蛋白质构成噬菌体的头部衣壳与尾部,包括尾髓、尾鞘、尾板、尾刺和尾丝,起着保护核酸的作用,并决定噬菌体外形和表面特征。

噬菌体的**核酸类型**为 DNA 或 RNA,据此可将菌体分成 DNA 噬菌体和 RNA 噬菌体两大类。大多数 DNA 噬菌体的核酸为线状双链 DNA(double-stranded DNA,dsDNA),但某些微小 DNA 噬菌体的核酸为环状单链 DNA(single-stranded DNA,ssDNA)。多数 RNA 噬菌体的核酸为线状单链 RNA(single-stranded RNA,ssRNA),少数为分节段的线状双链 RNA(double-stranded RNA,dsRNA)。有尾噬菌体的核酸均为线状 dsDNA,无尾噬菌体的核酸为环状 ssDNA 或线状 ssRNA(表 4-1)。某些噬菌体的基因组中含有异常碱基,如大肠埃希菌 T 偶数噬菌体无胞嘧啶,而代之以 5-羟甲基胞嘧啶与糖基化的 5-羟甲基胞嘧啶;某些枯草芽胞杆菌噬菌体的 DNA 无胸腺嘧啶,而代之以尿嘧啶或 5-羟甲基尿嘧啶。由于这些异常碱基不会出现在宿主菌基因组中,因此可作为噬菌体 DNA 的天然标记。

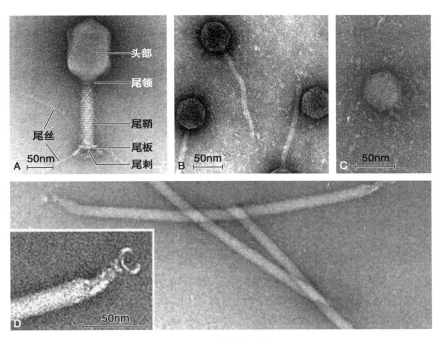

图 4-1　噬菌体形态
A、B. 蝌蚪形；C. 微球形；D. 细杆形。

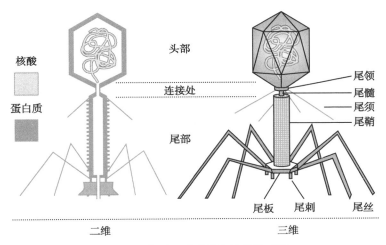

图 4-2　典型尾式噬菌体结构模式图

表 4-1　噬菌体的形态与核酸类型

形态	核酸	代表性噬菌体	宿主菌
蝌蚪形	线状 dsDNA	T1-T7、λ、N4	大肠埃希菌
		P1	志贺菌
		P22	沙门菌
		SPO1、SP82	枯草芽胞杆菌
		φ29	解淀粉芽胞杆菌
		TM4、L5	分枝杆菌
细杆形	环状 ssDNA	M13、f1、fd	大肠埃希菌

续表

形态	核酸	代表性噬菌体	宿主菌
微球形	线状 ssDNA	M12、f2	大肠埃希菌
	环状 ssDNA	φX174、S13、G4	
	线状 ssRNA	MS2、fr、Qβ	
微球形,有包膜	环状 dsDNA	PM2	假单胞菌
	线状 dsRNA,分成 3 节段	φ6	

3. **抗原性** 噬菌体具有抗原性,能够刺激机体产生特异性抗体。该抗体能抑制相应噬菌体侵袭宿主菌,但对已吸附或已进入宿主菌的噬菌体无效。

4. **抵抗力** 噬菌体对理化因素的抵抗力比一般细菌繁殖体强,加热 70℃,30 分钟仍不失活,也能耐受低温。大多数噬菌体能抵抗乙醚、三氯甲烷和乙醇,在 5g/L 升汞和 5g/L 苯酚中,经 3～7 天不丧失活性,而在过饱和氯化钙溶液中,保持数年不失活。但对紫外线和 X 射线敏感,一般经紫外线照射 10～15 分钟即失去活性。

第二节 | 毒性噬菌体

根据与宿主菌的相互关系,噬菌体可分为两种类型:一种是能在宿主菌的细胞内复制增殖,产生许多子代噬菌体,并最终裂解细菌,称为**毒性噬菌体**(virulent phage)或烈性噬菌体(lytic phage);另一种是噬菌体基因组整合于宿主菌的染色体中,不产生子代噬菌体,也不引起细菌裂解,但噬菌体 DNA 随细菌基因组的复制而复制,并随细菌的分裂而分配至子代细菌的基因组中,称为**温和噬菌体**(temperate phage)或溶原性噬菌体(lysogenic phage)。

毒性噬菌体在宿主菌内以**复制方式**进行增殖,增殖过程包括**吸附、穿入、生物合成、装配与释放**等四个阶段。从噬菌体吸附开始至宿主菌裂解释放出子代噬菌体为止,称为噬菌体的**复制周期**或溶菌周期。其复制周期与其他病毒的复制周期相似,只是**缺乏脱壳**阶段,其衣壳仍保留在被感染的菌体之外。

1. **吸附** 吸附是噬菌体表面蛋白与其宿主菌表面受体发生特异性结合的过程,其特异性取决于两者分子结构的互补性。不同噬菌体的吸附方式不同,蝌蚪形噬菌体以尾丝、尾刺吸附;大多数细杆形噬菌体以其末端吸附;某些细杆形噬菌体及微球形噬菌体可吸附于细菌的性菌毛上,所以这些噬菌体仅感染有性菌毛的 F⁺ 菌。只要细菌具有特异性受体,无论死活,噬菌体均能吸附,但噬菌体核酸不能进入已死亡的宿主菌内。

2. **穿入** 有尾噬菌体吸附于宿主菌后,借助尾部末端的溶菌酶在宿主菌细胞壁上溶一小孔,然后通过尾鞘的收缩,将头部的核酸注入菌体内,而蛋白质衣壳留在菌体外。无尾噬菌体与细杆形噬菌体可以脱壳的方式将核酸释放到宿主菌内。

3. **生物合成** 噬菌体核酸进入细菌细胞后,一方面通过转录生成 mRNA,再由此翻译成菌体所需的与其生物合成有关的酶、调节蛋白和结构蛋白等;另一方面以噬菌体核酸为模板,大量复制子代噬菌体的核酸。

4. **装配与释放** 子代噬菌体的蛋白质与核酸分别合成后,在宿主菌细胞质中按一定程序装配成完整的成熟噬菌体。当子代噬菌体达到一定数目时,裂解细菌细胞释放出子代噬菌体,后者又可感染新的宿主菌。部分丝状噬菌体是以**出芽**方式逐个释放子代噬菌体。

在液体培养基中,噬菌体裂解宿主菌可使混浊菌液变澄清;而在固体培养基上,将适量的噬菌体和宿主菌液混合接种培养后,培养基表面可出现透亮的溶菌空斑,称为**噬斑**(plaque)。每个噬斑即一个**噬斑形成单位**(plaque forming units,PFU),由一个噬菌体复制增殖并裂解宿主菌后形成,不同噬菌

体噬斑的形态与大小不尽相同。计数平板上噬斑数可推算出样品中活噬菌体的数量,通常以 PFU/ml
表示。

第三节 ｜ 温和噬菌体

温和噬菌体的基因组整合于宿主菌基因组中,这种整合在细菌染色体上的噬菌体基因称为**前噬
菌体**(prophage)。前噬菌体可随细菌染色体的复制而复制,并通过细菌的分裂而传给下一代,不引起
细菌裂解,这种带有前噬菌体的细菌称为**溶原性细菌**(lysogenic bacterium)。前噬菌体偶尔可自发地
或在某些理化和生物因素的诱导下脱离宿主菌染色体而进入溶菌周期,产生成熟的子代噬菌体,导
致细菌裂解。温和噬菌体具有的这种产生成熟子代噬菌体颗粒和裂解宿主菌的潜在能力,称为**溶原
性**(lysogeny)。由此可知温和噬菌体有三种存在状态:①游离的具有感染性的噬菌体颗粒;②宿主菌
细胞质内类似质粒形式的噬菌体核酸;③前噬菌体。温和噬菌体有溶原性周期和溶菌性周期(图 4-3)
而毒性噬菌体只有溶菌性周期。

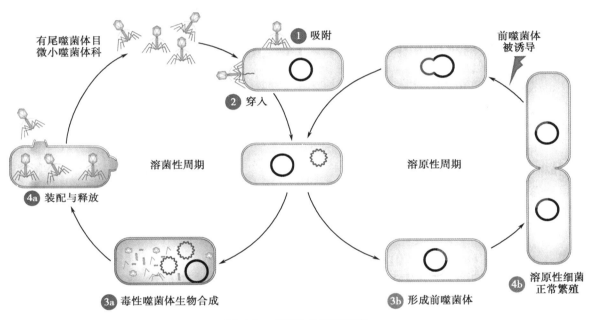

图 4-3　噬菌体的复制周期

溶原性细菌因携带前噬菌体,从而获得由噬菌体基因编码的某些生物学性状,称为**溶原性转换**
(lysogenic conversion)。溶原性转换可使某些细菌发生毒力变异或免疫原性变异。如白喉棒状杆菌
产生白喉毒素的机制,是因为携带白喉毒素基因 *tox* 的 β- 棒状杆菌噬菌体感染白喉棒状杆菌后,可将
tox 基因整合于宿主菌基因组中,使其获得产生白喉毒素的能力,成为有毒株。另外,肉毒梭菌产生的
肉毒毒素、金黄色葡萄球菌产生的溶素,以及沙门菌、志贺菌等抗原结构和血清型别均与溶原性转换
有关。若这些溶原性细菌失去相应的前噬菌体,其产生相关毒素的能力也随之消失。

溶原性细菌具有抵抗同种或有亲缘关系噬菌体重复感染的能力,使宿主菌处在一种噬菌体免疫
状态。这种免疫性不同于细菌对噬菌体的抗性突变,这种抗性可使噬菌体不能吸附于细菌表面的特
异性受体。当溶原性细菌失去其前噬菌体,则有关性状亦随之消失。

某些噬菌体仅作为非复制状态的染色体外遗传物质存在于宿主菌中。当细菌繁殖时,噬菌体的
基因组不对称地分配到子代细菌中的现象,称为**假溶原性**(pseudolysogeny)。假溶原性是噬菌体免受
环境中理化因素影响的保护机制,通常在不利环境中形成,一旦生长条件适宜,噬菌体就能进入溶原
性或溶菌性周期。

NOTES

45

第四节 | 噬菌体的应用

1. **细菌的鉴定和分型**　由于噬菌体裂解细菌有种的特异性,故可用于细菌的鉴定。如利用已知的噬菌体鉴定未知的霍乱弧菌、鼠疫耶尔森菌等。噬菌体裂解细菌又有型的特异性,所以又可用噬菌体对某一种细菌分型,即该菌的噬菌体型。如利用伤寒沙门菌 Vi 噬菌体已将有 Vi 抗原的伤寒沙门菌分为 96 个噬菌体型。

2. **检测标本中的未知细菌**

（1）噬菌体在自然界中分布广泛,凡有细菌的地方,如污水、土壤、人和动物的排泄物等都可能有噬菌体。所以,从标本中检出某种噬菌体常提示该标本中曾有相应的细菌存在。

（2）根据噬菌体必须在活的敏感细菌内才能增殖这一特性,如将检测标本与一定数量已知菌体放到一起培养,只要噬菌体明显增加,即提示该标本中有相应的细菌存在。

3. **基因工程的工具**　噬菌体在基因工程上可做外源基因的载体,常用的有 *E.coli* 的 K12λ 和 M13 噬菌体。前者可与外源基因重组后再转入到 *E.coli* 中,能在菌细胞内扩增外源基因或表达外源基因产物。因其可与较大的 DNA 片段（20kbp）重组,故可用来建立真核细胞染色体的基因文库。后者是一种含环状 ssDNA 的丝状噬菌体,进入宿主细菌后,先变成双链复制中间型（replicative intermediate,RI）,然后进行复制。子代噬菌体释放并不使细菌裂解,该类噬菌体又称**慢性噬菌体**（chronic phage）。此 RI 如与外源 DNA 重组转入受体菌,外源 DNA 则在受体菌内扩增并以单链形式分泌到菌体外,可做 DNA 序列分析的模板。另外,工程化改造的噬菌体可用于调控肠道菌群、改变细菌耐药性、递送药物、开发 CRISPR 基因编辑工具、破坏生物被膜和设计疫苗等领域。

本章目标测试

4. **用于细菌性感染的治疗**　由于噬菌体对细菌的感染具有种的特异性不像使用抗生素那样容易造成菌群失调或耐药,细菌对噬菌体产生耐受的可能性较小。因此可成为新的抗菌物质,尤其对金黄色葡萄球菌、铜绿假单胞菌等这些容易产生耐药性的细菌应用价值更大,有着较好的前景。

（杨延辉）

第五章 | 细菌的遗传与变异

学习目标

1. 描述常见的细菌变异现象。
2. 列举细菌基因组的主要组成以及细菌基因组中重要的转座元件。
3. 阐释细菌基因转移与重组的主要方式。
4. 列举耐药性质粒的分类，并剖析其在耐药性形成及播散中的意义。
5. 分析细菌遗传变异在医学上的应用。

遗传（heredity）和**变异**（variation）是细菌的基本属性。遗传是指亲代的特性可通过遗传物质传给子代，以保证物种的稳定性。变异是指子代与亲代以及子代不同个体在性状上出现差异，以不断适应环境变化，并促使其产生变种或新种，有利于物种进化和生物多样性的形成。细菌的遗传物质是DNA，**基因**（gene）是遗传的基本单位。细菌基因组（genome）是细菌所有遗传物质的总和，构成细菌的**基因型**（genotype），决定其形态结构、生理特性、致病性、免疫性、耐药性等生物学性状。在特定外界环境中，细菌生长中所表现的形态、生理特征等性状总和，称为**表型**（phenotype）。细菌同种间的相似性及个体间的差异性由其基因型决定，但具有相同基因型的细菌，在不同条件下也可呈现不同表型。

细菌的变异可分为遗传型变异（genetic variation）和非遗传型变异两类。前者是细菌遗传物质改变引起的，可稳定传代，也称为**基因型变异**（genotypic variation）；后者是外界环境条件改变所引起的性状变异，遗传物质未改变，这种变异不能遗传给子代，也称为**表型变异**（phenotypic variation）。

与真核细胞相比，细菌基因组相对比较简单。一旦基因发生变异，相应的表型也会很快发生改变，加之细菌新陈代谢与生长繁殖迅速，短期内即可观察到生物特性的变异。随着细菌基因组的不断解析及功能基因组的深入研究，极大促进了细菌致病机制与耐药机制的研究以及快速诊断和疫苗研发的进展。因此，认识细菌的遗传与变异具有十分重要的意义。

第一节 | 细菌变异现象

细菌新陈代谢旺盛，生长繁殖迅速，短时间内即可产生庞大的群体数量，也使得其变异现象不仅常见而且表现多样。

一、形态与结构变异

在陈旧培养基中或在抗生素、溶菌酶、抗体、补体等因素作用下，细菌可发生形态与结构变异，并导致其生物学性状和致病性发生改变，如**L型变异**、荚膜变异、芽胞变异、鞭毛变异（**H-O变异**）等。

二、菌落变异

细菌在传代过程中，菌落由光滑（S）型变成粗糙（R）型，称为**S-R变异**。S-R变异通常是由于细菌失去了表面多糖或荚膜等结构成分所致，该种变异常会导致细菌的理化性状、抗原性、毒力等发生相应改变。S型细菌的毒力通常更强，但结核分枝杆菌、炭疽芽胞杆菌等少数细菌在R型菌落时毒力更强。

三、毒力变异

细菌毒力变异包括毒力增强和毒力减弱。白喉棒状杆菌被 β-棒状杆菌噬菌体感染成为溶原性细菌后，即获得了产生白喉毒素的能力，由无毒株变成有毒株。法国学者卡米梅特（Albert Calmette）和卡米尔·介林（Guérin Camille）二人将牛结核分枝杆菌接种在含鸡蛋黄、胆汁、甘油、马铃薯的培养基上连续传 230 代，历时 13 年，获得毒力减弱但仍保留良好免疫原性的变异株，制备出用于结核病预防的减毒活疫苗，即卡介苗（Bacillus Calmette-Guérin，BCG）。

四、抗原性变异

细菌的菌体（O）抗原和鞭毛（H）抗原常发生变异。如革兰氏阴性菌失去细胞壁外膜中的 LPS，则失去特异性 O 抗原。

五、酶活性变异

某些细菌因为酶活性改变，不能合成某种营养物质，在缺乏该营养物质的最低营养培养基上不能生长，被称为营养缺陷型（auxotroph）菌株。营养缺陷型基因是微生物遗传学研究中重要的选择标记。酶活性变异也会导致细菌失去发酵某种糖的能力，在以该糖为唯一碳源的培养基上无法生长。

六、耐药性变异

细菌对某种抗菌药物由敏感变成耐受的现象称为耐药性变异。有的细菌还表现出同时对多种抗菌药物耐药，称为多重耐药性（multi-drug resistance，MDR），如耐**甲氧西林金黄色葡萄球菌**（methicillin resistant *Staphylococcus aureus*，MRSA）**已成为医院感染的重要病原菌**。有的细菌变异后甚至会产生对某种药物的依赖性，在该类药物存在的情况下生长更好，目前已发现对链霉素依赖的痢疾志贺菌和对利福平依赖的结核分枝杆菌。大量耐药菌的出现给感染性疾病的治疗带来极大困难，已成为全球严峻的公共卫生问题。

第二节 ｜ 细菌基因组

细菌基因组是细菌所有遗传物质的总和，包括染色体、质粒和/或外源性 DNA（噬菌体的部分或全部基因组）。

一、细菌基因组的主要组成

1. **细菌染色体**（bacterial chromosome）　染色体是细菌主要的遗传物质，由结合有类组蛋白和少量 RNA 分子的 dsDNA 分子组成，多数为环状，少数为线性。多数细菌只有一条染色体，为单倍体（haploid）。少数细菌有多条染色体，如霍乱弧菌有大（2.96Mbp）、小（1.07Mbp）两条染色体，但二者不是同源染色体，仍为单倍体；伯克霍尔德菌属的某些菌种有三条染色体；有些在极端环境下生存的细菌有更多拷贝的染色体。与单倍体相比，多倍体能赋予细菌更高效的双链 DNA 断裂修复系统、更低的自发突变率和极端环境下生存能力。

通过基因组测序和对基因序列的解读，发现细菌染色体基因组具有以下特点：①基因组相对较小，编码序列占 90% 左右。②基因序列通常是连续的，不含内含子（intron），仅在少数细菌（如鼠伤寒沙门菌）的 rRNA 和 tRNA 基因中发现有插入序列。因此，大多数细菌转录后 RNA 无须剪接加工。③除了 rRNA 基因因为多拷贝有利于快速装备大量核糖体以满足细菌快速生长繁殖所需外，绝大多数基因为单拷贝形式。④基因组的重复序列少而短，一般为 4～40 碱基。⑤功能相关基因常串联排列在特定部位，由一个共同的启动子和/或调控信号序列构成完整转录单位，组成**操纵子**（operon）结构。⑥具有各种功能的特殊识别区域,如复制起始区 OriC、复制终止区 TerC、转录启动区和终止区等。⑦细菌种内和种间存在着广泛的基因水平转移。⑧细菌染色体 DNA 复制遵循半保留复制原则。

不同种细菌染色体的 G+C 含量(mol%)不同,可作为分析细菌种属关系或基因来源的依据之一。在细菌基因组中发现了一些外源 DNA 片段,其 G+C 百分比和密码子使用偏向性与细菌染色体有明显差异,两侧往往含有重复序列、插入序列或 tRNA,片段中间所带的基因与细菌的耐药性、致病性/毒力或某些代谢有关,分别被称为耐药岛(resistance island)、致病岛(pathogenic island,PAI)或代谢岛。

2. 质粒(plasmid)　质粒是细菌染色体外具有独立复制能力的遗传物质,存在于细胞质中,为环状闭合或线性 dsDNA,游离或整合在细菌染色体上。相对分子量较小,通常在 1～100kbp 内。

(1)质粒的基本特性:①具有自我复制能力。一个质粒可作为一个复制子,独立于染色体外自我复制。细胞分裂时,复制后的质粒可随染色体一起分配到子细胞中,继续存在并保持其固有拷贝数。②能赋予宿主菌某些重要的生物学性状,如致育性、耐药性、致病性和代谢改变等。一般情况下,细菌携带何种质粒,就会获得相应性状。但某些质粒可同时决定几种性状,如 F 质粒除产生致育功能外,还具有辅助质粒转移的能力;而某些耐药性质粒上还带有编码毒力的基因。③可自行丢失或经人工处理消除。质粒并非细菌生命活动必不可少的遗传物质,在传代过程中可自行丢失或经紫外线、高温、吖啶橙、溴化乙锭等人工处理消除。质粒的丢失或消除可导致其编码的生物学性状随之消失。④可通过不同方式在细菌间转移。质粒可通过接合、转化、转导等方式在细菌间转移,接合是质粒最常见的转移方式。质粒的转移不仅可发生在同种、同属的细菌间,有的甚至可在不同种属的细菌间转移。⑤具有相容性和不相容性。结构相似且密切相关的质粒不能稳定存在于同一菌细胞内,此为不相容性(incompatibility);反之则为相容性(compatibility)。质粒的不相容性与相同或相似的宿主范围、复制部位和复制调控机制等因素有关。利用质粒的不相容性对细菌进行分组,可用于分子流行病学调查。如肠杆菌科中的质粒已划分 30 余个不相容群,假单胞菌属的质粒有 11 个不相容组。

(2)质粒的分类:细菌中存在不同种类的质粒,根据不同特性可对其进行分类。①根据接合传递性,分为接合性质粒(conjugative plasmid)和非接合性质粒(non-conjugative plasmid)。接合性质粒带有与接合传递有关的基因,分子量较大,约 40～100kbp,如 F 质粒、R 质粒等;非接合性质粒不能通过接合方式传递,分子量小,一般低于 15kbp。但也有例外,如志贺菌毒力质粒分子量达 220kb。②根据宿主菌中的拷贝数,分为严紧型质粒(stringent plasmid)和松弛型质粒(relaxed plasmid)。严紧型质粒分子量较大,拷贝数仅为数个,复制与染色体同步;松弛型质粒分子量小,每个菌细胞内可含数十个甚至更多拷贝,复制与染色体不同步。③根据相容性与不相容性,分为相容性质粒和不相容性质粒。④根据质粒基因编码的生物学性状,分为致育质粒、耐药性质粒、毒力质粒、细菌素质粒、代谢质粒等。致育质粒也称 F 质粒(fertility plasmid),编码性菌毛,介导细菌间质粒的接合传递;耐药性质粒(resistance plasmid)的编码产物与细菌对多种抗菌药物和重金属的抗性相关。其中,可通过接合方式进行基因传递的称接合性耐药质粒,又称 R 质粒(R factor),多见于革兰氏阴性菌。不能通过接合方式传递的称非接合性耐药质粒,又称 r 质粒,r 质粒可通过转导、转化等方式在细菌间传递;毒力质粒(virulence plasmid)编码与细菌致病性相关的毒力因子;细菌素质粒编码各类细菌素,如 Col 质粒编码大肠埃希菌的大肠菌素;代谢质粒编码与代谢相关的酶类,如沙门菌发酵乳糖的能力通常由质粒决定。

3. 噬菌体基因组　噬菌体是感染细菌的病毒,其基因组所携带的遗传信息可赋予宿主菌某些生物学性状。温和噬菌体的基因组可整合在细菌染色体上,成为前噬菌体。某些情况下,前噬菌体可从宿主菌染色体脱离。噬菌体的这种特性,亦可介导细菌基因的水平转移,参与细菌的遗传与变异。

二、细菌基因组中的转座元件

转座元件(transposable element)是一类不依赖于同源重组即可在细菌或其他生物的基因组(染色体、质粒和噬菌体基因组)中改变自身位置的独特 DNA 序列,也被形象地称为跳跃基因(jumping genes）。转座元件的转移可发生在同一染色体上，也可发生在染色体间、质粒间或染色体和质粒间。目前已证实所有生物均有可转移元件，它们通过位置移动改变遗传物质的核苷酸序列，产生插入突变、基因重排或插入位点附近基因转录表达的改变等，导致基因的不稳定和高突变率，在促进细菌生物学性状改变及进化过程中发挥着重要作用。转座元件的发现证明，基因组既是静态的集合体也是不断改变遗传组成的动态有机体。揭示此现象的科学家**芭芭拉·麦克林托克**（Barbara McClintock）于20世纪40年代发现了可移动遗传元件（mobile genetic elements，MGE），并于1983年获诺贝尔生理学或医学奖。

转座元件的转座功能主要依赖其自身编码的转座酶（transposase），插入位点无须含有同源核苷酸序列，是一种与同源重组不同的重组类型。其转座方式有两种：①非复制性转座（non-replicative transposition）。即通过转座元件所编码的转座酶将其自原位点切割下来，插入至其他位点；②复制性转座（replicative transposition）。即在转座时转座元件复制一个新拷贝插入至新靶位，而原拷贝保留在原位。

转座元件广泛存在于革兰氏阴性菌和革兰氏阳性菌中，包括插入序列、转座子、整合子等不同类型。

1. **插入序列**（insertion sequence，IS） IS 是细菌中最简单的转座元件，长度不超过 2kbp，相当于 1～2 个基因的编码量，不携带任何与转座功能无关的基因。IS 可独立存在，也可作为转座子的一部分。

IS 由两端的反向重复序列（inverted repeat sequence，IRs）和中心序列组成（图5-1）。IRs 长度一般 3～10bp 左右，是转座酶的识别位点；中心序列编码转座酶及与转录有关的调节蛋白。IS 编码的转座酶识别两端的重复序列，将转座元件从基因组中切割下来，正向或反向插入到新位点。IS 是细菌染色体、质粒和某些噬菌体基因组的正常组分，每个细菌基因组中可存在多种 IS，每种 IS 还可有多个拷贝。F 质粒与大肠埃希菌染色体基因组有相同的 IS，故 F 质粒容易插入大肠埃希菌染色体上，使其成为高频重组菌株。

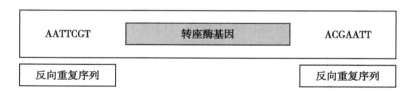

IS的命名：IS1，IS2…ISn

图 5-1 插入序列（IS）结构示意图

2. **转座子**（transposon，Tn） Tn 是一类长度约 2～25kbp、结构较复杂的转座元件，除携带转座有关的基因外，还携带其他功能基因，如耐药基因、抗重金属基因、毒力基因等（图5-2）。Tn 携带的基因可随其转移而发生转移重组，导致插入突变、基因重排或插入点附近基因表达的改变。Tn 介导的基因转移与重组是导致生物变异和进化的重要因素。

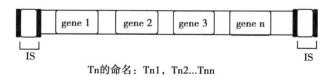

Tn的命名：Tn1，Tn2…Tnn

图 5-2 转座子（Tn）基本结构示意图

根据结构特征可将 Tn 分为复合型 Tn、复杂型 Tn 和接合性 Tn 三类：①复合型 Tn（compositive transposon）。此型 Tn 中间为耐药基因，两端各有 1 个相同的 IS，可介导耐药基因在细菌染色体、质粒和噬菌体基因组之间的横向转移，在细菌耐药性的形成和播散中具有重要意义。②复杂型 Tn（complex transposon）。此型 Tn 两端无 IS，但含有 20～40bp 的正向或反向重复序列，中间是转座功能相关基因和耐药基因。Tn3 系转座子是此型的典型代表。③接合性 Tn（conjugative transposon）。此型 Tn 末端无重复序列，但含有整合酶基因、切离酶基因、接合转移相关基因及耐药基因，可通过接合作用在细菌间转移。接合性 Tn 首先在肠球菌染色体上发现，Tn916 是其典型代表。

3. 整合子（integron, In） In 是一种具有独特结构、可捕获和整合外源性基因并使之转变成为功能性基因的可移动 DNA 分子。作为细菌基因组中保守的转座样 DNA 元件，In 定位于细菌染色体、质粒或转座子上，常利用 Tn 或接合性质粒作为移动工具，通过捕获和整合外源性基因，使多种耐药基因在细菌间水平传播，以增强细菌的生存适应性。

In 由 5′ 保守末端（5′-CS）、3′ 保守末端（3′-CS）和位于二者之间的可变区三个部分组成（图 5-3）。5′-CS 是 In 的基本结构，含有整合酶基因（intI）、特异性重组位点（attI）和可变区启动子（Pant）三个功能元件。intI 基因自带启动子 Pint，编码整合酶以催化可变区基因盒在 attI 位点和基因盒重组位点 attC 之间的整合或切除。目前已发现至少 6 类整合酶；attI 位于 intI 基因上游，是外源基因盒的整合位点；启动子 Pant 指导下游可变区中自身不带启动子的基因盒中的基因表达。可变区带有不同数量和功能的基因盒，是整合子的非必需组分，有的 In 在 5′-CS 和 3′-CS 间没有基因盒插入。基因盒由一个结构基因（多为耐药基因）和一个含特异性整合序列的整合位点 attC（57～141bp）组成，可与 In 中的重组位点序列相配，但无启动子。3′-CS 因 In 种类不同而异，有的 In 甚至缺失 3′-CS。

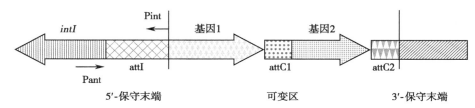

Pint：整合酶基因启动子；Pant：整合子可变区启动子

图 5-3 整合子（In）结构示意图

第三节 | 细菌变异的机制

细菌的遗传型变异可通过基因突变、DNA 损伤修复和基因转移与重组实现，其中**基因转移与重组是细菌发生遗传型变异的重要原因**。

一、基因突变

基因突变（gene mutation）是指 DNA 碱基对的置换、插入或缺失所致的基因结构变化，分点突变、插入或缺失突变及多点突变。碱基置换包括转换（transition）和颠换（transversion），前者是嘌呤 - 嘌呤或嘧啶 - 嘧啶的相互交换，后者是嘌呤 - 嘧啶或嘧啶 - 嘌呤的互换。碱基置换后可以出现沉默突变、错义突变和无义突变；插入或缺失突变通常指较长的碱基序列减少或增加，可导致移码突变；多点突变往往涉及染色体重排、倒位（inversion）、重复（duplication）或缺失。

1. 基因的自发突变 自发突变（spontaneous mutation）是细菌在无人为诱因情况下自然发生的突变。细菌基因的自发突变率较低，约为每世代 $10^{-10}～10^{-6}$。不同细菌甚至同一细菌不同生物学性状的突变率可以不同，如大肠埃希菌发生抗噬菌体突变的频率约为 $3×10^{-8}$，发生抗链霉素突变的频率约为 10^{-9}。但一定条件下，同一细菌同一性状的自发突变率是稳定的。研究表明，自发突变并不是没有原因的，它可能受宇宙中普遍存在的短波辐射、高温效应等影响，也可能是菌细胞内自身化学反应或 DNA 分子内部自身运动所致。

自发突变具有随机性和不定向性。就某一细菌群体而言，这种突变的发生，无论从时间、个体、位点还是从发生的性状变化等方面都带有明显随机性，且突变的性状与引起突变的原因之间并无直接对应关系。1943年萨尔瓦多·卢瑞亚（Salvador Luria）与马克斯·德尔布吕克（Max. Delbruck）利用彷徨实验（fluctuation test）首次检出噬菌体抗性的自发突变菌株，并证明突变是自发、随机和不定向的。

2. **突变的可诱导性** 通过人工诱导提高细菌基因的突变率，称诱发突变（induced mutation）。诱发突变发生率可达 $10^{-6} \sim 10^{-4}$，大大高于自发突变率。如大肠埃希菌对链霉素的自发突变率是 10^{-9}，经紫外线照射后其突变率为 10^{-5}。许多理化因子，如 X 线、紫外线、电离辐射、亚硝酸盐、烷化剂及吖啶橙染料等都具有诱变活性，可直接损伤 DNA 分子，同时诱发保真度低的 SOS 修复系统，导致高突变率。对动物有致癌作用的化学因子或被动物组织转化后的某些代谢产物，如丝裂霉素和黄曲霉素 B1 等也对细菌有诱变作用。利用细菌诱变试验，可筛查环境因子对人类致癌的潜在作用。

3. **突变与选择** 突变的发生是随机和不定向的，在细菌群体中仅少数菌株发生突变。如果拟从大量细菌中鉴定出个别突变株，必须将菌群放在有利于突变菌而不利于其他菌生长的环境中。1952年乔舒亚·莱德伯格（Joshua Lederberg）等设计了影印培养实验（replica plating），证明耐药菌株的突变和抗生素的选择作用（图 5-4）。该实验将抗生素敏感细菌接种于不含抗生素的平板上培养，待长出单个菌落后，用无菌丝绒压模将菌落印迹到另一块含抗生素的平板上。经培养后，含抗生素平板上的敏感菌生长被抑制，仅有个别耐药菌生长。找出对应于无抗生素平板上相应位置的菌落，将其转种到含抗生素的肉汤中培养，可见耐药细菌生长。整个试验过程中，该细菌虽未接触过抗生素，但已具有对抗生素的抗性。影印培养实验再次证明突变是自发的、随机的，耐药突变在接触抗生素之前已发生，抗生素仅起到筛选抗性突变株的作用。

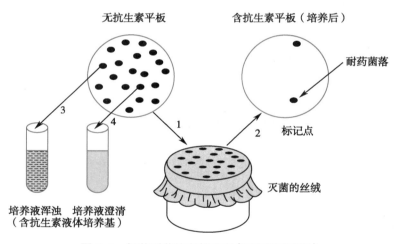

图 5-4 细菌耐药的自然突变（影印培养实验）

4. **回复突变与抑制突变** 从自然界分离的未发生突变的菌株称野生型（wild type），相对于野生型菌株发生某一性状改变的菌株称突变型（mutant type）。细菌由野生型变为突变型是正向突变。有时突变株经第二次突变可恢复野生型的性状，称为回复突变（reverse mutation）。野生型 DNA 序列的回复突变率很低，往往是表型回复突变，即第二次突变并未改变正向突变的序列，只是第二个位点发生的突变抑制了第一次突变的效应，使突变株重现野生型的表型，也称抑制突变（suppressor mutation）。回复突变可以是自发的，也可人工诱变，自发回复突变的频率一般是正向突变的 10%。

二、DNA 损伤修复

当细菌 DNA 受损时，菌细胞内存在的 DNA 修复系统能有效清除或纠正不正常的 DNA 分子结构，阻止突变发生，将损伤降为最小，这套修复机制对维持细胞的生命非常重要。但损伤修复本身也会出现错误，如对损伤 DNA 片段进行切除修复时可能附带将正常 DNA 序列一起切掉；DNA 严重受损时的 SOS 反应,会诱导产生缺乏校对功能的 DNA 聚合酶,虽能在损伤部位进行复制但却会出现较多差错。这些 DNA 损伤错误修复均可造成细菌变异。

三、基因转移和重组

细菌的基因转移与重组是指遗传物质由供体菌转移给受体菌,并与受体菌的基因进行整合,使受体菌获得供体菌某些遗传性状的过程。这种基因转移的方式也被称为基因水平转移(horizontal gene transfer,HGT)。HGT 可发生在亲缘、远缘甚至无亲缘关系的生物之间。相对于基因的垂直转移,HGT 打破了亲缘关系的界限,加速了细菌基因组的进化,促使细菌获得更多的遗传多样性,不断产生新型病原菌和流行亚型。

基因重组的方式有同源重组(homologous recombination)和非同源重组(nonhomologous recombination)两种。同源重组发生在具有共同起源且序列相同或相近的供体和受体 DNA 基因片段之间,在细菌 *rec* 基因编码的重组酶作用下,由外源性单链 DNA 取代宿主菌染色体上的 DNA。这种重组方式可在受体-供体间双向交换 DNA 片段,也可单向转移 DNA 片段,后者也称为基因转换(gene conversion);非同源重组不需要 DNA 片段间的同源性,在位点专一重组酶作用下即可将缺失或插入的 DNA 重新连接,如转座子或前噬菌体基因组的插入重组。根据 DNA 片段的来源及交换方式等不同,基因转移和重组的方式被分为转化、接合和转导等方式(表 5-1)。

表 5-1 细菌基因水平转移方式

基因水平转移方式	DNA 传递过程	转移 DNA 的特性
转化	受体菌(感受态)直接摄入游离 DNA 片段	同源 DNA 片段
接合	供体菌 DNA 通过性菌毛传递给受体菌	接合性质粒或染色体基因
转导		
普遍性转导	DNA 片段通过毒性噬菌体或温和噬菌体传递	任何 DNA 片段
局限性转导	DNA 片段通过温和噬菌体传递	前噬菌体整合位点两侧 DNA 片段

1. 转化(transformation) 受体菌直接摄取供体菌游离 DNA 片段并整合到受体菌的基因组中,使受体菌获得新遗传性状的基因转移方式。1928 年,弗雷德里克·格里菲斯(Frederick Griffith)首先发现肺炎链球菌荚膜形成能力可转化的现象(图 5-5)。1944 年,奥斯瓦尔德·艾弗里(Oswald Avery)等提取肺炎链球菌的不同组分,分别进行转化实验,证实受体菌只有接受供体菌的 DNA 才能发生转化现象,也再次证明遗传信息的载体是 DNA。自然转化现象广泛存在于自然界,是细菌形成多样性的重要机制。

(1)转化条件及影响因素:转化的首要条件是受体菌处于能从周围环境中摄取 DNA 分子的状态,即感受态(competence)。感受态细菌常表现为表面带正电荷、表达 DNA 结合蛋白、细胞膜通透性增高等特点,一般出现在细菌对数生长后期,持续时间从数分钟到数小时不等。如肺炎链球菌感受态就出现在其对数生长后期,可维持 40 分钟。只有少数菌属可自然呈现感受态,如肺炎链球菌、枯草芽胞杆菌、流感嗜血杆菌、淋病奈瑟菌和脑膜炎奈瑟菌等。细菌的感受态也可通过人工诱导,如将对数生长期的大肠埃希菌用低渗 $CaCl_2$ 或 $MgSO_4$ 等处理,然后移至 42℃ 下作短暂的热激活,可促进细菌对外源性 DNA 的摄取。此外,电穿孔法也能让某些不具备转化能力的细菌获得摄取 DNA 的能力。

影响转化的因素包括:①供、受体菌的同源性:两菌的亲缘关系愈近,其基因型愈相似,转化率愈高。如果供、受体菌基因组无同源性,摄入的 DNA 片段会被降解。②转化因子的大小、构型等:转化因子为 dsDNA 分子,一般不超过 10～20 个基因。③受体菌的生理状态:受体菌处于感受态才易于摄入外源 DNA 片段,感受态细菌结合 DNA 的能力是非感受态细菌的 1 000 倍。④环境因素:Ca^{2+}、Mg^{2+}、cAMP 等可维持 DNA 的稳定性,促进转化作用。

(2)转化过程:外源性 DNA 黏附于处于感受态的受体菌细胞表面,其 dsDNA 中的一条链被降解

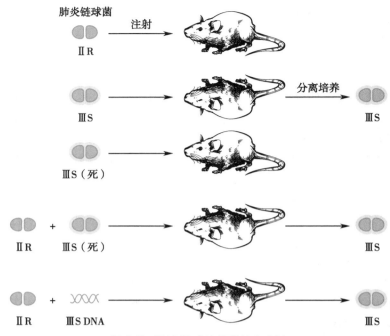

图 5-5　肺炎链球菌荚膜转化实验

ⅡR:无荚膜的肺炎链球菌Ⅱ型粗糙型菌落;ⅢS:有荚膜的肺炎链球菌Ⅲ型光滑型菌落。

消化,产生的能量促使另一条互补链进入受体菌。进入的单链 DNA 与受体菌染色体的同源部位发生重组,形成异源双链区。随着染色体复制、细胞分裂后产生两个子细胞,一个保持原受体菌的性状,另一个则成为带有供体菌性状的转化细菌。

2. 接合(conjugation)　通过性菌毛的相互连接沟通,供体菌将遗传物质(主要是质粒 DNA)传递给受体菌,使受体菌获得新遗传性状的基因转移方式。通过接合方式转移的质粒被称为接合性质粒,包括 F 质粒、R 质粒、Col 质粒、毒力质粒、代谢质粒等。接合作用广泛存在于革兰氏阴性菌中,在某些革兰氏阳性菌(如链球菌、枯草芽胞杆菌)中也有报道。

细菌接合的过程较复杂。接合性质粒携带约 33kbp 大小的 tra 基因簇(tra and trb locus),编码约 40 个基因产物,参与质粒的接合转移过程,包括:发挥不相容性,使 F 质粒不能转移至 F⁺菌;参与性菌毛的合成和组装;维持细菌接合桥的稳定性;切割解旋质粒 DNA 链,并促使转移链进入受体菌。有些接合性质粒还可介导非接合性质粒或部分染色体的传递。

(1) F 质粒:F 质粒编码性菌毛,含 F 质粒的细菌被称为 F⁺菌(雄性菌),接合时作为供体菌;不含 F 质粒、无性菌毛的细菌被称为 F⁻菌(雌性菌),接合时为受体菌。F⁺菌和 F⁻菌接合时,F⁺菌性菌毛首先与 F⁻菌表面受体接合形成通道,F 质粒在 orit 位点被切割形成单链缺口,线性化单链 DNA 经性菌毛接合桥进入 F⁻菌内,整个转移过程只需 1 分钟。供、受体菌细胞内的单链 DNA 分别以滚环模式进行复制,各自形成完整的双链 F 质粒(图 5-6)。因此,供体菌虽然转移了 F 质粒,但并未失去 F 质粒,仍为 F⁺菌;受体菌通过接合获得 F 质粒,成为 F⁺菌,并获得 F 质粒基因编码的生物学性状。

有时,少数 F 质粒亦可整合到细菌染色体上,与染色体一起复制,整合后的细菌能通过接合方式高频率转移宿主菌染色体上的基因,被称为高频重组株(high frequency recombinant,Hfr)。Hfr 菌亦能编码性菌毛,可作为接合的供体菌。当 Hfr 菌与 F⁻菌接合时,首先从转移起始点开始,F 质粒牵动 Hfr 菌染色体单链进入 F⁻菌。由于全部染色体转移约需 100 分钟,而细菌间的接合桥在接合过程中易受外界因素影响发生断裂,故 Hfr 菌与 F⁻菌的接合会出现不同长度的供体菌染色体片段进入受体菌,进行重组。F 质粒位于染色体链的末端,最后才能进入受体菌,因此,受体菌获得 Hfr 菌完整 F 质粒的概率很低。根据 DNA 转移链的中断时间点和受体菌获得的新性状,可进行基因定位,绘制细菌基因图谱。

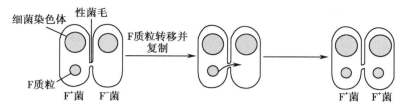

图 5-6 F 质粒接合转移示意图

F 质粒在 Hfr 菌中的整合是可逆的,有时会从染色体上脱离,终止细菌 Hfr 状态。自染色体上脱离的 F 质粒有时会携带整合位点相邻的染色体 DNA 片段,被称为 F′ 质粒。带有 F′ 质粒的 F′ 菌也可以作为接合的供体菌。F′ 菌与 F⁻ 菌接合的过程和 F⁺ 菌与 F⁻ 菌的接合过程相同,F′ 质粒转入 F⁻ 菌使其成为 F′ 菌,原来的 F′ 菌仍然是 F′ 菌。如携带乳糖发酵酶基因的 F′*lac* 质粒,通过接合方式转移至不发酵乳糖的菌株中,受体菌可获得发酵乳糖的性状。因此,F′ 质粒具有类似基因转导中温和噬菌体的基因载体作用。

(2)R 质粒:R 质粒为接合性耐药质粒,在细菌耐药性的转递中发挥重要作用。1959 年日本学者将具有多重耐药性的大肠埃希菌与敏感的志贺菌混合培养,发现多重耐药性可由大肠埃希菌传给志贺菌,首次证明 R 质粒的接合传递功能。R 质粒由耐药传递因子(resistance transfer factor,RTF)和耐药决定子(resistance determinant,r-det)组成(图 5-7)。RTF 的功能与 F 质粒相似,编码性菌毛,决定质粒的复制、接合及转移;r-det 则决定菌株的耐药性。RTF 和 r-det 可整合在一起,也可单独存在,但单独存在时无接合传递耐药基因的功能。r-det 可带有多个不同耐药基因的转座子,如由 Tn4、Tn5 和 Tn9 组成的 r-det 就携带氨苄西林、链霉素、磺胺、卡那霉素、博来霉素和氯霉素等耐药基因,使细菌出现多重耐药性。R 质粒可通过接合方式在相同或不同种属的细菌间传递,导致细菌耐药性的迅速传播和耐药菌株不断增加,这种现象在革兰氏阴性菌中最为突出。R 质粒还可诱导非接合性耐药质粒的传递,也被称为传染性耐药因子。

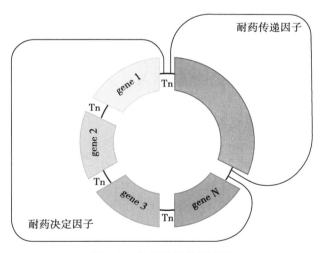

图 5-7 R 质粒结构示意图

3. 转导(transduction) 通过噬菌体介导,将供体菌的 DNA 片段转入受体菌,重组后使受体菌获得新遗传性状的基因转移方式。转导在革兰氏阳性菌和革兰氏阴性菌中均可发生。与转化相比,转导可转移更大片段的 DNA,而且由于 DNA 片段被包装在噬菌体头部,可免受 DNA 酶的降解,因此,转导的效率更高。转导分为普遍性转导和局限性转导。

(1)普遍性转导(general transduction):噬菌体成熟装配过程中,由于装配错误,可能误将宿主菌(供体菌)的染色体片段或质粒 DNA 装入噬菌体内,产生特殊的转导噬菌体(transducing phage)。当转导噬菌体感染其他细菌(受体菌)时,便将供体菌 DNA 转入受体菌(图 5-8)。大约每 $10^5 \sim 10^7$ 次装

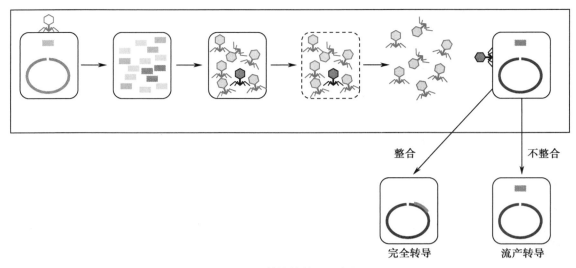

图 5-8　普遍性转导示意图

配中会发生一次错误,且包装是随机的,供体菌的任何 DNA 片段都有可能被误装入噬菌体内,故称普遍性转导。毒性噬菌体和温和噬菌体均可介导普遍性转导。普遍性转导可产生两种结果:一种是供体菌 DNA 片段通过同源重组整合至受体菌染色体中,并随染色体复制而稳定遗传,称为完全转导;另一种是供体菌 DNA 片段始终游离在受体菌细胞质中,不能自身复制,也不能传代,称为流产转导(abortive transduction)。普遍性转导是金黄色葡萄球菌中耐药传递的主要方式,由于噬菌体具有宿主特异性,故耐药性转导的现象主要发生在同种细菌之间。

（2）**局限性转导**(restricted transduction):温和噬菌体进入溶原末期,整合在细菌染色体上的前噬菌体可自发或经诱导后从宿主菌染色体上脱离。前噬菌体的切离通常较精准,但偶尔会发生错误切离,可能携带着其紧密连接的宿主菌染色体基因一起脱落,经复制、转录和翻译后组装成转导噬菌体。这种转导噬菌体再感染其他细菌(受体菌)时,可将供体菌基因带入受体菌,整合到受体菌的染色体上并表达出新的遗传性状。例如 λ 温和噬菌体常整合在大肠埃希菌染色体的半乳糖苷酶基因(*gal*)与生物素基因(*bio*)之间,在切割脱离时约有 10^{-6} 概率会发生偏差脱落,带走两侧的 *gal* 或 *bio* 基因,并转入受体菌(图 5-9)。由于被转导的基因只限于前噬菌体两侧的供体菌基因,故称局限性转导。

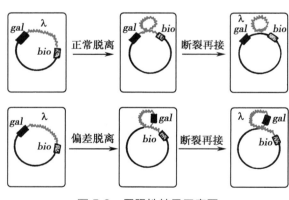

图 5-9　局限性转导示意图

第四节 ｜ 细菌遗传变异在医学上的应用

一、生物学性状变异与细菌学诊断

细菌形态结构、染色性、菌落特点、生化反应和抗原性等均是细菌学诊断的重要依据,如果发生变异,可能给细菌学诊断带来困难。如 L 型变异会导致细菌形态结构、染色性、培养特性等发生改变,伤寒沙门菌发生 H-O 变异可表现为动力试验阴性且血清中无抗鞭毛抗体等。因此,在细菌学诊断中,应充分考虑到细菌变异问题,方可作出准确诊断。此外,随着分子生物学技术发展,选取细菌保守、稳定且具有种特异性的基因组片段,利用 PCR 和测序等快速诊断方法进行细菌鉴定,可用于不易培养或生长缓慢细菌的鉴定。

二、耐药性变异与抗生素使用

由于耐药性变异及耐药基因的水平传递,加之临床和饲料使用抗生素的筛选作用,耐药性细菌不断增加,且出现耐多种抗菌药物的菌株(如 MRSA 等),导致耐药菌在临床和社区扩散流行,给疾病治疗带来很大困难。为提高抗菌药物的疗效,防止耐药菌株扩散,临床上常用药物敏感试验指导抗菌药物的选择和合理使用。还可通过耐药监测、耐药机制研究等手段控制耐药菌的产生和扩散。

三、毒力变异与疫苗研发

利用毒力变异原理使细菌毒力减弱而保留免疫原性,可制成减毒活疫苗,如炭疽芽胞杆菌减毒活疫苗、卡介苗等,在相应疾病的预防中均得到广泛应用。随着细菌全基因组测序工作的推进,以及人工定点突变、基因敲除等技术的日益成熟,会有更多人工减毒活疫苗应用于疾病预防。但也要警惕和防范恐怖组织利用细菌毒力变异的原理,通过增强细菌毒力,制备生物武器或恐怖制剂。

四、营养缺陷型变异与致癌物质检测

化学诱变剂可引起基因突变,凡能诱导细菌突变的物质也可能诱发人体细胞突变,是潜在的致癌物质。1975 年,布鲁斯·埃姆斯(Bruce Ames)等根据上述原理建立了 Ames 试验。该试验以鼠伤寒沙门菌的组氨酸营养缺陷型(his$^-$)为受试菌,通过检测细菌的诱发突变率,对可疑致癌物进行检测。

五、细菌分类鉴定和流行病学调查方面的应用

随着基因组学的快速发展,根据细菌基因序列特征,采用 16S rDNA 鉴定、质粒谱分析、脉冲场凝胶电泳、限制性片段多态性分析、基因组测序等分子生物学方法,可对细菌进行鉴定与分类、感染性疾病的流行病学调查、病原体的溯源与追踪、细菌耐药性和基因功能的分析与研究。

六、基因工程方面的应用

基因工程(gene engineering)是利用生物遗传密码的通用性和基因可转移与重组的原理建立的 DNA 体外重组技术。该技术打破了生物种属间的界限,使微生物、动植物甚至人类之间的遗传物质可以相互转移和重组,以达到生产生物活性物质、制备疫苗、治疗疾病等目的。目前许多不易从天然生物体内大量获取的生物活性物质,如胰岛素、白介素、干扰素、生长激素和凝血因子等都可采用基因工程大量生产。基因工程疫苗和 mRNA 疫苗的研制也取得了重要进展,对疾病的特异性防治起到积极的推动作用。此外,由细菌 CRISPR/Cas 系统介导的基因编辑技术可用于制备转基因模型、基因功能研究和基因治疗等,并有望解决细菌耐药的难题。然而,值得注意的是基因工程技术是把双刃剑,外源性基因的插入具有不确定性,也可能造成不良后果。因此,必须遵循 2017 年科技部制定的《生物技术研究开发安全管理办法》,对相应工作进行严格风险评估和管理。

(李婉宜)

本章目标测试

第六章 细菌的耐药性

学习目标

1. 结合细菌的基本结构,分析抗菌药物的作用机制和功效。
2. 阐述细菌耐药的遗传机制和生化机制。
3. 列举细菌耐药性的检测方法及防控细菌耐药性的措施。

1935 年磺胺药作为最早合成的化学药物首次用于临床,1940 年青霉素作为第一个抗生素问世,开启了人类用抗菌药物治疗细菌性感染的新时代。**抗菌药物**(antibacterial drug)是指具有杀菌或抑菌活性的药物,包括**抗生素**(antibiotic)和人工合成药物。抗生素是指由部分微生物(包括细菌、真菌和放线菌属)产生的、相对分子质量较小的次级代谢产物或人工合成的类似物,对特定微生物有抑制或杀灭作用,能用于病原微生物感染的防治。然而,随着抗菌药物的广泛应用,细菌耐药性日趋普遍和严重,不仅有**多重耐药菌**,甚至出现了对几乎所有抗菌药物都耐受的"**超级细菌**"。阐明细菌耐药性的机制,加强对耐药菌传播和扩散的防控,寻找应对耐药菌的新型抗菌药物,已成为当今医学研究的迫切任务。

第一节 │ 抗菌药物的种类及其作用机制

一、抗菌药物的种类

抗菌药物分类的方法很多,可根据化学结构和性质、产生抗菌药物的生物来源、抗菌谱或作用机制等进行分类。

(一)按抗菌药物的化学结构和性质分类

1. **β- 内酰胺类**(β-lactam) 该类抗生素的化学结构中都含有 β- 内酰胺环。改变其分子侧链则可形成多种衍生物,因此种类较多。主要包括:

(1)青霉素类(penicillin):如青霉素 G、苯氧青霉素、耐酶青霉素(甲氧西林、苯唑西林)和广谱青霉素(氨苄西林、阿莫西林和替卡西林等)。

(2)头孢菌素类(cephalosporin):根据抗菌谱和对革兰氏阴性菌的抗菌活性不同,头孢菌素分为五代:第一代主要用于产青霉素酶的金黄色葡萄球菌和某些革兰氏阴性菌的感染治疗,如头孢唑林、头孢氨苄和头孢拉定等;第二代对革兰氏阴性菌的作用较第一代增强,如头孢呋辛、头孢孟多和头孢克洛等;第三代对多种 β- 内酰胺酶稳定,对革兰氏阴性菌有良好的作用,如头孢他啶、头孢曲松和头孢哌酮等;第四代对革兰氏阳性菌的抗菌作用大大提高,如头孢匹罗、头孢吡肟和头孢唑兰等;第五代对多种耐药菌均有较强抗菌活性,如头孢吡普和头孢洛林酯等。

(3)头霉素类:如头孢美唑、头孢西丁等。

(4)单环 β- 内酰胺类:如氨曲南和卡卢莫南等。

(5)碳青霉烯类:如亚胺培南、美罗培南等,亚胺培南与西司他丁合用称为泰能。

(6)β- 内酰胺酶抑制剂:如青霉烷砜(也称舒巴坦)和克拉维酸(也称棒酸)等,能与 β- 内酰胺酶发生不可逆的反应导致酶失活。

2. **大环内酯类**（macrolide）　如红霉素、螺旋霉素、罗红霉素、交沙霉素和阿奇霉素等。

3. **氨基糖苷类**（aminoglycoside）　如链霉素、庆大霉素、卡那霉素、妥布霉素和阿米卡星等。

4. **四环素类**（tetracycline）　如四环素、土霉素、多西环素和米诺环素等。

5. **氯霉素类**（chloramphenicol）　如氯霉素和甲砜霉素等。

6. **多肽类**（polypeptide）　万古霉素、替考拉宁、多黏菌素、杆菌肽等。

7. **人工合成的抗菌药物**　主要有：①磺胺类（sulfonamide）：磺胺嘧啶（SD）、磺胺甲噁唑（SMZ）、甲氧苄啶（TMP）和复方新诺明（SMZco）等；②喹诺酮类（quinolone）：包括诺氟沙星、环丙沙星、氧氟沙星、吉米沙星、加雷沙星和洛美沙星等。

8. **其他**　抗结核药物，如利福平、异烟肼、乙胺丁醇和吡嗪酰胺等。林可霉素类，如林可霉素和克林霉素等。

（二）按抗菌药物的生物来源分类

1. **细菌产生的抗生素**　如多黏菌素和杆菌肽等。

2. **真菌产生的抗生素**　如青霉素和头孢菌素等。

3. **放线菌产生的抗生素**　放线菌是生产抗生素的主要来源。其中链霉菌和小单孢菌产生的抗生素最多，如链霉素、卡那霉素、四环素和红霉素等。

4. **植物来源的抗菌药物**　中草药等植物中也有很多具有抗菌活性的成分，如小檗碱（黄连素）、鱼腥草素、穿心莲内酯、黄芩素、五倍子酸、桂皮醛和大蒜素等。

二、抗菌药物的作用机制

抗菌药物必须对病原菌具有选择性的杀灭或抑制作用（特异性和有效性），对病人机体造成最小影响（安全性）。抗菌药物的作用是通过**药靶**（drug target）实现的，药靶是指抗菌药物作用于病原微生物的特定靶位。根据对病原菌作用的靶位不同，抗菌药物的作用机制可分为**干扰细菌细胞壁合成、损伤细胞膜功能、抑制蛋白质合成以及影响核酸和叶酸代谢**等四类（图 6-1）。了解抗菌药物的作用机制，既是临床选用抗菌药物进行科学、合理治疗的前提，也是研究细菌耐药性的基础。

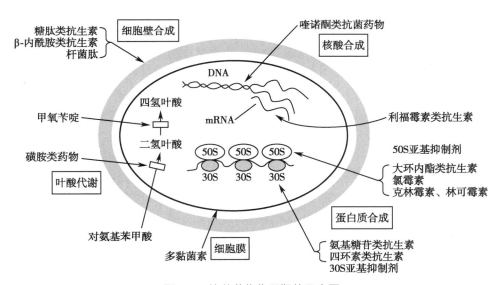

图 6-1　抗菌药物作用靶位示意图

1. **干扰细胞壁合成**　人体细胞无细胞壁。细菌（支原体除外）具有细胞壁，革兰氏阳性和阴性细菌细胞壁的组成虽有不同，但其主要成分均有肽聚糖。β-内酰胺类抗生素的作用机制主要是**与青霉素结合蛋白**（penicillin-binding proteins，PBPs）**共价结合**，抑制其转肽酶、内肽酶和羧肽酶活性，阻碍肽聚糖的交叉连接过程，导致细菌细胞壁缺损，丧失屏障作用，使细菌在相对低渗环境中变形、裂解而死亡。

2. **损伤细胞膜功能**　某些抗生素分子(如多黏菌素、达托霉素)呈两极性,其亲水性端与细胞膜的蛋白质结合,亲脂性端与细胞膜内磷脂相结合,导致胞膜破坏,胞内成分外漏,细菌死亡。

3. **抑制蛋白质合成**　可抑制细菌蛋白质合成的抗菌药物,其作用部位各不相同。氨基糖苷类和四环素类主要作用于细菌核糖体的 **30S 亚基**,氯霉素、红霉素和林可霉素类等则主要作用于细菌核糖体的 **50S 亚基**,导致细菌蛋白质合成受阻。

4. **影响核酸和叶酸代谢**　可通过影响细菌核酸和叶酸代谢发挥抗菌作用的抗菌药物,如:利福平能特异性地与依赖 DNA 的 RNA 聚合酶结合,抑制 mRNA 的转录;喹诺酮类药物可抑制细菌 DNA 旋转酶而抑制细菌繁殖;磺胺类药物与对氨基苯甲酸的化学结构相似,两者竞争二氢叶酸合成酶,使二氢叶酸合成减少,影响核酸的合成,抑制细菌繁殖;甲氧苄啶(TMP)与二氢叶酸分子中的蝶啶结构相似,能竞争抑制二氢叶酸还原酶,使四氢叶酸的生成受到抑制。因此,TMP 与磺胺药合用有协同作用。

第二节 ｜ 细菌的耐药机制

细菌可对抗菌药物产生耐药性,即细菌耐药性(bacterial resistance)。细菌耐药性一般指细菌随时间进展而进化出能够抵抗抗菌药物抑制或杀灭作用的性能。细菌耐药性的产生有内因和外因,前者是指遗传因素,而外因主要是临床滥用和过度使用抗菌药物等,涉及细菌的结构、生理生化、遗传变异和药物作用等诸多方面,耐药机制的研究已深入到分子水平。

一、细菌耐药的遗传机制

(一)固有耐药性

固有耐药性(intrinsic resistance)又称天然耐药性,是指细菌对某些抗菌药物的天然不敏感。固有耐药性来源于细菌染色体上的耐药基因或天然缺乏药物作用的靶位,可代代相传,具有典型的种属特异性,且始终如一,可以预测。革兰氏阴性菌具有外膜通透性屏障,阻止药物到达靶位,导致这类细菌较革兰氏阳性菌更易对多种药物固有耐药,如多数革兰氏阴性杆菌耐万古霉素;缺乏药物作用靶位也是固有耐药性之一,如支原体对作用于细胞壁的抗菌药物具有固有耐药性。

(二)获得耐药性

获得耐药性(acquired resistance)是指细菌 DNA 的改变导致其获得了耐药性表型。细菌的耐药基因来源于基因突变或获得新基因,作用方式为接合、转导、转化及转座等。可发生于染色体 DNA、质粒、转座子和整合子等结构基因,也可发生于某些调节基因。在野生型敏感菌群中出现了对抗菌药物的耐药性,这是获得耐药性与固有耐药性的重要区别。影响获得耐药性发生率的主要因素有:药物使用的种类和剂量、染色体耐药基因的自发突变频率和耐药基因的转移状况等。

1. **基因突变**(gene mutation)　有些基因突变可赋予细菌耐药性。如大肠埃希菌、铜绿假单胞菌等广谱 β- 内酰胺酶编码基因发生点突变后,即可产生超广谱 β- 内酰胺酶(ESBL)。

2. **基因转移**(gene transfer)　这种方式是细菌获得耐药性的主要原因。耐药基因能在质粒、噬菌体以及转座子和整合子等可移动遗传元件介导下进行转移并传播。

(1)**R 质粒的转移**:细菌中广泛存在耐药质粒,其介导的耐药性传播和扩散具有非常重要的作用。质粒能编码多种酶,对多数抗菌药物进行生化修饰而使之钝化。一种质粒可携带一种或多种耐药性基因,通过细菌间接合等方式将耐药质粒转移到敏感菌中使之耐药。环境中抗菌药物形成的选择性压力,造成敏感菌被杀灭或抑制,而耐药菌乘机繁殖,有利于耐药质粒的传播和扩散。

(2)**转座子的介导**:转座子在细菌或其他生物的基因组(染色体、质粒和噬菌体等)中跳跃移动,加速了耐药性的进化,扩大了耐药性传播的宿主范围,是造成多重耐药性的重要原因。

(3)**整合子的介导**:在同一类整合子上可携带不同的耐药基因盒,同一个耐药基因又可出现在不同的整合子上,在多重耐药性的传播和扩散中至关重要。

二、细菌耐药的生化机制

细菌耐药的生化机制包括:钝化酶的产生、药物作用靶位的改变、抗菌药物的渗透障碍、主动外排机制、生物膜形成和细菌自身代谢状态的改变等。

(一)钝化酶的产生

钝化酶(modified enzyme)是由耐药菌株产生的具有破坏或灭活抗菌药物活性的一类酶。钝化酶通过水解或修饰,使药物在作用于细菌之前即被酶破坏而失去抗菌作用,是耐药性产生的最重要机制之一。重要的钝化酶有以下几种:

1. **β-内酰胺酶**(β-lactamase)　对青霉素类和头孢菌素类耐药的菌株可产生β-内酰胺酶,可特异性地裂解β-内酰胺环,使其完全失去抗菌活性,故称灭活酶(inactivated enzyme),由细菌染色体或质粒编码。目前在革兰氏阴性菌中,对β-内酰胺类抗生素的耐药性主要由两种酶介导——超广谱β-内酰胺酶(extended spectrum β-1actamases,ESBLs)和AmpC β-内酰胺酶。已发现AmpC β-内酰胺酶基因位于质粒上,可持续产酶并与质粒上其他耐药基因组合形成多重耐药质粒,导致耐药性传播。

2. **氨基糖苷类钝化酶**(aminoglycoside-modified enzyme)　细菌可产生30多种氨基糖苷类钝化酶,由质粒介导。这些酶类分别通过羟基磷酸化、氨基乙酰化或羧基腺苷酰化等作用,使药物的分子结构发生改变,失去抗菌作用。

3. **其他酶类**　耐药菌产生的由质粒编码的氯霉素乙酰转移酶(chloramphenicol acetyl transferase,CAT)可使氯霉素乙酰化失去抗菌活性;也可产生灭活大环内酯类抗生素的酯酶和灭活林可霉素的核苷酸转移酶等。

(二)药物作用靶位的改变

细菌能改变抗生素作用靶位的蛋白结构和数量,导致其与抗生素结合的有效部位发生改变,影响药物的结合,使细菌对抗生素耐药。这种改变使抗生素失去作用靶点和/或亲和力降低,但细菌的生理功能正常。如青霉素结合蛋白的改变导致对β-内酰胺类抗生素耐药。耐甲氧西林金黄色葡萄球菌则能产生一种新的青霉素结合蛋白PBP2a,对所有β-内酰胺类具有低亲和性。

(三)抗菌药物的渗透障碍

药物必须进入细菌内部到达作用靶位后,才能发挥抗菌效能。细菌的细胞壁阻碍和/或外膜通透性的改变,将严重影响药物的抗菌效能,也是耐药的一种机制。例如细胞膜上微孔缺失时,亚胺培南不能进入胞内而失去抗菌作用;铜绿假单胞菌对抗生素的通透性要比其他革兰氏阴性菌差,是该菌对多种抗生素固有耐药的主要原因之一。

(四)主动外排机制

已发现数十种细菌的外膜上有特殊的药物主动外排系统,即**外排泵**(efflux pump),可将不同种类药物同时泵出,使菌体内的药物浓度下降,是细菌多重耐药性发生的重要机制。细菌的分泌系统具有外排功能,其结构与功能的改变与细菌的耐药性相关。

(五)细菌生物被膜形成及其他

生物被膜(BF)形成后细菌耐药性增强的机制包括:①抗菌药物难以清除BF中众多微菌落膜状物;②BF存在的大量胞外多糖(EPS)等形成的分子和电荷屏障,阻止或延缓药物的渗透;③BF内细菌多处于低代谢和缓慢生长状态,对抗菌药物大多不敏感;④BF内常存在一些较高浓度的水解酶,灭活进入的抗菌药物。

此外,细菌还可通过改变自身代谢状态逃避抗菌药物的作用,如呈休眠状态的持留菌(persister)和营养缺陷型小菌落变异(small colony variant,SCV)等都可呈现对多种抗菌药物耐受。细菌也可通过增加产生代谢拮抗剂抑制抗菌药物从而获得耐药性,如金黄色葡萄球菌通过增加对氨基苯甲酸的产量,从而耐受磺胺类药物的作用。

三、细菌耐药的表型分类

细菌的耐药表型是细菌耐药机制的外在表现,按细菌耐受抗菌药物的种类和数量可分为四类(结核分枝杆菌有其特殊性,该菌的耐药表型分类见第十四章)。

(一)单耐药性(single-drug resistance,SDR)

细菌对一种抗菌药物耐药。如金黄色葡萄球菌对阿米卡星耐药,结核分枝杆菌对利福平耐药等。

(二)多重耐药性(multi-drug resistance,MDR)

细菌同时对多种作用机制不同或结构完全各异的抗菌药物具有耐药性。当细菌对三类(如氨基糖苷类、大环内酯类和 β- 内酰胺类)或三类以上抗菌药物同时耐药时,则称为多重耐药菌(multi-drug resistant bacteria)。

(三)广泛耐药性(extremely drug resistance,XDR)

细菌对临床常用抗菌药物几乎全部耐药。如革兰氏阴性菌仅对多黏菌素和替加环素敏感,革兰氏阳性菌仅对糖肽类和利奈唑胺敏感。

(四)泛耐药性(pan-drug resistance,PDR)

细菌对所有分类的临床常用抗菌药物全部耐药,革兰氏阴性菌对包括多黏菌素和替加环素在内的全部抗菌药物耐药,革兰氏阳性菌对包括糖肽类和利奈唑胺在内的全部抗菌药物耐药。

第三节 | 细菌耐药性的检测与防控

随着抗菌药物在临床上的广泛使用,越来越多的细菌对抗菌药物产生耐药性,已成为全球性的公共卫生威胁。细菌耐药性的出现和播散,造成现存有效抗菌药物不断失效,逐步限制着治疗方案的选择。因此,从全健康(One Health)的理念出发,开展全球性合作,对细菌耐药性进行检测和监测,制定科学的防控措施,对有效控制细菌耐药性的产生和播散具有十分重要的意义。

一、细菌耐药性的检测

抗微生物药物敏感性试验(antimicrobial susceptibility testing,AST),简称**药敏试验**,即检测微生物对抗微生物药物的敏感性,以指导临床合理选用药物的试验。细菌耐药性的程度通常利用抗菌药物对细菌的**最小(低)抑制浓度**(minimum inhibitory concentration,MIC)或抑菌圈直径来判定;具体判定指标为**折点**(breakpoint)。折点是指能预测临床治疗效果,用以判定敏感、中介或耐药的 MIC 或抑菌圈直径的数值。当抗菌药物对临床分离菌株的抑菌圈直径大于和等于(或 MIC 值小于和等于)这种药物对该种细菌标准菌株或参考菌株的敏感折点时,则判定该菌株对该药物敏感(susceptible,S);如抑菌圈小于和等于(或 MIC 值大于和等于)耐药折点时则为耐药(resistant,R),介于敏感和耐药折点之间,则为中介(intermediate,I)。**药敏试验常用的方法如下:**

1. **纸片扩散法**(disc diffusion test) 将含有定量抗菌药物的纸片贴在已接种待检病原菌的琼脂平板上;在细菌培养过程中,纸片上的药物向周围琼脂中扩散,形成了逐渐减小的药物浓度梯度;由于病原菌对各种抗菌药物的敏感程度不同,在药物纸片周围便出现抑制病原菌生长而形成的大小不同的抑菌圈;根据抑菌圈的有无和直径大小来判定病原菌对抗菌药物的敏感程度。抑菌圈直径越大,病原菌对抗菌药物越敏感。这是 WHO 推荐的定性药敏试验的基本方法。

2. **稀释法**(dilution test) 包括宏量肉汤稀释法、微量肉汤稀释法和琼脂稀释法。其中,微量肉汤稀释法是自动化仪器广为采用的方法,将待测菌接种于含不同浓度抗菌药物的液体培养基中,以能抑制细菌生长或杀菌的抗菌药物的最高稀释度为终点,分别为该药对待测菌的 MIC 或最小(低)杀菌浓度(minimum bactericidal concentration,MBC)。MIC 或 MBC 的值越低,表示细菌对该药越敏感。

3. **抗生素连续梯度法**(E-test 法) 是结合稀释法和扩散法的原理,将预先制备好的含有浓度连续指数增长的抗菌药物的 E 试条放在接种了待测菌的琼脂培养板上,培养后,可观察到椭圆形抑菌圈。该抑菌圈边缘与 E 试条交点的刻度即为抗菌药物抑制待测菌的 MIC。E-test 法操作简便,重复性好且稳定性高。

4. 自动化仪器法　是微型化的肉汤稀释试验,观察细菌在各药物浓度下的生长情况,经回归分析得到 MIC,并根据判断标准得出药物敏感结果。自动化药敏仪器法常与自动微生物仪器鉴定法组合形成自动化微生物鉴定及药敏分析系统,包括测试卡(板)、菌液接种器、培养和监测系统以及数据管理系统,一般 24 小时内即可完成从微量培养细菌、自动监测、记录到打印出细菌鉴定和药敏结果的全过程。

此外,检测细菌的耐药性,还可检测其产生的与耐药性相关的酶,如 β- 内酰胺酶、碳青霉烯酶等;或用分子诊断技术检测细菌耐药基因及耐药相关基因。

二、细菌耐药性的防控

1. 合理使用抗菌药物　医务工作者和病人应规范化使用抗菌药物,严格遵守和掌握抗菌药物的局部应用、预防应用和联合用药原则。用药前应尽可能进行病原学检测并以药敏试验结果作为用药依据。疗程应尽量缩短,一种抗菌药物可以控制的感染则不应采用多种药物联用。

2. 严格执行消毒隔离制度　对耐药菌感染的病人应予隔离,防止耐药菌的交叉感染;医务人员应定期检查带菌情况,以免医院感染的传播。

3. 加强药政管理　①建立细菌耐药性监测网络,掌握本地区、本单位重要致病菌和抗菌药物的耐药性变迁情况,及时为临床用药提供信息;②严格执行抗菌药物凭医生处方供应的规定;③严格规范农牧渔业抗菌药物在饲料添加和治疗用的品种和剂量,降低抗菌药物在自然界造成的选择性压力;④细菌耐药性一旦产生,在停用有关药物一段时期后耐药突变株逐渐失去与野生敏感株的竞争优势,数量减少甚至消失,对恢复药物敏感性有帮助。

4. 研发新型抗菌药物　①改良现有抗生素;②根据细菌耐药性的机制及其与抗菌药物的构效关系,研制有活性的新型药物;③针对耐药菌产生的钝化酶,寻找有效的酶抑制剂;④研发阻断耐药质粒转移和传播的药物;⑤开发抗菌肽、微生物制剂和植物来源的抗菌药物等。

5. 寻找防控新手段　研发疫苗是降低感染发生率,解决难治性耐药菌(如铜绿假单胞菌)感染的有效方法;建立新一代基于噬菌体疗法的快速检测和治疗体系,是针对耐药菌感染的新举措;特异性消除细菌耐药基因,使其恢复对抗菌药物的敏感性,如消除耐药质粒,探索利用 CRISPR-Cas9 等基因编辑系统对位于耐药质粒上的靶基因进行切割失活,使细菌恢复对药物的敏感性,或切割细菌基因组上的靶基因,最终导致细菌死亡。

(饶贤才)

本章目标测试

本章数字资源

本章思维导图

第七章 | 细菌的感染与免疫

学习目标

1. 描述细菌致病性或毒力、致病菌、机会致病菌及病原菌的概念。
2. 分析细菌致病的物质基础（侵袭力和毒素等）及其作用机制。
3. 明确吞噬细胞的种类及其吞噬作用、抗细菌感染免疫的分类和特点。
4. 阐述细菌感染的来源与传播及其类型。
5. 描述医院感染的概念、分类与基本特点、预防和控制。

细菌感染（bacterial infection）是指细菌侵入宿主体内生长繁殖并与机体相互作用,引起的一系列病理变化过程。细菌对宿主致病的能力称为细菌的**致病性**（pathogenicity）。能导致宿主致病的细菌称为**致病菌**（pathogenic bacterium）;有些细菌在正常情况下不致病,但在宿主体内的寄居部位发生改变、宿主免疫防御能力下降或菌群失调等特定条件下可引起疾病,这类细菌称为**机会致病菌**（opportunistic pathogen）或**条件致病菌**（conditioned pathogen）。致病菌和机会致病菌统称为**病原菌**（pathogen）,不能造成宿主致病的细菌称为**非病原菌**（non-pathogen）。同种致病菌从一个宿主传播到另一宿主并引起感染的过程,称为**传染**（infection or communication）。

在自然界中广泛存在的微生物种类繁多,人类生存于自然环境中,因而在健康人体的体表和与外界相通的腔道（如口腔、鼻咽腔、肠道、泌尿生殖道等）黏膜表面都寄居着不同种类和数量的细菌,称为人体细菌群（bacteriota）;传统上将细菌群又称为正常菌群（normal flora）,在特定条件（如菌群失调）下可能会成为机会致病菌。

抗感染免疫是指微生物入侵宿主机体后,宿主免疫系统产生抗感染免疫应答,以抑制或避免微生物致病作用的过程。免疫系统的这一功能称为**免疫防御**。在宿主抗感染免疫的压力下,微生物还会产生**免疫逃逸**现象,以逃避宿主的免疫防御功能。因此,微生物对机体的致病性与机体对微生物的抗感染免疫,构成了一对基本矛盾。这一对矛盾力量的消长决定着感染的发生、发展与结局。

第一节 | 细菌的致病作用

细菌致病性的强弱程度可用**毒力**（virulence）来表示。细菌毒力是建立在一定物质基础上的,与毒力相关的物质很多,通常统称为**毒力因子**（virulence factor）,主要包括侵袭力、毒素、体内诱生抗原和超抗原等。毒力因子的编码基因可以散在分布于致病菌的基因组中,也可以在**致病岛**（pathogenic island,PAI）或**毒力岛**（virulence island）簇集存在。测定细菌毒力的指标常采用**半数致死量**（median lethal dose,LD_{50}）或**半数感染量**（median infective dose,ID_{50}）。LD_{50} 是指在一定条件下能引起 50% 的实验动物死亡的最小细菌数量或最小毒素剂量,ID_{50} 则是指能引起 50% 实验动物或组织培养细胞发生感染的最小细菌数量。细菌毒力越强,LD_{50} 或 ID_{50} 数值越小。毒力受致病菌种类、动物模型或寄生宿主的易感性,或同一种细菌的不同菌株等因素影响。

一、细菌的侵袭力

细菌**侵袭力**（invasiveness）是指致病菌突破宿主皮肤、黏膜等生理屏障，侵入机体并在体内黏附定植和繁殖扩散的能力。主要由菌体的表面结构（黏附素、荚膜、鞭毛）、侵袭性物质（侵袭素、侵袭性酶类）、细菌生物被膜等构成。

（一）黏附素

黏附（adherence）是绝大多数细菌致病的第一步。细菌要致病首先必须黏附并定植在宿主皮肤、黏膜上皮细胞表面。细菌的黏附需要两个必要条件，即**黏附素**（adhesin）和宿主细胞表面的黏附素受体。黏附素是一类存在于细菌表面的与黏附有关的分子，分为菌毛黏附素和非菌毛黏附素两大类。菌毛黏附素是存在于细菌菌毛顶端并与黏附有关的分子，如大肠埃希菌的Ⅰ型菌毛、霍乱弧菌的Ⅳ型菌毛等；非菌毛黏附素是指除菌毛外的与黏附有关的分子，包括某些革兰氏阴性菌的外膜蛋白和革兰氏阳性菌表面的某些分子。

动画

黏附素与宿主细胞表面的黏附素受体特异性结合后，有利于细菌在宿主细胞表面定居和生长繁殖、形成细菌群体，这一过程称为**定植**（colonization）。黏附素的受体多为靶细胞表面的糖类、糖蛋白或糖脂。细菌黏附素与黏附素受体的相互作用具有高度特异性，决定了细菌感染的宿主细胞类型和组织特异性。表7-1列举了部分细菌的黏附素及其靶细胞受体。

表 7-1　部分细菌的黏附素及其受体

细菌名称	黏附素类型		靶细胞受体
	菌毛黏附素	非菌毛黏附素	
肠产毒型大肠埃希菌	定居因子抗原（Ⅰ、Ⅱ）		GM-神经节苷脂
肠致病型大肠埃希菌	束形成菌毛 紧密黏附素		GM-神经节苷脂 β-整合素或其他
普通大肠埃希菌	普通（Ⅰ型）菌毛		D-甘露糖
尿路致病性大肠埃希菌	P 菌毛		P 血型糖脂
肺炎克雷伯菌	Ⅰ型菌毛 Ⅲ型菌毛		D-甘露糖 黏膜上皮细胞外基质蛋白
淋病奈瑟菌	Ⅳ菌毛	外膜蛋白Ⅱ 脂寡糖	GD1-神经节苷脂 跨膜糖蛋白 CD66 唾液糖蛋白
铜绿假单胞菌	Ⅳ菌毛	藻酸盐	GM1-神经节苷脂 黏蛋白
霍乱弧菌	Ⅳ型菌毛		岩藻糖和甘露糖
幽门螺杆菌		血型抗原结合黏附素（BabA）	Lewis 血型抗原
金黄色葡萄球菌		脂磷壁酸（LTA）	纤维粘连蛋白
A 群链球菌		LTA-M 蛋白复合体	纤维粘连蛋白
肺炎链球菌		表面蛋白	N-乙酰氨基己糖半乳糖
变异链球菌		淀粉酶黏附蛋白 A P1 黏附蛋白	α-淀粉酶 唾液 GP340 糖蛋白
梅毒螺旋体		外膜蛋白 Tp0136、Tp0750、Tp0751、Tp0155、Tp0435、Tp0483 等	细胞基底膜或外基质的纤连蛋白（FN）、层粘连蛋白（LN）、纤维蛋白原（FG）
沙眼衣原体		表面凝集素	N-乙酰葡萄糖胺
肺炎支原体		P1、P30、P40、P90 蛋白	唾液酸

细菌的黏附和定植与其致病性密切相关。例如肠产毒素型大肠埃希菌或从肠道移位到泌尿生殖道的普通大肠埃希菌,可分别通过相应的定居因子抗原或I型菌毛,黏附到肠黏膜细胞或泌尿生殖道上皮细胞定植后,分别引起腹泻或泌尿生殖道炎症。如果志愿者口服肠产毒素型大肠埃希菌的无菌毛菌株,则不会引起腹泻。

(二)荚膜

荚膜具有抗吞噬和抵抗宿主体液中杀菌物质的作用,帮助致病菌的免疫逃逸,避免了致病菌被宿主的免疫防御机制杀灭,有利于致病菌在宿主体内生存、繁殖和扩散。许多细菌的荚膜还具有黏附、促进细菌生物被膜的形成等作用。有研究表明,将无荚膜、活的肺炎链球菌注射至小鼠腹腔,细菌易被小鼠吞噬细胞吞噬、杀灭;但若接种有荚膜的活菌株,则细菌会大量繁殖,小鼠通常于注射后 24 小时内死亡。此外,**微荚膜**如 A 群链球菌的 M 蛋白、伤寒沙门菌的 Vi 抗原、大肠埃希菌的 K 抗原,以及疏松附着在艰难拟梭菌表面的**黏液层等**,在致病中的作用类似荚膜。

(三)鞭毛

在细菌黏附、定植和生物被膜形成中,鞭毛发挥了重要作用。例如,幽门螺杆菌借助活泼的鞭毛运动,迅速穿过胃黏膜表面黏液层,到达胃黏膜上皮细胞表面,以避免胃酸的杀灭作用;而霍乱弧菌则可通过其鞭毛运动穿过肠黏膜表面黏液层而接近肠黏膜上皮细胞表面。

(四)侵袭性酶类

许多在组织中繁殖起来的细菌可释放**侵袭性胞外酶**,其功能多样,包括有利于致病菌的抗吞噬作用并向周围组织扩散等。例如(图 7-1),金黄色葡萄球菌产生的血浆凝固酶,能使血浆中的可溶性纤维

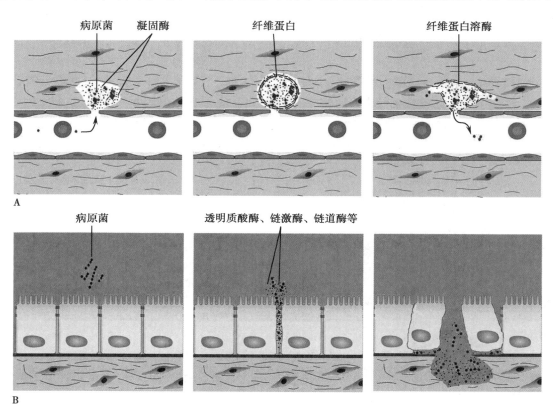

图 7-1 **细菌侵袭性酶的侵袭作用**

A.病原菌如金黄色葡萄球菌可通过凝固酶使血浆中的可溶性纤维蛋白原转变为固态的纤维蛋白包绕在菌体表面,形成血栓,有利于细菌抵抗宿主吞噬细胞的吞噬以及体液中的杀菌物质的杀伤作用,感染部位与周围组织的界限相对清楚、脓汁黏稠,还可通过纤维蛋白溶酶溶解血栓纤维蛋白,有利于细菌扩散;B.病原菌如 A 群链球菌可产生透明质酸酶、链激酶、链道酶等,分解细胞间质透明质酸、溶解纤维蛋白、降解脓汁中的DNA,使感染部位与周围组织的界限模糊、脓汁稀薄,有利于细菌向深部组织扩散。

蛋白原转变为固态的纤维蛋白包绕在菌体表面,有利于细菌抵抗宿主吞噬细胞的吞噬和杀菌物质的杀菌作用,感染部位与周围组织的界限相对清楚、脓汁黏稠,产生的纤维蛋白溶酶(葡激酶)能溶解固态纤维蛋白而有利于扩散;A 群链球菌则可产生透明质酸酶、链激酶、链道酶等,分别可分解细胞间质透明质酸、溶解纤维蛋白、降解脓汁中的 DNA,有利于细菌扩散,感染部位与周围组织的界限模糊、脓汁稀薄。

(五) 侵袭素

侵袭素(invasin)是一类由细菌产生的蛋白质,介导细菌侵入上皮细胞尤其是黏膜上皮细胞,与细菌侵入宿主细胞并向周围细胞组织扩散的能力密切相关。编码侵袭素的细菌基因,称为**侵袭基因**(invasive gene,*inv* 基因)。有些细菌因缺乏 *inv* 基因,仅能定植在细胞表面、引起局部感染;有些细菌可产生侵袭素,能侵入细胞内繁殖并扩散到相邻细胞,或组织器官甚至全身,引起侵袭性感染。例如,志贺菌可通过其细菌Ⅲ型分泌系统分泌侵袭性质粒抗原 B(invasion plasmid antigen B,Ipa B)、Ipa C 或 Ipa D 等侵袭素;具有侵袭能力的常见病原菌还有金黄色葡萄球菌、A 群链球菌、沙门菌、肠侵袭型大肠埃希菌、假结核耶尔森菌或小肠结肠炎耶尔森菌等。

(六) 细菌生物被膜

细菌生物被膜是由细菌及其所分泌的胞外多聚物(胞外多糖、蛋白质、DNA 等)附着在有生命或无生命材料表面而形成的膜状结构,是细菌在生长过程中为了适应周围环境而形成的一种保护性群体生存状态(图 7-2)。生物被膜内的细菌彼此之间容易发生信号传递、耐药基因和毒力基因捕获及转移。与**浮游细菌**(planktonic bacteria)相比,生物被膜有利于细菌附着在某些支持物表面,抵抗机体免疫细胞和体液中杀菌物质的杀伤作用,阻挡抗生素的渗入和促进细菌耐药性和毒力的播散。生物被膜的形成和调控,受菌毛、荚膜、鞭毛、胞外多聚物、细菌群体感应系统、外排泵等因素的影响。

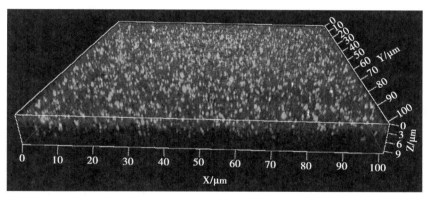

动画

彩图

图 7-2　**细菌生物被膜**
二维码彩图中绿色示细菌的胞外多糖,红色示死细菌。

当细菌黏附在黏膜上皮细胞以及人体内植入的各种人工医疗材料,如人工心脏瓣膜、气管插管、人工关节等表面,都易形成生物被膜,引起难治性、持续性的**生物被膜相关感染**(biofilm-related infection)。自生物被膜脱落的细菌还可扩散到其他部位引起感染。铜绿假单胞菌、表皮葡萄球菌等极易形成生物被膜,是引起生物被膜感染的常见病原菌。在 80%～90% 的肺囊性纤维化病人的肺组织中可以检测到铜绿假单胞菌的生物被膜,即使应用成百倍高浓度的抗菌药物也难以将生物被膜中的细菌清除,导致对多种不同的抗生素产生耐药、造成多重耐药性,最终这些病人因呼吸衰竭而死亡。

(七) 细菌的免疫逃逸作用

细菌可通过产生某些致病物质、采用某些策略来抵抗或逃避宿主的免疫杀伤作用,称为**免疫逃逸**(immune escape)作用。由此而增强细菌的黏附、定植能力。

1. 抗吞噬、消化作用　除细菌的荚膜、抗吞噬性酶(侵袭性酶)、生物被膜等外,不同细菌还可通过以下策略抵抗宿主的吞噬、消化作用。

（1）不完全吞噬：有些胞内菌如结核分枝杆菌、布鲁菌等，虽被吞噬细胞吞噬，但能抵抗杀伤作用，在吞噬细胞中生存和繁殖，称为**不完全吞噬**（incomplete phagocytosis）。

（2）吞噬细胞坏死：一些细菌如结核分枝杆菌等能通过诱导感染的巨噬细胞坏死，促进细菌的扩散。

2. 产生 IgA 蛋白酶 属于细菌侵袭性酶的一种类型。为逃避宿主特异性黏膜免疫应答，一些细菌如淋病奈瑟菌、脑膜炎奈瑟菌、流感嗜血杆菌等能产生 IgA 蛋白酶，水解宿主黏膜表面的 ₛIgA，降低其特异性免疫防御机能，增强细菌在黏膜局部的生存能力。

3. 抗原变异 通过修饰菌体表面抗原，协助病原菌逃避宿主特异性免疫应答。例如，淋病奈瑟菌不同菌株的菌毛和外膜蛋白Ⅱ抗原性变异较大，有利于逃避宿主的保护性免疫。

4. 干扰补体活性 某些病原菌能抑制补体活化或灭活补体活性片段，抵抗补体的溶菌、调理和趋化作用。例如，铜绿假单胞菌可分泌弹性蛋白酶，灭活补体片段 C5a 等，抑制趋化作用；流感嗜血杆菌和淋病奈瑟菌外膜上经过修饰的脂寡糖可干扰膜攻击复合体的形成。

二、毒素

细菌毒素（bacterial toxin）按其来源、性质和作用特点的不同，分为**外毒素**（exotoxin）和**内毒素**（endotoxin）两种。

（一）外毒素

外毒素是指由部分革兰氏阳性菌和革兰氏阴性菌合成并分泌（或释放）的毒性蛋白质。例如，破伤风梭菌、肉毒梭菌、白喉棒状杆菌、产气荚膜梭菌、A 群链球菌、金黄色葡萄球菌等革兰氏阳性菌，以及痢疾志贺菌、霍乱弧菌、肠产毒素型大肠埃希菌、铜绿假单胞菌、鼠疫耶尔森菌等革兰氏阴性菌，都能产生外毒素。大多数外毒素是在细菌细胞内合成后即分泌至细胞外的；但也有的外毒素存在于菌体内，待菌细胞破坏后才释放出来，如痢疾志贺菌和肠产毒性大肠埃希菌的外毒素。

1. 外毒素的主要特性

动画

（1）大多数外毒素都是蛋白质：多数外毒素的分子结构以 A-B 型为主，即毒素分子由 A 和 B 两种亚基构成。A 和 B 两个亚基可在一个毒素分子上，如铜绿假单胞菌的外毒素 A。也可由 A 和 B 两种不同的分子通过二硫键连接聚合成具有毒性的多聚体，如霍乱毒素。A 亚基是外毒素的**活性亚基**（active subunit），决定其毒性效应；B 亚基是非毒性部分，但能与宿主靶细胞表面的特异受体结合，又称为**结合亚基**（binding subunit），并可介导 A 亚基进入靶细胞内。A 或 B 亚基独立存在时对宿主细胞无致病作用，因此外毒素分子结构的完整性是致病的必要条件。

A-B 毒素的编码基因可因病原菌的种类不同而存在于病原菌基因组的不同位置。如鲍特菌腺苷酸环化酶毒素及百日咳毒素、铜绿假单胞菌外毒素 A、志贺菌志贺毒素等的基因位于染色体上；破伤风痉挛毒素、炭疽毒素、大肠埃希菌 LT 等的基因位于质粒上；霍乱毒素、肉毒毒素、大肠埃希菌志贺毒素、白喉毒素、链球菌致热外毒素的基因位于前噬菌体上。

（2）毒性作用强且对组织器官有高度选择性：如肉毒梭菌外毒素毒性比氰化钾强 1 万倍，是目前已知的最剧毒物。许多外毒素对组织器官有选择性，通过与特定靶细胞的受体结合后引起特殊的病变。例如肉毒毒素能阻断胆碱能神经末梢释放乙酰胆碱，引起骨骼肌麻痹而致病。而白喉毒素对外周神经末梢、心肌细胞等有亲和性，通过抑制靶细胞蛋白质的合成而引起疾病。

（3）热稳定性低：绝大多数外毒素不耐热。例如白喉外毒素在 58～60℃经 1～2 小时处理、破伤风外毒素在 60℃经 20 分钟处理即可被破坏。但金黄色葡萄球菌肠毒素例外，能耐受 100℃ 30 分钟处理。

（4）抗原性强：外毒素是蛋白质，故有很强的抗原性。A-B 结构分子中的 B 亚基是保护性抗原而无毒性，适合于研制疫苗。采用 0.4% 甲醛液处理外毒素，去除其毒性而保留其免疫原性的生物制品，称为**类毒素**（toxoid）。类毒素注入机体后，可刺激机体产生具有中和外毒素作用的抗体即抗毒素，故可用类毒素进行免疫预防相应疾病。

2. 外毒素的分类及作用　根据外毒素对宿主细胞的亲和性及作用靶点等,可将外毒素分为**神经毒素**(neurotoxin)、**细胞毒素**(cytotoxin)和**肠毒素**(enterotoxin)三大类(表 7-2)。

表 7-2　外毒素的种类和作用机制

类型	产生细菌	外毒素	所致疾病	作用机制	症状和体征
神经毒素	破伤风梭菌	痉挛毒素	破伤风	阻断抑制性神经递质的释放	骨骼肌痉挛性麻痹
	肉毒梭菌	肉毒毒素	肉毒中毒	抑制胆碱能运动神经释放乙酰胆碱	肌肉弛缓性麻痹
细胞毒素	白喉棒状杆菌	白喉毒素	白喉	灭活 EF-2,抑制细胞蛋白质合成	喉部白色假膜,心肌损伤,外周神经麻痹
	金黄色葡萄球菌	毒性休克综合征毒素 1	毒性休克综合征	超抗原,引起炎症因子风暴	发热、皮疹、休克
		表皮剥脱毒素	烫伤样皮肤综合征	表皮与真皮脱离	表皮剥脱性病变
	A 群链球菌	链球菌溶素	化脓性感染	破坏白细胞、红细胞等	化脓性感染、风湿热
肠毒素	霍乱弧菌	霍乱毒素	霍乱	激活肠黏膜上皮细胞内的腺苷环化酶,增高细胞内 cAMP 水平	水电解质平衡失调、腹泻、呕吐
	肠产毒素型大肠埃希菌	肠毒素	腹泻	不耐热肠毒素使细胞内 cAMP 增高,耐热肠毒素则增高细胞内 cGMP	呕吐、腹泻
	产气荚膜梭菌	肠毒素	食物中毒	改变细胞膜的通透性,破坏上皮细胞间的紧密连接	呕吐、腹泻
	金黄色葡萄球菌	肠毒素	食物中毒	作用于呕吐中枢	呕吐为主、腹泻

(1)神经毒素:主要作用于神经组织,引起神经传导功能紊乱。包括破伤风痉挛毒素、肉毒毒素等。神经毒素种类不多,但毒性作用强烈,致死率高。

(2)细胞毒素:能通过抑制蛋白质合成、破坏细胞膜等机制直接损伤宿主细胞,引起相应组织器官炎症和坏死等。例如白喉毒素通过催化 ADP-核糖基团到蛋白合成延长因子 eEF-2 上,使其失活,从而抑制蛋白质合成,损伤宿主细胞;A 群链球菌溶素 O、肺炎链球菌溶血素、大肠埃希菌溶血素、金黄色葡萄球菌 α 溶素等通过破坏细胞膜引起红细胞等的溶解;产气荚膜梭菌 α 毒素可溶解组织细胞。

具有破坏细胞膜作用的细胞毒素又称**膜损伤毒素**(membrane-disrupting toxin),其作用机制有两种:①成孔毒素(pore-forming toxin),以多个毒素分子单体形式插入细胞膜,形成孔道,使膜电位和细胞内外渗透压改变,小分子物质漏出,水分子进入,细胞破解。如 A 群链球菌溶素 O;②磷脂酶类,这类毒素分解宿主细胞膜的卵磷脂,破坏细胞膜的完整性,使细胞坏死。卵磷脂在宿主细胞膜普遍存在,因此这类毒素的作用无选择性。产气荚膜梭菌 α 毒素、金黄色葡萄球菌 β 溶素、铜绿假单胞菌溶素等都属此类毒素。膜损伤毒素一般不具备 A-B 型结构,而为单肽链型毒素。

(3)肠毒素:是一类作用于肠上皮细胞、引起肠道功能紊乱的毒素。霍乱毒素、艰难拟梭菌毒素 A 和毒素 B、肠产毒素型大肠埃希菌 LT 和 ST 等属此类毒素。

值得注意的是,部分外毒素具有多种效应,如艰难拟梭菌毒素 A 和毒素 B 既是肠毒素,又导致肠上皮细胞死亡,也属于细胞毒素。

(二)内毒素

内毒素是革兰氏阴性菌细胞壁中的**脂多糖**(LPS)组分,只有在细菌死亡裂解后才被释放出来。

其分子结构由**特异多糖**、**核心多糖**和**脂质 A** 三部分组成。螺旋体、衣原体、支原体、立克次体亦有类似的 LPS，具有内毒素活性。

1. 内毒素的主要特点

（1）存在于革兰氏阴性菌细胞壁。

（2）化学性质是脂多糖。

（3）对理化因素稳定：加热 160℃ 2～4 小时或用强酸、强碱、强氧化剂煮沸 30 分钟才被灭活。这一性质具有重要的临床实践意义，如内毒素污染了注射液和药品，难以用加热方法使其灭活，进入人体会引起临床不良反应。

（4）毒性作用相对较弱且对组织无选择性：各种革兰氏阴性菌产生的内毒素的致病作用基本相似，其原因可能是各种不同革兰氏阴性菌主要毒性组分脂质 A 高度保守，结构基本相似。因此，不同革兰氏阴性菌感染时，由内毒素引起的毒性作用大致相同。

（5）不能用甲醛液脱毒而成为类毒素。

2. 内毒素引起的主要病理生理反应

（1）发热反应：极微量（1～5ng/kg）内毒素就能引起人体体温上升。其机制是内毒素作用于巨噬细胞、血管内皮细胞等，使之产生 IL-1、IL-6 和 TNF-α 等促炎细胞因子。这些细胞因子是**内源性致热原**（endogenous pyrogen），可作用于宿主下丘脑体温调节中枢，导致产热增加、微血管扩张、炎症反应等。发热反应本身也是机体自身的保护性反应，适度发热有利于宿主抵御病原菌的感染。

（2）白细胞数量变化：内毒素注射后初期，可使中性粒细胞黏附到组织毛细血管壁，导致血液循环中的中性粒细胞数量骤减。数小时后，由 LPS 诱生的中性粒细胞释放因子（neutrophil releasing factor）刺激骨髓释放中性粒细胞进入血流，使数量显著增加。但伤寒沙门菌内毒素是例外，感染全程血循环中的白细胞总数相对减少，其机制未完全阐明。

（3）内毒素血症与内毒素休克：当血液中有革兰氏阴性细菌大量繁殖、感染灶释放内毒素入血或输液中含有内毒素时，都会导致**内毒素血症**（endotoxemia）。内毒素作用于单核巨噬细胞、中性粒细胞、内皮细胞、血小板、补体系统、凝血系统等，通过各种级联反应诱生 TNF-α、IL-1、IL-6、IL-8、补体旁路激活产物 C3a 和 C5a、组胺、5-羟色胺、前列腺素、白三烯、NO、激肽等生物活性物质，使小血管功能紊乱而造成微循环障碍，组织器官毛细血管灌注不足、缺氧、酸中毒等。高浓度的内毒素也可激活补体替代途径，引起高热、低血压，以及活化凝血系统，最后导致**弥散性血管内凝血**（disseminated intravascular coagulation，DIC）。严重时可导致以微循环衰竭和低血压为特征的内毒素休克甚至死亡。

3. 内毒素的致病机制 内毒素与宿主体内的靶细胞有两种结合方式：①非特异性结合：LPS 的脂质 A 通过亲脂性疏水作用与细胞膜磷脂结合，改变磷脂膜的理化性质（如膜完整性、流动性、膜电势等），影响细胞的状态和功能；②特异性结合：通过脂质 A 与相应受体结合。进入血流的 LPS 首先与 LPS 结合蛋白 LBP（lipopolysaccharide binding protein）结合，再与单核巨噬细胞膜表面的受体 CD14 结合，形成 LPS-LBP-CD14 三联复合体，随后被转运至 TLR4-MD2 蛋白复合体处，在 MD-2 的帮助下与 TLR4 结合，使之二聚体化并激活，进而启动跨膜信号转导级联反应，最终激活单核巨噬细胞产生 TNF-α、IL-1、IL-6 等促炎因子，继而刺激免疫细胞、内皮细胞和黏膜上皮细胞等，产生一系列炎性细胞因子、生物活性介质、急性期蛋白等，引起多种组织器官或全身性一系列病理生理反应。TLR4 是细胞膜上 Toll 样受体（Toll-like receptor，TLR）的一种，主要表达在单核巨噬细胞、中性粒细胞、树突状细胞、血管内皮细胞及肠上皮细胞等细胞膜上，为 LPS 结合的主要受体；MD2 即髓样分化因子 2（myeloid differential factor-2），为 LPS 结合的辅助受体。LPS 与 TLR4 结合后可以启动多条胞内信号转导途径，其中最重要的是"核转录因子-κB 途径"（NF-κB）。在静息细胞内，NF-κB 与 IκB 结合，以非活性形式存在于细胞质内。当感染发生时，LPS 通过 TLR 信号转导途径激活 NF-κB，进而启动下游基因转录，引起一系列细胞生物学效应。NF-κB 调控的下游基因主要有以下几种：

（1）参与炎症和早期防御反应的基因：这些基因编码的产物分别有：①促炎性细胞因子，如

TNF-α、GM-CSF、IL-1/2/6/12 等;②细胞黏附分子(ICAM)、血管细胞黏附因子(VCAM)、E 选择素(ELAM)等;③急性期蛋白;④诱导酶,如诱导型一氧化氮合成酶(iNOS);⑤抗菌多肽,如 β- 防御素(β-defensins)等。

（2）参与特异性免疫的基因:如编码 IL-2/12、IFN-γ、协同刺激因子 CD80 和 CD86 的基因。

（3）参与细胞凋亡的基因:包括编码凋亡抑制蛋白(IAP-1/2)、Fas 配体、c-myc、p53 等的基因。

LPS 也可不经与细胞膜上受体结合直接进入细胞内,然后与胞质内 Caspase-4/5(人类)和 Caspase-11(鼠)结合,诱导焦亡发生,增强炎症反应和吞噬作用。

由上述可见,LPS 一般不直接损伤各种组织细胞,而是通过各种参与固有免疫的细胞、内皮细胞和黏膜细胞,诱导产生各种细胞因子、炎症因子、急性期蛋白、活性氧/氮分子,以及激活特异性免疫细胞,引起组织细胞以及全身性多种病理生理反应(图 7-3)。

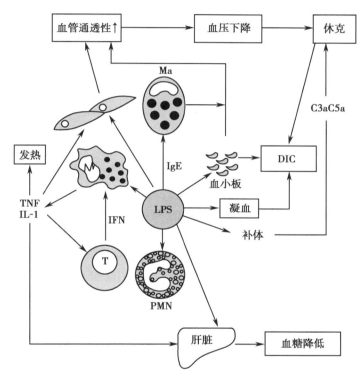

图 7-3 LPS 的生物学作用

细菌外毒素与内毒素的主要特性比较详见表 7-3。

表 7-3 外毒素与内毒素的主要特性比较

区别要点	外毒素	内毒素
来源	部分革兰氏阳性菌和革兰氏阴性菌	革兰氏阴性菌
编码基因	质粒或前噬菌体或染色体基因	染色体基因
存在部位	从活菌分泌出,少数为细菌裂解后释出	细胞壁组分,菌体裂解后释出
化学成分	蛋白质	脂多糖
稳定性	60～80℃,30 分钟被破坏	160℃,2～4 小时被破坏
毒性作用	强,对组织器官有选择性毒害效应,引起特殊临床表现	较弱,各菌的毒性效应大致相同,引起发热、白细胞增多、微循环障碍、休克、DIC 等全身反应
抗原性	强,刺激机体产生抗毒素;甲醛液处理脱毒形成类毒素	弱,刺激机体产生的中和抗体作用弱;甲醛液处理不形成类毒素

三、体内诱生抗原

有些细菌的基因在人工培养时并不表达,只有在进入宿主体内才被诱导表达。此类基因称为**体内诱导基因**(in vivo induced gene,IVIG)。由体内诱导基因编码的抗原称为**体内诱生抗原**(in vivo induced antigen,IVIAg)。体内诱生抗原通常与病原菌在体内的生存和致病密切相关。研究表明绝大多数病原菌,如在鼠伤寒沙门菌、布鲁菌、霍乱弧菌、鼠疫耶尔森菌、大肠埃希菌、铜绿假单胞菌、变形杆菌等病原菌中均鉴定出了多种体内诱导基因。

四、超抗原

超抗原(superantigen,sAg)是一类具有超强刺激淋巴细胞增殖和刺激产生过量 T 细胞及细胞因子能力的特殊抗原,其刺激淋巴细胞增殖的能力是植物凝集素的数千倍。部分细菌和病毒能产生超抗原类活性物质。它们的特点有:①CD4$^+$ T 细胞的"有丝分裂原"(mitogen),不经过抗原递呈细胞的处理,便能与 MHC-Ⅱ类分子结合,引起以下反应:极低浓度即可超量激活 T 细胞增殖并释放大量细胞因子,如 IL-1,IL-2,TNF-α 和 IFN-γ 等;可使激活的 T 细胞发生凋亡而抑制细胞免疫功能;可进一步大量激活 B 细胞产生自身抗体。②一个超抗原分子能以不同的部位同时与 T 细胞的 TCR 和 APC 的 MHC-Ⅱ分子结合,大量活化 T 细胞。例如葡萄球菌产生的肠毒素和毒性休克综合征毒素 -1(TSST-1)、链球菌产生的致热外毒素等都是超抗原,它们能引起食物中毒、毒性休克综合征、猩红热等疾病。

五、免疫病理损伤

感染发生时,有些原本没有直接毒性的抗原物质,可能通过激活机体的免疫应答,然后通过超敏反应、分子拟态、免疫抑制等机制引起组织细胞的免疫病理损伤,最终导致疾病。例如,某些细菌可通过"分子拟态"模式模拟宿主组织或器官的抗原决定簇,引起细菌与宿主间的交叉免疫反应。内毒素耐受或未经治疗的结核病病人体内的抑制性单核细胞可导致免疫抑制。

有些胞外菌感染后,可激活中性粒细胞和巨噬细胞,在清除胞外菌感染的同时也可引起组织损伤;有些细菌组分可作为超抗原,诱导产生大量的细胞因子,引起细胞因子风暴;有些胞外菌诱导的抗体,可因交叉反应导致机体组织损伤致病。例如,有研究表明长期或反复 A 群链球菌感染,机体可产生抗细菌细胞壁 M 蛋白的抗体,通过交叉反应靶向心肌蛋白引发Ⅱ型超敏反应,而链球菌与其抗体结合形成的免疫复合物沉积于血管基底膜则可引发Ⅲ型超敏反应,最终导致风湿性关节炎、风湿性心脏病、肾小球肾炎等。

另外,一些胞内菌如结核分枝杆菌引起的结核病变,通常认为与Ⅳ型超敏反应密切相关。

值得注意的是,通过免疫病理引起损伤的病例中,宿主的免疫状态是重要的因素。如同样的 A 群链球菌感染,却只有极少数人发生超敏反应性疾病。可见,机体的反应状态在其中起着重要作用。

第二节 │ 宿主的抗感染免疫

宿主的免疫系统具有识别和清除病原菌感染的免疫防御功能。病原菌或其产物进入机体时,机体免疫系统首先对它们进行识别,进而通过**固有免疫**(innate immunity),也称天然免疫,以及**适应性免疫**(adaptive immunity),也称**获得性免疫**(acquired immunity)清除这些外来异物。此过程称为宿主的**抗感染免疫**(anti-infection immunity)。

一、固有免疫

机体的固有免疫是在长期种系发育和进化过程中,逐渐建立起来的一系列防御病原微生物等的免疫功能。参与人体固有免疫的主要有屏障结构、吞噬细胞以及正常体液和组织的免疫成分等。

（一）屏障结构

1. 皮肤与黏膜　皮肤与黏膜可发挥如下免疫功能。

（1）阻挡和排除作用：健康完整的皮肤和黏膜有阻挡和排除病原微生物的作用。完整的皮肤能阻挡病原菌的侵入，体表上皮细胞的脱落与更新可清除皮肤上的微生物；与外界相通道道的黏膜组织的阻挡及附属结构的运动可清除黏膜上的微生物，如呼吸道黏膜上皮的纤毛运动、口腔吞咽和肠蠕动等，可使病原菌难以定植而被排除。当皮肤受损，或黏膜屏障功能削弱时，就易受病原菌的感染。

（2）分泌杀菌物质：皮肤和黏膜可分泌多种杀菌物质。例如皮肤汗腺分泌的乳酸使汗液呈酸性（pH 5.2～5.8），不利于病原菌生长。皮脂腺分泌的脂肪酸和汗腺分泌的溶菌酶具有杀病原菌或杀病原性真菌的作用。不同部位的黏膜能分泌不同的抗菌物质，如溶菌酶、抗菌肽、胃酸、蛋白酶等多种杀菌物质，对侵入的致病菌具有杀灭作用。进入胃中的细菌大多不能抵抗强酸环境（pH 1.5～3.0）而被杀死。肠道的胆盐、蛋白水解酶和碱性环境可进一步杀灭进入肠道的病原微生物。

（3）人体微生物群的拮抗作用：寄居在皮肤和黏膜表面的人体微生物群构成了微生物屏障。它们可通过与病原菌竞争受体和营养物质、产生抗菌物质以及形成生物被膜等方式，阻止病原菌在上皮细胞表面的黏附和生长。如成年健康妇女阴道优势菌乳杆菌能分解糖原，产生大量的乳酸，使阴道内保持酸性环境（pH 4.0～4.5），可抑制病原菌的入侵和繁殖。

2. 血脑屏障　人的血脑屏障由软脑膜、脉络膜、脑毛细血管和星状胶质细胞等组成。通过脑毛细血管内皮细胞层的紧密连接和吞饮作用，阻挡病原菌及其毒性产物从血流进入脑组织或脑脊液，从而保护中枢神经系统。婴幼儿因血脑屏障发育不完善，故易发生病原菌所致的中枢神经系统感染。

3. 胎盘屏障　由母体子宫内膜的基蜕膜和胎儿绒毛膜共同组成。此屏障可防止母体内的致病菌进入胎儿体内，保护胎儿免受感染。在妊娠 3 个月内，胎盘屏障尚未发育完善，此时若母体发生感染，病原菌则有可能通过胎盘侵犯胎儿，干扰其正常发育，造成畸形甚至死亡。药物也可通过不完善的胎盘影响胎儿。因此，在妊娠期间尤其是早期，应尽量防止感染并尽可能不用或少用副作用大的药物。

（二）吞噬细胞

病原菌突破皮肤或黏膜屏障侵入体内后，首先遭遇吞噬细胞的吞噬作用。吞噬细胞分为两大类，一类是小吞噬细胞，主要指血液中的中性粒细胞。另一类是大吞噬细胞，即单核吞噬细胞系统（mononuclear phagocyte system，MPS）细胞，包括血液中的单核细胞和各种组织器官中的巨噬细胞，可吞噬、杀伤和消化侵入的病原菌。

1. 吞噬细胞对病原菌的识别　吞噬细胞对病原菌的识别是通过模式识别（pattern recognition）来实现的。模式识别理论认为，病原菌内存在一些进化上非常保守且与致病性相关的组分，称为病原体相关分子模式（pathogen-associated molecular pattern，PAMP）。而在宿主的免疫活性细胞上存在一类识别 PAMP 并介导固有免疫启动的受体被命名为模式识别受体（pattern recognition receptor，PRR）。机体固有免疫系统的吞噬细胞通过 PRR 来感知 PAMP，从而识别入侵的病原体及其产物。PRR 可根据其细胞定位和相关功能，主要分为以下 4 种：血清分泌型 PRR、膜结合内吞型 PRR、膜结合信号转导型 PRR 及胞质信号转导型 PRR，其中参与对细菌 PAMP 识别的主要为前 3 种。

存在于细菌细胞壁的成分如肽聚糖、LPS、蛋白质、脂类以及细菌和病毒的核酸残基等都可以是 PAMP。吞噬细胞依靠 PRR 可直接与致病菌的 PAMP 识别并结合。如 LPS 与血清中的 LBP 结合，再与吞噬细胞膜上的 CD14 分子结合，形成 LPS-LBP-CD14 复合物，可被吞噬细胞的 TLR4-MD2 所识别（图 7-4）。尽管微生物的种类繁多，它们的抗原分子具有更复杂无限的多样性，但若把微生物的抗原分子归纳为"分子模式"，就可以把无限的抗原特异性种类归纳为有限的"分子模式"，为机体通过有限的 PRR 来识别外来无限的抗原提供了可能。

机体的 PRR 存在于血清、免疫细胞膜表面甚至细胞质内。PRR 在机体内的特异性种类是有限的，

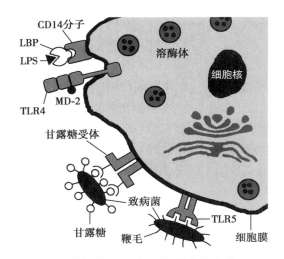

图 7-4　吞噬细胞 PRR 识别并结合致病菌 PAMP 示意图

但 PRR 对抗原的识别不是严格一对一的"锁 - 钥"关系。只要两者在结合部位上基本适合,就可以结合且可通过分子振动提高结合的适合度,实现柔性结合。这种"模式识别"大大提高了机体识别外来异物的经济性。

2. 吞噬和杀菌过程　一般分为 4 个连续过程(图 7-5)。

(1)趋化(chemotaxis):细菌感染时,入侵的致病菌可刺激吞噬细胞、内皮细胞等产生趋化因子(chemokine)。趋化因子的作用是吸引吞噬细胞穿过毛细血管壁,定向聚集到局部炎症部位。趋化因子的种类很多,以某些细胞因子为主。此外,补体活化产物 C5a、C3a、C567,细菌成分或代谢产物,炎症组织分解产物等都具有趋化作用。

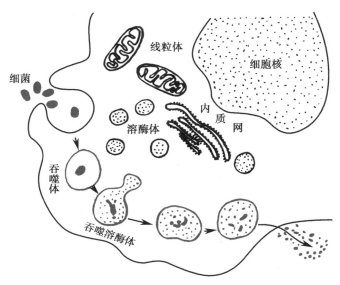

图 7-5　吞噬细胞对致病菌的吞噬和消化过程示意图

(2)识别(recognition):吞噬细胞表面存在多种 PRR,如 CD14、TLR、β2- 整合素、P- 选择素、清道夫受体、膜延展刺突蛋白(moesin)和甘露糖受体等。这些 PRR 通过识别病原体的 PAMP,并与之结合,实现识别过程。血清中 LBP 能与 LPS 结合,这种 LPS-LBP 复合体通过 CD14 与吞噬细胞相结合可增强吞噬细胞的吞噬作用;中性粒细胞和单核巨噬细胞表面均具有抗体 IgG Fc 受体和补体 C3b 受体,借助于抗体和补体的调理作用,吞噬细胞的吞噬和杀伤效力明显增强。

(3)吞入(ingestion):吞噬细胞与病原体结合后,接触部位的细胞膜内陷,同时伸出伪足将病原体包围并摄入细胞质内,形成由部分胞膜包绕的**吞噬体**(phagosome),此过程称为**吞噬**(phagocytosis)。

(4)杀灭与消化(killing and digestion):当吞噬体形成后,与吞噬细胞胞质中的溶酶体(lysosome)靠近并融合,形成**吞噬溶酶体**(phagolysosome)。此时,吞噬细胞从有氧呼吸转换为糖酵解作用,产生大量乳酸,使吞噬溶酶体内酸化(pH 3.5~4.0),抑制病原菌生长,并增强多种溶酶体酶的活性,借助于吞噬溶酶体内的依氧和非依氧两大杀菌系统杀灭病原菌。依氧杀菌系统通过氧化酶的作用,使分子氧活化成为多种**活性氧中介物**(reactive oxygen intermediate,ROI)和**活性氮中介物**(reactive nitrogen intermediate,RNI),直接作用于病原菌;或通过髓过氧化物酶(myeloperoxidase,MPO)和卤化物的协同而杀灭病原菌。非依氧杀菌系统不需要分子氧的参与,而是通过溶菌酶、酸性环境和杀菌性蛋白发挥作用。杀死的病原体进一步由蛋白酶、核酸酶、酯酶等降解、消化,最后将残渣排至吞噬细胞外。

3. 吞噬作用的后果　包括完全吞噬和不完全吞噬,同时还会造成组织损伤和抗原提呈。

(1)完全吞噬:病原体在吞噬溶酶体中被杀灭和消化,未消化的残渣被排出胞外,此即完全吞噬。如大多数化脓性球菌被中性粒细胞吞噬后,一般在 5～10 分钟死亡,30～60 分钟被破坏。

(2)不完全吞噬:如本章第一节所述,某些胞内寄生菌或病毒等病原体在免疫力低下的机体中,虽被吞噬却不被杀死,称为不完全吞噬。此种吞噬对机体不利,因病原体在吞噬细胞内得到保护,可以免受体液中的抗菌物质和抗菌药物等的作用。有的病原体甚至能在吞噬细胞内生长繁殖,导致吞噬细胞死亡,或随吞噬细胞游走,并经淋巴液或血液扩散到人体其他部位,引起感染扩散。

(3)组织损伤:吞噬细胞在吞噬过程中,由溶酶体释放的多种蛋白水解酶以及杀菌因素,也能破坏邻近的正常组织细胞,造成组织损伤和炎症反应。

(4)抗原提呈:巨噬细胞吞噬、消化处理病原体后,可将一些有效的抗原决定簇经过加工、处理,提呈给 T 淋巴细胞,启动机体的适应性免疫应答。

4. 自噬　自噬(autophagy)是指细胞内的双层膜结构包裹部分胞质和细胞内需降解的细胞器、蛋白质或外来异物形成**自噬体**(autophagosome),然后与溶酶体融合形成自噬溶酶体(autophagolysosome),利用溶酶体内的水解酶降解包裹内容物的过程。自噬既可以作为一种防御机制来抵御环境变化对细胞造成的损伤,又可作为一种可调控的程序性死亡(programmed cell death,PCD)机制,诱导细胞发生不同于凋亡的自噬性细胞死亡(autophagic cell death)。这种双重机制使其在抗感染时产生不同的作用,一方面宿主可通过自噬清除细菌,同时细菌(如伤寒沙门菌、结核分枝杆菌)亦可通过某些机制逃避宿主细胞的自噬;另一方面,某些胞内菌(如嗜肺军团菌、结核分枝杆菌)可通过诱导或调节宿主细胞的自噬而促进自身存活。自噬这把"双刃剑"的分界线尚不明了,就感染性疾病而言,可能与感染的时程和强度等因素有关。细胞不仅通过自噬/溶酶体途径发挥固有免疫应答效应,还通过自噬及其形成的自噬体参与抗原提呈过程。

吞噬细胞或其他细胞的死亡方式还有凋亡(apoptosis)、坏死性凋亡(necroptosis)、焦亡(pyroptosis)、铁死亡(ferroptosis)和坏死(necrosis)等。其中前四种也是可调控的细胞 PCD,而坏死则是不受控制的细胞死亡。凋亡由于细胞膜结构相对完整而不引起明显的炎症反应,是一种免疫沉默形式的细胞死亡。坏死由于可引发细胞和组织严重的炎症反应,可促进细菌感染病理性发展。焦亡、坏死性凋亡为近年新发现,是呈现坏死形态的 PCD,能引起炎症反应,对机体而言是一把"双刃剑",一般认为适度时可影响细菌引起的炎症、触发宿主自我修复和抗菌反应以清除病原菌,但过度或许会加重感染导致的病理性损伤、促进胞内菌释放播散。

(三)其他固有免疫细胞

参与固有免疫的细胞还有 NK 细胞、树突状细胞、γδ T 细胞、自然杀伤 T 细胞(natural killer T cell,NKT 细胞)、B1 细胞、肥大细胞、嗜碱性粒细胞及嗜酸性粒细胞等,它们可通过不同方式和策略在机体防御病原微生物的免疫应答中发挥作用。

(四)体液因素

机体正常组织和体液中存在多种抗菌物质,常配合其他杀菌因素发挥作用。

1. 补体　补体(complement)是存在于正常体液中的一组球蛋白,由巨噬细胞、肠上皮细胞、肝和脾细胞等产生。补体系统经由经典途径和旁路途径被激活后,产生多种生物活性分子,通过不同的机制发挥抗感染免疫作用。例如补体活化产物 C3a、C5a 具有趋化作用,可吸引吞噬细胞到达炎症部位;C3b、C4b 具有调理作用,促进吞噬细胞的吞噬活性;膜攻击复合物 C5b-9 则能溶解破坏某些细菌和包膜病毒。在感染早期抗体出现前,补体可以通过旁路途径激活而发挥趋化、调理、溶菌、溶细胞等防御作用,是一种重要的抗感染固有免疫机制。

2. **溶菌酶** 溶菌酶（lysozyme）为一种碱性蛋白，主要来源于吞噬细胞，广泛分布于血清、唾液、泪液、乳汁和黏膜分泌液中。作用于革兰氏阳性菌的胞壁肽聚糖，使之裂解而溶菌。革兰氏阴性菌由于存在外膜结构对溶菌酶不敏感，但在特异性抗体、EDTA 等参与下，溶菌酶也可破坏革兰氏阴性菌。

3. **抗微生物肽** 抗微生物肽（antimicrobial peptide）是一类富含碱性氨基酸的小分子多肽，一般只有十多个到四十多个氨基酸。种类有数百种，文献中有抗菌肽、抗微生物肽、肽抗生素等不同称呼。它们几乎在各类生物组织细胞中都有表达，其杀菌机制主要是破坏细菌细胞膜的完整性，使菌细胞溶解死亡。人源性抗菌肽主要有防御素（defensins）类如 α- 防御素、β- 防御素等，以及组织杀菌素（cathelicidin）类的 LL-37。

正常体液中尚有乙型溶素（β- 溶素，β-lysin）、吞噬细胞杀菌素、组蛋白、乳素、正常调理素等杀菌或抑菌免疫分子。

此外，细菌或病毒感染后在体液中出现或升高的其他固有免疫分子还有干扰素（interferon，IFN）及急性期蛋白（acute phase protein，APP）等。IFN 将在后续其他章节详细叙述。APP 为一组血清蛋白，种类较多，其中典型的有脂多糖结合蛋白（LPS-binding protein，LBP）、C 反应蛋白（C-reactive protein，CRP）、甘露糖结合凝集素（MBL）等。在炎症刺激后，大多数 APP 可以迅速呈十倍或百倍地升高，在感染或炎症的恢复中起重要作用。

二、适应性免疫

适应性免疫主要包括**体液免疫**（humoral immunity）、**细胞免疫**（cellular immunity）和**黏膜免疫**（mucosal immunity）。

（一）体液免疫

体液免疫在抗细菌感染中占有极为重要的地位，主要针对胞外菌及其毒素。当机体受到病原菌感染后，在 CD4[+] Th2 细胞辅助下，B 淋巴细胞活化、增殖、分化为浆细胞，进而合成和分泌 IgG、IgM、IgA、IgD 和 IgE 等免疫球蛋白，也称抗体（antibody）。抗体是体液免疫的效应分子，其作用主要有以下几个方面：

1. **抑制病原菌黏附** 黏附于上皮细胞是许多致病菌感染发生的第一步。血液中的抗黏附素或抗细菌表面 PAMP 的抗体，可发挥阻断细菌黏附细胞的作用。其作用机制是基于特异性抗体对病原体表面黏附相关分子的封闭作用。

2. **调理吞噬作用** 抗体自身或与补体联合增强吞噬细胞吞噬、杀灭病原体的作用称为调理吞噬作用（opsonization）。中性粒细胞和单核吞噬细胞上有抗体 IgG 的 Fc 受体和补体 C3b 受体。因而 IgG 抗体可通过其 Fab 段与病原体抗原结合，通过 Fc 段与吞噬细胞结合，这样抗体在病原体与吞噬细胞之间形成桥接，促使吞噬细胞对病原体的吞噬和杀灭。补体活化产物 C3b 等能非特异地覆盖于病原体表面，再通过 C3b 受体与吞噬细胞结合，从而起到调理作用。抗体与补体两者联合作用则效应更强。

3. **中和细菌毒素** 机体产生的特异性针对毒素（主要为外毒素）的抗体，称为**抗毒素**（antitoxin）。抗毒素能阻断外毒素与靶细胞上特异性受体的结合，或者封闭毒素的活性部位，使毒素失去毒性作用。特异性抗体对外毒素、内毒素以及其他类型的毒素都有效，但必须基于特异性结合基础之上。抗毒素与毒素形成的复合物，易被吞噬细胞吞噬清除。

4. **抗体和补体的联合溶菌作用** 抗体（IgG、IgM）与相应病原体或受病原体感染的靶细胞结合后，通过经典途径激活补体，最终由补体的攻膜复合体将病原菌或受感染的靶细胞溶解。

5. **抗体依赖性细胞介导的细胞毒作用**（antibody dependent cell mediated cytotoxicity，ADCC） IgG 的 Fc 段与 NK 细胞上 Fc 受体结合，促进 NK 细胞的细胞毒作用，裂解致病菌入侵的靶细胞。

（二）细胞免疫

细胞免疫是 T 细胞介导的免疫应答。当病原体侵入机体后，经抗原提呈加工处理，形成抗原-MHC 分子复合物,提呈给 T 淋巴细胞识别。T 细胞受抗原刺激后,活化、增殖、分化为效应 T 细胞,主要有 CD8$^+$ **细胞毒性 T 细胞**(cytotoxic T lymphocyte,CTL)和 CD4$^+$ 的 Th1、Th17、Th22 等细胞,主要发挥抗胞内菌感染免疫作用。

1. CTL　CD8$^+$ CTL 是细胞免疫反应的重要效应细胞,可特异性直接杀伤靶细胞。抗胞内菌感染的机制主要有:①释放**穿孔素**(perforin)和**颗粒酶**(granzyme)等毒性分子导致受感染的靶细胞裂解,并借助分泌的颗粒溶素(granulysin)杀伤释放出细胞的病原菌。②活化后膜表面表达 FasL,FasL 与靶细胞表面的 Fas 分子结合,导致靶细胞内在的自杀基因程序活化,引起靶**细胞凋亡**;CTL 攻击靶细胞后,自身不受损伤,仍可与新的靶细胞结合发挥效应。③CTL 也可通过非溶细胞机制,如分泌细胞因子 IFN-γ、TNF-α 等发挥抗感染作用。

2. Th1 细胞　CD4$^+$ Th1 细胞能分泌 IL-2、IFN-γ、TNF-α 等多种细胞因子,招募吞噬细胞等免疫活性细胞游走至病原体侵入部位,清除入侵的病原菌、病毒等感染的细胞。IFN-γ 可活化巨噬细胞,增强对胞内病原微生物的杀灭作用。细胞因子还可通过增强 NK 细胞的杀伤作用、促进单核细胞向炎症局部浸润及促进 CTL 分化成熟等,加强固有免疫和特异性免疫效应。

(三) 黏膜免疫

人体与外界接触的黏膜表面,是病原体侵入的主要门户。存在于黏膜表面及黏膜下的固有免疫成分,以及分布在消化道、呼吸道、泌尿生殖道黏膜、其他部位黏膜下及一些外分泌腺体处的淋巴样组织,综合构成了机体的局部黏膜防御系统,总称为**黏膜免疫系统**(mucosal immune system,MIS)。

肠道中的肠壁集合淋巴结或称派伊尔结(Payer patch)在诱导黏膜免疫应答中起重要作用。位于黏膜上皮中的 M 细胞(microfold cell)是启动黏膜免疫应答的关键细胞。当病原体侵入时,M 细胞可将抗原内吞,再将其转运到黏膜上皮下方的集合淋巴结中。抗原很快被抗原提呈细胞(APC)摄取,并提呈给 T、B 淋巴细胞,诱导产生特异性免疫应答。

MIS 的主要功能是产生具有局部免疫作用的保护性免疫分子,即分泌型 sIgA,阻止病原体自黏膜侵入。黏膜免疫系统不仅可刺激产生局部黏膜免疫应答,而且也可诱导全身系统免疫应答。如在口服灭活或减毒微生物疫苗时,除在肠道可检出特异性 sIgA 外,在呼吸道、泌尿生殖道以及泪液、乳汁中也有特异性 sIgA 的存在。黏膜免疫系统还可通过吞噬细胞、T 细胞发挥细胞免疫功能。

三、抗胞外菌免疫

绝大部分病原菌寄居在细胞外,如宿主细胞表面、组织间隙和血液、淋巴液、组织液等体液中,常称为胞外菌(extracellular bacteria),其所致感染属于胞外菌感染。

(一) 固有免疫的抗胞外菌作用

1. **补体激活**　肽聚糖、LPS 等均可经旁路途径激活补体系统,然后通过调理吞噬、膜攻击复合物溶菌、招募活化白细胞参与炎症反应而发挥抗菌作用。

2. **吞噬作用**　吞噬细胞主要通过其膜表面的 PRR 如甘露醇受体、清道夫受体、TLR 或补体受体等介导的特异性吞噬,高效率吞噬杀死胞外菌。

3. **炎症反应**　吞噬细菌后的吞噬细胞及其他免疫细胞可分泌细胞因子及各种趋化因子,引发局部炎症反应及全身表现。

(二) 适应性免疫的抗胞外菌作用

如前所述,体液免疫是宿主抗胞外菌感染的主要适应性免疫,通过各种机制可中和毒素或清除胞外菌而发挥保护性作用。

四、抗胞内菌免疫

与胞外菌不同的是,部分细菌既可在宿主细胞内寄居,也可在细胞外环境中生长繁殖,如结核分枝杆菌、伤寒沙门菌等,称为**兼性胞内菌**。部分细菌必须寄生在活细胞内生长繁殖,如立克次体、衣原体等,称为**专性胞内菌**。兼性胞内菌和专性胞内菌所引起的感染,均属于**胞内菌**(intracellular bacteria)感染。由于有宿主细胞的屏障作用,特异性抗体不能进入细胞内发挥作用,机体抗胞内菌感染的免疫有其特殊性,主要依靠细胞免疫。

(一)吞噬细胞对胞内菌的作用

胞内菌主要被单核巨噬细胞吞噬,后者可通过固有免疫过程及适应性免疫调节、激活发挥杀菌作用。在适应性细胞免疫产生之前,未活化的单核巨噬细胞往往较难杀死吞入的细菌。被特异激活的单核巨噬细胞产生活性氧中介物、活性氮中介物的能力增强,尤其是大量一氧化氮的产生,能更有效地杀伤多种胞内菌。此外,中性粒细胞在感染早期有一定作用,NK 细胞可直接杀伤感染的靶细胞。

(二)细胞免疫对胞内菌的作用

抗胞内菌感染的细胞免疫主要是通过 Th1 细胞和 CTL 细胞来完成的。CD4+ Th1 可分泌多种细胞因子(IL-2、IFN-γ、TNF-α 等),激活并增强巨噬细胞对靶细胞的杀伤能力,有利于对胞内菌的清除。CTL 在抗某些胞内菌(如结核分枝杆菌)感染中可直接杀伤靶细胞。CTL 抗胞内菌感染的作用机制主要有:①通过毒性分子包括穿孔素、颗粒酶的介导发挥细胞毒性作用,破坏靶细胞,使病菌释放出,再由抗体等调理后被巨噬细胞吞噬消灭或由颗粒溶素直接杀伤病原菌;②引起感染细胞的凋亡,凋亡小体被新移行来的未感染巨噬细胞或树突状细胞发挥效应性吞噬而清除;③通过分泌 Th1 型细胞因子,如 IFN-γ 等,活化巨噬细胞,增强其杀伤能力。

(三)特异性抗体对胞内菌的作用

尽管抗体无法进入细胞内发挥作用,但抗体在抗胞内菌免疫方面仍有重要作用。针对胞内菌的细胞外寄生阶段,首先,在病原菌侵入细胞之前,抗体可以阻止细胞外的病原菌侵入细胞内;其次,胞内菌在细胞内大量繁殖后会导致宿主细胞坏死,释放出细菌,再感染其他细胞;这时抗体可阻止胞外细菌感染其他仍未被感染的细胞;最后,抗体的调理吞噬作用。因此,抗体对阻止胞内菌存在的游离于细胞外的感染和扩散是有积极作用的。针对胞内菌的细胞内寄生阶段,抗体可激活补体系统形成膜攻击复合体或经 NK 细胞介导的 ADCC 效应杀伤受感染的靶细胞,导致胞内菌释放出细胞外而被抗体的上述作用所清除。

第三节 │ 感染的发生与发展

感染的发生首先要有感染源。感染源是指病原体自然生存、繁殖并排出的宿主或场所。根据病原体来源不同,感染可分为**外源性感染**(exogenous infection)和**内源性感染**(endogenous infection)。

一、感染源与传播

(一)感染源

1. 外源性感染 外源性感染的感染源来自宿主体外,多由一些毒力较强的致病菌引起,主要包括:

(1)病人:是引起外源性感染最常见的传染源。病原体从病人体内排出并能传播给周围健康人的阶段称为病人的传染期。一般情况下,病人感染初期的传染性最强。因此,及早对病人作出诊断并采取防治措施对控制外源性感染有重要意义。

(2)带菌者:有些人感染某些病原体后,不表现出任何临床症状或症状很轻,不被感染者自己发现,但可排出病原体到体外,称为病原携带者(carrier)。如果携带的病原体为细菌,则称为带菌者。由于带菌者没有临床症状,不易被发现,因此是很重要的传染源,其危害性往往超过病人。如脑膜炎奈瑟菌流行期间,正常人带菌率高达 70%,在推动疾病流行中发挥重要作用。及时检出带菌者并进行治疗或隔离是必要的。

（3）病畜及带菌动物：病畜或野外带菌动物的某些病原菌，可通过特定途径传染给人，引起人兽共患病（zoonosis）。人兽共患病是由一种病原体同时可引起动物和人类的传染病，如鼠疫、炭疽等。吸血节肢动物如恙螨、蜱通过叮咬血液中带有病原菌的感染者或动物，再感染易感者，既是感染源，也是传播媒介。一些人兽共患病，如鼠疫、森林脑炎、钩端螺旋体病、恙虫病、肾综合征出血热等，经常存在于某地区，是由于该地区具有该病的动物传染源、传播媒介及病原体在动物间传播的自然条件，当人类进入这种地区时可以被感染得病，这些地区称为自然疫源地（natural focus），而这些疾病则称为自然疫源性疾病（natural focus disease）。

（4）环境储菌源：耐干燥菌可在医院环境中存活较久，如金黄色葡萄球菌、肠球菌等。许多革兰氏阴性菌在潮湿环境中不仅能存活，还能繁殖，如冷却塔水、空调器中易存在嗜肺军团菌，医院内的气体过滤瓶、注射器械等也可携带病原菌。这些环境储菌源中的病原菌可通过直接或间接方式传播给易感者。

2. 内源性感染　指由来自病人自身所带细菌引起的感染。引起内源性感染的病原菌大多为机会致病菌，少数是由潜伏状态存在于体内的致病菌所致。临床治疗中大量使用抗生素导致微生态失调以及各种原因导致机体免疫功能下降，如老年人、癌症晚期病人、艾滋病病人、器官移植使用免疫抑制剂者，均易发生内源性感染。内源性感染有逐年增多的趋势。

（二）传播途径

不同的感染源可经过不同的传播途径在人与人之间、人与环境之间或动物与人体之间引起传播。常见的传播途径有：

1. 呼吸道　许多病原菌可从病人、带菌者的痰液、唾液等分泌物，通过气溶胶、空气飞沫及沾有病原菌的尘埃等方式进入呼吸道引起感染。如 A 群链球菌、结核分枝杆菌、嗜肺军团菌等均可经呼吸道途径感染和传播。

2. 消化道　某些病原菌从消化道进入，又从消化道排出，进而污染食品、饮水等，再通过污染的食品、饮水等又传入新的宿主，构成"粪-口"传播途径。这些病原菌都是能够抵抗胃酸和胆汁并在外界有一定存活能力的微生物，例如肠产毒素型大肠埃希菌、伤寒沙门菌等。

3. 皮肤黏膜　皮肤黏膜的损伤、烧伤、动物咬伤等均可导致病原菌入侵，如 A 群链球菌等引起的化脓性感染。泥土、人和动物粪便中可有破伤风梭菌、产气荚膜梭菌的芽胞，当芽胞进入深部伤口会发芽繁殖，引起疾病。

4. 节肢动物媒介　如鼠蚤传播的鼠疫耶尔森菌、虱传播的流行性斑疹伤寒立克次体等都是经节肢动物媒介进行传播的。

5. 性传播　性传播主要是指通过人类性接触引起的传播。通过性传播引起的疾病，称为**性传播感染**（sexually transmitted infection，STI），如淋病奈瑟菌、梅毒螺旋体、沙眼衣原体等引起的 STI，是人类面临的重大公共卫生问题。

6. 多途径传播　某些细菌可经多途径传播引起感染，如结核分枝杆菌、炭疽芽胞杆菌等可经呼吸道、皮肤创伤、消化道等多途径感染。

通常地，将病原体在人群中的不同个体之间的传播，称为水平传播（horizontal transmission），包括人-人和动物-人之间（包括通过媒介或环境）的传播，为大多数病原菌的传播方式，如上述的呼吸道、消化道等传播途径。病原体由亲代宿主传给子代的传播，称为垂直传播（vertical transmission），主要包括通过胎盘或产道传播，或围产期的哺乳和密切接触感染等方式，为少数病原菌的传播方式，如罹患淋病的孕妇经产道分娩新生儿，新生儿感染淋病奈瑟菌的方式就属于垂直传播。

二、感染的发生

感染是否发生以及发生后的转归取决于三方面因素：一是机体的免疫状态；二是病原菌因素，包括毒力、数量与侵入途径；三是环境、社会因素的影响。机体的免疫状态在上一节已介绍，下面介绍后两个方面的因素：

（一）病原菌因素

1. 致病菌是否引起感染，取决于三个方面的病原菌因素。

（1）**细菌的毒力**：毒力越强，引起疾病的可能性越大，引起的疾病也越严重。

（2）**细菌的侵入数量**：侵入的细菌数量越多，引起疾病的可能性也越大。通常，细菌毒力愈强，引起感染所需的细菌数量愈少；反之，细菌毒力越弱，引起疾病所需的细菌数量就愈多。例如，毒力强大的鼠疫耶尔森菌可能只要数个或数百个细菌就可引起感染，而毒力较弱的沙门菌，常需摄入数亿个细菌才引起急性胃肠炎。

（3）**细菌的侵入门户与部位**：各种致病菌都有其特定的侵入门户与部位，这与致病菌需要特定的生长繁殖的微环境有关。即使具有一定毒力且有足够数量的致病菌，若侵入易感机体的门户不对，仍然不能引起感染。例如痢疾志贺菌必须经口进入才能引起细菌性痢疾，经皮肤伤口则不会引起疾病；脑膜炎奈瑟菌需通过呼吸道进入才能致病；破伤风梭菌需进入深部创伤，在厌氧环境中繁殖才能致病。也有一些致病菌的侵入途径不止一种，如结核分枝杆菌与炭疽芽胞杆菌，经呼吸道、消化道、皮肤创伤等部位都可以引起感染。

2. 与致病菌不同的是，机会致病菌是否引起感染，取决于以下三个方面的因素。

（1）**寄居部位的改变**：正常菌群由原寄居部位向其他部位或本来是无菌的部位转移，称为寄居部位改变（translocation）。例如大肠埃希菌在肠道通常是不致病的，但如果从肠道进入泌尿道，或手术时通过切口进入腹腔、血流，则可引发尿道炎、肾盂肾炎、腹膜炎甚至败血症等。

（2）**宿主免疫功能下降**：应用大剂量皮质激素、抗肿瘤药物或放射治疗以及艾滋病病人晚期等，病人免疫功能降低，从而使一些微生物在原寄居部位能穿透黏膜等屏障，引起局部组织或全身性感染，严重者可因败血症而死亡。

（3）**菌群失调**：菌群失调是指在应用抗生素治疗感染性疾病等过程中，宿主某部位寄居细菌的种群发生改变或各种群的数量比例发生大幅度变化，从而导致疾病。菌群失调可表现为引起二重感染或重叠感染（superinfection），是指用抗生素治疗某种原感染性疾病的过程中，又感染了另一种或多种病原体，表现为两种或两种以上病原体混合感染。这是因为长期或大量应用抗生素后，正常菌群被抑制或杀灭，而原处于数量劣势的菌群或外来耐药菌趁机大量繁殖而导致的感染。引起二重感染的常见细菌有金黄色葡萄球菌、艰难拟梭菌和一些革兰氏阴性杆菌。临床表现有假膜性肠炎、肺炎、泌尿道感染或败血症等。

（二）社会和环境因素

社会因素对感染的发生和传染病的流行影响也很大。战争、灾荒、动荡等可促使传染病的发生和流行。若改善生活和劳动条件，开展防病的卫生运动和健康教育，有利于提高人类健康水平，传染病的发病率会逐渐下降。

环境因素包括气候、季节、温度、湿度和地理条件等诸方面。例如季节不同，流行的传染病种类就不同。冬季易发生呼吸系统传染病，是因寒冷能降低呼吸道黏膜的抵抗力。同时，室内活动较多，门窗经常关闭，空气流动少，也增加与致病菌接触的机会。夏季气温高，利于苍蝇、蚊虫等孳生，增加病原体的传播机会。有些传染病有地区性和环境性，例如森林地区存在着野生动物和吸血节肢动物，出现人兽共患病、虫媒传染病或自然疫源性疾病的机会较多，且易受环境变化（如森林破坏、土地开垦等）的影响。人口密度增加、人口流动性增强会促使传染病的流行。若空气、水源发生污染，居住环境恶化，则易引起传染病的发生。因此，保护人类生存的环境，就是保护人类自己。

三、感染的类型

感染的发生、发展与结局，是宿主与病原菌在一定条件下相互作用和较量的过程。根据两者力量的对比,可以出现**隐性感染**(inapparent infection)、**显性感染**(apparent infection)和**带菌状态**(carrier state)等不同感染类型和临床表现,并可随着双方力量的增减而出现动态变化。

(一)隐性感染

当机体的抗感染免疫力较强,或侵入的病菌数量不多、毒力较弱,感染后对机体损害较轻,不出现或出现不明显的临床症状,称为隐性感染,或称**亚临床感染**(subclinical infection)。隐性感染后,机体常可获得足够的特异免疫力,能抵御相同致病菌的再次感染。在每次传染病流行中,隐性感染者一般约占人群的 90% 或更多。结核、白喉、伤寒等常有隐性感染。

(二)显性感染

当机体抗感染的免疫力较弱,或侵入的致病菌数量较多、毒力较强,以致机体的组织细胞受到不同程度的损害,生理功能发生改变,并出现一系列的临床症状和体征,称为显性感染。由于不同个体抗病能力和入侵致病菌毒力等存在着差异,因此,显性感染可有轻、重、缓、急等不同模式。

1. 按病情缓急不同可将显性感染分为急性感染和慢性感染

(1)**急性感染**(acute infection):发作突然,病程较短,一般是数日至数周。病愈后,致病菌从宿主体内消失。急性感染的致病菌有脑膜炎奈瑟菌、霍乱弧菌、肠产毒素型大肠埃希菌等。

(2)**慢性感染**(chronic infection):病程缓慢,常持续数月至数年。胞内菌往往引起慢性感染,例如结核分枝杆菌、麻风分枝杆菌等。

2. 按感染的部位不同可将显性感染分为局部感染和全身感染

(1)**局部感染**(local infection):致病菌侵入机体后,局限在一定部位生长繁殖并引起病变。例如化脓性球菌所致的疖、痈等。

(2)**全身感染**(generalized infection,systemic infection):多由胞外菌感染引起,致病菌或其毒性代谢产物向全身播散引起全身性症状的一种感染类型。临床上常见的有下列几种情况:

1)**菌血症**(bacteremia):致病菌由局部侵入血流,但未在血流中生长繁殖,只是短暂的一过性通过血液循环到达体内适宜部位后再进行繁殖而致病。例如伤寒早期有菌血症期。

2)**毒血症**(toxemia):致病菌侵入宿主体内后,只在机体局部生长繁殖,病菌不进入血液循环,但其产生的外毒素入血。外毒素经血到达易感的组织和细胞,引起特殊的毒性症状。例如白喉等。

3)**败血症**(septicemia):病原菌侵入血流后,在其中大量繁殖并产生毒性产物,引起全身性中毒症状,例如高热、皮肤和黏膜瘀斑、肝脾肿大等。鼠疫耶尔森菌、炭疽芽胞杆菌等可引起败血症。

4)**内毒素血症**(endotoxemia):革兰氏阴性菌侵入血流,并在其中大量繁殖、崩解后释放出大量内毒素;也可由病灶内大量革兰氏阴性菌死亡、释放的内毒素入血所致。在严重革兰氏阴性菌感染时,常发生内毒素血症。

5)**脓毒血症**(pyemia):指化脓性细菌侵入血流后,在其中大量繁殖,并通过血流扩散至宿主体内的其他组织或器官,产生新的化脓性病灶。例如金黄色葡萄球菌的脓毒血症,常导致多发性肝脓肿、皮下脓肿和肾脓肿等。

目前在临床实践中,细菌性全身感染除保留了较为明确的菌血症和毒血症的概念外,其余类型已逐渐被**脓毒症**(sepsis)所取代,因病毒、真菌等也会引起脓毒症。1991 年,美国胸科医师协会和危重病医学会发布脓毒症定义的第一版国际共识,脓毒症被定义为由感染引起的**全身炎症反应综合征**(systemic inflammatory response syndrome,SIRS);脓毒症合并器官功能障碍、组织灌注不良或低血压称为严重脓毒症;若脓毒症经充分容量复苏后仍存在低血压即为感染性休克。

(三)带菌状态

有时致病菌在显性或隐性感染后并未立即消失,而是在体内继续留存一定时间,与机体免疫力处于相对平衡状态,称为带菌状态,该宿主称为带菌者。带菌者没有临床症状但经常会间歇排出致病菌,是感染性疾病中重要的传染源。伤寒、白喉等病后常可出现带菌状态。

第四节 | 医院感染

医院感染（hospital infection），又称医院获得性感染（hospital acquired infection），曾被称为院内感染（nosocomial infection），是指病人或医务人员在医院环境内发生的感染。医院感染是伴随着医院建立而发生的问题。近年来，随着医疗活动的复杂化，医院感染发生率高达5%～20%，已成为当今社会面临的一个突出的公共卫生问题。

一、医院感染的分类

根据引起感染的病原体来源不同，可将医院感染分为内源性和外源性医院感染两大类。

(一) 内源性医院感染

内源性医院感染（endogenous hospital infection）亦称自身感染（self-infection），是指病人在医院内由于某种原因，自身体内寄居的微生物（包括机会致病微生物和潜伏的致病性微生物）大量繁殖而导致的感染。内源性医院感染的病原体主要是机会致病微生物，它们因毒力很弱或无毒，一般不引起健康人感染，但当其在寄居部位改变、菌群失调或机体免疫功能下降等特定条件下引起各种内源性感染。

(二) 外源性医院感染

外源性医院感染（exogenous hospital infection）是指病人在医院环境中遭受医院内非自身存在的病原体侵入而发生的感染。外源性医院感染又可分为：

1. 交叉感染　交叉感染（cross infection）是指病人之间或病人与医护人员之间通过咳嗽、交谈，特别是经手等方式密切接触而发生的直接感染，或通过生活用品等物质而发生的间接感染。

2. 环境感染　环境感染（environmental infection）是指在医院环境内，因吸入污染的空气或接触到受污染的医院内设施而获得的感染。医院是一个人口密集、人员流动性大且疾病种类众多的公共场所。因此，医院是一个容易发生污染的特殊环境，很容易造成病原体在人群中播散而导致感染。

3. 医源性感染　医源性感染（iatrogenic infection）指病人在医护人员进行治疗、诊断和预防过程中，由于所用器械消毒不严而造成的感染。如将被微生物尤其是细菌生物被膜污染的各种插入性诊治器材直接接触体内组织或无菌部位，可造成感染。输入微生物污染的液体，可引起输液反应并造成感染。

二、医院感染的微生态特征

(一) 主要为机会致病菌

引起医院感染的病原体主要是机会致病菌，包括医院环境中和病人体内的机会致病菌。引起医院感染的病原体中，细菌约占90%以上，且以革兰氏阴性杆菌为主。此外，病毒、真菌和原虫等亦有可能引起医院感染。引起医院感染的常见病原微生物见表7-4。

表7-4　医院感染常见的病原微生物

感染类型	病原微生物名称
泌尿道感染	大肠埃希菌、肺炎克雷伯菌、鲍曼不动杆菌、表皮葡萄球菌、沙雷菌、变形杆菌、铜绿假单胞菌、肠球菌、白念珠菌等
呼吸道感染	流感嗜血杆菌、肺炎链球菌、分枝杆菌、肺炎克雷伯菌、铜绿假单胞菌、鲍曼不动杆菌、阴沟肠杆菌、产气肠杆菌、黏质沙雷菌、金黄色葡萄球菌、嗜肺军团菌、呼吸道病毒等
伤口和皮肤感染	金黄色葡萄球菌、链球菌、变形杆菌、厌氧菌、凝固酶阴性葡萄球菌、产气肠杆菌、铜绿假单胞菌、肺炎克雷伯菌、鲍曼不动杆菌、脆弱拟杆菌、真菌（白念珠菌等）等
胃肠道感染	肺炎克雷伯菌、沙门菌、志贺菌、霍乱弧菌、肠产毒型大肠埃希菌、肠出血型大肠埃希菌、空肠弯曲菌、金黄色葡萄球菌、艰难拟梭菌、白念珠菌、病毒（轮状病毒、诺如病毒等）等

（二）常具有耐药性

从医院感染病人体内分离的细菌,大多数具有耐药性,部分还是多重耐性。例如常引起医院感染的铜绿假单胞菌、肺炎克雷伯菌、鲍曼不动杆菌、金黄色葡萄球菌、白念珠菌等都容易对多种抗微生物药物产生耐药。

（三）常发生种类的变迁

医院感染的病原微生物种类,常随着抗微生物药物使用品种的不同而发生变迁。在 20 世纪 50～60 年代,世界范围内医院感染的主要病原菌为革兰氏阳性球菌。70～80 年代以后,国内外医院感染微生物均以革兰氏阴性杆菌为主。目前,白念珠菌、肺炎克雷伯菌和鲍曼不动杆菌亦常引起医院感染。

三、医院感染的危险因素

（一）医院是易感对象的集中地

医院环境存在大量医院感染的易感对象。这些易感对象多与他们的年龄或基础疾病有关。

1. 年龄因素 老年人和婴幼儿易发生医院感染。老年人随着年龄增长、器官老化、功能衰退,免疫功能也随之降低,而且常伴有慢性疾病。婴幼儿因免疫器官发育欠成熟,功能未健全,从母亲获得的被动免疫力（IgG）逐渐消失。因此,这两类人群较易发生医院感染。

2. 基础疾病 住院病人常常患有一些基础性疾病,如免疫缺陷性疾病、代谢性疾病（如糖尿病）、内分泌功能失调、器官移植、恶性肿瘤、尿毒症等。他们的免疫功能常常出现紊乱或低下,这些病人很容易在住院期间发生医院感染。

（二）诊疗技术和侵入性检查与治疗易导致医院感染

1. 诊疗技术 易引起医院感染的诊疗技术主要包括两类。

（1）器官移植:医院感染是器官移植病人最常见的并发症,也是造成病人手术失败及死亡的主要原因。因病人术前常有基础疾病而免疫功能低下,加上手术创伤以及为防止排斥反应而采用免疫抑制剂等原因,导致免疫功能进一步降低。

（2）血液透析和腹膜透析:这是治疗病人肾功能不全、尿毒症的重要手段。此类病人已有基础疾病和免疫功能低下,再进行这种创伤性治疗操作,故病人极易发生医院感染。

2. 侵入性（介入性）检查与治疗

（1）侵入性检查:支气管镜、膀胱镜、胃镜等侵入性检查是引起病人医院感染的危险因素。侵入性检查一方面破坏了黏膜屏障,将这些部位的微生物群带入相应检查部位,另一方面因器械消毒灭菌不彻底,可将污染的微生物带入检查部位而造成感染。

（2）侵入性治疗:气管切口或气管插管、留置导尿管、大静脉插管、伤口引流管、心导管及人工心脏瓣膜等均属侵入性治疗用品。侵入性治疗可破坏皮肤黏膜屏障,引起感染。更重要的是,这些侵入性治疗用品所用的生物材料很容易引起细菌等的黏附。细菌黏附后通过产生胞外多糖,细菌相互粘连形成**细菌生物被膜**,导致细菌对抗生素的敏感性显著下降,并能逃逸机体免疫系统的杀伤作用,故常导致医院感染,且常呈现慢性或反复发作特点。

3. 损害免疫系统的因素

（1）放射治疗:放射治疗对肿瘤组织无选择性作用,在损伤肿瘤组织的同时也破坏了正常组织,损害了免疫系统,降低了免疫功能。

（2）化学治疗:采用细胞毒性药物治疗恶性肿瘤,这类化疗药物亦可作用于正常组织细胞,损伤和破坏免疫系统的功能。主要有烷化剂类、抗代谢类等药物。

（3）激素的应用:主要是肾上腺皮质激素,它具有抗炎、免疫抑制及抗休克作用,临床常用来治疗急危重病症、自身免疫病及过敏性反应等。但这类药物也是免疫抑制剂,使用不当或长期使用,也会引起医院感染。

4. 其他危险因素 抗菌药物使用不当,甚至滥用;进行外科手术及各种引流,以及住院时间过长,长期使用呼吸机等都是医院感染的危险因素。

四、医院感染的预防和控制

目前国际上普遍认为病原微生物、易感人群及环境是导致医院感染的主要因素,控制这些因素是预防和控制医院感染最有效的措施。国内外预防和控制感染的具体做法主要是消毒灭菌、隔离、净化以及对媒介因素与易感人群等采取相应措施。为此,我国在预防控制医院感染方面制定和颁布了一系列法规,主要包括消毒灭菌、合理使用抗生素、医院重点部门管理的要求,以及使用一次性医用器具和消毒药械、污水及污物处理等管理措施。

(一) 消毒灭菌

在医院的常规诊疗过程中,必须严格执行**无菌操作技术**,加强对中心供应室和临床科室的消毒,对污物和污水的处理要进行监管,其中尤其要注意:

1. **医务人员的手卫生** 接触传染是导致医院感染的最重要因素。强调经常洗手,注意手部皮肤清洁和消毒,不能因为医务人员的诊疗行为导致病人的医院感染。

2. 进入人体组织或无菌器官的医疗用品必须灭菌;接触皮肤黏膜的器械和用品必须消毒。提倡使用一次性注射器、输液器和血管内导管。

3. 污染医疗器材和物品,均应先消毒后清洗,再消毒或灭菌。

4. 连续使用中的氧气湿化瓶、雾化器、呼吸机及其管道等,应定期消毒;湿化液应每日更换灭菌水;用毕需终末消毒,干燥保存。

5. 医务人员要了解消毒剂的性能、作用以及使用方法。配制时,应注意有效浓度、作用时间及影响因素。要警惕有耐消毒剂的病原微生物存在。

6. 消毒灭菌后,应进行效果监测。

(二) 隔离预防

隔离预防是防止病原微生物从病人或带病原者传给其他人群的一种保护性措施。医院感染的隔离预防应以切断感染的传播途径作为制定措施的依据,同时考虑病原微生物和宿主因素的特点。

(三) 合理使用抗菌药物

抗菌药物是医院内应用最广泛的一类药物。抗菌药物使用不当是造成医院感染的重要原因,合理使用抗菌药物是降低医院感染率的有效手段。

医院感染的预防及控制除采取上述措施外,还应对医院重点部门,如急诊室、重症监护室、治疗室、婴儿室、手术室、检验科、供应室等密切监测和预报。此外,一次性使用的医用器具、医院污物等应按照有关部门的规定和要求来规范化管理或毁坏处理,以期切断医院感染的传播途径,有效预防及控制医院感染。

(赖小敏)

本章目标测试

第八章 细菌感染的检查方法与防治原则

08章
本章数字资源

本章思维导图

学习目标

1. 描述病原学诊断的定义及其医学意义。
2. 总结临床微生物学标本的采集和送检原则。
3. 比较病原学检查方法各自的优缺点和适用范围。
4. 绘制本章病例的病原学检查方法流程图并制订防治原则。
5. 比较人工主动免疫和人工被动免疫。

对来自感染性疾病病人的标本,利用形态学观察、分离培养与鉴定、免疫学和分子生物学等**检查方法**(detection methods),检测标本中的病原体或其成分,或病原体侵入后机体的免疫学反应,最终鉴定出病原体的属、种,甚至型别,进而对微生物感染进行**病原学诊断**(etiologic diagnosis)对于感染性疾病的防控至关重要,是明确诊断感染性疾病的客观依据,能够指导合理用药及观察治疗效果,决定了对病人的管理决策和治疗方案,也可为传染病的流行病学调查提供可靠的依据。

我国对传染性感染病(传染病)的防治坚持依靠法制管理。传染病的综合预防措施包括管理传染源、切断传播途径和保护易感人群。管理传染源和切断传播途径可采取特异性针对病原体的非药物干预(non-pharmaceutical intervention,NPI)措施如隔离和消毒。对于易感人群的保护,特异性预防是最为有效的措施。特异性预防是应用适应性免疫的原理,给宿主注射或服用病原微生物的抗原、抗原编码基因或注射特异性抗体等,使其获得特异性免疫力,以有效防治感染性疾病。

药物性干预措施即病原学治疗(etiological treatment),细菌感染性疾病主要是应用抗菌药物,但细菌耐药性问题已日趋严重,甚至出现对任何药物都有抵抗力的"超级细菌",可考虑使用特异性抗体,研发抗菌肽、微生物制剂、噬菌体疗法和特异性消除耐药基因等综合措施治疗部分感染性疾病。还可结合非特异性治疗措施如减轻病痛和伤害、保护重要器官的对症治疗与维持机体内环境稳定的支持治疗等。

第一节 │ 细菌感染的检查方法

医生根据感染症状、受累器官和感染部位,病人的免疫状态、当前疾病的严重程度及接受有创检查的风险,可疑病原体的特性和传播能力,流行病学等多方面因素,作出疑似诊断和/或临床诊断;综合考虑应选择的临床微生物学标本类型、采样技术和检测项目,进行病原学诊断并验证临床诊断。细菌感染的检测项目主要包括形态学检查、分离培养与鉴定、免疫学诊断和分子诊断等技术项目。另外,病原菌的药敏试验结果可指导科学、合理用药(图 8-1)。

一、临床微生物学标本的采集与运送原则

临床微生物学标本(Clinical microbiological specimen)是指病原学诊断中所用到的标本,如咽拭子、尿液、粪便、痰液、脑脊液和血液等,简称为标本。采集与送检的标本是否合格,直接关系到病原学诊断结果的准确性。**合格标本**是指通过一系列措施确保采集的标本中含有活的待检微生物或其成

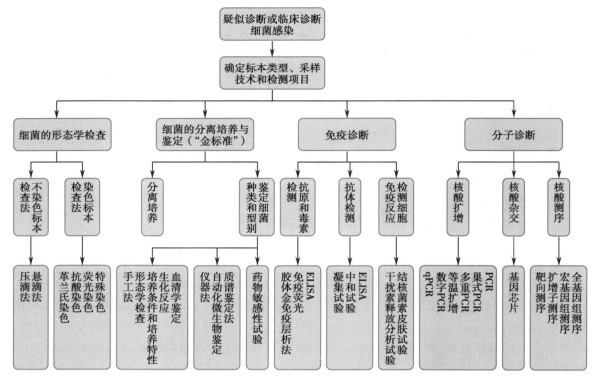

图 8-1　细菌感染的病原学诊断流程

分,检测前尽最大可能保持其活性且降低被无关微生物污染风险的标本。为了提高标本的合格率,标本的采集和送检,通常应遵守以下原则:

1. **早期采集标本**　诊断用标本应在疾病早期、急性期或症状典型时采集。细菌感染应在使用抗菌药物之前采集标本。

2. **严格无菌操作**　应采取无菌操作措施,避免标本被环境中微生物、感染部位周围或附近皮肤黏膜的人体微生物群所污染。采集前对采集部位局部和周围皮肤消毒,取深部组织活检标本或抽吸物(脓液、渗出液)等标本需置于无菌容器中。病人自行采集如痰液、粪便和尿液等标本时应获得相应的技术指导。

3. **采集标本适宜、足量**　除应选择感染部位或从病变明显部位采集标本外,采集来自无菌部位的体液,如血液、脑脊液、胸腔积液、腹腔积液、关节液、滑膜液、心包液、羊水、房水和玻璃体液等标本用于病原学诊断的价值较大,应采尽采。病原菌在病人体内的分布可因疾病类型和病程而有所变化,采集的标本类型也应相应调整,如肠热症病人在病程 1~2 周内采集血液、2~3 周时收集粪便或尿液。检查特异性 IgG 抗体时,分别采集急性期和恢复期双份血清。标本量也应足够。

4. **合理保存、尽快送检**　除粪便外,其余用于分离培养的标本均应置于无菌容器中。标本的转运容器或装置应密闭、不易碎,且符合生物安全要求。用于细菌学检验的大多数标本,一般应在 2 小时内送到实验室检测;对温度敏感的病原菌,如淋病奈瑟菌、脑膜炎奈瑟菌和流感嗜血杆菌等,采样后应立即送检,且要注意保温,为提高检出率,最好床旁接种。为保证标本中的细菌存活,可将标本置于转运培养基中冷藏转运,如粪便标本常置于甘油缓冲盐水保存液中。检测前,血清标本常保存在 −20℃、用于分子诊断的标本保存在 −70℃ 以下最佳,避免反复冻融。

5. **申请单和标本信息完整**　在检验申请单上详细填写病人的基本信息如姓名、性别、年龄和识别编号;标本信息如标本类型、采集部位、采集方法、采集日期和时间;医生信息、检验目的、临床诊断等。

6. **全程生物安全防护**　在标本采集、标识、包装、转运、保存和检验等过程中,均应符合生物安全要求,做好个人防护、样品防护和实验室防护,防止病原体传播。

二、细菌的形态学检查

包括**不染色标本和染色标本检查法**。因标本中含活的潜在病原菌,宜在生物安全柜中制片,借助显微镜观察不染色或染色标本中的细菌形态、结构、排列、染色性或运动性等特征,从而判定标本中是否存在病原菌及初步鉴定病原菌的种属。形态学检查方法简单、快速,在临床上常作为检测标本的第一步,既可用于感染性疾病的初步诊断,又对选择分离培养与鉴定等其他检查项目提供参考;但对形态学特征不明显的病原菌,诊断较为困难。

(一) 不染色标本检查法

常采用**悬滴法或压滴法**制片,然后用**暗视野显微镜或相差显微镜**观察是否有活的鞭毛菌和螺旋体的存在及其运动情况。如疑似有霍乱弧菌的悬滴法标本,可观察到"鱼群"样排列、呈穿梭样或流星状运动的细菌,可初步诊断为霍乱弧菌感染,再分别用 O1 或 O139 群霍乱弧菌凝集血清做制动试验,可鉴定血清型。观察梅毒螺旋体时,注意寻找细长、两端尖直、螺旋状且沿纵轴旋转或前后运动的菌体,可用相应的凝集血清做制动试验而鉴定。

(二) 染色标本检查法

又称为标本直接涂片染色镜检法,是临床上对标本最常采用的检查方法。标本经涂片法制片、固定和染色后,显微镜镜检,观察菌体染色性、大小、形态、排列方式和特殊结构等特性,初步鉴定标本中是否存在病原菌并判定其种属。细菌常见的染色标本检查法有:

1. **革兰氏染色法**(Gram staining) 是**最常用的分类鉴别染色法**,可将多数细菌分为革兰氏阳性菌和革兰氏阴性菌,并根据细菌的染色性、大小、形态、特殊结构和排列方式,一般可**初步鉴定细菌的种属**。如标本中检查发现革兰氏染色阳性、直径约 1μm、球形、呈葡萄串状排列的细菌,可初步鉴定为葡萄球菌属。极少数用该法可直接诊断菌种,如采集男性病人尿道口的脓液,在中性粒细胞内检出革兰氏染色阴性的双球菌,则可明确诊断为淋病奈瑟菌感染。分枝杆菌、军团菌、支原体和螺旋体等用革兰氏染色不易着色,故一般不采用该法。

2. **抗酸染色法**(acid-fast staining) 是鉴别结核分枝杆菌和麻风分枝杆菌等分枝杆菌属细菌的重要方法。分枝杆菌的细胞壁富含分枝菌酸,一旦经苯酚复红初染着色后、3% 盐酸乙醇难以脱色呈红色,为抗酸染色阳性;不含分枝菌酸的其他细菌容易脱色,再经碱性亚甲蓝溶液复染后呈蓝色,为抗酸染色阴性。弱抗酸染色法采用 1%~2% 硫酸溶液取代抗酸染色法中的 3% 盐酸乙醇脱色,主要用于鉴定弱抗酸染色阳性的诺卡菌。

3. **荧光染色法** 主要用于结核分枝杆菌、麻风分枝杆菌和白喉棒状杆菌等的检测,敏感性强,易对结果进行观察。如对痰标本片用金胺 O-罗丹明 B 法(也称荧光金胺 O 法)染色,在荧光显微镜下可观察到呈亮黄色的菌体,此法可提高分枝杆菌属在标本中的检出率。

4. **特殊染色法** 用于细菌的特殊结构如荚膜、鞭毛、芽胞及异染颗粒等的染色方法,可用于鉴定细菌的特殊结构和种类。

三、细菌的分离培养与鉴定

细菌的分离与鉴定(bacterial isolation and identification)是目前细菌感染的病原学诊断的**主要方法和确诊标准之一**,包括细菌的分离培养和鉴定两个步骤。细菌分离培养的目的在于获得病原菌的纯培养物;在获得纯培养物后,可根据不同种类病原菌的形态学特点、培养特性和培养物特点、酶谱、毒素种类、特异性抗原、蛋白质谱或特征性基因序列等靶标,借助手工法、自动化微生物鉴定仪器法、质谱鉴定法和分子诊断等四类技术,鉴定病原菌种类和型别。对于尚不能在无生命培养基中生长的细菌如麻风分枝杆菌、梅毒螺旋体、衣原体和立克次体等,各自有特殊的增殖方法和鉴定技术。对纯培养物明确鉴定菌种且有临床意义的病原菌,再进一步进行药敏试验。

(一) 分离培养

标本接种应在生物安全柜中进行,并严格无菌操作。不同类型的标本,接种和培养方法或有不同。如有微生物混合存在的标本,宜采用平板分区划线法将标本接种于固体培养基分离到单个菌落;菌量少的标本或来自无菌部位的体液可先接种于液体培养基增菌;对中段尿和支气管灌洗液标本可用定量接种环蘸取后密集划线接种或移液器定量取标本涂布接种于血平板、培养后计算标本中菌浓度(CFU/mL)。培养条件如培养基、培养温度、气体环境和培养时间等因素,显著影响细菌分离培养的结果。在固体培养基上,根据病原菌与非病原菌的菌落形态学特征,如菌落的大小、形态、颜色、表面性状、透明度和在血平板上生长的溶血性等特性方面的差异,初步筛选出可疑病原菌的菌落并进行纯培养,获得纯培养物。如临床诊断化脓性咽炎,咽拭子取材后分区划线接种在血平板上,培养生长的菌落中有的菌落小而透明且周围有完全透明的溶血环,有的菌落周围无溶血环,需要挑取有溶血环的菌落(怀疑是 A 群链球菌的菌落)进一步纯培养后鉴定。

(二) 鉴定细菌种类和型别

常依据设备和资源等因素,选用一种和多种鉴定法组合应用,最终应尽可能鉴定到菌种,甚至型的水平。

1. 手工法 是其他鉴定法的前提和基础,尤其适用于实验室设备和资源等条件有限的情况。首先应选择合适的鉴定试验并组合应用,综合分析结果以鉴定待测细菌。最常用的手工法鉴定技术有:①**形态学检查**:检查方法和意义同前述。应注意将纯培养物与原标本的形态学检查结果对比;对来自无菌部位体液的培养物,一旦获得形态学检查结果应及时供临床诊防治参考,再进行后续鉴定工作。②**培养条件和培养物特征**:不同种属细菌的培养条件和培养物特征有差异,这是重要鉴别依据之一。例如,卫星试验鉴定流感嗜血杆菌和副流感嗜血杆菌,前者生长需要 X 和 V 因子,后者仅需要 V 因子;大肠埃希菌、变形杆菌和志贺菌分别穿刺法接种半固体培养基培养,前两者的穿刺线不清晰、扩散为动力阳性,志贺菌接种后的穿刺线清晰、未扩散为动力阴性。③**生化反应试验**:不同种类的细菌的酶系统和代谢产物有显著差异,可用生化反应试验鉴别细菌;尤其是对形态和染色性相似的细菌,生化反应试验鉴定是重要的手段。例如,肠杆菌科细菌对不同种类的单糖的发酵能力有差异,可利用含不同糖的培养基进行生化反应,其结果可作为鉴别的依据;触媒试验可初步鉴别葡萄球菌属与链球菌属及肠球菌属、或芽胞杆菌属和梭菌属,葡萄球菌属和芽胞杆菌属触媒试验阳性,其余则为阴性;^{13}C、^{14}C 呼气试验则是直接在病人体内检测幽门螺杆菌产生的尿素酶而鉴定感染幽门螺杆菌。④**血清凝集试验**:根据抗原抗体反应的特异性,利用含有已知抗菌抗体的诊断血清(特异性抗体)与未知细菌的纯培养物作玻片凝集试验。手工法既能对分离培养的细菌进行种的鉴定,又能鉴别血清群和型。如用志贺菌属、沙门菌属等的特异性多价、单价诊断血清用于鉴定菌种和确定血清型。

2. 自动化微生物鉴定仪器法 微生物编码鉴定技术是自动化微生物鉴定仪器法的基础。该技术集数学、电子、信息及自动分析技术于一体,将细菌的生化反应模式转换为数学模式,给每种细菌的反应模式赋予一组数码,构建数据库。先在手工法初步分类基础上选择相应的鉴定卡;将培养基上分离的可疑病原菌配制成纯菌液;放入该系统中的标准化、商品化和配套的生化反应试剂条,检测反应后计算机将待检标本中的未知细菌的生化反应结果转换成数字,与数据库中的细菌条目比对并计算出现频率的总和,将细菌鉴定到属、群、种和亚种或生物型。

3. 质谱鉴定法 将有机化合物的分子电离、碎裂,然后按照离子的质荷比(m/z)大小把生成的各种离子分离,检测其强度并排列成谱,这种研究物质的方法称作质谱法(mass spectrometry)。质谱鉴定法主要通过检测待检细菌的蛋白质质谱图,将得到的质谱图与数据库中的细菌参考质谱图比对,实现对细菌的属、种,甚至不同亚种进行鉴定与分类,还可对药物敏感性及耐药机制进行分析。目前常用的是基质辅助激光解吸电离飞行时间质谱法(matrix assisted laser desorption ionization time of flight mass spectrometry,MALDI-TOF MS),具有简便快速、准确度高、重复性好、低成本、自动化和高通量等特点。

4. 核酸测序鉴定 针对细菌特异基因和全基因组测序可以鉴定细菌。**全基因组测序**(whole genome sequencing,WGS)是指对细菌的纯培养物经 DNA 提取、文库构建、序列测定、序列组装成全长、并与已知的细菌序列进行比对和进化树构建等流程,可获得该菌完整的遗传信息、鉴定细菌到种甚至株的水平等,是最精准的细菌鉴定方法。

四、细菌感染的免疫学检查方法

免疫学检查方法是指借助免疫学技术检测病原菌的特异性抗原和毒素或机体针对病原菌感染后所产生的抗体或细胞免疫反应以辅助诊断细菌感染。

（一）检测病原菌的抗原和毒素

直接在临床标本或在细菌纯培养物中用已知的抗体检测是否存在未知细菌的抗原或毒素，可作为确诊依据之一。常用的检测方法有协同凝集试验、胶体金免疫层析法（colloidal gold immunochromatography assay）和酶联免疫吸附试验（enzyme-linked immunosorbent assay，ELISA）等。这些方法特异、敏感、简便，即使是在病人使用了抗生素后采集标本或对细菌的培养不易成功的情况下，细菌抗原和毒素仍能被检测出来。如利用胶体金免疫层析法检测尿液中的嗜肺军团菌抗原、粪便中的幽门螺杆菌抗原；或用 ELISA 检测粪便中艰难拟梭菌的 TcdA/B 毒素，或用鲎试验检测血清中的内毒素，对革兰氏阴性菌感染引起的败血症、脓毒症及内毒素性休克血症等的早期快速诊断具有一定意义。

（二）检测抗体

病原菌侵入机体后会刺激免疫系统产生特异性或非特异性抗体，用已知抗原检测血清或其他体液中相应抗体及其效价的变化，以辅助诊断细菌抗原性较强、病程较长的感染性疾病。由于多采取血清检测抗体，故称为血清学诊断（serological diagnosis）。结果受抗体类型和标本采集时间的影响。IgM 型抗体出现较早，故在病程早期尽量检测 IgM 型特异性抗体，发现升高可辅助诊断。在感染早期，血清中特异性 IgG 抗体未产生或水平较低，恢复期或病程晚期（1～2 周后），IgG 抗体滴度显著升高。因此，常采集病程的急性期和恢复期双份血清，检测恢复期 IgG 抗体由阴性转为阳性或抗体效价比早期升高 4 倍或 4 倍以上，则有诊断价值。常用的检测方法包括：①凝集试验，如诊断肠热症的肥达试验、筛查梅毒的甲苯胺红不加热血清学试验等；②中和试验，如诊断风湿热的抗 O 试验等；③ELISA。

（三）检测细胞免疫反应

如结核菌素皮肤试验、结核分枝杆菌抗原皮肤试验和 IFN-γ 释放分析试验等，用于辅助诊断结核分枝杆菌感染。

五、细菌感染的分子生物学检查方法

利用分子生物学方法检测标本中是否存在某种病原菌的基因组序列或特异性靶基因序列，以辅助诊断细菌感染。常用于鉴定培养困难或培养耗时太长的病原菌、耐药基因或毒素基因的检测，以及其他方法难以诊断和鉴定的病原菌，既是确诊的客观标准之一，也是近年来细菌感染的临床诊断中较为常用的方法，检测敏感、特异。常用的方法有核酸扩增（nucleic acid amplification）、基因芯片（DNA chip）和基因测序（DNA sequencing）等三类。

（一）核酸扩增

提取标本中带有靶基因的 DNA 作模板，依据病原菌的特异性靶基因设计引物，进行聚合酶链反应（polymerase chain reaction，PCR），上百万倍扩增出特异性基因序列，再进行电泳或测序等鉴定。可分为定性、定性定量技术两类。前者如巢式 PCR（二次扩增，提高敏感性和特异性）、多重 PCR（多靶基因检测）和等温扩增；后者如数字 PCR 和实时荧光定量 PCR 技术（quantitative real-time PCR，qPCR）。如基于 qPCR 技术平台，可在 2 小时内平行检测出标本中是否存在结核分枝杆菌以及该菌对利福平的耐药基因。

（二）基因芯片

原理是根据碱基互补而核酸杂交（nucleic acid hybridization）。先根据病原菌已知的特异性基因序列设计并合成探针，探针用化学发光物质、放射性核素、辣根过氧化物酶或地高辛等物质标记；当探针与待检标本中提取的核酸进行杂交时，若样本中有与标记的探针序列完全互补的核酸片段，依据探针的标记物质进行显示，即可检测出标本中相应病原菌的基因。该法具有高灵敏度、高通量的特点。如用于检测和鉴别结核分枝杆菌与非结核分枝杆菌。

NOTES

（三）基因测序

根据高通量测序技术（high-throughput sequencing），又称新一代测序技术（next generation sequencing, NGS）测序策略的差异，分为靶向测序、扩增子测序和宏基因组测序。结果准确、客观，但需时较长、成本较高。①靶向测序（targeted NGS, tNGS）：是指先通过靶向捕获病原菌特定基因后再进行高通量测序，能同时检测多个靶基因；如一次性平行检测结核分枝杆菌对不同抗结核药物的耐药基因。②扩增子测序：先扩增样品中病原菌的 16S rRNA 的编码序列即 16S rDNA 基因序列并测序。16S rDNA 基因序列包括 10 个保守区和 9 个高变区，保守区为所有细菌所共有，细菌之间无差别，高变区具有属或种的特异性。设计针对高变区的通用引物（universal primer）检测样本中细菌 16S rDNA 基因序列并测序，再与 16S rRNA 数据库中的序列进行比对，确定其在进化树中位置，从而鉴定样本中可能存在的病原菌种类。③宏基因组测序：先提取样品中包含的所有细菌的 DNA 序列，构建宏基因组文库、序列测定，并与数据库中已知的细菌序列进行比对，明确样品中所包含的全部细菌的遗传组成及检测频率，从而确定标本中细菌的种类和丰度。该技术不需要事前对标本中的细菌进行分离培养和纯化；对来自无菌部位的标本的检测，依据检测出的病原菌种类直接诊断；还可用于样品中细菌物种多样性和种群结构分析，甚至具有检测未知病原菌和新发病原菌的能力。对含有人体微生物群的标本，则需要结合标本来源、感染部位、临床特点、治疗过程和采样时间等，判断是否属于机会致病性细菌所引起的感染。

六、动物实验

一般不作为临床标本病原学诊断的常规检测技术。主要用于测定细菌的毒力、制备免疫血清、建立感染动物模型和研究病原菌致病机制、评价新药的药效学、筛选候选疫苗并评价免疫原性和抗感染保护性、新药和疫苗的安全性评价、郭霍法则鉴定新发细菌感染或疑难病原菌的分离和鉴定。如含有梅毒螺旋体、麻风分枝杆菌、病原性衣原体或立克次体的标本，可分别接种敏感动物进行培养增殖或研究其致病机制等。

第二节 | 细菌感染的防治原则

细菌感染所致的传染病在临床上较为常见。我国政府提出对传染病的防控目标是预防、控制甚至消除传染病的发生和流行，保障人体健康和公共卫生。为达到这一目标，我国对传染病的防治坚持依靠法制管理，先后制定和颁布了《中华人民共和国传染病防治法》《中华人民共和国生物安全法》《中华人民共和国国境卫生检疫法》《中华人民共和国动物防疫法》等法律，以及《突发公共卫生事件应急条例》《病原微生物实验室生物安全管理条例》《医疗废物管理条例》等行政法规，相关部委也相应制定了一系列管理办法和国家标准，如《人间传的病原微生物目录》《消毒管理办法》和《实验室生物安全通用要求》等，共同构成我国对传染病防控的法制化管理制度。我国传染病的防治实行预防为主的方针，防治结合、分类管理、依靠科学、依靠群众。

一、细菌感染的预防措施

预防传染病，应针对传染病的流行环节，采取包括**管理传染源、切断传播途径和保护易感人群**等综合性预防措施。

（一）管理传染源

医生应熟知传染病防治法和我国纳入法定管理的传染病。对这些传染病病人，做到早发现、早诊断、早报告、早隔离和早治疗。对病人的密切接触者，可依据情况采取医学观察、留观或药物预防等措施。对病原体污染的场所、物品和医疗废物等进行消毒和无害化处理。对动物传染源应依据具体情况采取免疫、隔离、杀灭和无害化处理等动物防疫工作。

（二）切断传播途径

1. 隔离（isolation） 因具有传染性的病人和病原体携带者可排出病原体到体外，将这些人群安置于特定物理空间与其他人群分隔开来,便于管理和消毒,达到阻止病原体传播和扩散的目的。如针对肺鼠疫的严格隔离、肺结核的呼吸道隔离、肠热症的消化道隔离等。当被隔离对象不再排出病原体,即可解除隔离。

2. 消毒　参见第三章。

(三)保护易感人群

包括非特异性保护措施和特异性保护措施。非特异性保护措施如做好个人卫生、加强锻炼、加强营养等,提高固有免疫力;加强环境卫生和食品卫生的监测和管理;在疾病流行阶段,做好个人防护等。特异性保护措施强调对易感人群有计划的预防接种疫苗,提高特异性免疫力。

疫苗(vaccine)是指所有用减毒或杀死的病原微生物,或者其抗原性物质所制成的、用于预防接种的生物制品。生物制品(biological product)是指一类用于疾病诊断或防治的制剂。人工接种疫苗或注射抗体和细胞因子等生物制品,达到防治感染性疾病的目的,称为**人工免疫**(artificial immunization)。根据人工产生适应性免疫原理的差异,分为**人工主动免疫**(artificial active immunization)和**人工被动免疫**(artificial passive immunization)。

1. **人工主动免疫**　是指将疫苗接种于人体,使机体产生适应性免疫以预防传染病发生的措施,又称为**预防接种**(prophylactic immunization)或**疫苗接种**(vaccination)。

临床常用的细菌疫苗有以下类型:①**灭活疫苗**(inactivated vaccine)亦称死疫苗(killed vaccine):指选择抗原性强的病原微生物,经人工培养、用物理(加热)或化学的方法将其杀死、去除致病性后制备的疫苗,如预防伤寒、霍乱、百日咳、钩端螺旋体病等灭活疫苗。②**减毒活疫苗**(attenuated live vaccine)亦称活疫苗(live vaccine):指应用保留有免疫原性的减毒或无毒的病原生物所制成的一种疫苗,如卡介苗、炭疽芽胞杆菌等减毒活疫苗。活疫苗和死疫苗各有优缺点(表8-1)。③**类毒素疫苗**(toxoid vaccine):指将细菌外毒素用0.3%~0.4%甲醛处理后,使其失去毒性但保留抗原性而制成的疫苗,如破伤风或白喉类毒素疫苗。④**多糖疫苗**(polysaccharide vaccine)或**多糖-蛋白结合疫苗**(polysaccharide-protein conjugate vaccine):提取纯化细菌中能引起特异性保护作用的荚膜多糖成分或将其共价连接到适当的蛋白载体上制备成的疫苗。多糖是胸腺非依赖性抗原(TI-Ag),仅刺激B细胞活化,免疫原性也较弱,不形成免疫记忆;多糖-蛋白结合物为胸腺依赖性抗原(TD-Ag),使多糖刺激产生的抗体IgM为主向IgG为主转变,产生的抗体亲和力更强、效价更高、持续时间也更长。已上市有b型流感嗜血杆菌、脑膜炎奈瑟菌和肺炎链球菌多糖疫苗或多糖-蛋白结合疫苗。⑤**联合疫苗**(combined vaccine):是指由两种或两种以上疫苗混合而制成的疫苗,包括多联疫苗与多价疫苗。多联或多价疫苗能降低生产成本、简化免疫程序。其中,**多联疫苗**是由两种或两种以上疫苗原液按特定比例配合制成的疫苗,接种后可同时预防传染病,如百白破疫苗(DTaP vaccine);**多价疫苗**(polyvalent vaccine)是指由一种病原微生物的多个血清型抗原所制成的疫苗,如23价肺炎球菌多糖疫苗,包括了临床上最常见的

表 8-1　减毒活疫苗与灭活疫苗的比较

区别点	减毒活疫苗	灭活疫苗
制品特点	减毒或无毒的细菌,可在体内增殖	死菌,在体内不增殖,但仍保持免疫原性
制备方法	通过自然筛选/非正常培养得到减毒株	通过物理和/或化学方法使病原体失活
接种次数和接种量	1次,量小	2~3次,量大
接种反应	类似轻型感染或隐性感染	可出现发热、全身或局部肿痛等反应
免疫应答的类型	体液免疫和细胞免疫	体液免疫
免疫维持时间	1~5年或更长	0.5~1年
毒力回升与安全性	有可能,对免疫缺陷者有风险	不可能,安全性好
疫苗的稳定性	相对不稳定	相对稳定
保存	不易保存,4℃存活2周,真空冻干可长期保存	易保存,4℃可保存1年以上

23 个肺炎链球菌血清型。⑥**基因工程疫苗**（genetically engineered vaccine）：指用基因工程方法制备的疫苗，包括将病原微生物特异性抗原基因插入载体表达、提取而制备的疫苗；或纯化特异性抗原制备的疫苗；或将病原毒力相关基因删除制备的基因缺失疫苗，在预防细菌性传染病方面仍处于研发阶段。

2. **人工被动免疫** 是指通过注射含有特异性抗体的免疫血清或纯化免疫球蛋白，或细胞因子等生物制品，使机体即刻获得适应性免疫的措施，可用于某些急性传染病的紧急预防和治疗。但因这些免疫物质不是病人自身体内产生，故维持时间较短。人工主动免疫和人工被动免疫方法的比较见表 8-2。

表 8-2 人工主动免疫和人工被动免疫的比较

区别点	人工主动免疫	人工被动免疫
免疫物质	抗原	抗体或细胞因子等
接种次数	1～3 次	1 次
免疫出现时间	慢（注射后 2～4 周）	快（注射后立即出现）
免疫维持时间	长（数月～数年）	短（2～3 周）
用途	多用于预防	多用于治疗或紧急预防

人工被动免疫常用的生物制品包括：①抗毒素：将类毒素给马进行多次免疫后，待马匹产生高效价抗毒素（antitoxin）后采血，分离血清，提取其免疫球蛋白即可精制成抗毒素制剂。抗毒素主要用于外毒素所致疾病的治疗和紧急预防。临床常用的有精制破伤风、白喉和肉毒抗毒素以及多价精制气性坏疽抗毒素等。使用这些异种抗毒素时应注意避免Ⅰ型超敏反应的发生。②丙种球蛋白：包括从健康人血浆中提取的血清丙种球蛋白（serum gamma globulin）以及从健康产妇的胎盘或脐带血中提取的胎盘丙种球蛋白（placental gamma globulin）。因为大多数成人患过多种感染性疾病、经历过隐性感染及疫苗接种，故血清中含有抗这些病原菌的特异性抗体。主要用于对某些疾病的紧急预防及烧伤病人预防细菌感染。③抗菌血清：因细菌的菌型多且抗菌血清的制备技术较繁杂、可能会引起超敏反应等，应用范围较为有限。如可试用于铜绿假单胞菌多重耐药菌株所引起的严重烧伤后继发感染的治疗。④细胞因子：如注射 γ-干扰素（IFN-γ）、α-干扰素（IFN-α）和白细胞介素-2（IL-2）等，以提高病人的免疫力。

二、细菌感染的治疗措施

病原学治疗是指针对感染的病原菌，采用敏感的抗菌药物、人工被动免疫或微生态调整等措施来治疗细菌感染。抗菌药物治疗是细菌感染主要的病原学治疗措施，其具体机制见第六章。针对微生态失调，可采用微生态调整的相关措施和药物予以治疗，具体参见第三十九章。

科学、合理应用抗菌药物，是提高疗效、降低抗菌药物的不良反应发生率以及减少或减缓细菌耐药性发生的关键。抗菌药物治疗性应用的基本原则是：①诊断为细菌性感染者，才有指征应用抗菌药物。②尽早查明感染病原菌，根据病原菌种类及药物敏感试验结果选用敏感的抗菌药物。③按照药物的抗菌作用特点及其体内代谢过程特点选择用药。④抗菌药物治疗方案应综合病人病情、病原菌种类及抗菌药物特点制订。

（范雄林）

本章目标测试

第九章 | 球 菌

本章数字资源

本章思维导图

学习目标

1. 比较金黄色葡萄球菌、A群链球菌、肺炎链球菌、淋病奈瑟菌和脑膜炎奈瑟菌的生物学性状、主要致病物质、所致疾病与防治原则。
2. 结合致病性分析不同种类化脓性球菌感染的临床特征。
3. 绘制化脓性球菌感染的微生物学检查法流程图并列举不同种类化脓性球菌的鉴定特征。

球菌(coccus)是细菌中的一大类,其中葡萄球菌属、链球菌属、肠球菌属和奈瑟菌属等四个属的一些细菌对人类有致病性。根据革兰氏染色性的不同,可分为革兰氏阳性球菌和革兰氏阴性球菌两大类。前者包括葡萄球菌、链球菌、肺炎链球菌和肠球菌等;后者有脑膜炎奈瑟菌、淋病奈瑟菌等。通常把能引起机体化脓性炎症的球菌又称为**化脓性球菌**(pyogenic coccus)。

第一节 | 葡萄球菌属

葡萄球菌属(*Staphylococcus*)细菌革兰氏阳性,球形,直径约 1.0μm,呈葡萄串状排列而得名。该属细菌包含 40 个种和 21 个亚种,广泛分布于自然界,如空气、土壤、物品、人和动物体表及与外界相通的腔道黏膜表面,大部分属于不致病的寄生菌,一部分构成人体微生物群、是机会致病菌。临床上常根据有无凝固酶,可分为**凝固酶阳性葡萄球菌**和**凝固酶阴性葡萄球菌**两大类。前者多为**金黄色葡萄球菌**(*S. aureus*);后者占绝大多数,如**表皮葡萄球菌**(*S. epidermidis*)、腐生葡萄球菌(*S. saprophyticus*)、溶血葡萄球菌(*S. haemolyticus*)、人葡萄球菌(*S. huminis*)、头葡萄球菌(*S. capitis*)等。葡萄球菌属细菌触酶(过氧化氢酶)阳性,以此可与链球菌属相区分。

一、金黄色葡萄球菌

1880 年,苏格兰外科医生亚历山大·奥斯顿(Alexander Ogston)从病人手术创口标本中首次分离到金黄色葡萄球菌,并认为该菌是伤口化脓感染的主要元凶。目前,金黄色葡萄球菌是临床标本中最常分离到的细菌之一,也是葡萄球菌属中毒力最强的细菌,该菌可引起化脓性感染与中毒性疾病。

(一)生物学性状

1. **形态与染色** 金黄色葡萄球菌革兰氏阳性,球形,直径约 1~2μm,呈葡萄串状排列,有荚膜、无芽胞、无鞭毛(图 9-1)。在某些化学物质(如青霉素)作用下,可形成 L 型;在衰老、死亡、陈旧培养物中或被中性粒细胞吞噬后,菌体常常转为革兰氏阴性。

2. **培养特性** 需氧或兼性厌氧。营养要求不高,在 37℃,普通琼脂平板培养 24 小时后,形成圆形、隆起、表面光滑、湿润、边缘整齐、不透明的菌落,直径约 2mm。在血琼脂平板上,金黄色葡萄球菌菌落呈金黄色,菌落周围还可见完全透明溶血环(β 溶血),可作为初步鉴定菌种的依据。

3. **生化反应** 多数菌株能分解葡萄糖、麦芽糖和蔗糖,产酸不产气;分解甘露醇,产酸。

4. **抗原** 种类多,结构复杂,已发现的抗原 30 种以上,按化学组成可分为多糖抗原、蛋白质抗原和细胞壁成分抗原,其中以葡萄球菌 A 蛋白较为重要。

(1)**葡萄球菌 A 蛋白**(staphylococcal protein A,SPA):90% 以上金黄色葡萄球菌菌株的细胞壁表

NOTES

93

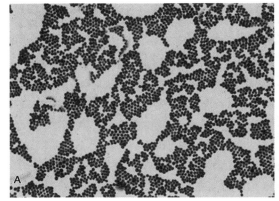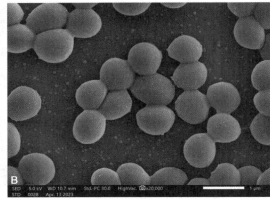

图 9-1 金黄色葡萄球菌形态

A. 革兰氏染色（×1 000）；B. 扫描电镜（×20 000）。

面存在 SPA。SPA 为完全抗原，能与人及多种哺乳动物的 IgG1、IgG2 和 IgG4 分子 Fc 段非特异性结合，结合后的 IgG 分子 Fab 段仍能与抗原特异性结合。利用此原理建立的**协同凝集试验**（coagglutination assay）已广泛应用于多种微生物抗原检测（图 9-2）。在体内，SPA 与 IgG 结合后所形成的复合物还具有**抗吞噬**、促细胞分裂、引起超敏反应、损伤血小板等多种生物活性。

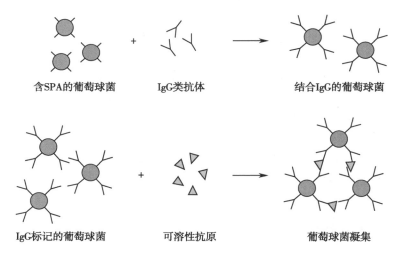

含SPA的葡萄球菌　　IgG类抗体　　　　　　结合IgG的葡萄球菌

IgG标记的葡萄球菌　　可溶性抗原　　　　　葡萄球菌凝集

图 9-2 SPA 协同凝集试验原理示意图

（2）荚膜多糖：分为 11 种血清型，临床分离株中最常见的为 5 型和 8 型。借助荚膜多糖，细菌黏附到细胞或生物合成材料表面（如生物性瓣膜、导管、人工关节等）而致病。

（3）多糖抗原：存在于细胞壁，具有群特异性。金黄色葡萄球菌中可分离出 A 群多糖抗原，其化学组成为磷壁酸中的 N-乙酰葡萄糖胺核糖醇残基，可与从表皮葡萄球菌分离的化学组成分为 N-乙酰葡萄糖胺甘油残基的 B 群多糖抗原相区别。

5. 分型与鉴别

（1）根据噬菌体或核酸分析分型：凝固酶阴性葡萄球菌不能被噬菌体分型；金黄色葡萄球菌多数能被相应的噬菌体裂解，分为 4 个噬菌体群和 23 个噬菌体型。随着分子生物学技术的发展，目前常采用 16S rRNA、多位点序列（MLST）和 SPA 蛋白基因（*spa*）等核酸分析分型方法，其特异性比表型法高。金黄色葡萄球菌的分型，在流行病学调查、感染溯源和研究分型与疾病类型间的关系中均有重要作用。

（2）根据色素、生化反应等表型特征鉴别：在血琼脂平板上生长后，葡萄球菌属内不同菌种可产生金黄色、白色或柠檬色等不同颜色的**脂溶性色素**并使菌落着色。生化反应如对葡萄糖和甘露醇的分解能力,均可作为鉴别依据。**金黄色葡萄球菌、表皮葡萄球菌、腐生葡萄球菌**等 3 个临床常见菌种的主要性状比较见表 9-1。

表 9-1　临床常见的三种葡萄球菌的主要性状比较

性状	金黄色葡萄球菌	表皮葡萄球菌	腐生葡萄球菌
菌落色素	金黄色	白色	白色或柠檬色
血浆凝固酶	+	−	−
分解葡萄糖	+	+	−
甘露醇发酵	+	−	−
α 溶血素	+	−	−
耐热核酸酶	+	−	−
SPA 蛋白	+	−	−
磷壁酸类型	核糖醇型	甘油型	两者兼有
噬菌体分型	多数能	不能	不能
毒力	强	弱	弱
新生霉素	敏感	敏感	耐药

6. **抵抗力**　金黄色葡萄球菌对外界理化因素的抵抗力较强。在干燥的脓汁或痰液中可存活 2～3 个月;加热 60℃ 1 小时或 80℃ 30 分钟才能将其杀灭;耐盐,于 100～150g/L NaCl 培养基中仍能生长。金黄色葡萄球菌易产生耐药性变异,90% 以上菌株可产生 β- 内酰胺酶,成为青霉素耐药菌;约 30% 菌株可携带 SCC*mec*(staphylococcal cassette chromosome *mec*)遗传元件,其中 *mecA* 基因编码的青霉素结合蛋白 PBP2a 对 β- 内酰胺类抗生素亲和力低,成为**耐甲氧西林金黄色葡萄球菌**(MRSA);少数菌株亦可通过基因突变成为**万古霉素中介金黄色葡萄球菌**(vancomycin-intermediate *S. aureus*,VISA)或通过获得耐药质粒携带的耐药基因而成为**耐万古霉素金黄色葡萄球菌**(vancomycin-resistant *S. aureus*,VRSA)。

7. **基因组特征**　自 2001 年完成首株金黄色葡萄球菌 N315 的全基因组序列测定以来,已有数万株金黄色葡萄球菌的全基因组序列上传至 GenBank 数据库。基因组约 2.81Mb,G+C(%) 含量为 32.8%,有 2 600 多个可读框,有较多插入序列和转座子,基因组内有前噬菌体和毒力岛,有编码超抗原的重复序列。

(二) 致病性

金黄色葡萄球菌在健康人鼻咽部的带菌率约为 30%。医务人员的带菌率更高,可达 70%。因此,金黄色葡萄球菌所致的医源性感染十分常见。

1. **致病物质**　金黄色葡萄球菌的毒力因子较多,包括三大类:①细菌表面结构成分,如黏附素、荚膜、胞壁肽聚糖、SPA 等;②毒素:细胞溶素(α、β、γ、δ)、杀白细胞素、表皮剥脱毒素、肠毒素、毒性休克综合征毒素 -1 等;③酶类:凝固酶、耐热核酸酶、透明质酸酶、脂酶等(表 9-2)。

(1) **凝固酶**(coagulase):金黄色葡萄球菌多数菌株能产生凝固酶,该酶能使加有抗凝剂的人或兔血浆凝固,是鉴定金黄色葡萄球菌以及葡萄球属细菌分类的重要指标。

凝固酶有两种:①游离凝固酶(free coagulase):是分泌至细菌体外的蛋白质,可被人或兔血浆中的协同因子(cofactor)激活,成为凝血酶样物质,使液态的纤维蛋白原变成固态的纤维蛋白,导致血浆凝固。②结合凝固酶(bound coagulase)或凝聚因子(clumping factor):结合于菌体表面,是该菌表面的纤维蛋白原受体。

凝固酶和金黄色葡萄球菌的致病性关系密切。凝固酶阳性菌株进入机体后,使周围血液或血浆中的纤维蛋白等沉积于细菌表面,阻碍吞噬细胞的吞噬或胞内消化作用;还能保护细菌不受血清中杀菌物质的破坏;凝固酶引起的周围纤维蛋白沉积和凝固,**使感染易于局限化和形成血栓**;凝固酶具有免疫原性,能刺激机体产生抗体,具有一定的保护作用。

表 9-2　金黄色葡萄球菌的毒力因子及生物学活性

毒力因子	生物学活性
一、细菌表面结构	
荚膜	抑制吞噬细胞及单核细胞的增殖,促进细菌黏附
肽聚糖	稳定渗透压;刺激内源性致热原的产生;促进白细胞趋化黏附,利于脓肿形成
磷壁酸	调节细菌胞膜离子浓度;与纤连蛋白结合,介导细菌黏附
SPA	与 IgG 的 Fc 段结合,抑制吞噬,抗补体
二、毒素	
溶素(α、β、γ、δ)	细胞毒素、溶解细胞
杀白细胞素(PVL)	破坏中性粒细胞和巨噬细胞,增强侵袭力
肠毒素	超抗原,引起呕吐为主的食物中毒
表皮剥脱毒素	丝氨酸蛋白酶,裂解细胞间桥小体,破坏细胞间的连接
毒素休克综合征毒素-1	超抗原,引起多器官、多系统功能紊乱
三、酶类	
血浆凝固酶	使血浆纤维蛋白原转为纤维蛋白,使血浆凝固
耐热核酸酶	降解 DNA 和 RNA,帮助细菌扩散
透明质酸酶	溶解细胞间质中的透明质酸,利于细菌扩散
纤维蛋白溶酶(葡激酶)	溶解血浆纤维蛋白,利于细菌扩散
脂酶	分解脂肪,利于细菌入侵
触酶	分解 H_2O_2,借此与链球菌属鉴别

其他酶类如:①纤维蛋白溶酶(fibrinolysin):又称葡激酶(staphylokinase),可激活血浆中的纤维蛋白酶原,使之成为纤维蛋白酶,导致血浆纤维蛋白溶解,有利于细菌的扩散;②耐热核酸酶(heat-stable nuclease):耐热,能降解 DNA 和 RNA,利于细菌扩散,目前临床上已将耐热核酸酶作为**鉴定金黄色葡萄球菌的重要指标之一**;③透明质酸酶(hyaluronidase):亦称扩散因子(spreading factor),90% 以上的金黄色葡萄球菌能产生该酶,能溶解细胞间质中的透明质酸,利于细菌扩散;④脂酶(lipase):能分解血浆和机体各部位表面的脂质,对细菌入侵皮肤和皮下组织非常重要。

(2)**葡萄球菌溶素**(staphylolysin):金黄色葡萄球菌能产生多种抗原性不同的溶素,分为 α、β、γ、δ 等,对人类有致病作用的主要是 α 溶素。α 溶素为外毒素,其作用机制可能是毒素分子插入细胞膜疏水区,破坏膜的完整性导致细胞溶解,其生物学活性广泛,对多种哺乳动物的红细胞有溶血作用,对白细胞、血小板、肝细胞、皮肤细胞等也有损伤破坏作用。

(3)**杀白细胞素**(leukocidin):又称 Panton-Valentine(PV)杀白细胞素(PVL)。此毒素分为快(F)和慢(S)两种组分,两者必须协同才有作用,都能与细胞膜受体结合,使细胞膜发生构型变化,膜通透性增高,细胞质内的颗粒排出,细胞死亡。杀白细胞素只攻击中性粒细胞和巨噬细胞,细胞的死亡成分可以形成脓栓,加重组织损伤。

(4)**肠毒素**(enterotoxin):约 50% 金黄色葡萄球菌临床分离株可产生**肠毒素**,已确定的有 11 个血清型(A~K)。肠毒素是一组热稳定的可溶性蛋白质,分子量为 26~30kDa,100℃ 30 分钟不被破坏,可抵抗胃肠液中蛋白酶的水解作用。产毒菌株可污染牛奶、肉类等食物,经 10 小时便产生大量肠毒素。肠毒素作用机制可能是毒素与肠道神经细胞受体作用,刺激呕吐中枢导致**以呕吐为主要症状的急性胃肠炎**,称为食物中毒。各型肠毒素均可引起食物中毒,其中以 A 型引起的食物中毒最多,B 型和 C 型次之。葡萄球菌肠毒素可用于生物战剂,其气雾剂吸入后造成多器官损伤,严重者可导致休克或死亡。

葡萄球菌肠毒素属于超抗原(superantigen),有类似丝裂原的作用,其刺激淋巴细胞增殖的能力比植物凝集素更强。

(5)**表皮剥脱毒素**(exfoliatin):又称表皮溶解毒素(epidermolytic toxin),为金黄色葡萄球菌质粒编码产生的一种蛋白质。有两个血清型,A 型耐热,B 型不耐热。表皮剥脱毒素可与皮肤细胞 GM4

样糖脂结合,发挥丝氨酸蛋白酶功能,导致病人皮肤呈弥漫性红斑和无菌性水疱,继以表皮上层大片脱落,受损部位的炎症反应轻微,即**葡萄球菌烫伤样皮肤综合征**(staphylococcal scalded skin syndrome,SSSS),又称剥脱性皮炎,常见于新生儿、幼儿和免疫功能低下的成人。

（6）**毒性休克综合征毒素-1**(toxic shock syndrome toxin-1,TSST-1):是金黄色葡萄球菌分泌的一种外毒素,超抗原。经期女性常因使用不洁净的阴道塞或卫生棉而感染,毒素入血,引起机体发热、脱屑性皮疹、多个器官系统的功能紊乱和休克,又称**毒性休克综合征**(TSS)。

2. **所致疾病**　引起**化脓性**和**毒素性**两种类型疾病。

（1）化脓性感染(侵袭性疾病):以脓肿形成为主的各种化脓性炎症,一般发生在皮肤/软组织,也可发生于深部组织器官,甚至波及全身。①皮肤化脓性感染:如毛囊炎、疖、痈、伤口化脓及脓肿等。亦可侵入呼吸道或侵入血流引起系统性感染。常见临床表现:**脓汁金黄而黏稠、病灶界限清楚、多为局限性**。②各种器官的化脓性感染:如气管炎、肺炎、脓胸、中耳炎、骨髓炎等。③全身感染:若皮肤原发化脓灶受到外力挤压或机体抵抗力下降,则会侵入血流引起**败血症**、**脓毒血症**等。

（2）毒素性疾病:由外毒素引起的中毒性疾病。①食物中毒:摄入产生肠毒素的金黄色葡萄球菌污染的食物后,经 1～6 小时的潜伏期,可出现恶心、呕吐、腹泻等急性胃肠炎症状,即食物中毒。一般不伴发热,1～2 天可自行恢复,预后良好。**该菌引起的食物中毒是夏秋季节常见的胃肠道疾病**。②烫伤样皮肤综合征:**多见于婴幼儿和免疫力低下的成人**。开始皮肤出现红斑,1～2 天表皮起皱,继而出现内含无菌、清亮液体的大疱,轻微触碰可破溃,最后表皮脱落。若得不到及时治疗,病死率可达20%。③毒性休克综合征(TSS):病人表现为突然高热、呕吐、腹泻、弥漫性红疹,继而有脱皮(尤以掌及足底明显)、低血压、黏膜病变(口咽、阴道等),严重者还出现心、肾衰竭,甚至可发生休克。

（三）免疫性

人类对金黄色葡萄球菌有一定的天然免疫力。只有当皮肤黏膜受伤后,或患有慢性消耗性疾病如结核、糖尿病、肿瘤等以及其他病原体感染导致宿主免疫力降低时,才易引起感染。患病恢复后,虽能获得一定的免疫力,但难以预防再次感染。

（四）微生物学检查法

根据疾病类型可采集如穿刺液、脓汁、分泌液、脑脊液、胸腹水或血液等标本。食物中毒则采集剩余食物、呕吐物或粪便等标本。

1. **标本直接涂片镜检**　取标本涂片,革兰氏染色后镜检。一般根据细菌形态、排列和染色特性可作出初步诊断。

2. **分离培养和鉴定**　将标本接种至血琼脂平板,37℃培养 18～24 小时后,根据培养特性和菌落特征,挑选可疑菌落行涂片染色镜检。血液标本需经肉汤培养基增菌后,再接种到血琼脂平板。

鉴定金黄色葡萄球菌的主要根据:①能产生金黄色色素;②有溶血性;③凝固酶阳性;④耐热核酸酶阳性;⑤能分解甘露醇;⑥毒素鉴定多采用 ELISA 法。

3. **药敏试验**　对临床分离的菌株,需做药敏试验,选择敏感药物用于治疗。

（五）防治原则

注意个人卫生、消毒和灭菌,以预防医源性感染。治疗应根据药敏试验结果选择药物。对感染形成的脓肿,可行外科手术引流。对反复发作的顽固性疖疮,宜制备**自身菌苗**进行人工主动免疫,有一定疗效。疫苗尚处于研究阶段。

二、凝固酶阴性葡萄球菌

凝固酶阴性葡萄球菌(coagulase-negative staphylococcus,CNS)存在于自然界以及健康人皮肤、口腔及肠道中。CNS 也是医源性感染的常见机会致病菌。

（一）生物学性状

CNS 为革兰氏阳性球菌,不产生血浆凝固酶、α 溶血素等毒性物质。最常见的 CNS 是表皮葡萄球菌和腐生葡萄球菌,其主要生物学性状见表 9-1。

（二）致病性

当机体免疫功能低下或进入非正常寄居部位时,CNS 可引起多种感染。CNS 的致病机制与其黏液层和形成生物被膜有关。CNS 常引起以下感染:

1. **泌尿系统感染** 为年轻妇女急性膀胱炎的主要病原菌,常见有表皮葡萄球菌、人葡萄球菌和溶血葡萄球菌,仅次于大肠埃希菌引起的尿道感染。

2. **细菌性心内膜炎** 主要为心瓣膜修复术(特别是安装人工瓣膜者)感染表皮葡萄球菌。

3. **脓毒症** CNS 是血培养中常见的病原菌,特别是新生儿脓毒症。CNS 引起的脓毒症仅次于大肠埃希菌和金黄色葡萄球菌,常见的是溶血葡萄球菌和人葡萄球菌。

4. **术后及植入医用器械引起的感染** 创伤及外科手术后,植入医用器械如心脏起搏器、人工心瓣膜、导管、人工关节等均可造成 CNS 感染。

（三）微生物学检查法及防治原则

CNS 感染的诊断必须依靠微生物学检查法,依据凝固酶阴性、不能分解甘露醇及培养特性和色素等特征,将分离到的 CNS 和金黄色葡萄球菌相鉴别,有时尚需结合生化试验、质粒图谱、耐药谱等予以鉴定。防治原则主要是选择对 CNS 敏感的消毒剂,对术前、术后、医务人员及空气、环境等进行消毒、灭菌,预防医源性感染。因 CNS 易产生耐药性,治疗应依据药敏试验结果选择敏感药物。

第二节 │ 链球菌属

链球菌属(*Streptococcus*)细菌为革兰氏阳性、球菌,因排列呈双或长短不一的链状而得名。不产生触酶,可与葡萄球菌相鉴别。该属细菌广泛分布于自然界、人及动物粪便及健康人鼻咽部;有 75 个菌种和 14 个亚种,大多数为人体微生物群成员;部分可作为机会致病菌引起多器官系统感染;极少数为病原菌,如 A 群链球菌和猪链球菌等。

链球菌的分类 分类方法尚未统一,常用的有 3 种。

1. **根据溶血现象分类** 按链球菌在血琼脂平板上产生溶血与否分为 3 类。

（1）甲型溶血性链球菌(α-hemolytic streptococcus):菌落周围有 1～2mm 宽的草绿色溶血环,称甲型溶血或 α 溶血,故亦称草绿色链球菌(viridans streptococcus)。这类链球菌多为机会致病菌。

（2）乙型溶血性链球菌(β-hemolytic streptococcus):菌落周围形成 2～4mm 宽、界限分明、完全透明的溶血环,称乙型溶血或 β 溶血,β 溶血环中的红细胞完全溶解,因而亦称溶血性链球菌(hemolytic streptococcus)。溶血性链球菌致病力强,常引起人类和动物的多种疾病。

（3）丙型链球菌(γ-streptococcus):不产生溶血素,菌落周围无溶血环,因而亦称不溶血性链球菌(non-hemolytic streptococcus)。常存在于乳类和粪便中,一般不引起人类疾病。

2. **根据抗原结构分类** 链球菌的抗原结构较复杂(图 9-3),主要有 3 种。

（1）多糖抗原或称 C 抗原:细胞壁的多糖组分。为群特异性抗原,是链球菌分群的依据。

（2）表面抗原或称蛋白质抗原:细胞壁外的菌毛样结构,含 M 蛋白,位于 C 抗原外层,具有型特异性。M 抗原与致病性有关。

（3）P 抗原或称核蛋白抗原:各种链球菌均相同、无特异性,与葡萄球菌有交叉。

根据链球菌细胞壁中多糖抗原的不同,可分成 A～H、K～V 20 群。**对人致病的链球菌菌株,约 90% 属 A 群**。根据其 M 抗原不同,同一群的链球菌又可分若干血清型。例如 A 群可分 150 个型;B 群分 4 个型;C 群分 13 个型等。链球菌的群别与其溶血性之间无平行关系,但对人类致病的 A 群链球菌多数呈现乙型溶血。

3. **根据生化反应分类** 在前述分类的基础上,对一些不具有群特异性的链球菌(如肺炎链球菌和甲型溶血性链球菌等),进一步用生化反应、药敏试验和对氧的需要进行分类。如按对氧的需要分为需氧、兼性厌氧和厌氧性链球菌三类,前两类对人有致病性,厌氧性链球菌主要为口、消化道、泌尿生殖道的人体微生物群,在特定条件下致病。医学常见的链球菌的特点见表 9-3。

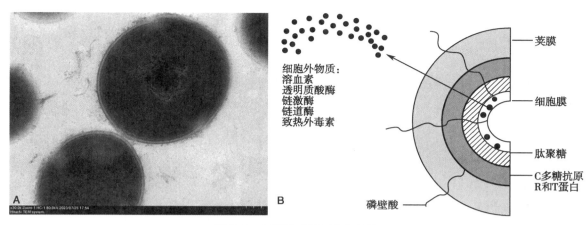

图 9-3　A 群链球菌形态和结构

A.透射电镜(×30 000);B.结构模式图。

表 9-3　医学常见的链球菌

链球菌	血清群	溶血	诊断要点	引起常见疾病
化脓性链球菌	A 群	β 溶血	杆菌肽敏感	皮肤感染,咽炎,风湿热,肾炎
无乳链球菌	B 群	β 溶血	水解马尿酸盐	新生儿败血症和脑膜炎
牛链球菌	D 群	不溶血	不耐 6.5% NaCl	败血症,心内膜炎
肺炎链球菌	—	α 溶血	胆盐敏感	肺炎,脑膜炎,心内膜炎
甲型溶血性链球菌	—	α 或不溶血	胆盐不敏感	龋齿,心内膜炎

一、A 群链球菌

A 群链球菌(group A streptococcus),又称为化脓性链球菌(*S. pyogenes*),是链球菌属中对人毒力最强的细菌。1879 年,法国路易斯·巴斯德(Louis Pasteur)首次从产褥热病人的宫颈分泌物和血液中分离到该菌。

(一)生物学性状

1. **形态与染色**　革兰氏染色阳性,球形或椭圆形,直径 0.6～1.0μm。呈链状排列,长短不一(图 9-4)。在液体培养基中形成长链,固体培养基上则为短链。培养早期(2～4 小时)形成透明质酸荚膜。随着培养时间的延长,细菌自身可产生透明质酸酶,使得荚膜消失。无芽胞,无鞭毛。

2. **培养特性**　兼性厌氧。营养要求较高,在含血液、血清、葡萄糖培养基上生长良好。在血清肉汤中易形成长链,管底呈絮状沉淀。在血琼脂平板上,形成灰白色、表面光滑、边缘整齐、直径 0.5～

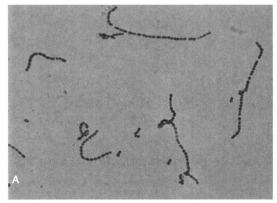
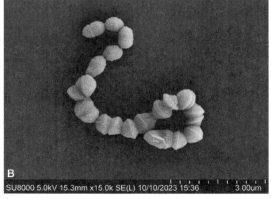

彩图

图 9-4　A 群链球菌形态

A.革兰氏染色(×1 000);B.扫描电镜(×15 000)。

0.75mm 的细小菌落,多数菌株菌落周围可形成 β 溶血环。

3. **生化反应** 分解葡萄糖,产酸不产气。一般不分解菊糖,不被胆汁溶解,以此区别于甲型溶血性链球菌和肺炎链球菌。

4. **抵抗力** A 群链球菌抵抗力不强,加热 60℃ 30 分钟即被杀灭。对常用消毒剂、抗生素如红霉素、四环素、杆菌肽等敏感。

(二)致病性

1. **致病物质** A 群链球菌有较强的侵袭力,除胞壁成分外,还可产生多种外毒素和胞外酶等致病物质。

(1)**黏附素**:菌体表面的脂磷壁酸、M 蛋白等黏附素能与人上皮细胞表面的纤连蛋白结合,使细菌在宿主体内定植;M 蛋白同时具有抗吞噬功能。

(2)**链球菌溶素**(streptolysin,SL):A 群链球菌可产生链球菌溶素 O 和 S。**链球菌溶素 O(SLO)**为含有—SH 基的蛋白质,对 O_2 敏感,遇 O_2 时, —SH 基被氧化为—S—S—键,失去溶血活性。SLO 对哺乳动物中性粒细胞、血小板、巨噬细胞、神经细胞等有毒性作用,对心肌也有急性毒性作用。SLO 抗原性强,可刺激机体产生抗体。85%~90% 的 A 群链球菌感染的病人,于感染后 2~3 周至病愈后数月到 1 年内可检出 SLO 抗体(ASO)。活动性风湿热病人血清中 ASO 显著增高,可作为 A 群链球菌新近感染指标或风湿热及其活动性的辅助诊断。**链球菌溶素 S(SLS)**是小分子的糖肽,无免疫原性,对 O_2 稳定。A 群链球菌在血琼脂平板上菌落周围的 β 溶血环即由 SLS 所致。SLS 对白细胞和多种组织细胞有破坏作用。

(3)**侵袭性酶类**:均是**扩散因子**,与致病性相关的有以下几种:①**透明质酸酶**(hyaluronidase):能分解细胞间质的透明质酸,使 A 群链球菌易在组织中扩散。②**链激酶**(streptokinase,SK):亦称链球菌溶纤维蛋白酶,与葡激酶类似,能使血液中纤维蛋白酶原变成纤维蛋白酶,可溶解血块或阻止血浆凝固,有利于病原菌在组织中扩散。③**链道酶**(streptodornase,SD):亦称链球菌 DNA 酶,主要由 A、C、G 群链球菌产生,能降解脓液中具有高度黏稠性的 DNA,使脓液稀薄,促进病原菌扩散。

(4)**链球菌超抗原**(streptococcal superantigen):过去也称**致热外毒素**(streptococcal pyrogenic exotoxin,SPE)、红疹毒素或猩红热毒素。A 群链球菌不同菌株间产生超抗原的种类有显著差异,部分由前噬菌体基因编码,部分由基因组基因编码,导致菌株间的毒力有较大差异。已发现可分泌产生 11 种超抗原,即 SPE-A、C、G、H、I、J、K、L、M、Q 和 R,以及 SSA、SMEZ1 和 SMEZ2。链球菌超抗原化学组成为蛋白质,抗原性强,对实验动物如兔有致热性和致死性,**与 A 群链球菌所致毒素性和超敏反应性疾病密切相关**。

2. **所致疾病** 主要引起三类疾病。

(1)**化脓性感染**:皮肤和皮下组织感染,如淋巴管炎、淋巴结炎、蜂窝织炎、痈、脓疱疮等。其他系统感染,如扁桃体炎、咽炎、咽峡炎、鼻窦炎、产褥感染、中耳炎、乳突炎等。

(2)**毒素性疾病**:包括猩红热和链球菌毒素休克综合征。**猩红热**是一种急性传染病,传染源为病人和带菌者,经呼吸道传播,潜伏期平均为 3 天。猩红热的临床特征为发热、咽峡炎和全身弥漫性皮疹。**链球菌毒性休克综合征**是病原菌侵入呼吸道、破损皮肤以及流产后阴道感染等所致,表现为高热、咽痛、皮疹、肢体剧烈疼痛、休克、多脏器功能衰竭等严重症状。

(3)**超敏反应性疾病**:包括风湿热和急性肾小球肾炎。儿童患链球菌咽峡炎后约有 3% 可发生风湿热,主要表现为多发性关节炎、心肌炎、心内膜炎、心包炎等。引起咽峡炎和皮肤感染的链球菌都可导致急性肾小球肾炎,主要表现为水肿、少尿、血尿、蛋白尿、高血压等,病程 1 个月左右,预后良好。发病机制可能与免疫复合物沉积或交叉免疫反应造成的病理损伤有关。

(三)免疫性

A 群链球菌感染后,机体可获得对同血清型链球菌的特异性免疫力,但不同型之间无交叉免疫力。

(四)微生物学检查法

1. **标本** 根据疾病类型采取相应标本。例如创伤感染的脓汁,咽喉、鼻腔等病灶的棉拭子,败血症的血液等。风湿热病人可采集血液。

2. 直接涂片镜检 脓汁可直接涂片进行革兰氏染色,镜检发现有典型的链状排列球菌时,可作出初步诊断。

3. 分离培养与鉴定 脓汁或棉拭子直接接种于血琼脂平板,37℃孵育 24 小时后,如有 β 溶血菌落,应与葡萄球菌区别;若有 α 溶血菌落,要和肺炎链球菌鉴别。血液标本应先增菌后,再接种血琼脂平板。

4. PYR 试验 L-吡咯酮 β 萘胺反应试验(PYR),用于特异性检测 A 群链球菌,反应产物和试剂产生的产物显色或呈现荧光而快速诊断,其他溶血性链球菌则为阴性。

5. 血清学试验 ASO 试验常用于风湿热的辅助诊断。风湿热病人血清中抗 O 抗体比健康人显著增高,大多在 250 单位左右;活动性风湿热病人一般超过 400 单位。

(五)防治原则

注意皮肤清洁,注意器械、敷料等的消毒和灭菌,防止化脓性感染。对猩红热病人,在治疗的同时应进行隔离。对急性咽峡炎和扁桃体炎病人,应及时、彻底治愈,以防风湿热和急性肾小球肾炎的发生。青霉素为首选治疗药物。

二、肺炎链球菌

肺炎链球菌(*S. pneumoniae*)俗称肺炎球菌。1881 年,由路易斯·巴斯德首次从一狂犬病病人的唾液中分离。该菌常寄居于健康人的鼻咽腔中,血清型多,是大叶性肺炎、支气管炎的主要病原菌。

(一)生物学性状

1. 形态与染色 革兰氏阳性,菌体呈矛头状,多成双排列,宽端相对,尖端向外。在痰液、脓汁、肺组织病变中亦可呈单个或短链状。在机体内或含血清的培养基中能形成荚膜(图 9-5)。无鞭毛,无芽胞。

2. 培养特性 营养要求较高,兼性厌氧。在血平板上的菌落细小、形成草绿色 α 溶血环。肺炎链球菌能产生自溶酶。培养超过 48 小时,该酶使平板培养菌落中的菌体溶解,菌落中央下陷呈肚脐状;在血清肉汤中培养,初期呈混浊生长,稍久自溶

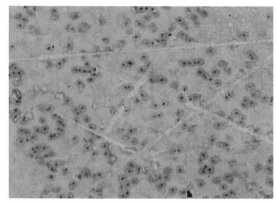

图 9-5 肺炎链球菌荚膜特殊染色(×1 000)

0903
彩图

酶使细菌自溶,培养液渐变澄清。自溶酶可被胆汁或胆盐等活性物质激活,从而促进培养物中菌体的溶解,即胆汁溶菌试验。可借助这些特性与甲型溶血性链球菌鉴别。

3. 生化反应 肺炎链球菌分解葡萄糖、麦芽糖、乳糖、蔗糖,产酸不产气。

4. 抗原结构与分类

(1)荚膜多糖抗原:根据荚膜抗原不同,肺炎链球菌可分为 90 多个血清型。其中有 20 多个型可引起疾病。

(2)菌体抗原:C 多糖具有种特异性。宿主血清中的 C 反应蛋白(CRP)可沉淀肺炎链球菌的 C 多糖。M 蛋白具有型特异性,产生的抗体无保护作用。

5. 抵抗力 对理化因素抵抗力较弱,对一般消毒剂敏感。荚膜株抗干燥能力较强,在干痰中可存活 1～2 个月。

(二)致病性

1. 致病物质

(1)**荚膜**:荚膜有抗吞噬作用,是肺炎链球菌的主要毒力因子。当有荚膜的光滑(S)型细菌失去

荚膜成为粗糙（R）型时,其毒力减低或消失。

（2）**肺炎链球菌溶素**:能与细胞膜上的胆固醇结合,导致膜上出现小孔,可溶解羊、兔、马和人的红细胞;还能通过经典途径活化补体,引起发热、炎症及组织损伤。

（3）IgA1 蛋白酶:能破坏分泌型 IgA 介导的黏膜免疫。

2. **所致疾病** 仅在营养不良、抵抗力下降或共同感染等因素致呼吸道异常或受损伤时,肺炎链球菌才会引起感染,主要引起人类**大叶性肺炎**,其次为支气管炎。成人肺炎多数由 1、2、3 型肺炎链球菌引起。儿童的大叶性肺炎以第 14 型最常见。肺炎后可继发胸膜炎、脓胸,也可引起中耳炎、乳突炎、鼻窦炎、脑膜炎和脓毒症等。

（三）免疫性

肺炎链球菌感染后,可建立较牢固的型特异性免疫。

（四）微生物学检查法

根据病变部位,采取痰液、脓汁、血液或脑脊液等标本。可直接涂片镜检,若发现典型的革兰氏阳性、具有荚膜的双球菌存在,即可作初步诊断。血液或脑脊液须先经血清肉汤增菌后,再在血平板上分离培养。血琼脂平板上,肺炎链球菌菌落周围有 α 草绿色溶血环,常用以下方法与甲型溶血性链球菌鉴别:

1. **胆汁溶菌试验** 肺炎链球菌菌液中加入胆汁或 100g/L 去氧胆酸钠,37℃ 10 分钟细菌溶解溶液变清,为阳性。甲型溶血性链球菌为阴性。

2. **Optochin 敏感试验** 将待试细菌涂布于血琼脂平板表面,再取直径 6mm 无菌滤纸片在 1:2 000 的 Optochin 溶液中浸湿,置于平板涂菌处;37℃ 48 小时后,观察抑菌圈的大小。肺炎链球菌的抑菌圈直径常在 20mm 以上,甲型溶血性链球菌小于 12mm。

3. **荚膜肿胀试验** 将待试细菌和抗肺炎链球菌荚膜的抗体反应后,显微镜下可见荚膜明显肿胀,为阳性,可用于快速诊断。

（五）防治原则

对儿童、老人和慢性病病人,推荐接种**多价肺炎链球菌荚膜多糖疫苗**,预防肺炎链球菌性肺炎、败血症、脑膜炎等有较好效果。我国已有多价荚膜多糖疫苗。肺炎链球菌感染可用 β- 内酰胺类抗生素治疗,在治疗前应做药敏试验。

三、其他医学相关链球菌

（一）甲型溶血性链球菌

甲型溶血性链球菌至少有 24 个种,较常见的有变异链球菌（*S. mutans*）、咽峡炎链球菌（*S. anginosus*）、牛链球菌（*S. bovis*）等,共同组成甲型溶血性链球菌群。典型细菌在血平板上形成 α 溶血,但亦可出现非溶血型。

1. **变异链球菌** 不产生外毒素和内毒素,但能产生葡萄糖基转移酶,分解蔗糖产生高分子量、黏性大的不溶性葡聚糖以构成牙菌斑的基质,使口腔中的大量细菌黏附于此,其中乳杆菌能发酵多种糖类产生大量酸,使 pH 降至 4.5 左右,导致牙釉质脱钙,造成龋损,与龋齿发生密切相关。

2. **咽峡炎链球菌** 具有 A、C、F、G 多糖抗原,菌落小,可伴有窄 β 溶血环。主要与脓肿形成有关,但不引起咽峡炎。当拔牙或摘除扁桃体时,细菌可侵入血流引起菌血症,通常血中病菌短时间即被清除,不会引起疾病;若心瓣膜有病损或用人工瓣膜者,细菌就可停留并繁殖,引起亚急性细菌性心内膜炎。

3. **牛链球菌** 大多数分离株为 α 溶血,PYR 阴性。能耐受胆盐和水解七叶苷,但在含 6.5% NaCl 的培养基上不能生长。偶尔引起心肌炎。

（二）无乳链球菌和停乳链球菌

1. **无乳链球菌**（*S. agalactiae*） 该菌细胞壁 C 多糖物质又属 B 群抗原,故亦称 **B 群链球菌**。在血平板上,有窄 β 溶血环;对杆菌肽不敏感,能水解马尿酸盐。能引起牛乳房炎,危害畜牧业。研究发现,无乳链球菌是一种人兽共患病病原体,能感染人尤其是新生儿,引起败血症、脑膜炎、肺炎等,死亡率较高。

2. 停乳链球菌（*S. dysgalactiae*） 具有 C 或 G 群抗原,产生大菌落,伴有大 β 溶血环。类似化脓性链球菌,能引起咽喉炎,有时会并发肾小球肾炎,但不引起风湿热。

（三）猪链球菌

猪链球菌（*S. suis*）在自然界和猪群中广泛分布,是一种人兽共患病病原体。1968 年,丹麦报道首例人感染猪链球菌案例。在我国江苏、四川等地区亦有猪链球菌-2 型感染导致人员死亡的报道。

该菌革兰氏阳性,球形,兼性厌氧。根据 C 多糖抗原的不同,列入 C、D、F 及 L 群链球菌。根据荚膜抗原的不同,分 35 个血清型,主要是猪链球菌-2 型感染人。该菌对外界环境有较强的抵抗力,在水中可存活 1～2 周;对热的抵抗力较弱,在 60℃仅存活 10 分钟。

猪链球菌可通过破损皮肤、损伤的鼻咽部及呼吸道传给人。易感人群为饲养员、屠宰厂工人及从事猪肉销售加工的人员等。目前尚无在人与人间传播的报道。猪链球菌的致病物质尚不完全清楚,黏附素、荚膜、溶菌酶释放蛋白等是猪链球菌重要的毒力因子。人被猪链球菌-2 型感染后的临床表现较重,可出现脑膜炎、败血症、心内膜炎和耳聋等,严重者可致死亡。

第三节 ｜ 肠球菌属

1899 年,法国科学家蒂埃瑟林（Thiercelin ME）从消化道标本中首次分离鉴定到肠球菌。根据细菌生理特性和 DNA 同源性差异,1984 年将肠链球菌从 D 群链球菌中分离出来,另立为肠球菌科的**肠球菌属**（*Enterococcus*）,有粪肠球菌（*E. faecalis*）、屎肠球菌（*E. faecium*）等 38 个种。该属细菌是人类和动物肠道菌群的一部分,亦存在于环境中。在临床标本分离到的该属细菌中,粪肠球菌占 85%～95%、屎肠球菌占 5%～10%,是医院感染的重要病原菌。

一、生物学性状

肠球菌为革兰氏阳性球菌,成双或短链排列。兼性厌氧,在血平板培养基上生长时,可形成灰白色、不透明、表面光滑、直径 0.5～1mm 大小的圆形菌落。通常为非溶血性或偶见 α 溶血。触酶试验多为阴性,但有时为弱阳性。PYR 试验阳性、水解七叶苷。

二、致病性

肠球菌的毒力不强,不产生毒素或水解酶,属机会致病菌,在年老及免疫力下降、黏膜破损以及因为使用抗生素致菌群失调等情况下引起感染。

（一）致病物质

1. 碳水化合物黏附素（carbohydrate adhesins） 一种表面黏附素,其表达受细菌生长环境的影响,有利于肠球菌黏附到尿路上皮细胞及心脏细胞。

2. 集聚因子（aggregation factor） 是一种表面蛋白,能聚集供体与受体菌,以利于质粒转移;在体外其能增强细菌对肾小管上皮细胞的黏附。

3. 细胞溶素（cytolysin） 由质粒编码产生,可加重感染的严重程度。

4. 信息素（pheromone） 一种中性粒细胞化学趋化因子,能介导炎症反应。

（二）肠球菌的耐药性

肠球菌细胞壁坚厚,对许多抗生素表现为固有耐药,屎肠球菌比粪肠球菌更易耐药。肠球菌的耐药性已引起广泛关注,特别是携带万古霉素耐药基因质粒的传播,引起难治性感染。

1. 对青霉素的耐药性 肠球菌能产生特殊的青霉素结合蛋白（PBP）,与青霉素的亲和力减低,可导致耐药,以屎肠球菌多见。少数情况下,细菌可产生大量青霉素酶而引起耐药。

2. **对氨基糖苷类的耐药性** 肠球菌细胞壁渗透障碍可导致中度耐药,细菌质粒介导的氨基糖苷类钝化酶则导致高度耐药。高度耐药使青霉素或糖肽类与氨基糖苷类的协同作用消失。测定细菌对氨基糖苷类的耐药程度,对治疗有参考意义。

3. **对万古霉素的耐药性** 万古霉素耐药性肠球菌(vancomycin-resistant *Enterococcus*,VRE)含有万古霉素耐药基因,分为 VanA~E,VanG,VanL,VanM,VanN 等 9 个型,其中 *VanA* 和 *VanB* 基因在 VRE 中最常见。

(三)所致疾病

1. **尿路感染** 粪肠球菌最为常见,所致尿路感染仅次于大肠埃希菌。其发生多与留置导尿管、其他器械操作和尿路结构异常有关。一般表现为膀胱炎、肾盂肾炎,少数表现为肾周围脓肿等。

2. **腹腔、盆腔感染** 肠球菌感染居第 2 位,仅次于大肠埃希菌。

3. **败血症** 肠球菌感染居第 3 位,仅次于凝固酶阴性葡萄球菌和金黄色葡萄球菌。引起败血症的肠球菌,87% 为粪肠球菌,其次为屎肠球菌和坚韧肠球菌。病人多为老年人、免疫力低下或肿瘤病人。

4. **心内膜炎** 约 5%~20% 的心内膜炎由肠球菌引起。

肠球菌还可引起外科伤口、烧伤创面、皮肤软组织及骨关节感染。

三、防治原则

无特异性预防措施。对耐万古霉素肠球菌感染病人要实施隔离。应进行药敏试验选择敏感药物用于治疗。大部分肠球菌对呋喃妥因敏感,已成功用于尿路感染,青霉素、氨苄西林或万古霉素也可单独应用。治疗肠球菌引起的心内膜炎、脑膜炎等感染,需选择杀菌作用的抗生素,常用青霉素或氨苄西林与氨基糖苷类药物联合用药抗菌治疗。控制耐万古霉素的肠球菌感染在于依据药敏试验和临床效果、调整用药。

第四节 | 奈瑟菌属

奈瑟菌属(*Neisseria*)是一群革兰氏阴性球菌,常成双排列。有菌毛,脑膜炎奈瑟菌有荚膜。无鞭毛、无芽胞。专性需氧,能产生氧化酶和触酶。该属细菌常可发酵多种糖类,产酸、不产气。糖发酵试验可用来鉴别奈瑟菌。

奈瑟菌属包括 23 个种和 3 个亚种,其中对人致病的有**脑膜炎奈瑟菌**(*N. meningitidis*)和**淋病奈瑟菌**(*N. gonorrhoeae*)。

一、脑膜炎奈瑟菌

脑膜炎奈瑟菌俗称脑膜炎球菌(meningococcus),1887 年,由澳大利亚安东·魏切尔鲍姆(Anton Weichselbaum)从脑膜炎病人的脑脊液中分离,是**流行性脑脊髓膜炎(流脑)**的病原菌,人类是其唯一易感宿主。

(一)生物学性状

1. **形态与染色** 肾形或豆形革兰氏阴性双球菌,两菌的接触面较平坦或略向内陷,直径 0.6~0.8μm。排列较不规则,单个、成双或 4 个相连等。新分离菌株大多有荚膜和菌毛。**在病人脑脊液中,多位于中性粒细胞内**,形态典型(图 9-6)。

彩图

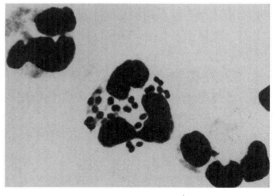
图 9-6 脑膜炎奈瑟菌形态(脑脊液涂片,×1 000)

2. 培养特性　营养要求较高,需在含有血清、血液等培养基中方能生长。常用经 80℃以上加温的血琼脂平板,色似巧克力,故名巧克力(色)培养基。专性需氧,在 5% CO_2 条件下生长更佳。最适 pH 为 7.4～7.6。最适生长温度 37℃,培养 24 小时后形成直径 1.0～1.5mm 的无色、圆形、光滑、透明、似露滴状的菌落。在血琼脂平板上不溶血。在血清肉汤中呈混浊生长。产生自溶酶,人工培养物超过 48 小时常死亡。自溶酶经 60℃ 30 分钟或甲醛液处理均可使之破坏。

3. 生化反应　脑膜炎奈瑟菌的大多数菌株分解葡萄糖和麦芽糖,产酸不产气。

4. 抗原结构与分类　脑膜炎奈瑟菌的主要抗原有三种。

(1)**荚膜多糖群特异性抗原**:据此可将脑膜炎奈瑟菌分成 A、B、C、E、H、I、K、L、W、X、Y 和 Z 等 12 个血清群。对人类致病的多为 A、B、C、W、X 和 Y 等 6 个群。我国过去主要由 A 群感染,近些年多为 B 和 C 群感染。

(2)**外膜蛋白型特异性抗原**:根据细菌外膜蛋白组分的不同,脑膜炎奈瑟菌的各血清群又可分为若干血清型,但 A 群所有菌株的外膜蛋白相同。

(3)**脂寡糖抗原**:由外膜上糖脂组成,具有抗原性;据此我国把 A 群进一步分为 L9、L10 和 L11 等 3 型。

5. 抵抗力　对理化因素的抵抗力很弱。对干燥、热力、消毒剂等均敏感。

(二)致病性

1. 致病物质

(1)**荚膜**:新分离的脑膜炎奈瑟菌有荚膜。荚膜有抗吞噬作用,能增强细菌的侵袭力。

(2)**菌毛**:可黏附至鼻咽部黏膜上皮细胞的表面,利于病菌侵入。

(3)**IgA1 蛋白酶**:脑膜炎奈瑟菌产生的 IgA1 蛋白酶破坏 IgA1,帮助细菌侵袭黏膜。

(4)**脂寡糖**(lipooligosaccharide,LOS):**是脑膜炎奈瑟菌的主要致病物质**,其作用与 LPS 相似。病菌侵入机体繁殖后,因自溶或死亡而释放出 LOS。LOS 作用于小血管和毛细血管,引起坏死、出血,导致皮肤瘀斑和微循环障碍。严重败血症时,引起肾上腺出血,并因大量 LOS 释放可造成 DIC 及中毒性休克。

2. 所致疾病　传染源是病人和带菌者。在流行期间,人群带菌率达 70% 以上,是重要的传染源。成人的抵抗力强,6 个月至 2 岁儿童因免疫力弱,是易感人群,发病率较高。

该致病菌主要经**飞沫传播**方式侵入人体的鼻咽部,并在局部繁殖。潜伏期 2～3 天。因病原菌的毒力和侵入数量以及机体免疫力的差异,导致流行性脑脊髓膜炎的病情复杂多变、轻重不一,常分为三种临床类型,即**普通型**、**暴发型**和**慢性败血症型**。普通型占 90% 左右。病人先有上呼吸道炎症,继而大量繁殖的病菌从鼻咽部黏膜侵入血流,引起菌血症或败血症。引起突发寒战高热、恶心和出血性皮疹。细菌到达中枢神经系统主要侵犯脑脊髓膜,引起化脓性炎症,产生剧烈头疼、喷射性呕吐、颈项强直等脑膜刺激症状。细菌可引起细小血管栓塞,导致皮肤出现瘀斑。

(三)免疫性

机体对脑膜炎奈瑟菌的免疫性以体液免疫为主。感染后两周,血清中群特异多糖抗体 IgG、IgM 和 IgA 水平升高。6 个月婴儿可通过母体获得抗体,产生自然被动免疫。

(四)微生物学检查法

采集病人的脑脊液、血液或刺破出血斑取出的渗出物,直接涂片染色后镜检,如发现中性粒细胞内、外有革兰氏阴性双球菌,可作出初步诊断。脑膜炎奈瑟菌对低温和干燥极敏感,标本采取后应注意保暖、保湿并立即送检。血液或脑脊液先接种至血清肉汤培养基增菌,阳性者作生化反应和玻片凝集试验鉴定。

(五)防治原则

关键是管理传染源、切断传播途径和提高易感人群免疫力。做到对传染源的早发现、早诊断、早治疗和早防控。对儿童注射**流脑荚膜多糖疫苗**进行特异性预防,常用 A、C 二价或 A、C、Y 和 W 四价混合多糖疫苗。流行期间儿童可口服磺胺预防。治疗首选药物为青霉素 G,过敏者可选用红霉素。

二、淋病奈瑟菌

淋病奈瑟菌俗称淋球菌(gonococcus)。1879年,德国医生阿尔伯特·奈瑟(Albert Neisser)首次分离,是人类淋病的病原菌,引起泌尿生殖系统黏膜的化脓性感染,人类是其唯一易感宿主。淋病是我国目前发病率最高的性传播感染。

(一) 生物学性状

1. **形态与染色** 革兰氏阴性,球菌,直径0.6~0.8μm,常成双排列,两菌接触面平坦,似一对咖啡豆。有菌毛,无鞭毛和荚膜。急性期病人的脓汁标本中,淋病奈瑟菌常位于中性粒细胞内(图9-7);慢性淋病病人则多存在于细胞外。

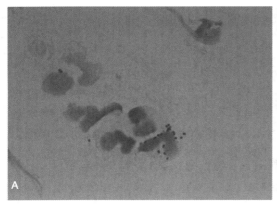
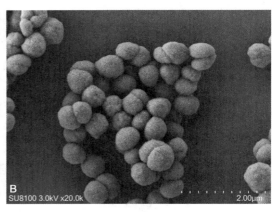

图 9-7 淋病奈瑟菌形态
A.阴道分泌物涂片(×1 000);B.扫描电镜(×20 000)。

2. **培养特性** 专性需氧,初次分离培养时须供给5% CO_2。营养要求高,常用巧克力(色)血琼脂平板培养。最适生长温度为35~36℃,培养48小时后,形成凸起、圆形、灰白色、直径0.5~1.0mm的光滑型菌落。只分解葡萄糖,产酸不产气,不分解其他糖类。氧化酶试验阳性。

3. **抗原结构与分类** 淋病奈瑟菌主要抗原分三类。

(1)菌毛蛋白抗原:有毒菌株有菌毛,有利于黏附在细胞表面,可抵抗中性粒细胞的杀菌作用。

(2)脂寡糖抗原(LOS):由脂质A和核心寡糖组成,与其他革兰氏阴性菌的LPS相似,具有内毒素活性,易发生变异。

(3)外膜蛋白抗原:包括PⅠ(Por蛋白)、PⅡ(Opa蛋白)和PⅢ(Rmp蛋白)。PⅠ是主要的外膜蛋白,占淋病奈瑟菌外膜总重量的60%以上,是该菌分型的主要依据,至少分为18个血清型。

4. **抵抗力** 淋病奈瑟菌抵抗力弱,对热、冷、干燥和消毒剂极度敏感。

(二) 致病性

1. **致病物质**

(1)菌毛:淋病奈瑟菌进入尿道后,通过菌毛黏附到柱状上皮细胞表面。

(2)外膜蛋白:PⅠ可直接插入中性粒细胞的膜上,破坏膜结构的完整性导致膜损伤。PⅡ分子参与淋病奈瑟菌间以及菌体与一些宿主细胞间的黏附作用。PⅢ则可阻抑杀菌抗体的活性。

(3)脂寡糖:LOS能与补体、IgM等共同作用,促进局部炎症反应。此外,LOS与人类细胞表面糖脂分子结构相似,可逃避机体免疫系统的识别。

(4)IgA1蛋白酶:能破坏黏膜表面存在的特异性IgA1抗体,降低黏膜免疫作用。

2. **所致疾病** 人类是淋病奈瑟菌的唯一宿主。淋病主要通过性传播,病原菌侵入尿道和生殖道而感染,其潜伏期为2~5天。成人感染初期,一般引起男性前尿道炎,女性尿道炎与子宫颈炎。病人的典型症状有尿痛、尿频、尿道流脓或宫颈可见脓性分泌物等。如进一步扩散到生殖系统,引起慢性感染,男性发生前列腺炎、精囊精索炎和附睾炎;女性出现前庭大腺炎和盆腔炎等,是导致不育的原因之一。当孕妇患有淋菌性阴道炎或子宫颈炎时,经产道生产可导致婴儿的淋球菌性结膜炎。

(三) 免疫性

人类对淋病奈瑟菌的感染无先天抵抗力。多数病人可以自愈,并出现特异性 IgM、IgG 和分泌型 IgA 抗体。但感染后的获得性免疫不持久,再感染和慢性病人较普遍存在。

(四) 微生物学检查法

取尿道口脓性分泌物或子宫颈口表面分泌物直接涂片,革兰氏染色后镜检,在中性粒细胞内发现革兰氏阴性双球菌,有诊断价值。淋病奈瑟菌抵抗力弱,标本采集后应注意保暖保湿,立即送检接种。标本接种在预先加温的巧克力(色)血琼脂平板,培养的最适温度为 35～36℃,在 5% CO_2 下培养 36～48 小时,菌落涂片、染色,镜下呈现革兰氏阴性双球菌即可诊断。还可挑取可疑菌落进一步作氧化酶试验、糖发酵试验或直接免疫荧光试验等确证。

(五) 防治原则

开展防治性传播感染的**健康教育**,是防控淋病流行最重要的措施。对淋病病人及其性伴侣同时治疗,治疗可选用头孢曲松、头孢克肟、大观霉素等药物。目前尚无有效的疫苗。

三、其他医学相关奈瑟菌

1. **干燥奈瑟菌**(*N. sicca*)　血琼脂干板上菌落形态多样,在盐水中自凝,与黏液奈瑟菌在血清学上关系密切。存在于人鼻咽部、唾液和痰中。

2. **金黄奈瑟菌**(*N. flavescens*)　菌落光滑、透明、产生叶黄素,营养需要复杂,罕见于流行性脑脊髓膜炎病人的脑脊液及败血症病人的血液中。

3. **浅黄奈瑟菌**(*N. subflava*)　菌落圆形、光滑、半透明,有些菌株能产生淡黄色色素,在生理盐水中常自凝。发现在人鼻咽部的分泌物中,罕见于流行性脑脊髓膜炎病人的脑脊液中。

4. **黏膜奈瑟菌**(*N. mucosa*)　菌落圆形,不产生色素,培养基中含血清、血液及环境中保持一定湿度有利该菌生长。发现于人的咽部。偶尔对人致病,引起肺炎。

5. **乳糖发酵奈瑟菌**(*N. lactamica*)　菌落圆形、光滑、半透明,常为淡黄色。不致病,可寄生于在婴儿和儿童鼻咽部。

6. **灰色奈瑟菌**(*N. cinerea*)　菌落淡灰或白色,能产生碳酸脱水酶。发现于人的鼻咽部。

本章目标测试

(饶贤才)

本章数字资源

本章思维导图

第十章 | 肠杆菌科

学习目标

1. 阐述肠杆菌科细菌共同的生物学特性及致病性。
2. 比较大肠埃希菌、志贺菌属、沙门菌属、克雷伯菌属的主要生物学特性和致病性。
3. 描述肠杆菌科细菌感染的微生物学检查法和耐药的主要机制。
4. 归纳大肠埃希菌、志贺菌属、沙门菌属的防治原则。
5. 描述其他肠杆菌科细菌的致病性。

第一节 | 肠杆菌科细菌共同特性

肠杆菌科(*Enterobacteriaceae*)归属于假单胞菌门(Pseudomonadota),γ-变形菌纲(Gammaproteobacteria)、肠杆菌目(*Enterobacteriales*),是一大群生物学性状相似的**革兰氏阴性杆菌**,其自然栖息地是人和动物的肠道,亦存在于土壤、水和腐物中。

肠杆菌科细菌种类繁多。根据生化反应、抗原结构、核酸杂交和基因组 DNA 序列等分析,目前肠杆菌科已有 53 个菌属,另有部分分类还未确定的细菌。**大多数是肠道微生物群成员**,如埃希菌属、克雷伯菌属、肠杆菌属等,在特定条件下如寄居部位改变、免疫力下降等原因可成为机会致病菌,引发肠外感染,包括泌尿生殖系统、呼吸系统、伤口、胆囊、阑尾、腹膜、肝脏等多系统、器官和组织的感染;严重时可引发败血症甚至感染性休克、DIC 等。可见于医院感染和社区获得性感染。

肠杆菌科少数细菌包括志贺菌属、沙门菌属和某些型别大肠埃希菌为致病菌,侵入机体后可引起外源性感染。大多数经粪-口途径感染,通过产生侵袭力(如菌毛、侵袭素、荚膜或微荚膜、Ⅲ型分泌系统(type Ⅲ secretion systems,T3SS)等)和释放内毒素,部分菌株可合成外毒素等致病物质,引发肠热症、细菌性痢疾、胃肠炎等。

一、共同的生物学特性

1. **形态与结构** 为中等大小(0.3~1.0)μm×(1~6)μm 的革兰氏阴性杆菌。大多有菌毛,多数有周鞭毛,少数有荚膜或微荚膜,不产生芽胞。

2. **培养特性与生化反应** 兼性厌氧或需氧。营养要求不高,在普通琼脂平板上生长繁殖后可形成湿润、光滑、灰白色的中等大小菌落。在血琼脂平板上,有些菌落可产生溶血环。在液体培养基中呈均匀浑浊生长。

肠杆菌科细菌触酶阳性,能还原硝酸盐为亚硝酸盐,氧化酶阴性(邻单胞菌属除外),在鉴别肠道杆菌和其他革兰氏阴性杆菌上有重要价值。乳糖发酵能力和速度在肠杆菌科不同细菌间呈现差异,**志贺菌属和沙门菌属不发酵乳糖**。乳糖发酵试验可用于肠杆科的致病菌如志贺菌、沙门菌与大多数的非致病菌的初步鉴别。

依据肠杆菌科细菌分解乳糖能力、对胆盐的抗性以及多种生化特性,可制备应用多种选择鉴别培养基,包括麦康凯(MacConkey,MAC)琼脂、伊红亚甲蓝(Eosin-methylene-blue,EMB)琼脂、SS(Salmonella-Shigella)琼脂、克氏双糖铁琼脂(Kliger iron agar,KIA)等。肠杆菌科细菌在这些培养基上可形成有重要鉴别价值的生长现象。

3. **抗原结构**　主要有菌体（O）抗原、鞭毛（H）抗原和荚膜抗原，其他尚有菌毛抗原。

（1）O抗原：是存在于细菌细胞壁LPS最外层的O特异性多糖成分，其特异性取决于其分子末端重复结构多糖链的糖残基种类和序列。O抗原耐热，100℃不被破坏。临床分离菌株的菌落大多呈S型，失去O抗原后将发生S-R变异，毒力降低。O抗原刺激机体产生IgM型抗体。

（2）H抗原：存在于鞭毛蛋白，不耐热，60℃30分钟即被破坏。H抗原的特异性决定于多肽链上氨基酸的种类、排列序列和空间结构。细菌失去鞭毛后，运动随之消失，同时O抗原外露。H抗原刺激机体产生IgG型为主的抗体。

（3）荚膜抗原：多糖成分，位于O抗原外围，能阻止O抗原凝集现象，具有型特异性，经60℃30分钟可被破坏。重要的有伤寒沙门菌和丙型副伤寒沙门菌Vi抗原，大肠埃希菌K抗原等。

4. **抵抗力**　对理化因素抵抗力不强，60℃30分钟即死亡。易被一般化学消毒剂杀灭，常用氯进行饮水消毒。胆盐对革兰氏阳性菌有抑制作用，煌绿等染料对非致病性肠杆菌科细菌有抑制作用，借以制备选择培养基来分离有关病原菌。

5. **变异**　易变异。除自发突变外，经噬菌体、质粒和转座子等介导，通过转导、接合、溶原性转换等基因转移和重组方式，使受体菌获得新的性状而导致变异。其中最常见的是耐药性变异，**可通过产生多种酶（β-内酰胺酶、钝化酶等）、靶位改变、泵出作用、屏障作用等机制**，导致对多种抗菌药物产生耐药，甚至形成泛耐药，成为临床抗菌药物治疗失败的重要原因。此外，尚有毒素产生、生化反应、抗原性等特性的改变。

二、微生物学检查法

肠外感染标本中血液、尿液、脑脊液等需要增菌后再进行鉴定，而脓汁、痰等标本需要经过染色观察、血平板分离培养、生化反应、血清学鉴别等。粪便标本需要接种至肠道菌选择和鉴别培养基（MAC琼脂、EMB琼脂、SS琼脂等），根据生长现象选择可疑菌落接种KIA等培养基进行生化反应鉴定，最后进行血清学鉴别。针对肠杆菌科细菌检验的自动化检测系统已经投入使用。基质辅助激光解吸电离飞行时间质谱法（MALDI-TOF MS）也已被广泛应用于临床标本中包括肠杆菌科细菌培养物在内的多种细菌的分型鉴定，逐步取代传统的生化反应。

第二节 ｜ 埃希菌属

埃希菌属（*Escherichia*）有6个种，其中大肠埃希菌（*E. coli*）是临床最常见、最重要的一个菌种，该细菌由特奥多尔·埃舍里希（Theodor Escherich）从新生儿粪便中分离到，俗称大肠杆菌。**大肠埃希菌是肠道中重要的正常菌群**，能为宿主提供一些具有营养作用的合成代谢产物，如B族维生素、维生素K等；也可能在特定条件下成为机会致病菌，引起肠道外感染；有一些血清型具有致病性，能导致人类胃肠炎。大肠埃希菌在食品、药品和环境卫生学中，**常被用作粪便污染的检测指标**。在分子生物学研究中，大肠埃希菌是重要的研究工具和模式细菌。

一、生物学特性

1. **形态与染色**　大小为（0.4～0.7）μm×（1～3）μm的革兰氏阴性杆菌（图10-1），多数菌株有周身鞭毛，无芽胞，有菌毛，肠外感染菌株常有多糖微荚膜。

2. **培养特性**　兼性厌氧，营养要求不高，在普

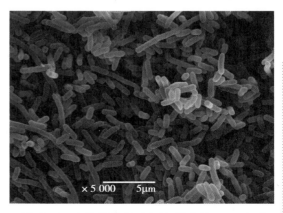

×5 000　　5μm

图10-1　**大肠埃希菌形态（扫描电镜，×5 000）**

通琼脂平板上 37℃培养 24 小时后,形成直径 2~3mm 的圆形、凸起、灰白色 S 型菌落。有些菌株在血琼脂平板上呈 β 溶血。在液体培养基中呈均匀浑浊生长。在 MAC 和 SS 琼脂上因可发酵乳糖,形成红色菌落;在 EMB 琼脂上形成紫黑色有金属光泽的菌落。大肠埃希菌能产生大肠菌素,但细菌对自身产生的大肠菌素有抗性,可用于分型。

3. **生化反应** 能发酵葡萄糖,绝大多数菌株发酵乳糖等多种糖类,产酸产气。在 KIA 中,斜面和底层均产酸产气,硫化氢试验阴性,动力阳性。IMViC 试验结果为"++--"。

4. **抗原构造** 主要有 O、H 和 K 三种抗原,是血清学分型基础,血清型按 O∶K∶H 排列,例如 O111∶K58∶H2。O 抗原超过 170 种,某些型别 O 抗原与腹泻和泌尿生殖道感染密切相关。大肠埃希菌之间、大肠埃希菌与枸橼酸杆菌属、沙门菌属和志贺菌属中的细菌在 O 抗原上存在很多交叉反应。H 抗原超过 56 种,与其他肠道菌基本无交叉反应。K 抗原位于 O 抗原外层,有 100 种以上,多糖性质,与细菌的致病性有关。

5. **基因组** 大肠埃希菌的染色体为环状双股 DNA,不同菌株的基因组大小存在差异,如 K-12 MG1655 的 DNA 全长 4.64Mb,包含 4 609 个基因;O157∶H7 Sakai 株染色体大小为 5.5Mb,包含 5 329 个基因,同时携带有 pOSAK1(3.3kb)和 pO157(92.7kb)两个质粒。

二、致病性及免疫性

(一)致病物质

1. **黏附素** 大肠埃希菌通过黏附素使其紧密黏着在泌尿道和肠黏膜上皮细胞表面,避免因尿液冲刷和肠道蠕动作用而被清除,这种黏附为黏附素和细胞表面的特异性结合。黏附素包括定植因子抗原Ⅰ、Ⅱ、Ⅲ(colonization factor antigen,CFA/Ⅰ,CFA/Ⅱ,CFA/Ⅲ);集聚黏附菌毛Ⅰ和Ⅲ(aggregative adherence fimbriae,AAF/Ⅰ,AAF/Ⅲ);束形成菌毛(bundle forming pili,Bfp);紧密黏附素;P 菌毛;Dr 菌毛;Ⅰ型菌毛和侵袭质粒抗原(invasion plasmid antigen,Ipa)等。

2. **外毒素** 某些型别的大肠埃希菌能产生外毒素。包括不耐热肠毒素(heat labile enterotoxin,LT)、耐热肠毒素(heat stable enterotoxin,ST)、志贺毒素(Shiga toxins,Stx)和溶血素 A(hemolysin,HlyA)等。

3. **其他致病物质** 包括内毒素、荚膜、载铁蛋白、肠细胞脱落位点(locus of enterocyte affacement,LEE)致病岛及其编码的 T3SS 等。

载铁蛋白可从宿主获取铁离子,导致宿主损伤;LEE 致病岛可编码 T3SS、分泌性蛋白(Esps)及其分子伴侣、紧密黏附素等。细菌通过 T3SS 将效应因子转入到宿主细胞内,经过一系列信号活化和转导后,造成宿主消化道黏膜上皮细胞肌动蛋白的聚集,形成宿主细胞黏附及擦拭性损伤(attaching and effacing lesions,A/E 损伤)。

(二)所致疾病

大肠埃希菌可引发肠道外感染,包括医院感染和社区获得性感染。某些血清型别为致病菌,可引发胃肠炎。

1. **肠道外感染** 常由于机体抵抗力低下或细菌侵入肠外其他组织器官引起,以化脓性感染和泌尿道感染最常见,甚至出现全身感染。**大肠埃希菌是医院感染的重要细菌之一。**

(1)泌尿系感染:常见有尿道炎、膀胱炎、肾盂肾炎,病人表现为尿频、尿急、尿痛、排尿困难、血尿和脓尿等症状。年轻女性首次尿路感染约 90% 由此菌引起。能引起泌尿系感染的特殊血清型统称为**尿路致病性大肠埃希菌**(uropathogenic *E. coli*,UPEC),常见的有 O1、O2、O4、O6、O7、O16、O18 和 O75 等,这些血清型能产生 P 菌毛、AAF/Ⅰ、AAF/Ⅱ和 Dr 菌毛等黏附素和溶血素 HlyA 等,HlyA 具有细胞毒性,能溶解红细胞,促进细菌侵入组织,导致细胞因子释放和炎症反应。在引起肾盂肾炎过程中,K 抗原和 P 菌毛具有重要致病作用。

(2)新生儿脑膜炎:大肠埃希菌和 B 群链球菌是导致 1 个月以下婴儿脑膜炎的主要病原菌。约 75%~80% 来自脑膜炎病例的大肠埃希菌具有 K 抗原。该血清群也普遍存于孕妇和新生儿胃肠道中。

（3）其他化脓性感染：如腹膜炎、阑尾炎、手术伤口感染、呼吸道感染等。

（4）败血症或脓毒症：常见于泌尿系感染或腹部感染后，如肠穿孔后的腹膜炎等。大肠埃希菌是败血症或脓毒症病人血中分离到的最常见革兰氏阴性菌。对于婴儿、老人、免疫功能受损或原发感染位于腹部或中枢神经系统的病人，大肠埃希菌败血症具有较高的死亡率。

2. 胃肠炎　某些血清型大肠埃希菌可引起人类胃肠炎，包括**肠产毒素型大肠埃希菌**（enterotoxigenic *E. coli*，ETEC）、**肠侵袭型大肠埃希菌**（enteroinvasive *E. coli*，EIEC）、**肠致病型大肠埃希菌**（enteropathogenic *E. coli*，EPEC）、**肠出血型大肠埃希菌**（enterohemorrhagic *E. coli*，EHEC）和**肠集聚型大肠埃希菌**（enteroaggregative *E. coli*，EAEC）5 种类型。

（1）ETEC：常见引起感染的 O 抗原型别是 6、8、15、25、27、63、119、125、126、127、128、142。致病物质主要是定植因子 CFA/Ⅰ、CFA/Ⅱ、CFA/Ⅲ 和肠毒素，前者可使细菌黏附到小肠黏膜上皮细胞上。肠毒素包括不耐热肠毒素（LT）和耐热肠毒素（ST）两种，均由质粒编码。

LT 包括 LT-Ⅰ和 LT-Ⅱ。LT-Ⅰ是引起人类胃肠炎的致病物质，由 1 个 A 亚单位和 5 个 B 亚单位组成，分子量 80 000 左右，对热不稳定，65℃ 30 分钟可被破坏。A 亚单位是毒素的活性部位，B 亚单位与**肠黏膜上皮细胞表面的 GM1 神经节苷脂结合后，介导 A 亚单位穿越细胞膜，发挥腺苷酸环化酶作用，使胞内 ATP 转化为 cAMP。**胞质内 cAMP 水平增高后，引起级联反应，导致肠黏膜细胞内水、氯、碳酸氢钾等过度分泌至肠腔，同时钠的再吸收减少，导致可持续数天的腹泻。毒素还可刺激前列腺素释放和促炎因子的产生，进一步导致水分丧失。LT-Ⅰ与霍乱毒素间的氨基酸组成同源性达 75% 左右，它们的抗原性高度交叉，两者 B 亚单位的肠黏膜结合受体都是同一个 GM1 神经节苷脂。LT 一般不引起肠黏膜的炎症或组织病变。LT-Ⅰ可刺激机体产生中和抗体。LT-Ⅱ与人类疾病无关。

ST 可分 STa 和 STb 两型，STa 为低分子量（MW 1 500～4 000）多肽，对热稳定，100℃加热 20 分钟仍不失活，免疫原性弱，**通过激活肠黏膜细胞的鸟苷酸环化酶，使胞内 cGMP 增多而导致腹泻。**STb 与人类疾病无关。

编码 LT-Ⅰ和 STa 的基因存在于一个转移性质粒上，很多 STa 阳性菌株同时产生 LT，具有更强的致病性。该质粒也同时携带编码黏附素（CFA/Ⅰ、CFA/Ⅱ、CFA/Ⅲ）基因。黏附素是 ETEC 致病的另一重要因素。能产生肠毒素而无菌毛的菌株，不会引起腹泻。研究表明大肠埃希菌 O141 失去定植因子 K88，引起小猪腹泻的能力即随之消失。定植因子具有很强的免疫原性，能刺激宿主产生特异性抗体。

ETEC 侵犯小肠，是 5 岁以下婴幼儿和旅游者腹泻的重要病原菌，主要经污染的水源和食物传播。临床症状可以从轻度腹泻至严重的霍乱样腹泻。

（2）EIEC：常见引起感染的 O 抗原型别是 78、115、148、153、159、167。EIEC 在表型和致病性方面与志贺菌类似，易误诊。该菌不产生肠毒素，能侵袭结肠黏膜上皮细胞并在其中生长繁殖。细菌经消化道进入大肠后，穿过黏液层，黏附到肠上皮细胞，引起细胞内吞，被带入细胞空泡中。其毒力主要表现在能使空泡破坏，细菌进入上皮细胞的胞质中增殖，最后杀死细胞，再扩散到邻近细胞，导致组织破坏和炎症发生。EIEC 侵袭结肠黏膜上皮细胞的能力与质粒上携带的一系列侵袭性基因有关，该质粒与志贺菌编码侵袭力的质粒高度同源。

EIEC 感染大肠，主要侵犯较大儿童和成人，所致疾病症状与菌痢相似，有发热、腹痛、腹泻、脓血便及里急后重等症状。

（3）EPEC：是最早发现的引起腹泻的大肠埃希菌，常见的 O 抗原型别是 26、55、86、111、114、125、126、127、128、142。EPEC 不产生肠毒素及其他外毒素。EPEC 黏附和破坏肠黏膜过程中，首先是 Bfp 介导细菌与微绒毛黏附，病菌在小肠黏膜表面大量繁殖，随后 LEE 致病岛编码的 T3SS 主动分泌蛋白进入宿主上皮细胞，其中有一种称之为转位紧密素受体（translocated intimin receptor，Tir）被插入到上皮细胞膜中，介导细菌与细胞的紧密结合。细胞内肌动蛋白重排，导致微绒毛破坏变平，上皮细胞排列紊乱和功能受损，引发 A/E 损伤，严重干扰对肠道中液体等的吸收。

EPEC 侵犯小肠，是婴幼儿腹泻的主要病原菌，严重者可致死。该菌在较大儿童和成人的感染中少见,可能与产生的保护性免疫有关。

（4）EHEC:也称为产志贺毒素大肠埃希菌（Shiga toxin-producing *E.coli*,STEC）常见引起感染的 O 抗原型别是 26、28ac、111、112ac、124、136、143、144、152、157、164,**引起人类疾病的主要是 O157∶H7 血清型**,但不同国家的流行株不一定相同,例如美国、日本为 O157∶H7,意大利为 O111∶H11 等。

EHEC 表达志贺毒素（shiga toxin,Stx）,该毒素能够使 Vero 细胞产生病变,故也称为 Vero 毒素。Stx 包括 Stx-Ⅰ 或／和 Stx-Ⅱ 两种,有些 EHEC 只产生其中一种,部分也可两种都产生,在其致病过程中发挥主要作用。Stx-Ⅰ 与痢疾志贺菌产生的 Stx 基本相同,Stx-Ⅱ 与 Stx-Ⅰ 有 60% 的同源,两型毒素均由溶原性噬菌体介导。Stx 由 1 个 A 亚单位和 5 个 B 亚单位组成,B 亚单位具有细胞结合特性,能**与具有特定神经酰胺三己糖苷（Gb3）受体的细胞结合**,肠绒毛和肾上皮细胞有高浓度的该受体。Stx 与靶细胞结合后,通过受体介导的内化作用,经囊泡转运至内质网,在蛋白酶水解作用下,A 亚单位生成具有 N-糖苷酶活性的 A1 片段,水解 28S rRNA 的 N-糖苷键,阻止 60S 亚基与氨酰 tRNA 结合,抑制蛋白质翻译过程中肽链的延长,终止蛋白质合成。肠绒毛结构的破坏引起吸收减低和液体分泌的相对增加。Stx-Ⅱ 能选择性地破坏肾小球内皮细胞,引起肾小球滤过减少和急性肾功能衰竭。Stx 还能刺激炎症细胞因子（TNF-α,IL-6）的表达,除其他效应外,还可加强糖脂受体的表达。EHEC 菌株还具有携带多种其他毒性基因的质粒。LEE 致病岛在 EHEC 致病中编码 T3SS,是效应蛋白进入细胞的主要通道,并介导细菌与宿主细胞的黏附。

EHEC 侵犯大肠,引发出血性结肠炎（hemorrhagic colitis）和溶血性尿毒综合征（hemolytic uremic syndrome,HUS）。污染食品是 EHEC 感染的重要传染源,牛可能是 O157∶H7 的主要储存宿主。EHEC 1982 年首先在美国发现,以后世界各地有散发或地方小流行,1996 年日本大阪地区发生流行,病人逾万,死亡 11 人。5 岁以下儿童易感染,感染菌量可低于 100 个。感染后导致的症状轻重不一,可为轻度水样泻至伴剧烈腹痛的血便。约 10%<10 岁患儿可并发有急性肾功能衰竭、血小板减少、溶血性贫血的 HUS,死亡率达 3%～5%。

（5）EAEC:有超过 50 个 O 血清型。不侵袭细胞。细菌通过菌毛黏附于肠黏膜上皮细胞,在细胞表面聚集,形成砖状排列,介导这种排列的是质粒编码的 Bfp 和 AAF/Ⅰ 和 AAF/Ⅱ。感染导致微绒毛变短,单核细胞浸润和出血。EAEC 还能刺激黏液的分泌,促使细菌形成生物被膜覆盖在小肠上皮表面。此外,有菌株可产生志贺毒素样毒素、质粒编码的肠毒素、溶血素等。

EAEC 侵犯小肠,引起婴儿和旅行者持续性水样腹泻,伴脱水,偶有血便。

三、微生物学检查法

(一)标本采集

肠外感染采集中段尿、血液、脓液、痰液、脑脊液等,胃肠炎则取粪便。

(二)分离培养与鉴定

1. 肠外感染

（1）涂片染色检查:脓、痰、分泌物可直接涂片,革兰氏染色后镜检。尿液和其他液体先低速离心,再取沉淀物作涂片。

（2）分离培养:血液接种肉汤增菌,待生长后再移种至血琼脂平板。体液标本的离心沉淀物和其他标本直接划线分离于血琼脂平板。35～37℃孵育 18～24 小时后观察菌落形态。尿路感染尚需计数菌落量,每毫升≥10 万个才有诊断价值。

（3）生化试验鉴定:根据 IMViC 试验及随后的系列生化反应。典型的大肠埃希菌分解乳糖产酸产气,IMViC 试验结果为"++--"。

（4）药敏试验:大肠埃希菌耐药性普遍,大多数是因为产生了 ESBLs、AmpC 酶以及碳青霉烯酶所致,甚至出现多重耐药菌,**产 NDM-1 菌株是泛耐药菌**。依据药敏试验结果选用敏感药物用于治疗。

2. 肠内感染
将粪便标本接种于鉴别培养基。挑选可疑菌落并鉴定为大肠埃希菌后,再利用

ELISA、PCR 等技术,分别检测不同类型致胃肠炎大肠埃希菌的肠毒素、毒力因子和血清型等。

3. 质谱鉴定　利用 MALDI-TOF MS 可对肠内和肠外感染标本中分离到的大肠埃希菌疑似菌落进行快速鉴定。由于大肠埃希菌和志贺菌的特征性质谱高度相似,用 MALDI-TOF MS 难以准确区分。基于质谱技术研发的具有深度学习分析功能的人工智能软件,可弥补质谱技术在鉴定中的不足。

(三)卫生细菌学检查

常检测大肠菌群数,卫生细菌学常以此作为饮水、食品等被粪便污染的指标之一。大肠菌群系指在 37℃ 24 小时内发酵乳糖产酸产气的肠道杆菌,包括埃希菌属、枸橼酸杆菌属、克雷伯菌属及肠杆菌属等。我国《生活饮用水卫生标准》(GB 5749—2022)规定,在 100mL 饮用水中不得检出总大肠菌群和大肠埃希菌。

四、防治原则

加强环境卫生、食品卫生管理,保护饮水。腹泻病人应隔离治疗。注意消毒和无菌操作,加强医院感染控制。在畜牧业领域用菌毛疫苗防治新生畜崽腹泻已获得成功,人用预防疫苗仍在研究中。抗菌药物治疗应在药敏试验指导下进行。

第三节 ｜ 志贺菌属

志贺菌属(*Shigella*)是引发人类细菌性痢疾最常见的致病菌,该细菌由志贺(Kiyoshi Shiga)首先发现和描述。细菌性痢疾是发展中国家的常见病之一。

一、生物学特性

1. 形态与染色　大小为(0.5~0.7)μm×(2~3)μm,革兰氏阴性短小杆菌(图 10-2)。有菌毛,无芽胞、无鞭毛、无荚膜。

2. 培养特性　营养要求不高,在普通琼脂平板上生长 24 小时形成中等大小、半透明的 S 型菌落。宋氏志贺菌常出现扁平的 R 型菌落。在 SS 培养基上,形成无色半透明菌落。

3. 生化反应　分解葡萄糖,产酸不产气。除宋氏志贺菌迟缓发酵乳糖(一般需 3~4 天)外,均不发酵乳糖。在 KIA 中,斜面不发酵,底层产酸不产气,硫化氢试验阴性,动力阴性。

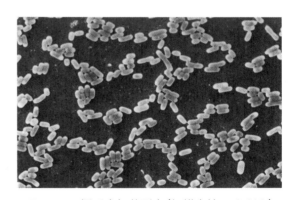

图 10-2　福氏志贺菌形态(扫描电镜 ×2 400)

4. 抗原构造及分类　志贺菌属有 O 和 K 两种抗原。O 抗原是分类的依据,分群特异抗原和型特异抗原,借此将志贺菌属分为 4 群、40 余个血清型(包括亚型),见表 10-1。

表 10-1　志贺菌属分类

菌种	群	型	亚型	发酵甘露醇	鸟氨酸脱羧酶
痢疾志贺菌	A	1-10	8a,8b,8c	−	−
福氏志贺菌	B	1-6,x,y 变型	1a,1b,2a,2b,3a,3b,3c,4a,4b	+	−
鲍氏志贺菌	C	1-18		+	−
宋氏志贺菌	D	1		+	+

A 群:痢疾志贺菌(*S. dysenteriae*),有 10 个血清型,是唯一不发酵甘露醇的一群志贺菌。

B 群:福氏志贺菌(*S. flexneri*),有 13 个血清型(包括变型和亚型),各型间有交叉反应。

C 群：鲍氏志贺菌（*S. boydii*），有 18 个血清型。

D 群：宋氏志贺菌（*S. sonnei*），抗原单一，只有 1 个血清型。**是唯一具有鸟氨酸脱羧酶的一群志贺菌**。宋氏志贺菌有 I 相和 II 相两个交叉变异相。I 相形成 S 型菌落，对小鼠有致病力，多自急性期感染病人标本中分离得到。II 相为 R 型菌落，对小鼠不致病，常从慢性病人或带菌者中检出。I 相抗原受控于一个大质粒，若质粒丢失，I 相抗原不能合成，菌则从有毒的 I 相转变为无毒的 II 相。

5. 基因组 目前已经完成了四群志贺菌多株菌的基因组测序，不同群细菌的基因组大小有一定差异，如痢疾志贺菌（ASM2235408v1）基因组大小为 5.2Mb，其中染色体大小为 5.08Mb，G+C（%）含量为 50.7%，携带 4 841 个基因，同时携带 0.12Mb 的质粒；福氏志贺菌（301 株）基因组大小为 4.83Mb，其中染色体大小为 4.61Mb，G+C（%）含量为 50.9%，携带 4 520 个基因，同时携带 0.22Mb 的质粒 pCP301；鲍氏志贺菌（ASM229048v1）基因组大小为 4.83Mb，G+C（%）含量为 50.6%，携带 4 686 个基因。宋氏志贺菌（ASM1337481v1）基因组大小为 4.76Mb，G+C（%）含量为 50.7%，携带 4 600 个基因。

6. 抵抗力 志贺菌抵抗力较弱，加热 60℃ 10 分钟可被杀死。对酸和一般消毒剂敏感。在粪便中，由于其他肠道菌产酸或噬菌体的作用常使本菌在数小时内死亡。但在污染物品及瓜果、蔬菜，志贺菌可存活 10～20 天。在适宜的温度下，可在水及食品中繁殖，引起暴发流行。

二、致病性及免疫性

（一）致病物质
包括侵袭力和内毒素，有的菌株可产生外毒素。

1. 侵袭力 志贺菌的黏附、侵袭、胞内繁殖、细胞间扩散等活性的编码基因均存在于一个大质粒上。志贺菌无法黏附到肠黏膜细胞，可先黏附并侵入位于派伊尔淋巴结（Peyer patches）的 M 细胞。细菌黏附后，通过 T3SS 向上皮细胞和巨噬细胞分泌 IpaA、IpaB、IpaC、IpaD 4 种蛋白，诱导细胞膜凹陷，导致细菌内吞，促进侵入过程。志贺菌能溶解吞噬小泡，进入细胞质内生长繁殖。通过宿主细胞内肌动纤维的重排，推动细菌进入毗邻细胞。这样，细菌逃避了免疫清除作用，并通过诱导细胞程序性死亡从吞噬中得到了存活。在这过程中，引起 IL-1β 的释放，吸引多形核白细胞游走至感染组织，致使肠壁的完整性遭到破坏，加速了细菌的扩散，并形成由黏液、坏死黏膜、中性粒细胞、细胞碎片、纤维蛋白和丢失的血液构成的黏液脓血便。细菌一般不侵入血液。

2. 内毒素 志贺菌所有菌株都有强烈的内毒素。内毒素作用于肠黏膜，使其通透性增高，进一步促进对内毒素的吸收，引起发热、神志障碍，甚至中毒性休克等一系列症状。内毒素破坏肠黏膜，可形成炎症、溃疡，呈现典型的黏液脓血便。内毒素尚能作用于肠壁自主神经系统，使肠功能发生紊乱，肠蠕动失调和痉挛，因而出现腹痛、里急后重等症状。

3. 外毒素 A 群志贺菌 1 型和 2 型能产生志贺毒素（shiga toxin，Stx），由位于染色体上的 *stxA* 和 *stxB* 基因编码，毒素作用的基本表现是上皮细胞的损伤。Stx 具有肠毒性、细胞毒性和神经毒性 3 种生物学活性，能抑制小肠对糖和氨基酸的吸收，并可能使痢疾志贺菌感染者产生脑膜炎、昏迷等严重后果。Stx 与 EHEC 产生的 Stx-I 基本相同，作用机制见前文。在小部分病人，Stx 可介导肾小球内皮细胞的损伤，导致 HUS 发生。

（二）所致疾病
志贺菌引起细菌性痢疾（简称菌痢）。**传染源是病人和带菌者**，无动物宿主。急性病人排菌量大，每克粪便可含有 $10^5 \sim 10^8$ 个菌体，传染性强；慢性病例排菌时间长，可长期储存病原体；恢复期病人带菌可达 2～3 周，有的可达数月。研究表明，人类对志贺菌较易感，10～100 个志贺菌即可引起典型的菌痢。常见的感染剂量为 10^3 个细菌。**主要通过粪-口途径传播**，随饮食进入肠道。全年散发，夏秋季发病率高。

潜伏期一般 1～4 天。痢疾志贺菌感染病人病情较重，宋氏志贺菌多引起轻型感染，福氏志贺菌感染易转变为慢性，病程迁延。我国常见的流行型别以福氏志贺菌和宋氏志贺菌为主。**菌痢的病理变化主要发生在大肠，以乙状结肠与直肠为主。**

菌痢有急性和慢性两种类型。**急性菌痢分为普通型、轻型、重型和中毒性 4 型。**普通型菌痢常有发热、腹痛、腹泻、里急后重等症状,腹泻多先为水样便,1～2 天后转为黏液脓血便。轻型症状轻,可无发热或仅低热,表现为急性腹泻,一般稀便有黏液而无脓血。重型多见于老年人、体弱者,腹泻重,常伴有呕吐,严重失水可引起循环衰竭。中毒性菌痢以 2～7 岁儿童多见,常无明显的消化道症状,主要表现为全身中毒症状,其机制为**内毒素致使微血管痉挛、缺血和缺氧,导致 DIC、多器官功能衰竭和脑水肿,**死亡率高。临床表现为高热、休克及中毒性脑病。

菌痢病程超过两个月以上者为慢性菌痢。症状不典型,有时有症状,有时无症状,时轻时重,迁延不愈,易被误诊而影响治疗。长期慢性腹泻可导致营养不良、贫血等。

在少数个体中,细菌可在结肠形成无症状的定植,成为带菌者。

(三) 免疫性

志贺菌感染几乎只局限于肠黏膜层,一般不入血,其抗感染免疫主要是消化道黏膜表面的 sIgA,血液中的循环抗体无保护作用,病后免疫期短。同时,志贺菌型别多,易反复感染。

三、微生物学检查法

1. **标本**　挑取新鲜粪便的脓血或黏液部分及时送检,不能及时送检时需将标本保存于 30% 甘油缓冲盐水或转运培养基内。中毒性菌痢病人可取肛拭子。

2. **分离培养与鉴定**　将标本接种于肠道菌选择鉴别培养基上,37℃孵育 18～24 小时。挑取无色半透明可疑菌落,接种 KIA,根据生长现象以及进一步的生化反应和血清学试验,确定其菌群和菌型。

3. **质谱鉴定**　对标本中分离到的志贺菌疑似菌落进行快速鉴定。

4. **毒力检测**　可用 Senery 试验。志贺菌 Stx 的测定可用 HeLa 细胞或 Vero 细胞,也可用 PCR 技术直接检测其 $stxA$ 和 $stxB$ 基因。

5. **快速免疫诊断试验**　可选用免疫染色法、荧光菌球法、协同凝集试验、胶乳凝集试验等检测病人粪便中的细菌或抗原。

6. **核酸检测**　可用 PCR、基因探针检测粪便标本中志贺菌大质粒等。

四、防治原则

加强饮水和食品监测和管理,改善环境卫生、消灭苍蝇;隔离病人,检测发现亚临床病例和带菌者,消毒排泄物;注意个人卫生,可有效防止志贺菌的感染和传播。粪便管理在消化道疾病防控中非常重要。我国大力开展乡村振兴建设,修建自来水,修缮厕所,处理垃圾,保护环境等,使得经消化道传播的各类传染病得到有效控制。

志贺菌的免疫防御机制主要是肠黏膜表面的 sIgA,而 sIgA 需由活菌作用于黏膜局部才能诱发。因此,志贺菌的疫苗主要分为 3 类,即减毒突变株、用不同载体菌构建的杂交株以及营养缺陷减毒株。如链霉素依赖株(streptomycin dependent strain,Sd)活疫苗是一种变异株,环境中存在链霉素时能生长繁殖。将其制成活疫苗口服后可激发局部产生 sIgA。目前已能生产多价志贺菌 Sd 活疫苗。多重杂交株活疫苗也在研究之中。

志贺菌的耐药性甚至多重耐药性问题日趋严重,出现了同一菌株对 5～6 种甚至更多抗菌药物耐药的多重耐药菌株,给防治工作带来很大困难。需要根据药敏试验选择抗菌药物进行治疗,常用环丙沙星、头孢曲松和匹美西林、阿奇霉素等进行治疗。

第四节 | 沙门菌属

沙门菌属(*Salmonella*)是一群寄生在人类和动物肠道中,生化反应和抗原结构相似的革兰氏阴性杆菌。该属代表性细菌伤寒沙门菌是埃伯斯(Eberth)于 1880 年在死于伤寒病人的脾脏和肠系膜淋巴结中发现的。郭霍(Koch)于1881年肯定了这个发现,加夫基(Gaffky)于1884年成功地培养出了该细菌。

沙门菌属包含肠沙门菌(*S. enterica*)和邦戈沙门菌(*S. bongori*)两个种。肠沙门菌又分为Ⅰ、Ⅱ、Ⅲa、Ⅲb、Ⅳ、Ⅵ、Ⅶ 7个亚种,依次为肠沙门菌肠道亚种(*S. enterica subsp. enterica*)、肠沙门菌萨拉姆亚种(*S. enterica subsp. salamae*)、肠沙门菌亚利桑那亚种(*S. enterica subsp. arizonae*)、肠沙门菌双亚利桑那亚种(*S. enterica subsp. diarizonae*)、肠沙门菌豪顿亚种(*S. enterica subsp. houtenae*)、肠沙门菌英迪加亚种(*S. enterica subsp. indica*)、肠沙门菌亚种Ⅶ(*S. enterica subsp.* Ⅶ)。沙门菌属细菌血清型在2 500种以上,其中能感染人类的约1 400多种,主要在肠沙门菌肠道亚种中。本章下文中提及的沙门菌,均以其血清型进行命名。

沙门菌具有广泛动物宿主,包括所有脊椎动物和多种节肢动物。大多数动物感染沙门菌后无症状或为自限性胃肠炎。少数血清型有严格的宿主特异性,即所谓"宿主适应株"。例如,引起肠热症(伤寒和副伤寒)的伤寒沙门菌(*S.* Typhi)、甲型副伤寒沙门菌(*S.* Paratyphi A)、乙型副伤寒沙门菌(*S.* Paratyphi B)和丙型副伤寒沙门菌(*S.* Paratyphi C)是人类的致病菌;另有一些血清型的沙门菌有特殊的动物宿主,如肠炎沙门菌(*S.* Enteritidis)、猪霍乱沙门菌(*S.* Choleraesuis)、鼠伤寒沙门菌(*S.* Typhimurium)等,可在家禽、家畜中广泛流行,也可引起人类的胃肠炎或败血症,是重要的动物源性菌。

一、生物学特性

1. 形态与染色 大小(0.6~1.0)μm×(2~4)μm的革兰氏阴性杆菌(图10-3)。有菌毛。除鸡沙门菌和雏沙门菌等外,有周鞭毛。多数无荚膜,均无芽胞。

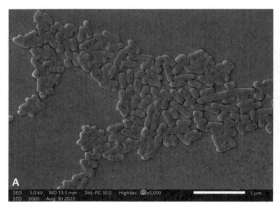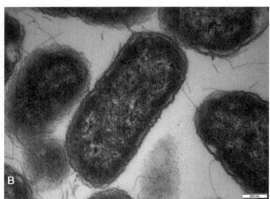

图 10-3 鼠伤寒沙门菌形态
A. 扫描电镜;B. 透射电镜。

2. 培养特性 兼性厌氧,营养要求不高,在普通琼脂平板上可生长,在SS培养基上形成中等大小、无色或中央黑色、边缘无色半透明S型菌落。

3. 生化反应 不发酵乳糖或蔗糖。对葡萄糖、麦芽糖和甘露糖发酵,除伤寒沙门菌产酸不产气外,其他沙门菌均产酸产气。沙门菌在KIA中,斜面不发酵和底层产酸产气(伤寒沙门菌产酸不产气),硫化氢试验阳性或阴性,动力阳性(表10-2)。生化反应对沙门菌属的种和亚种鉴定有重要意义。

4. 抗原构造 沙门菌属细菌有O和H抗原,少数沙门菌尚有与毒力有关的表面抗原,称为Vi抗原。

沙门菌O抗原为其细胞壁LPS中的特异性多糖,耐高温,100℃不被破坏,是细菌分群的依据,引起人类疾病的沙门菌大多数属于A~E群。

沙门菌H抗原存在于鞭毛蛋白,不耐热,60℃30分钟即被破坏。H抗原分第Ⅰ相和第Ⅱ相,第Ⅰ相特异性高,以a、b、c⋯⋯表示。第Ⅱ相特异性低,可为多种沙门菌共有,以1、2、3⋯⋯表示。一个菌株同时有第Ⅰ相和第Ⅱ相H抗原的称双相菌,仅有一相者为单相菌。每一组沙门菌根据H抗原不同,可进一步将群内沙门菌分成不同菌型。常见沙门菌的抗原组成见表10-3。

表 10-2　主要沙门菌的生化特性

血清型	动力	葡萄糖	乳糖	麦芽糖	甘露醇	蔗糖	H₂S	吲哚	VP	甲基红	枸橼酸盐
甲型副伤寒沙门菌	+	⊕	–	⊕	⊕	–	–/弱阳性	–	–	+	+
乙型副伤寒沙门菌	+	⊕	–	⊕	⊕	–	+++	–	–	+	+
鼠伤寒沙门菌	+	⊕	–	⊕	⊕	–	+++	–	–	+	+
丙型副伤寒沙门菌	+	⊕	–	⊕	⊕	–	+	–	–	+	+
猪霍乱沙门菌	+	⊕	–	⊕	⊕	–	不定	–	–	+	+
肠炎沙门菌	+	⊕	–	⊕	⊕	–	+++	–	–	+	+
伤寒沙门菌	+	+	–	+	+	–	弱阳性	–	–	+	–

注：+ 阳性或产酸；⊕ 产酸产气；– 阴性。

表 10-3　常见沙门菌的抗原成分

群别	血清型	O 抗原	H 抗原 第Ⅰ相	H 抗原 第Ⅱ相
A	甲型副伤寒沙门菌	1,2,12	a	[1,5]
B	乙型副伤寒沙门菌	1,4,5,12	b	1,2
	鼠伤寒沙门菌	1,4,5,12	i	1,2
C1	丙型副伤寒沙门菌	6,7,Vi	c	1,5
	猪霍乱沙门菌	6,7	c	1,5
D	伤寒沙门菌	9,12,12	d	–
	肠炎沙门菌	1,9,12	g,m	[1,7]

注：[ ] 表示在野生菌株中罕见。

　　新分离的**伤寒沙门菌**和**丙型副伤寒沙门菌**有 Vi 抗原，由聚 -N- 乙酸 -D- 半乳糖胺糖醛酸组成，不稳定，经 60℃加热、苯酚处理或传代培养后易消失。Vi 抗原存在于菌表面，可阻止 O 抗原与其相应抗体的凝集反应。Vi 抗原免疫原性弱，**检测 Vi 抗体可用于检出带菌者**。

　　5. 基因组特征　多菌株已完成了基因组测序。与人类疾病关系密切的伤寒沙门菌、肠炎沙门菌、鼠伤寒沙门菌、猪霍乱沙门菌、甲型副伤寒沙门菌、乙型副伤寒沙门菌和丙型副伤寒沙门菌代表菌株的基因组特征见表 10-4。

表 10-4　与人类疾病关系密切的沙门菌基因组特征

血清型代表株	类型	名称	大小 /Mb	GC mol%	基因数
伤寒沙门菌 CT18 株	染色体	–	4.81	52.1	4 454
	质粒 1	pHCM1	0.22	47.6	246
	质粒 2	pHCM2	0.11	50.6	129
肠炎沙门菌 P125109 株	染色体	–	4.69	52.2	4 762
鼠伤寒沙门菌 LT2 株	染色体	–	4.86	52.2	4 605
	质粒	pSLT	0.09	53.1	109
猪霍乱沙门菌 SC-B67 株	染色体	–	4.76	52.2	4 889
	质粒 1	pSC138	0.14	51.3	179
	质粒 2	pSCV50	0.05	52.1	63
甲型副伤寒沙门菌 ATCC9150 株	染色体	–	4.59	52.2	4 678
乙型副伤寒沙门菌 SPB7 株	染色体	–	4.86	52.1	4 960
丙型副伤寒沙门菌 RKS4594 株	染色体	–	4.83	52.2	4 960
	质粒	pSPCV	0.06	52.8	66

6. 抵抗力 沙门菌对理化因素抵抗力较差,湿热 65℃ 15～30 分钟即被杀死。对一般消毒剂敏感,但对某些化学物质如胆盐、煌绿等的耐受性较其他肠道菌强,故胆盐、煌绿等常用于沙门菌选择培养基制备。本菌在水中能存活 2～3 周,粪便中可存活 1～2 个月,在冰中能存活更长时间。

二、致病性及免疫性

(一)致病物质
包括侵袭力和内毒素,个别菌株尚能产生肠毒素或伤寒毒素(typhoid toxin)。

1. 侵袭力 沙门菌可产生多种和侵袭有关的因素,包括沙门菌致病岛(*Salmonella* pathogenicity islands,SPIs)、T3SS、菌毛、Vi 抗原、SOD 等。

沙门菌通过菌毛黏附于小肠上皮细胞,是沙门菌入侵的第一个环节。各血清型甚至各菌株间菌毛基因的组成各不相同,菌毛被认为决定了沙门菌的宿主范围。

沙门菌最主要的毒力基因群存在于 12 个 SPIs 上,与肠道内感染有关的基因主要存在于 SPI-1 和 SPI-2 上。编码 T3SS 的 SPI-1 对于肠炎沙门菌蛋白进入宿主细胞是必须的。沙门菌先黏附于小肠黏膜,侵入派伊尔淋巴结的 M 细胞,接着 T3SS 向 M 细胞中输入沙门菌分泌的侵袭蛋白,引发宿主细胞内肌动纤维重排,诱导细胞膜内陷,导致细菌内吞。沙门菌在吞噬小泡内生长繁殖,导致宿主细胞死亡,细菌扩散并进入毗邻淋巴组织。其他的 SPIs 与细胞内生存、菌毛表达、镁和铁的吸收、多重耐药性以及全身性感染的发展有关。

有毒力沙门菌携带的 RpoS 及产生的适应性耐酸反应可帮助细菌抵抗胃酸、胆盐、低氧、吞噬体和吞噬溶酶体微环境等不适宜的环境。SOD 可保护细菌不被胞内杀菌因素杀伤。伤寒沙门菌和丙型副伤寒沙门菌的 Vi 抗原能抗御吞噬细胞吞噬和杀伤,并阻挡抗体、补体等对菌体的破坏作用。

2. 内毒素 沙门菌死亡后释放出的内毒素可引起宿主发热、白细胞数改变(**肠热症时白细胞数往往降低**),大剂量时导致中毒症状和休克。这些与内毒素激活补体替代途径产生 C3a、C5a 等以及诱发免疫细胞分泌 TNF-α、IL-1、IFN-γ 等细胞因子有关。

3. 肠毒素 鼠伤寒沙门菌等可产生肠毒素,其性质类似 ETEC 产生的肠毒素。

4. 伤寒毒素 呈 A2B5 结构,在伤寒沙门菌感染的细胞内合成,转运至细胞外,能选择作用于人循环和脾脏中的免疫细胞以及大脑的内皮细胞,与免疫细胞表面的受体 CD45 分子和上皮细胞表面的受体足糖萼蛋白样蛋白(podocalyxin-like 1 protein)结合。伤寒毒素在低浓度时,通过改变机体的固有免疫和适应性免疫反应,形成细胞内持续感染;高浓度时,直接导致免疫细胞死亡。

(二)所致疾病
沙门菌感染需要足够量的细菌,以克服机体的防护屏障,如肠道微生物群和胃酸的作用、肠道局部免疫等,只有到达并定植于小肠才能引发疾病。研究表明,大多血清型的 ID50 在 10^5～10^8 个之间,伤寒沙门菌可少至 10^3 个。暴发流行时,自然感染剂量一般都低于 10^3 个,有时甚至少于 100 个细菌。

沙门菌主要经粪-口途径传播。**病人和带菌者是伤寒和副伤寒沙门菌的传染源,引起肠热症**。其余血清型的沙门菌的动物宿主范围广,包括家畜(猪、牛、马等)、家禽(鸡、鸭等),甚至野生动物、冷血动物、软体动物、环节动物、节肢动物等,**误食被沙门菌污染的蛋、乳、禽畜肉类产品或饮用被粪便污染的水是引发胃肠炎的主要传播方式**,这种类型的沙门菌病是人兽共患病。

人类沙门菌感染有以下 3 种类型:

1. 胃肠炎(食物中毒) 是最常见的沙门菌感染,约占 70%。由摄入大量肠炎沙门菌、鼠伤寒沙门菌、猪霍乱沙门菌等污染的食物引起。潜伏期为 6～24 小时。起病急,主要症状为发热、恶心、呕吐、腹痛、水样泻,偶有黏液或脓性腹泻。一般沙门菌胃肠炎多在 2～3 天自愈。严重者伴迅速脱水,可导致休克、肾功能衰竭而死亡,此多见于婴儿、老人和免疫力低下者。

2. 肠热症（enteric fever）　包括伤寒沙门菌引起的伤寒以及甲型、乙型、丙型副伤寒沙门菌引起的副伤寒。夏、秋季多见,学龄儿童和青年感染者多见。伤寒和副伤寒的致病机制和临床症状基本相似,只是副伤寒的病情较轻。沙门菌是胞内寄生菌。当细菌经口进入小肠后,可经 M 细胞被吞噬细胞吞噬,部分细菌通过淋巴液到达肠系膜淋巴结大量繁殖后,经胸导管进入血流引起第一次菌血症。病人出现发热、不适、全身疼痛等前驱症状。细菌随血流进入肝、脾、肾、胆囊等器官并在其中繁殖后,再次入血造成第二次菌血症。在未经治疗的病例,该时段症状明显,体温先呈阶梯式上升,然后持续高热,出现相对缓脉,肝脾大,全身中毒症状显著,皮肤出现玫瑰疹,外周血白细胞数下降或正常。胆囊中的细菌通过胆汁进入肠道,一部分随粪便排出体外,另一部分再次侵入肠壁淋巴组织,使已致敏的组织发生超敏反应,导致局部坏死和溃疡,严重者形成肠出血或肠穿孔。肾脏中的病菌可随尿排出。以上病变在疾病的第 2～3 周出现。若无并发症,自第 3～4 周后病情开始好转。未经治疗的典型伤寒病人死亡率约为 20%。

有 3% 左右的肠热症病人可转变为**无症状带菌者**,在症状消失后 1 年仍可在其粪便中检出相应沙门菌。也存在健康带菌者。**带菌部位主要在胆囊,有时也可在尿道。**带菌者是重要传染源。年龄和性别与无症状带菌关系密切。2 岁以下,无症状带菌率常小于 1%,而 50 岁以上者,可达 10% 以上。女性转变为带菌状态的是男性的 2 倍。其他沙门菌感染中,约 50% 病人在 5 周内停止排菌,90% 在感染后 9 周培养阴性,转变为带菌者的不到 1%,在人类感染中不是主要的传染源。

3. 败血症　多见于儿童和免疫力低下的成人。病菌以鼠伤寒沙门菌、肠炎沙门菌等多见。经口感染后,病菌早期即进入血液循环引发败血症,症状严重,有高热、寒战、厌食和贫血等,部分病人细菌可随血流播散,导致脑膜炎、骨髓炎、胆囊炎、心内膜炎等。

（三）免疫性

肠热症沙门菌侵入宿主后,主要在细胞内生长繁殖,因而要彻底杀灭这类胞内寄生菌,**特异性细胞免疫是主要防御机制**。在致病过程中,特异性抗体辅助杀灭释放于血流和细胞外阶段的细菌。肠热症病后可获得一定程度的免疫性。恢复后 2～3 周复发的情况存在,但比首次感染要轻得多。胃肠炎的恢复与肠道局部产生的 sIgA 有关。

三、微生物学检查法

1. 标本　肠热症因病程而采集不同标本。**第 1 周取外周血,第 2 周起取粪便和尿液,第 1～3 周取骨髓液**。伤寒不同病期血、粪、尿中的病原菌和特异性凝集素的检出阳性率变化见图 10-4。副伤寒病程较短,因此采样时间可相对提前。胃肠炎病人采集粪便、呕吐物和可疑食物。败血症者采集血液。胆道带菌者可取十二指肠引流液。

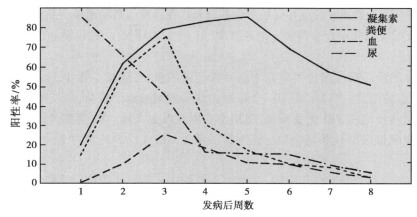

图 10-4　伤寒病人不同病期血、粪、尿中的病原菌和特异性凝集素的检出阳性率变化曲线

2. **分离培养与鉴定**　粪便和经离心的尿沉淀物等直接接种于 SS 培养基或其他肠道菌鉴别培养基。血液和骨髓液用胆汁葡萄糖肉汤增菌,然后再接种于肠道菌鉴别培养基。37℃孵育 24 小时后,挑取无色或中心发黑菌落接种至 KIA 或 TSIA 培养基。若疑为沙门菌,再继续作系列生化反应,并用沙门菌多价抗血清作玻片凝集试验予以确定。

血清学分型:用抗血清对所分离菌种的菌体按照 O 抗原、Vi 抗原、第Ⅰ相和第Ⅱ相 H 抗原的顺序进行凝集试验。综合结果判断沙门菌的血清型。

在流行病学调查和传染源追踪中,Vi 噬菌体分型是一种常用方法。

3. **质谱鉴定**　利用 MALDI-TOF MS 对标本中分离到的沙门菌菌落进行快速、准确的鉴定。

4. **血清学诊断**　包括肥达试验(Widal test)、间接血凝试验、ELISA 等。

肥达试验是用已知伤寒沙门菌的 O 抗原和 H 抗原诊断菌液,以及甲型、乙型、丙型副伤寒沙门菌的 H 抗原诊断菌液与受检血清作试管或微孔板凝集,测定受检血清中有无相应抗体及其效价的试验,用于协助诊断肠热症。其结果解释必须结合临床表现、病程、病史,以及地区流行病学情况。

(1)诊断标准:伤寒沙门菌 O 凝集效价≥80,H 凝集效价≥160,引起副伤寒的沙门菌 H 凝集效价≥80 时有诊断价值。

(2)动态观察:有时单次效价增高不能定论,可在病程中逐周复查。若效价逐次递增或恢复期效价比初次≥4 倍者即有诊断意义。

(3)凝集效价分析:患伤寒或副伤寒后,O 抗体为 IgM 类,出现较早,持续约半年,消退后不易受非伤寒沙门菌等病原体的非特异刺激而重现。IgG 类 H 抗体则出现较晚,持续时间长达数年,消失后易受非特异性病原刺激而能短暂地重新出现。因此,O 抗体、H 抗体凝集效价均超过正常值,则肠热症的可能性大;如多次检测两者均低,患病可能性小;若 O 抗体不高而 H 抗体高,有可能是预防接种或非特异性回忆反应;如 O 抗体高而 H 抗体不高,有可能是感染早期或与伤寒沙门菌 O 抗原有交叉反应的其他沙门菌感染。

有少数病例,在整个病程中,肥达试验始终在正常范围内。其原因可能由于早期使用抗菌药物治疗,或病人免疫功能低下等所致。

5. **伤寒带菌者检出**　采集可疑者粪便、肛拭子、胆汁或尿液进行培养,分离出病原菌是最可靠的方法,但检出率不高。因此,伤寒带菌者检出中一般先用血清学方法检测可疑者 Vi 抗体效价,若效价≥1∶10 时,再反复取粪便等标本进行分离培养。

四、防治原则

加强禽、畜产品食品链的监督检查和管理,防止有污染的产品流入市场;保护环境和水源。加工食品的刀具、砧板等用具、容器或食品存储场所生熟分开。商业沙门菌噬菌体产品已用于家禽产品中的沙门菌控制。及时发现和治疗带菌者。倡导家禽饲养中勿滥用抗生素,以防止沙门菌耐药菌引起的流行。

应用于人体的沙门菌疫苗主要是针对伤寒沙门菌的疫苗,包括口服 Ty21a 伤寒沙门菌减毒活疫苗和 Vi 荚膜多糖疫苗。Ty21a 是第一个口服伤寒沙门菌减毒活疫苗,该疫苗是通过使用化学诱变使得野生型伤寒沙门菌 Ty2 突变而来,适用于 6 岁及以上人群。Vi 荚膜多糖疫苗是从伤寒沙门菌中纯化出的半乳糖醛酸线状聚合物。伤寒沙门菌 Vi-rEPA 结合疫苗对 2～5 岁儿童的保护作用达 90%。

沙门菌引发的急性胃肠炎病程较短,以对症治疗为主,一般可不用抗菌药物,严重者需要补充水、电解质,并选用抗菌药物治疗。临床分离的伤寒沙门菌的耐药现象普遍,甚至出现多重耐药,因此,肠热症病人需要根据病原菌药敏试验选择敏感抗菌药物进行治疗。在药敏试验结果之前,首选药物推荐使用第三代喹诺酮类药物,儿童和孕妇病人应首先选用第三代头孢菌素。

第五节 ｜ 克雷伯菌属

克雷伯菌属（*Klebsiella*）广泛分布于自然界如土壤、水、农产品和林产品中，在人和动物的呼吸道及肠道内也常见，**是典型的机会致病菌**。艾德温·克雷伯（Edwin Klebs）首先描述了该细菌，该菌的模式菌种分离于肺炎病人，因而命名为肺炎克雷伯菌。共有 7 个种，其中肺炎克雷伯菌肺炎亚种（*K. pneumoniae subsp. pneumoniae*）、鼻炎克雷伯菌臭鼻亚种（*K. ozaenae subsp. ozaenae*）和鼻硬结克雷伯菌硬结亚种（*K. rhinoscleromatis subsp. rhinoscleromatis*）与人类关系密切。

一、生物学特性

为革兰氏阴性的球杆状，无鞭毛，多数菌株有菌毛，有较厚的多糖荚膜。

可在普通培养基上生长，形成 M 型菌落，以接种环挑之易拉成丝。荚膜与其毒力有关。在 SS 培养基上形成红色或具有粉红色中心的无色菌落。能发酵乳糖，IMViC 试验结果肺炎亚种为"－－＋＋"，臭鼻亚种为"－＋－＋/－"，鼻硬结亚种为"－＋－－"。氧化酶试验阴性；尿素酶试验阳性。

克雷伯菌依据 K 抗原分为 80 多个型，肺炎亚种大多属于 3、12 型；臭鼻亚种几乎全为 4 型，少数为 5 或 6 型；鼻硬结亚种多数为 3 型。肺炎亚种是本属中最重要的机会致病菌，占克雷伯菌属感染的 95% 以上。多位点测序分型已确定克雷伯菌属在全球出现了两个特别重要的克隆，**序列 16 型产生了 ESBLs**，对多种青霉素和头孢菌素耐药，但对碳青霉烯类不耐药。**ST258 是多重耐药菌株**，对包括碳青霉烯类药物在内的所有 β- 内酰胺类抗生素都有耐药性，对其他抗菌药物往往也具有耐药性。

二、致病性

荚膜是肺炎克雷伯菌重要的致病物质，具有较强的抗中性粒细胞吞噬作用以及抵抗血清补体杀菌活性，从而促进炎症反应和感染播散。黏液表型调控基因 A（regulator of mucoid phenotype gene A，rmpA）辅助荚膜合成。气杆菌素是肺炎克雷伯菌分泌的最重要铁载体，也是其重要的毒力因子，可使肺炎克雷伯菌毒力增强 100 倍。

肺炎亚种存在于人类肠道、呼吸道以及水和食物中。当机体免疫力降低或长期大量使用抗菌药物导致菌群失调时引起感染。糖尿病和恶性肿瘤病人、全身麻醉者、年老体弱者和婴幼儿等为易感者。**可引起社区获得性和医院获得性肺炎、支气管炎**，还可引发肺外感染，包括泌尿道感染、创伤感染、肠炎、婴幼儿脑膜炎、腹膜炎和败血症等，是引发医院感染重要的细菌。高毒力肺炎克雷伯菌（hyper-virulent *K. pneumonia*，hvKP）为高黏液性，拉丝试验阳性，携带厚荚膜和摄铁因子等多类毒力因子，是社区获得性肝脓肿的重要病原，引起 3%～42% 的死亡率，并伴有严重的后遗症（如视力丧失等）。

臭鼻亚种能引起慢性萎缩性鼻炎和鼻黏膜的化脓性感染，侵犯鼻咽部，使组织发生坏死。鼻硬结亚种引起呼吸道黏膜、口咽部、鼻和鼻旁窦感染，导致肉芽肿性病变和硬结形成。另外，肉芽肿克雷伯菌是引起生殖器和腹股沟部位肉芽肿性疾病的病原体，该菌在无细胞的培养基中不能生长。

三、微生物学检查法

根据病变部位，采取痰液、脓汁、粪便脓血或黏液、尿液、血液等，显微镜检查为革兰氏阴性杆菌，可见明显荚膜。

采用血琼脂培养基和肠道菌鉴别培养基划线接种，37℃培养 24 小时后，肺炎克雷伯菌在血琼脂培养基上菌落呈灰白色、大而黏、光亮且可以拉丝。挑取可疑菌落，再继续做生化反应鉴定。

可疑菌落可以选用质谱分析鉴定。利用荚膜肿胀试验可进行血清学鉴定。

四、防治原则

落实临床消毒、隔离制度,医务人员注意手卫生。严格执行无菌操作;增强机体抵抗力。

临床上分离的肺炎克雷伯菌许多菌株产生了耐药性,甚至出现了泛耐药菌株。严格控制广谱抗菌药物的使用。加强细菌耐药性监测,以控制和减少多重耐药菌株的产生与传播。

第六节 │ 其他菌属

肠杆菌属、枸橼酸杆菌属等多个肠杆菌科的菌属为肠道正常菌群,也是机会致病菌。

一、肠杆菌属

肠杆菌属(*Enterobacter*)细菌为革兰氏阴性粗短杆菌,周身鞭毛,无芽胞,有的菌株有荚膜。该属细菌是肠杆菌科中最常见的环境菌群,为机会致病菌。引起人类感染的主要有产气肠杆菌(*E. aerogenes*)和阴沟肠杆菌(*E. cloacae*)等。常可从临床标本中分离到,与泌尿道、呼吸道和伤口感染有关,偶引起败血症和脑膜炎,一般不引起腹泻。肠杆菌属细菌的致病物质有 I 型和 III 型菌毛,大多数菌株还表达产气菌素介导的铁摄取系统、溶菌素等。阴沟肠杆菌的外膜蛋白 OmpX 能减少孔蛋白的产生,使其对 β- 内酰胺类抗生素的敏感性下降以及发挥对宿主的侵袭作用。大多数菌株可以产生 ampC 酶,对第一代和第二代头孢菌素有耐药性。突变株可能对第三代头孢菌素产生耐药性。

二、枸橼酸杆菌属

枸橼酸杆菌属(*Citrobacter*)广泛存在于自然界,是人和动物肠道的正常菌群,也是机会致病菌。革兰氏阴性杆菌,周身鞭毛,无荚膜。营养要求不高,菌落呈灰白色、湿润、隆起、边缘整齐,直径 2~4mm。缓慢发酵乳糖,产生硫化氢,枸橼酸盐利用试验阳性。其 O 抗原与沙门菌和大肠埃希菌常有交叉。

弗劳地枸橼酸杆菌(*C. freundii*)引起胃肠道感染,亦有报道称有的菌株能产生 Vero 毒素,曾暴发出血性肠炎流行,并有 HUS 并发。异型枸橼酸杆菌(*C. diversus*)可引起新生儿脑膜炎和脑脓肿。丙二酸盐阴性枸橼酸杆菌(*C. amalonaticus*)偶可自粪便标本中分离到。有时枸橼酸杆菌与产黑色素普雷沃菌等革兰氏阴性无芽胞厌氧菌合并感染。

本章目标测试

(韩 俭)

第十一章 | 弧菌属

学习目标

1. 描述弧菌的生物学性状及培养特性。
2. 复述霍乱弧菌的致病物质和致病机制。
3. 列举弧菌的微生物学检查方法和防治原则。

弧菌属（*Vibrio*）归于弧菌目（Vibrionales）、弧菌科（Vibrionaceae），是一大群菌体短小，弯曲成弧形的革兰氏阴性菌，广泛分布于自然界，多寄生在水体。目前已发现 119 个种，其中至少有 12 个种与人类感染有关，尤以霍乱弧菌和副溶血性弧菌最为重要，可分别引起霍乱和食物中毒。

第一节 | 霍乱弧菌

霍乱弧菌（*V. cholerae*）是引起霍乱的病原体。霍乱发病急，传播迅速，为我国法定的甲类传染病。自 1817 年以来，已发生过 7 次世界性霍乱大流行。1883 年，郭霍从病人粪便中分离出古典生物型霍乱弧菌，该型引发了前六次霍乱大流行。1905 年，从埃及西奈半岛 El Tor 检疫站分离出 El Tor 生物型，该型引发了第七次霍乱大流行。1992 年，O139 群在印度和孟加拉国出现，并很快波及世界其他国家和地区。

一、生物学性状

（一）形态与染色

霍乱弧菌大小为（0.5～0.8）μm×（1.5～3）μm。从病人新分离出的细菌形态典型，呈弧形或逗点状，但经人工培养后常呈杆状。革兰染色阴性，菌体一端有单鞭毛（图 11-1），运动非常活泼，粪便直接涂片染色镜检，可见其排列如"鱼群"状；取病人"米泔水"样粪便或培养物作悬滴观察，呈快速鱼群状穿梭运动或流星样运动。有菌毛、有些菌株（O139 群）有荚膜、无芽胞。

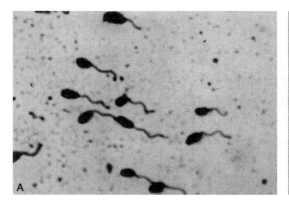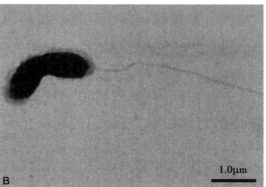

1.0μm

图 11-1　霍乱弧菌形态
A. 霍乱弧菌及其鞭毛；B. 扫描电镜（×4 000）。

(二) 基因组特征

基因组由 2 条环状染色体组成,大小分别为 2.96Mb 和 1.07Mb,共编码 3 693 个基因。其中重要的致病基因 *ctxAB*(编码霍乱毒素)来自噬菌体,噬菌体 CTXΦ 侵染病原菌后将 *ctxAB* 插入到基因组中。噬菌体携带 10 个基因(*rstR*、*rstA*、*rstB*、*psh*、*cep*、*orfU*、*ace*、*zot*、*ctxA* 和 *ctxB*),其中 *ctxA* 和 *ctxB* 分别编码霍乱毒素 CtxA 和 CtxB。

(三) 培养特性与生化反应

兼性厌氧,在有氧条件下生长更好,营养要求不高。生长温度 18～37℃。耐碱不耐酸,在 pH 8.8～9.0 的碱性蛋白胨水中或碱性琼脂平板上生长良好,因其他细菌在此 pH 中不易生长,故初次分离霍乱弧菌常用碱性蛋白胨水增菌。可在普通盐浓度培养基中生长,在碱性琼脂平板上培养 24 小时后,形成圆形、透明或半透明 S 形、无色、扁平菌落。在 TCBS(thiosulfate-citrate-bile-sucrose)培养基上因可分解培养基中的蔗糖,菌落呈黄色,培养基呈暗绿色。

(四) 抗原构造与分型

有耐热的 O 抗原和不耐热的 H 抗原,H 抗原无特异性。根据 O 抗原不同可进行分群,已发现超过 200 个血清群。其中仅 O1 群和 O139 群能产生霍乱毒素。其余可统称为非 O1 群和 O139 群霍乱弧菌。

O1 群根据表型和遗传差异,可分为 2 个生物型,即古典生物型(classical biotype)和 El Tor 生物型(El Tor biotype)。O1 群根据 O 抗原的 3 种抗原因子 A、B、C 组成,可分为原型(稻野型)、异型(小川型)和中间型(彦岛型)3 个血清型。

O139 群在抗原性方面与 O1 群无交叉,序列分析发现 O139 群出现了一个约 36kb 的新致病岛,编码脂多糖(无 O1 群的 O 抗原基因)和荚膜多糖。

(五) 抵抗力

El Tor 生物型和其他非 O1 群霍乱弧菌在外环境中的生存力较古典生物型强,在河水、井水及海水中可存活 1～3 周。黏附于藻类或甲壳类动物形成生物被膜样结构后存活期延长。本菌对热、酸和一般消毒剂敏感,55℃湿热 15 分钟,100℃煮沸 1～2 分钟即死亡;不耐酸,在正常胃酸中仅能存活 4 分钟。对含氯消毒剂敏感,0.5ppm 氯 15 分钟能杀灭;以 1∶4 比例加漂白粉处理病人排泄物或呕吐物,经 1 小时可达到消毒目的。

二、致病性与免疫性

(一) 致病物质

霍乱弧菌的致病物质涉及染色体上多个基因,主要包括由 ToxR 蛋白调控的 *ctxA*、*ctxB*、*tcp*、*zot*、*ace* 等基因,以及不受 ToxR 调控的 *hlyA* 和 *hap* 等基因。

1. 霍乱毒素(cholera toxin) 是霍乱弧菌产生的主要致病物质,由前噬菌体 CTXΦ 基因 *ctxA* 和 *ctxB* 编码,是目前已知最为强烈的致泻毒素,是肠毒素的典型代表(图 11-2)。霍乱毒素由一个 A 亚基和 5 个相同的 B 亚基构成,B 亚基可与小肠黏膜上皮细胞的 GM1 神经节苷脂结合,然后插入宿主细胞膜,形成亲水性穿膜孔道,通过受体介导的内吞作用使 A 亚基通过孔道进入细胞。A 亚基在细胞内经蛋白酶切割为 A1 和 A2 两条多肽。其中 A1 结合细胞质中的小 G 蛋白 ARF 后激活,可靶向宿主 G 蛋白并催化其发生 ADP 核糖基化修饰,导致腺苷酸环化酶的持续活化,使细胞内 ATP 不断转化成为 cAMP。细胞内 cAMP 水平的升高进一步刺激肠黏膜隐窝细胞分泌 Cl^- 和 HCO_3^-,抑制肠绒毛细胞对 Na^+ 的摄入,导致肠液大量分泌,病人出现严重腹泻与呕吐。

2. 与定植有关的因素 霍乱弧菌活泼的鞭毛运动有助于细菌穿过肠黏膜表面黏液层而接近肠壁上皮细胞。菌毛是细菌定植于小肠所必需的因子,由 *acf*(accessory colonization factor)编码的黏附素和弧菌致病岛(VPI-1)上的 *tcpA*(toxin co-regulated pilus A)编码的毒素共调节菌毛蛋白 TcpA 介导细菌黏附于小肠黏膜上皮细胞表面。霍乱弧菌可通过Ⅵ型分泌系统(T6SS)转运毒性效应蛋白杀死其他细菌,有助于病原菌在肠道定植中获得竞争性优势。此外,霍乱弧菌可在肠黏膜表面聚集,形成生物被膜,在其致病和传播中发挥重要作用。

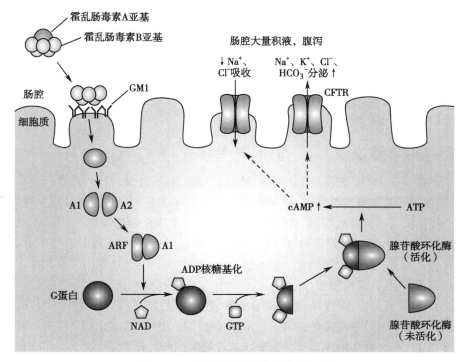

图 11-2 霍乱弧菌肠毒素的作用机制

3. 其他致病物质 霍乱弧菌前噬菌体基因组携带的 *ace* 编码副霍乱肠毒素,可增加小肠液体分泌,促进腹泻发生;*zot* 编码的紧密连接毒素(zonula occludens toxin)能破坏小肠黏膜细胞的紧密连接,增加黏膜的通透性;溶血毒素、空泡毒素等可产生细胞毒性。

(二)所致疾病

O1 群和 O139 群霍乱弧菌感染引起烈性肠道传染病**霍乱**,每年在全球造成近 10 万人死亡。非 O1 群和 O139 群霍乱弧菌致病力较弱,可引发轻症腹泻。在自然情况下,**人类是霍乱弧菌的唯一易感者**。在地方性流行区,**病人和无症状带菌者是主要传染源**,传播途径主要通过污染的水源或食物经口摄入,日常生活接触以及苍蝇也可传播,被污染的公共水源是造成暴发流行的重要因素。霍乱弧菌对酸敏感,在正常胃酸条件下,需要摄入大量细菌(10^8 个以上)方能引起感染。进食可中和胃酸的食物或大量饮水稀释胃酸、服用抑制胃酸的药物均可能使感染剂量降低到 $10^3 \sim 10^5$ 个细菌,从而使人对霍乱弧菌感染的敏感性大大增加。

病菌到达小肠后,黏附于肠黏膜表面并迅速繁殖,不侵入肠上皮细胞和肠腺,细菌在繁殖过程中产生霍乱毒素而致病。可从无症状或轻型腹泻到严重的致死性腹泻,其中严重腹泻占 5%~10%。这与摄入的菌量、感染菌株的生物型,以及宿主的免疫力有关。O1 群古典生物型所致疾病较 El Tor 生物型严重。典型病例一般在摄入细菌 2~3 天后**突然出现剧烈腹泻和呕吐**,在疾病最严重时,每小时失水量可高达 1 升,排出由黏膜、上皮细胞和大量弧菌构成的"米泔水"样腹泻物。由于大量水和电解质丧失,导致病人迅速发展为脱水、肌肉痉挛、低钾血症、代谢性酸中毒、低血容量性休克、肾功能衰竭、意识障碍。如未经治疗,死亡率高达 60%,但若及时补充水和电解质,死亡率可小于 1%。O139 群感染比 O1 群严重,表现为严重脱水和高死亡率,成人所占比例大于 70%;O1 群霍乱弧菌流行高峰期,儿童病例约占 60%。

康复者维持带菌状态,**一般不超过 2 周**,个别 El Tor 型病例病后可带菌长达数月或数年之久,病原菌主要存在于胆囊中。

(三)免疫性

病人发病数月后,**血液中和肠腔中可出现保护性抗毒素及抗菌抗体**,至少可维持 3 年以上。抗毒素抗体主要针对霍乱毒素 B 亚基,抗菌抗体针对 O 抗原。肠腔内的 sIgA 可凝集黏膜表面的病原菌,使其失去动力;可与 B 亚基结合,阻断毒素与小肠黏膜上皮细胞受体结合;可与菌毛等黏附因子结合而阻止黏附。

O139 群感染后的免疫应答机制与 O1 群基本一致,保护性免疫以针对脂多糖和荚膜多糖的抗菌免疫为主,抗毒素免疫为辅。O139 群的脂多糖 O 抗原与 O1 群存在显著差异,故 O1 群获得的免疫不能交叉保护 O139 群的感染。

三、微生物学检查法

霍乱是甲类传染病,对首例病人的病原学诊断应快速、准确,并及时作出疫情报告。依据国家相关规定,**霍乱弧菌属于高致病性微生物**,标本处理、活菌培养和鉴定时需注意实验室生物安全。

取病人"米泔水"样吐泻物、肛拭,流行病学调查还包括水样。霍乱弧菌不耐酸和干燥,为避免因发酵产酸使病原菌灭活,标本最好就地接种碱性蛋白胨水增菌;不能及时接种者置于 Cary-Blair 保存液中保存和运送。肠道病原菌常用的甘油盐水缓冲液不适宜保存和运送霍乱弧菌标本。

直接镜检**革兰染色呈阴性弧菌**,悬滴法观察细菌**呈鱼群样穿梭运动**有助于诊断。将标本先接种至碱性蛋白胨水增菌,37℃孵育 6~8 小时后直接镜检并作分离培养。目前**常用的选择培养基为TCBS**,37℃培养 24 小时可**形成黄色菌落**。也可用 4 号琼脂或庆大霉素琼脂。挑选可疑菌落进行生化反应,与 O1 群和 O139 群多价和单价抗血清作玻片凝集试验进行鉴定。此外,用 PCR 检测霍乱毒素基因 *ctxA*、O1 和 O139 特异的 *rfb* 基因进行诊断。

四、防治原则

改善社区环境,加强食品和水源管理及粪便处理;培养良好的个人卫生习惯,不生食贝壳类海产品等是预防霍乱弧菌感染和流行的重要措施。重组霍乱毒素 B 亚基-全菌(O1 群 El Tor 和古典生物型)疫苗和灭活霍乱弧菌全菌疫苗(O1 群 El Tor 和古典生物型、O139 群)已被 WHO 批准,可用于流行地区人群的霍乱预防。

隔离治疗病人,严格消毒其排泄物;**及时补充水和电解质,预防低血容量性休克和酸中毒是治疗霍乱的关键**;使用抗菌药物可减少外毒素的产生,加速细菌的清除,可选用多西环素、红霉素、环丙沙星、呋喃唑酮和磺胺甲噁唑等。目前,带有多重耐药质粒的菌株在增加。

第二节 | 副溶血性弧菌

副溶血性弧菌(*V. parahaemolyticus*)于 1950 年从日本一次暴发性食物中毒中分离发现。自然界中,该菌主要存在于海水中以及鱼类、贝壳类等海产品中。引起**食物中毒**,感染分布于世界各地,**是造成我国沿海地区食物中毒的首要因素**。

一、生物学性状

副溶血性弧菌大多呈**弧状、棒状、卵圆状**等多形性,**革兰氏染色阴性**。可形成端鞭毛和侧鞭毛,无芽胞。**基因组包括两个环状染色体**,大小分别为 3.29Mb 和 1.88Mb,共有 4 832 个基因。

副溶血性弧菌与霍乱弧菌的显著差别是其**嗜盐性**(halophilic),以含 35g/L 氯化钠的培养基最为适宜,**无盐不能生长**,但 NaCl 浓度高于 80g/L 也不能生长。在适宜条件下,繁殖速度快,代时为 8~12 分钟。在 TCBS 平板上可形成中等大小、圆形、不分解蔗糖的蓝绿色 S 型菌落。

副溶血性弧菌在普通血平板(含羊、兔或马等血液)上不溶血或只产生 α 溶血,95% 从腹泻病人中分离到的菌株在含高盐(7%)、人 O 型血或兔血以 D-甘露醇作为碳源的我妻琼脂(Wagatsuma agar)平板上可产生完全透亮的 β 溶血,称为**神奈川现象**(Kanagawa phenomenon,KP),KP⁺ 菌株为致病性菌株。有 O 抗原和 K 抗原,可据此进行分群和型,O 抗原已发现 13 群,K 抗原有 69 型,血清型别按照 O:K 的顺序命名,如 O3:K6。

本菌在海水中可存活 47 天。不耐热,90℃ 处理 1 分钟即被杀死;不耐酸,1% 醋酸或 50% 食醋作用 1 分钟死亡。

二、致病性

(一)致病物质

1. 溶血素 分为耐热直接溶血素(thermostable direct hemolysin,TDH)、耐热相关溶血素(thermostable related hemolysin,TRH)和不耐热溶血素(thermolabile hemolysin,TLH),分别由基因 *tdh*、*trh* 和 *tlh* 编码。其中,TDH 为主要致病因子,是耐热二聚体蛋白质,100℃ 处理 10 分钟仍有活性,**同时具有直接溶血性和肠毒素活性**。其溶血性是因 TDH 为膜穿孔毒素,直接与红细胞接触并破坏细胞膜和溶酶体膜;肠毒素活性是通过增加肠黏膜上皮细胞内的 Ca^{2+} 水平诱导细胞分泌 Cl^- 而引发腹泻。TRH 生物学功能与 TDH 相似,其基因与 *tdh* 同源性高 54.8%~68%。TLH 是一种非典型磷脂酶,只有在卵磷脂存在下可发挥溶血性,在致病中的作用仍未知。

2. 其他毒力因子 包括黏附素如血凝素、Ⅲ型分泌系统(T3SS)、鞭毛和外膜蛋白等。副溶血性弧菌具有两个 T3SS,可分泌效应蛋白调控多个重要的宿主生命过程。其中 VopS 可靶向 Rho GTPase 并催化其发生单磷酸腺苷修饰(AMPylation),从而破坏宿主细胞骨架。

(二)所致疾病

进食烹饪不当的**海产品**(包括螃蟹、虾、贝类、牡蛎和蛤类等)、**盐腌制品以及因食物容器或砧板生熟不分污染本菌后**,均可经口感染致病,也可**引发食物中毒**,常年均可发生,是东南亚、日本以及**我国沿海和海岛地区细菌性胃肠炎的主要病因**。

潜伏期 5~72 小时,平均 17 小时,可从自限性腹泻至中度霍乱样病症,有恶心、呕吐、腹痛、腹泻和低热,粪便多为水样,少数为血水样。一般为自限性,平均 2~3 天恢复。严重腹泻可致脱水和电解质紊乱。病后免疫力不强,可重复感染。伤口接触副溶血性弧菌污染的海水可引起表面创伤感染和蜂窝织炎,严重感染或伴有肝病、糖尿病或酒精中毒者的病例,细菌可扩散至血液引发败血症。

三、微生物学检查法

腹泻病人取粪便、肛拭或剩余食物,伤口感染者和败血症病人分别采集伤口分泌物和血液。标本接种于含 3% NaCl 的碱性蛋白胨水中增菌后,转种 TCBS 等鉴别培养基,如出现可疑菌落,进一步作嗜盐性试验与生化反应,最后用诊断血清进行鉴定。可用基因探针杂交及 PCR 检测 *tdh* 和 *trh* 基因进行快速诊断。

四、防治原则

目前尚无有效的疫苗可以预防,需加强海产品市场和食品加工过程的卫生监督管理;不生食牡蛎或其他贝类等海产品;伤口避免接触海水。

副溶血性弧菌引发的急性胃肠炎病程较短,以对症治疗为主,严重病例需静脉补充水和电解质。严重胃肠炎、伤口感染和败血症病人可选用多西环素、米诺环素、第三代头孢菌素等抗菌药物进行治疗。

(刘小云)

本章目标测试

第十二章 │ 螺杆菌属和弯曲菌属

学习目标

1. 描述幽门螺杆菌的形态、染色、生化特性和培养特征。
2. 列举幽门螺杆菌所致疾病,微生物诊断方法。
3. 描述空肠弯曲菌所致疾病和防治原则。
4. 复述幽门螺杆菌的发现史。

第一节 │ 幽门螺杆菌

螺杆菌属(*Helicobacter*)属于弯曲菌目、螺杆菌科。目前属内有 30 多个种,引起人类疾病的主要为幽门螺杆菌(*H. pylori*)。

幽门螺杆菌,通常在胃内发现,多定植于**胃黏膜**上皮表面和胃黏液的底层。1982 年,澳大利亚医生巴里·马歇尔(Barry Marshall)和罗宾·沃伦(Robin Warren)首次发现了这种细菌。

一、生物学性状

1. **形态与染色** 革兰阴性细菌,**螺杆状**,**有鞭毛**,菌体长约 2.5~4μm(图 12-1A)。幽门螺杆菌在宿主内外均可形成生物膜(图 12-1B),并可以从螺杆状转变为可存活但不可培养的球形。由于有鞭毛,一般幽门螺杆菌具有活泼的运动能力。在组织中经过染色可观察到(图 12-2)。

2. **培养特性** 微需氧菌(5% O_2、10% CO_2、85% N_2),营养要求高,生长缓慢,通常需要 3~5 天或更长时间才能形成针尖状、无色透明小菌落。在固体培养基(pH 7.0~7.2)培养时需加入动物血清或血液。最适生长温度为 37℃。

3. **生化反应** 生化反应不活泼,不分解糖类。过氧化氢酶和氧化酶阳性,尿素酶丰富,可迅速分解尿素释放氨,是鉴定该菌的主要依据之一。

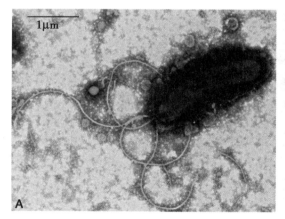
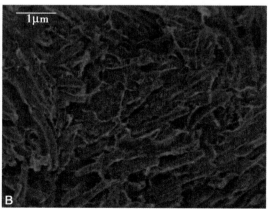

图 12-1 幽门螺杆菌形态
A. 扫描电镜照片(×3 000);B. 生物被膜扫描电镜照片(×2 000)。

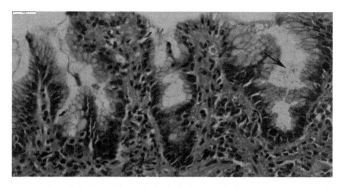

彩图

图 12-2　幽门螺杆菌感染胃黏膜上皮细胞（H-E 染色，×400）

4. 基因组　幽门螺杆菌基因组的平均大小约为 1.63Mbp，G+C（%）含量约为 38.9%；第一个完成全基因组测序的菌株为 Hp26695，其基因组包含约 1 576 个基因。

二、致病性与免疫性

幽门螺杆菌的传染源主要是人，**常以家庭为单位的口 - 口途径或粪 - 口途径进行传播**，幽门螺杆菌感染与慢性胃炎、消化性溃疡、胃黏膜相关淋巴瘤和胃癌的发生密切相关。1994 年世界卫生组织/国际癌症研究机构将**幽门螺杆菌定为 I 类胃癌致病因子**。

虽然胃内是酸性环境，但幽门螺杆菌高度适应胃内环境。幽门螺杆菌产生的**尿素酶**对其感染胃黏膜至关重要，尿素酶可以将尿素水解成二氧化碳和氨，从而使幽门螺杆菌能够在胃内酸性环境中生存。幽门螺杆菌的鞭毛可以帮其穿过胃黏液层，快速到达胃黏膜定植。幽门螺杆菌可以通过外膜蛋白、黏附素等表面成分与上皮细胞紧密结合。主要致病基因有**空泡细胞毒素基因 A**（vacuolating cytotoxin gene A，*vacA*）与**细胞毒素相关基因 A**（cytotoxin associated gene A，*cagA*）。所有幽门螺杆菌菌株均有 *vacA* 基因，但并非所有菌株会产生功能性的 VacA 毒素，其基因序列在菌株间具有高度多态性，且基因变异与幽门螺杆菌所致疾病的严重程度有关。VacA 毒素为细胞毒素，导致细胞质空泡化改变。*cagA* 仅存在于部分临床菌株基因组的 *cag* 致病岛（*cag* PAI），该致病岛编码 T4SS（Ⅳ型分泌系统），通过 T4SS 将 CagA 毒素转运到胃黏膜细胞中导致一系列的细胞因子反应。目前 *cagA* 被认为是幽门螺杆菌致癌的主要毒力基因，分子流行病学调查显示，*cagA* 阳性菌株感染显著增加了胃癌的发病风险。

幽门螺杆菌的感染可以导致宿主胃黏膜中性粒细胞、T 淋巴细胞和 B 淋巴细胞等细胞的募集，并伴随胃黏膜上皮细胞中炎性因子 IL-1β、IL-6、IL-8 和 TNF-α 的升高。幽门螺杆菌感染激发的免疫应答难以有效将其清除，但可能导致组织损伤。

三、微生物学检查法

幽门螺杆菌感染可通过无创方法或内镜下胃黏膜活检诊断。无创方法包括**尿素呼气试验、血清学试验和粪便抗原检测**。尿素呼气试验基于幽门螺杆菌富含尿素酶，能够将内源性和外源性的尿素分解为 NH_3 和 CO_2，之后进入到血循环并由肺排出体外。因此，口服一定剂量的同位素标记的尿素后，通过测定其呼出气体中同位素 ^{13}C 或 ^{14}C 标记的 CO_2 变化情况，即可判断有无幽门螺杆菌感染，该方法灵敏度和特异性超过 90%。血清学检测费用低廉且应用广泛，但其在确定治疗成功方面的作用有限，对幼儿也不可靠。幽门螺杆菌粪便抗原检测是可以替代尿素呼气试验的另一种选择。出现贫血、消化道出血或体重减轻等症状的病人，以及年龄超过 50 岁的病人，应接受内镜检查，不仅可以检测幽门螺杆菌还可对其病情进行评估。

四、防治原则

分餐饮食可以降低幽门螺杆菌的感染率。幽门螺杆菌的治疗采用以**质子泵抑制剂和铋剂为基础**

再加两种抗生素联合治疗,临床常用的抗生素包括阿莫西林、克拉霉素、甲硝唑、四环素等。铋剂以果胶铋为主,其他还可选碱式碳酸铋、铝碳酸镁、枸橼酸铋钾等。幽门螺杆菌疫苗正在研制中。

第二节 | 空肠弯曲菌

弯曲菌属(Campylobacter)属于弯曲菌门,弯曲菌纲,弯曲菌目,弯曲菌科,是一类呈逗点状或S形的革兰阴性细菌,有26个种。广泛分布于动物界,常定居于家禽和野鸟的肠道内。对人致病的有空肠弯曲菌空肠亚种(C. jejuni subsp jejuni)、大肠弯曲菌(C. coli)和胎儿弯曲菌(C. sputorum)等13个种,其中以空肠弯曲菌空肠亚种最为常见,为动物源性细菌,主要引起人类的胃肠炎和败血症,也可引起肠道外感染。

一、生物学性状

菌体形态细长,呈弧形、螺旋形、S形或海鸥状,革兰染色阴性。**运动活泼**,一端或两端有单鞭毛。无芽胞,无荚膜。微需氧,需在5% O_2 或10% CO_2 和85% N_2 的环境中生长。**最适生长温度为42℃**,因在此温度培养时,粪便中其他细菌的生长会受到抑制而起到选择作用。营养要求高,粪便标本可选用CCDA活性炭无血液培养基(CSM)或哥伦比亚血琼脂(Campy CVA)等选择培养基。生化反应不活泼,不发酵糖类,氧化酶阳性。马尿酸盐水解试验是区分空肠弯曲菌和其他弯曲菌的主要试验。

抵抗力较弱。培养物放置4℃冰箱中很快死亡,56℃ 5分钟即被杀死。干燥环境中仅存活3小时,培养物放室温可存活2~24周。

目前已有超过2 600株空肠弯曲菌完成了全基因组测序。该菌的基因组大小约为1.67Mbp,编码约1 651个蛋白,G+C(%)含量约为30.4%。

二、致病性与免疫性

空肠弯曲菌是**散发性细菌性胃肠炎**最常见的菌种之一。该菌常通过**污染的饮食、牛奶、水源等传播**。在发展中国家,50%以上感染由污染的鸡肉而引起。人群普遍易感,5岁以下发病率最高,秋季多见。由于空肠弯曲菌对胃酸敏感,经口食入至少 10^4 个细菌才有可能致病。空肠弯曲菌的致病作用与其**侵袭力和毒素**有关。细菌在小肠上部借鞭毛侵袭运动到达肠黏膜上皮细胞表面,经菌毛定植于细胞。细菌生长繁殖释放外毒素,细菌裂解释出内毒素,引起炎症反应。临床表现为痉挛性腹痛、腹泻、血便或果酱样便,量多;头痛、不适、发热。通常该病自限,病程5~8天。此外,空肠弯曲菌感染后**可引发溶血性尿毒综合征**、吉兰-巴雷综合征(Guillain-Barré syndrome)和反应性关节炎等。

机体感染空肠弯曲菌后可产生特异性抗体,能通过调理作用和活化补体等作用增强吞噬细胞的吞噬、杀灭细菌及补体的溶菌作用。

三、微生物学检查法与防治

可用**粪便标本涂片、镜检**,查找革兰阴性弧形或海鸥状弯曲菌,或用**悬滴法观察鱼群样运动或螺旋式运动**。分离培养可直接选用含多黏菌素B和万古霉素的选择性培养基,于42℃和37℃微需氧环境下培养48~72小时。PCR法可直接检出粪便中的弯曲菌特异性DNA。目前尚无特异性疫苗。预防主要是注意饮水和食品卫生,加强人、畜、禽类的粪便管理。本菌感染轻症病人一般不需要治疗,如需治疗可用红霉素、氨基糖苷类、喹诺酮类抗生素等。

(孙允东 刘畅)

本章目标测试

NOTES

本章数字资源

本章思维导图

第十三章 | 厌氧性细菌

学习目标

1. 比较破伤风痉挛毒素和肉毒毒素在来源、结构和致病性等方面的异同。
2. 分析土壤污染性外伤后伤口的医学处理办法。
3. 结合产气荚膜梭菌生理学特点分析其所致气性坏疽的临床表现。
4. 描述艰难拟梭菌感染的高危因素及其致病性。
5. 分析无芽胞厌氧菌的感染特征及其病原学诊断方法。

厌氧性细菌（anaerobic bacterium）简称厌氧菌，是指一群只能在无氧或低氧条件下生长和繁殖，利用厌氧呼吸和发酵获取能量的细菌的总称。根据能否形成芽胞，可将厌氧菌分为**有芽胞的厌氧菌**及**无芽胞厌氧菌**。临床常见的有芽胞的厌氧菌如**梭菌属**的破伤风梭菌、产气荚膜梭菌和肉毒梭菌以及**拟梭菌属**的艰难拟梭菌，多引起外源性感染。无芽胞厌氧菌包括多个菌属的球菌或杆菌，大多为人体微生物群的成员，主要引起内源性感染；感染遍及全身各器官、系统，在临床上较为常见。

第一节 | 梭菌属

梭菌属（*Clostridium*）属于梭菌科，是指一群**厌氧、革兰氏染色阳性、能形成芽胞的大杆菌**，由于芽胞直径比菌体宽，使菌体膨大呈梭形，故此得名。该属已报道 176 个种和 5 个亚种，多数为腐生菌，**仅少数为病原菌；主要分布于土壤，人和动物肠道及粪便中；芽胞对氧、热、干燥和消毒剂均有强大的抵抗力**，能够在体外环境生存；芽胞侵入机体后，在适宜条件下发芽形成繁殖体，**可产生强烈的外毒素**，引起人类和动物疾病。在人类主要引起破伤风、气性坏疽、肉毒中毒，以及皮肤和软组织感染等疾病。该属绝大多数细菌均有周鞭毛，无荚膜；仅产气荚膜梭菌等极少数细菌例外；不同的细菌芽胞形态、大小及其在菌体中的位置各不相同，这些特点有助于菌种的鉴定。

一、破伤风梭菌

破伤风梭菌（*C. tetani*）广泛分布于土壤、人和动物的粪便中。1889 年，由日本细菌学家北里柴三郎首次从病人体内分离到该菌。破伤风梭菌芽胞感染伤口或脐带残端时，在特定条件下，芽胞发芽形成繁殖体，释放毒素，引起**破伤风**（tetanus）。发病后机体呈强直性痉挛（tetanic spasms）、外界刺激引起的手足抽搐，可因窒息或呼吸衰竭死亡。发病见于各年龄段人群。在非洲和南亚等低收入国家，新生儿破伤风（neonatal tetanus）最为常见和严重，是重要的公共卫生问题之一。2012 年，WHO 认证我国已实现消除新生儿破伤风的目标。目前，我国新生儿破伤风的发病率极低，约 0.002/10 万。

（一）生物学性状

菌体细长，0.5μm×（4～8）μm，革兰氏染色阳性。有周鞭毛、无荚膜。**芽胞呈圆形，直径大于菌体，位于菌体顶端，使细菌呈鼓槌状（drumstick），为该菌典型特征**（图 13-1）。**严格厌氧**，对营养要求不高。在血平板上，37℃培养 48 小时，形成的菌落较大、扁平、边缘不整齐，似羽毛状，易在培养基表面迁徙扩散，有 β 溶血环。不发酵糖类，不分解蛋白质。通常 100℃ 1 小时，芽胞可被完全破坏；但在干燥的土壤和尘埃中可存活数年。

最早于 2003 年完成了破伤风梭菌 E88 菌株全基因测序，其基因组大小约 2.8Mb，G+C（%）含量

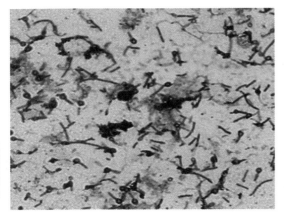

彩图

图 13-1 破伤风梭菌形态(光镜 ×1 000)

为 28.7%,共有 2 643 个可读框以及携带 3 个前噬菌体基因。编码毒力的基因包括破伤风痉挛毒素(tetanospasmin)的基因 tetX 及其调节基因 tetR 等,均位于一个大小 74kb、有 83 个可读框的质粒上。至今共有 46 株菌完成全基因组测序,揭示毒力基因在不同菌株间均较为保守。

(二)致病性与免疫性

1. 致病条件 破伤风梭菌芽胞由伤口或脐带残端侵入人体,**其感染的重要条件是:伤口局部需形成厌氧微环境**,以利于芽胞发芽形成繁殖体并在局部繁殖并产生毒素。易造成伤口局部厌氧微环境的因素有:伤口窄而深(如刺伤),伴有泥土或异物污染;大面积创伤、烧伤,坏死组织多,局部组织缺血;同时伴有需氧菌或兼性厌氧菌混合感染。

2. 致病物质 破伤风梭菌仅在伤口局部繁殖,不侵入血液。其致病作用主要依赖于该菌所产生的外毒素,即破伤风痉挛毒素,并在细菌裂解时释放。该毒素在感染局部经扩散、淋巴管和血液循环达到神经肌肉接头处而致病。破伤风痉挛毒素属神经毒素,毒性极强,仅次于肉毒毒素。腹腔注射入小鼠的半数致死量(LD_{50})为 0.015ng,对人的致死量小于 $1\mu g$。因化学性质为蛋白质,不耐热,65℃ 30 分钟即被破坏;亦可被肠道中存在的蛋白酶所破坏。细菌最初合成的痉挛毒素为分子量约 150kDa 的单链蛋白,释放出菌体时,即被细菌或组织中的蛋白酶裂解为一条分子量约 50kDa 的轻链(L 链)和一条 100kDa 的重链(H 链);轻链和重链由二硫键连接。轻链为毒性部分,重链具有结合神经细胞、转运毒素和介导轻链从酸化内体进入细胞质的作用。首先,重链羧基端与神经肌肉接头处运动神经元细胞膜上的受体结合,受体包括聚唾液酸神经节苷脂和邻近的糖蛋白;经受体介导的内吞作用、内化进入细胞质形成含毒素的突触小泡;小泡沿神经轴突逆行向上、转运毒素至脊髓前角灰质和脑干的运动神经元细胞体中,速度为 3~13mm/h。然后,毒素经尚未知的机制汇聚于抑制性神经元细胞质的内体中;内体酸化、导致重链的氨基端介导轻链从内体进入抑制性神经元细胞质。轻链具有**锌内肽酶**(zinc endopeptidase)活性,可裂解储存有**抑制性神经递质**(γ- 氨基丁酸和甘氨酸)的突触小泡上的膜蛋白,这些膜蛋白负责抑制性神经递质的释放。最后,轻链破坏小泡上的膜蛋白后,**阻止了抑制性神经递质从抑制性神经元突触前膜释放**,阻断了抑制性神经元对运动神经元兴奋性的反馈调节,引起横纹肌强烈收缩,出现强直性痉挛。

此外,毒素还可导致自主神经功能障碍,引起血压波动、心律不齐、大量出汗且脱水等症状。其他毒力因素包括破伤风溶血毒素(tetanolysin)和纤连蛋白结合蛋白等,由染色体基因编码,前者可促进细胞膜(含胆固醇)裂解;后者有利于细菌在伤口定植和血液凝固。

3. 所致疾病

(1)破伤风:分为全身型和局限型,全身型是临床上最常见的类型,全球每年约 100 万病例。潜伏期一般 7~8 天,多数在**外伤后三周内**发病。潜伏期长短,与芽胞侵入部位距离中枢神经系统的远近有关。全身的肌肉群均可受累。早期典型的症状是咀嚼肌痉挛所造成的**苦笑面容**和**牙关紧闭**,逐步出现持续性背部肌肉痉挛、**角弓反张**。外界因素如光、声、触碰等刺激可诱发阵发性痉挛,发作时、呼吸急促、面色发绀、口吐白沫、手足抽搐、头频频后仰,但神志清楚。重症病人可出现自主神经功能障碍,如血压波动、心律不齐和因大量出汗造成的脱水。死亡率高达 52%。局限型少见且症状相对较轻,仅以受伤部位或邻近肌肉持续性强直痉挛为主,预后较好。

(2)新生儿破伤风:主要是因为**分娩时使用不洁器械剪断脐带或脐部消毒不严格**,破伤风梭菌芽胞侵入脐部所致。一般出生后 4~7 天发病,俗称"七日风""脐风"或"锁口风"。早期出现哭闹、张口和吃奶困难等症状,有助于诊断;进展的症状与全身型破伤风相同,死亡率介于 3%~88%。

4. 免疫性 机体对破伤风的免疫主要依靠体液免疫,即抗毒素对毒素的中和作用。然而,破伤风痉挛毒素毒性很强,极少量毒素即可致病,但如此少量的毒素尚不足以刺激机体产生抗毒素,故病后一般不会获得牢固免疫力。**获得有效抗毒素的途径是进行人工免疫。**

(三)微生物学检查法

一般不进行微生物学检查。临床上根据典型的症状和病史即可作出诊断。

(四)防治原则

1. **治疗原则**　尽管不会人传人,病人仍应单独隔离在暗室中,避免受到刺激。遵循中和毒素、清除细菌、控制症状和加强护理的原则,对降低死亡率极为重要。

(1) **中和毒素**:一旦毒素与神经细胞受体结合,抗毒素就不能中和其毒性作用。因此,对已发病者,应早期、足量使用**人抗破伤风免疫球蛋白**(TIG),肌内注射 3 000～10 000IU;或**破伤风抗毒素**(tetanus antitoxin,TAT),剂量为 2 万～5 万 IU,静脉滴注。TAT 是用破伤风类毒素免疫马所获得的马血清纯化制剂,注射前必须先作皮肤试验,测试有无超敏反应,必要时可采用脱敏注射法。

(2) **清除细菌**:抗菌治疗首选青霉素和甲硝唑,以杀灭破伤风梭菌的繁殖体。

(3) **非特异性治疗**:如控制痉挛,缓解疼痛,**保持呼吸道通畅**,注意水和电解质平衡等。

2. **预防措施**　破伤风是可预防的急性感染性疾病。预防措施主要包括以下几个方面:

(1) **正确处理伤口**:**伤口应及时清创和扩创**,清除坏死组织和异物,并用 3% 过氧化氢冲洗。

(2) **人工主动免疫**:我国采用无细胞百日咳疫苗、白喉类毒素及破伤风类毒素组成的**百白破三联疫苗**(DTaP),对 3～5 个月的儿童进行免疫,可同时获得对百日咳、白喉及破伤风这三种感染病的免疫力。计划免疫程序为婴儿出生后第 3、4、5 个月连续免疫 3 次,2 岁、6 岁时各加强一次,以建立**基础免疫**。易感成人或外伤后,在基础免疫基础上可再加强接种破伤风类毒素 1 次,血清中抗毒素滴度在 3～7 天内即可迅速升高。

(3) **人工被动免疫**:对伤口污染严重而又未经过基础免疫者,可**立即肌内注射 TAT 或 TIG 作紧急预防**。

二、产气荚膜梭菌

1891 年,美国医学教育家威廉·亨利·韦尔奇(William Henry Welch)在尸检时首次分离和鉴定产气荚膜梭菌(*C. perfringens*)。该菌广泛存在于土壤、人和动物肠道中。既引起人类的严重创伤感染,也可引起食物中毒和坏死性肠炎。

(一)生物学性状

1. **形态与染色**　产气荚膜梭菌为两端略微钝圆的革兰氏阳性粗大杆菌,(0.6～2)μm×(1～19)μm。芽胞呈椭圆形,直径略小于菌体,位于次极端,但在组织中或体外培养物中均很少能观察到芽胞。无鞭毛。**在被感染的人或动物体内能形成明显的荚膜**(图 13-2)。

2. **培养特性**　厌氧,但不十分严格。20～50℃均能旺盛生长,在其最适生长温度 42℃,此时该菌分裂繁殖周期仅为 8 分钟,易于分离培养。在血琼脂平板上形成中等大小的光滑型菌落,多数菌株有**双层溶血环**,内环是由 θ 毒素引起的完全溶血,外环是由 α 毒素引起的不完全溶血。在卵黄琼脂平

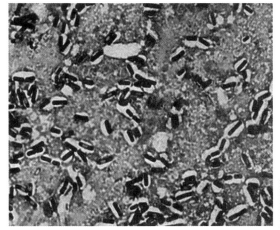

图 13-2　产气荚膜梭菌形态(光镜 ×1 000)

板上,菌落周围出现**乳白色混浊圈**,是由细菌产生的 α 毒素分解卵磷脂所致;若在培养基中加入特异性抗血清,则不出现混浊,此现象称 Nagler 反应,为本菌的特点。本菌代谢十分活跃,可**分解多种常见的糖类,产酸产气**。在庖肉培养基中可分解肉渣中糖类而产生大量气体,肉渣呈淡粉红色,不被消化。在**牛乳培养基**中能分解乳糖产酸,使其中酪蛋白凝固;同时产生大量气体(H_2 和 CO_2),可将凝固

的酪蛋白冲成蜂窝状,将液面封固的凡士林层上推,甚至冲走试管口棉塞,气势凶猛,称"汹涌发酵"(stormy fermentation)现象。

3. **分型**　根据产气荚膜梭菌的 6 种主要毒素(α、β、ε、ι、肠毒素和 NetB)产生情况,可将其分为 A～G 七个毒素型(toxinotype)。除 α 由染色体基因编码、肠毒素可由染色体或质粒编码外,其他毒素均由质粒编码。A 型在自然界广泛存在,如土壤、污水及人和动物的肠道内均可分离到。B～E 和 G 型在土壤中不能存活,但可寄生在动物肠道内,引起动物的胃肠疾病。对人致病的主要为 A 型,C 型和 F 型分别是坏死性肠炎和食物中毒等的病原菌。

2002 年完成了产气荚膜梭菌菌株 13 的全基因组序列测定。尽管其基因组大小因菌株不同有较大差异,介于 2.9～4.1Mb,G+C(%)含量相对较低,介于 27%～28%,约 2 500～3 600 个可读框,且部分菌株具有编码毒素和耐药性的质粒,但编码重要毒素的基因在不同菌株间高度保守。靶向这些毒素基因的多重 PCR 技术可用于产气荚膜梭菌毒素型分型。

(二)致病性

1. **致病物质**　产气荚膜梭菌至少能产生 23 种与致病性有关的外毒素和酶,是目前所知的产生毒素最多的病原菌。

(1)**α 毒素**(alpha toxin):又称**磷酯酶 C**(phospholipase C),**是产气荚膜梭菌产生的毒性最强、最重要的毒素**。各型菌均能产生,以 A 型产量最大。α 毒素在气性坏疽的形成中起主要作用。该毒素能分解细胞膜上磷脂和蛋白形成的复合物,造成红细胞、白细胞、血小板和内皮细胞溶解,引起溶血、血管通透性增加伴出血、组织坏死;抑制中性粒细胞向感染部位移行。

(2)**β 毒素**(beta toxin):B 和 C 型菌株的质粒编码的与膜穿孔作用有关,导致肠黏膜损伤、坏死,进展为坏死性肠炎有关。

(3)**ε 毒素**(epsilon toxin):B 型和 D 型菌株的质粒编码,在产气荚膜梭菌的所有毒素中毒性较强,与动物如羊的肠毒血症有关。

(4)**ι 毒素**(iota toxin):E 型菌株的质粒编码,破坏细胞骨架,导致细胞死亡、增加血管壁的通透性。

(5)**肠毒素**:主要由 F 型菌株产生,为不耐热的蛋白质,100℃瞬时被破坏,毒性可被胰蛋白酶作用后增强。肠毒素与回肠和空肠上皮细胞刷状缘上的受体结合后,整段肠毒素肽链嵌入细胞膜,改变了细胞膜的通透性,破坏上皮细胞间的紧密连接,导致细胞内液体和离子的丢失,引起腹泻。与食物中毒有关的该毒素由染色体基因编码,和抗生素相关性腹泻有关的毒素由质粒编码。

(6)**NetB**:由 G 型菌株的质粒编码产生的膜穿孔毒素,与鸡坏死性肠炎有关。

2. **所致疾病**

(1)**气性坏疽**:60%～80% 的病例由 A 型引起,但除产气荚膜梭菌外,至少还有五种其他梭菌也能引起气性坏疽。该病多见于战伤和地震灾害,也可见于工伤、车祸等所致的大面积创伤。**致病条件与破伤风梭菌相似**。

气性坏疽潜伏期短,一般仅为 8～48 小时。病菌通过产生多种毒素和侵袭性酶,破坏组织细胞,发酵肌肉和组织中的糖类,产生大量气体,造成**气肿**;同时血管通透性增加,水分渗出,局部**水肿**;气水肿挤压软组织和血管,影响血液供应,造成组织**坏死**。严重病例表现为组织胀痛剧烈,水气夹杂,触摸有**捻发音**;最后产生大块组织坏死,伴有恶臭。毒素和组织坏死的毒性产物被吸收入血,引起毒血症、休克。病情进展和恶化快,死亡率 40%～100%。

(2)**食物中毒**:较多见。主要因为食入大量(10^8～10^9 个)由染色体基因编码的产肠毒素的 F 型细菌污染的食物(主要为肉类食品)引起;10%～15% 病例为非食源性胃肠炎,是由质粒编码的肠毒素菌株所致。潜伏期短约 10 小时,临床表现为**腹痛、腹胀和水样腹泻**;无发热、无恶心和呕吐。1～2 天后自愈。如不进行细菌学检查,常难确诊。

(3)**坏死性肠炎**:由 C 型菌污染食物引起,累及空肠。临床表现为急性腹痛、呕吐、血样腹泻,肠壁溃疡,甚至穿孔导致腹膜炎和休克。

(三)微生物学检查法

主要针对气性坏疽。因气性坏疽一旦发生,病情凶险,需尽快作出诊断。

1. **直接涂片镜检**　这是**极有价值的快速诊断法**。从深部创口取材涂片,革兰氏染色,镜检见有**革兰氏阳性大杆菌**、**白细胞数量甚少且形态不典型**(因毒素作用,白细胞无趋化反应)、**伴有其他杂菌**等三个特点即可报告初步结果。早期诊断能避免截肢或死亡。

2. **分离培养与动物实验**　取坏死组织制成悬液,接种血平板或庖肉培养基,厌氧培养,观察生长和菌落特点;取培养物涂片镜检,并用生化反应鉴定。必要时可取细菌培养液 0.5～1ml 静脉注射小鼠,10 分钟后处死,置 37℃经 5～8 小时观察,如动物躯体膨胀,取肝或腹腔渗出液涂片镜检并分离培养。

疑为产气荚膜梭菌引起的食物中毒,在发病后一日内取剩余食物或粪便作细菌学检查,若检出大于 10^5 个病菌/克食品或 10^6 个病菌/克粪便可确诊;或采用免疫学方法检测粪便中的肠毒素。

(四)防治原则

对局部感染应尽早施行外科清创手术,切除感染和坏死组织,必要时截肢以防止病变扩散。使用大剂量的青霉素等抗生素以杀灭病原菌和其他细菌。有条件可使用**气性坏疽多价抗毒素**治疗和**高压氧舱法**,后者可使血液和组织中的氧含量提高 15 倍,能部分抑制厌氧菌的生长。无疫苗用于预防。

三、肉毒梭菌

肉毒梭菌(*C. botulinum*)主要存在于土壤中,在厌氧环境下能产生毒性极强的**肉毒毒素**(botulinum toxin)而引起疾病,最常见的为**食源性肉毒中毒和婴儿肉毒中毒**。1895 年比利时生物学家埃尔门坚(Emile Ermengem)在调查比利时肉毒中毒时发现该病原体。

(一)生物学特性

肉毒梭菌为革兰氏阳性粗短杆菌,$1\mu m \times$(4～6)μm,芽胞呈椭圆形,直径大于菌体,位于次极端,使细菌呈**汤匙状或网球拍状**(图 13-3)。有鞭毛,无荚膜。**严格厌氧**,可在普通琼脂平板上生长;能产生脂酶,在卵黄培养基上,菌落周围出现混浊圈。根据产生毒素与鼠源抗体对毒素活性的特异性抑制效应可分 A、B、C、D、E、F 和 G 七个毒素型。大多数菌株只产生一种型别毒素;只有 C 型和 D 型毒素是由噬菌体感染肉毒梭菌经溶源性转换产生,其他型毒素均由细菌染色体上的基因编码。对人致病的主要有 A、B 和 E 型,F 型极少见;我国报告大多为 A 型。产 C 型或 D 型毒素的菌株主要引起鸟类疾病。

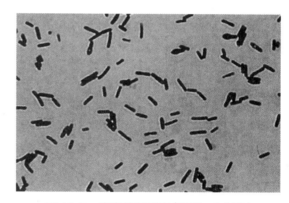

彩图

图 13-3　肉毒梭菌形态(光镜 ×1 000)

肉毒梭菌 A 型 ATCC3502 菌株的基因组全长 3.89Mb,G+C(%)含量为 28.2%,共有 3 662 个可读框,以及 1 个大小 0.02M 的质粒。已有 500 余个菌株被测序,不同毒素型菌株产生的肉毒毒素在氨基酸序列上有轻度变化,可据序列变异程度进一步分亚型。

(二)致病性

1. **致病物质**　肉毒梭菌产生剧烈的**神经毒素——肉毒毒素**。肉毒毒素是已知最剧烈的毒物。毒性比氰化钾强 1 万倍,纯结晶的肉毒毒素 1mg 能杀死 2 亿只小鼠,对人的致死量约为 0.1μg。肉毒毒素不耐热,煮沸 1 分钟即可被破坏。肉毒毒素的结构、功能和致病机制与破伤风痉挛毒素非常相似,前体和裂解后片段的大小也相当。主要不同之处在于:肉毒毒素进入小肠后跨过黏膜层被吸收进入血液循环;肉毒毒素**作用于外周胆碱能神经**;重链羧基端结合神经元细胞膜表面的受体(唾液酸和糖蛋白),内化进入细胞质内形成含毒素的突触小泡,与破伤风痉挛毒素沿神经轴突上行不同的是,肉毒毒素保留在神经肌肉接头处,含毒素的突触小泡与内体融合、酸化,导致重链氨基端与轻链解离并释放轻链入细胞质中;轻链也具有锌内肽酶活性,可灭活神经元突触小泡内参与乙酰胆碱释放的膜蛋白,抑制神经肌肉接头处神经递质乙酰胆碱的释放,**导致弛缓性瘫痪**(flaccid paralysis)。

2. **所致疾病**　常依据毒素和/或芽胞的侵入途径,分为以下类型:

（1）食源性肉毒中毒（food-borne botulism）：因进食含肉毒毒素或肉毒梭菌芽胞的食物所引起。食源性肉毒中毒在我国十几个省、区均有发现。引起该病的食物，国外以罐头、香肠和腊肠等制品为主；国内由发酵豆制品（臭豆腐、豆瓣酱等）和发酵面制品（甜面酱等）为主。

该病的临床表现与其他食物中毒不同，**胃肠道症状很少见，以弛缓性麻痹为主**。潜伏期可短至数小时，一般先有的乏力、头痛等不典型症状，接着出现复视、斜视、眼睑下垂等眼肌麻痹症状；再是吞咽、咀嚼困难、口干、口齿不清等咽部肌肉麻痹症状；进而膈肌麻痹、呼吸困难，直至呼吸停止导致死亡。很少见肢体麻痹。不发热，神志清楚。完全康复需要几个月到几年，直到受累的神经末梢再生。

（2）婴儿肉毒中毒（infant botulism）：常发生在 1 岁以下，尤其是 6 个月以内的婴儿。因为婴儿肠道的特殊环境及缺乏能拮抗肉毒梭菌的微生物群，食入被肉毒梭菌芽胞污染的食品（如蜂蜜）后，芽胞能在肠道发芽、繁殖，产生的毒素经肠道吸收入血所致。早期症状是便闭，吮吸、啼哭无力，也可进展为弛缓性麻痹。死亡率低（1%～2%）。

（3）创伤、医源性或吸入性肉毒中毒：若伤口被肉毒梭菌芽胞污染后，芽胞在局部的厌氧环境中能发芽并释放出肉毒毒素，吸收后导致创伤肉毒中毒；因美容或治疗而应用肉毒毒素超过剂量，可导致医源性肉毒中毒；肉毒毒素还可被浓缩成气溶胶形式作为生物武器，经呼吸道导致吸入性肉毒中毒，病情进展快速、死亡率高。

（三）微生物学检查法

对临床上最常见类型如食源性肉毒中毒、婴儿肉毒中毒，可取病人的粪便、剩余食物分离病菌，同时检测粪便、病人血清或胃液中的毒素活性。粪便、食物等标本中的细菌检测，可先 80℃加热 10 分钟，杀死标本中所有的细菌繁殖体，再用加热标本进行厌氧培养分离。可将培养物滤液或食物悬液上清液分成两份进行毒素检查，其中一份与抗毒素混合，然后分别注射小鼠腹腔，如果抗毒素处理小鼠得到保护表明有毒素存在。

（四）防治原则

对病人应根据症状尽早作出诊断。迅速注射 A、B、E 三型多价抗毒素中和血清中游离毒素；对症治疗，特别是维持呼吸功能，能显著降低死亡率；依据病原体的分离情况，选择甲硝唑或青霉素治疗。预防强调加强食品卫生管理和监督；食品应低温保存，防止芽胞发芽；食用前 80℃加热食品 20 分钟破坏毒素等。

第二节 | 艰难拟梭菌

艰难拟梭菌（*Clostridioides difficile*）属于消化链球菌科、拟梭菌属仅有的两个菌种之一，广泛分布于土壤，多种家畜和野生动物，甚至人类的粪便中。1935 年，伊凡丝.霍尔（Ivan C. Hall）和伊丽莎白.奥图尔（Elizabeth O'Toole）首次从新生儿粪便中分离到该菌，因该菌对氧极为敏感，当时难以从粪便中分离和培养而命名。**艰难拟梭菌感染**（*C. difficile* infection，CDI）流行于世界各地，多数为无症状携带者。1978 年 Tedesco 首次鉴定产生毒素的艰难拟梭菌与林可霉素治疗后出现的假膜性结肠炎相关。目前，艰难拟梭菌已被公认为是**医源性腹泻最重要的病原体**，长期住院病人、老年人和接受抗生素治疗导致肠道微生物群失调的人群是感染的高危因素并易致死亡。CDI 在美洲、欧洲和亚洲的发病率均较高，近年来我国报道的感染病例数呈上升趋势，临床上受到高度重视。

（一）生物学特性

艰难拟梭菌为**革兰氏阳性粗长杆菌**，（0.5～2）μm×（3～17）μm（图 13-4）。芽胞呈卵圆形、芽胞直径比菌体略大、位于次极端。有周鞭毛。**严格厌氧**。血琼脂平板上形成直径较大、白色或淡黄色、不溶血的粗糙型菌落；在环丝氨酸-头孢西丁-果糖琼脂平板可产生黄色菌落，紫外线灯下可见黄绿色荧光。艰难拟梭菌的芽胞**对常用消毒剂、抗生素、高浓度氧或胃酸，均有很强的抵抗力**，但其繁殖体对这些因素较为敏感。

艰难拟梭菌 ASM1888508v1 菌株的基因组全长 4.09Mb，G+C（%）含量为 28.5%，共有 3 720 个可读框，以及 1 个大小 0.01M 的质粒。已有 3 000 余个菌株被测序，外毒素毒力基因在菌株间相对较为保守,但部分菌株仅存在 1 种或 2 种毒力基因,可据此分型。

(二)致病性

1. 致病物质

(1)黏液层:由蛋白组组成,疏松地附着在细菌表面,有利于艰难拟梭菌在肠道上皮细胞表面黏附和定植。

(2)表面蛋白质:存在黏液层中,有 28 种,免疫原性强。其中,细胞表面蛋白 84(cell surface protein84,Csp84)是细菌分泌的一种黏膜裂解酶,能导致结肠黏膜的降解。

(3)外毒素:绝大多数艰难拟梭菌菌株能产生

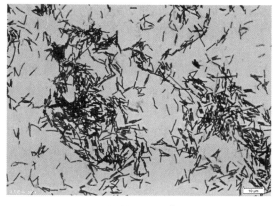

图 13-4 艰难拟梭菌形态(光镜 ×1 000)

艰难拟梭菌毒素 A(Tcd A)和艰难拟梭菌毒素 B(Tcd B),少数菌株仅产生 Tcd B。此外,5%～23% 的菌株还可产生艰难拟梭菌转移酶(CDT)。这些毒素均是**细胞毒素**,**最终导致细胞死亡**;但因作用靶细胞均为肠黏膜上皮细胞,影响肠道功能,也都属于肠毒素。

TcdA 和 Tcd B 是存在于不同菌株染色体上相同位置的一个长度为 19.6kb 的致病岛所编码,分子量分别为 308kDa 和 270kDa。两者的氨基酸序列具有同源性,均属于**葡萄糖基转移酶**(glucosyltransferases),可灭活上皮细胞内的 Rho 蛋白家族,导致细胞凋亡并产生细胞病变效应。此外,TcdA 触发中性粒细胞释放细胞因子,引起炎症反应,包括液体分泌过多和出血性坏死;Tcd B 还可增加细胞内活性氧中间物而促进细胞坏死,**均是艰难拟梭菌最重要的致病物质**,与 CDI 出现的临床症状密切相关。

艰难拟梭菌转移酶又名二元毒素(binary toxin),由 CDTa 和 CDTb 两个成分组成,是部分菌株染色体上另一个长度为 6.2kb 的致病岛所编码。CDTb 结合细胞表面受体并介导毒性亚单位 CDTa 进入细胞质;CDTa 破坏细胞骨架,导致上皮细胞死亡。

2. 所致疾病
艰难拟梭菌经**粪-口途径传播**,所致疾病统称为艰难拟梭菌感染(CDI),包括无症状感染者、医源性腹泻和假膜性结肠炎等不同类型。

(1)**无症状携带者**:是重要的传染源。已证实 60%～70% 的新生儿,3% 的 3 岁以上的儿童,3% 的成人和 10% 的老年人,无症状携带艰难拟梭菌。新生儿和婴儿的肠道缺乏艰难拟梭菌产生的毒素的受体,常携带细菌而不致病。

(2)**医源性腹泻**:曾经住院史、罹患基础疾病、老年人、抑酸剂的使用和曾接受过抗生素的治疗等是危险诱因。其中,抗生素治疗史是最重要的高危诱因,常在抗生素预防或治疗应用 5～10 天后,出现水样腹泻,传统上也称为抗生素相关性腹泻(antibiotic-associated diarrhea),占腹泻病例的 10%;20%～30% 由艰难拟梭菌所致,其他如金黄色葡萄球菌和产气荚膜梭菌等也可导致。然而,超过 30% 的腹泻病例,未曾有抗生素治疗史,与住院史、病人的年龄或罹患基础疾病等相关。有报道在住院 1 周内,13%～20% 的住院病人可检测到艰难拟梭菌,入院 4 周内的检出率可增加到 50%。

艰难拟梭菌经胃进入十二指肠后,芽胞受到来源于肝脏的初级胆汁酸的刺激开始发芽形成繁殖体。尽管所有抗生素,甚至抑酸剂治疗都与 CDI 相关,但**林可霉素、头孢菌素和喹诺酮类抗生素是最常见的诱因**;抗生素可破坏肠道的微生物群结构,而肠道微生物群对艰难拟梭菌芽胞发芽形成繁殖体和毒素的产生,有显著的抑制作用。除抗生素的类型外,抗生素的作用时间、剂量和联合作用均是重要的影响因素。在结肠,次级胆汁酸抑制艰难拟梭菌的芽胞发芽、促进繁殖体形成芽胞并随粪便排出体外。

(3)**假膜性结肠炎**(pseudomembranous colitis):5% 的 CDI 病人,可出现血水样腹泻,排出假膜,并伴有发热、白细胞增多等全身中毒表现,严重者可危及生命。

(三)微生物学检查法

由于无症状携带者的比例较高,即使从粪便中分离培养到艰难拟梭菌也不能作为诊断疾病的依据。可分别采用 ELISA 或 qPCR 法,从有临床症状的病人的粪便标本中检测到细菌产生的毒素或毒素编码基因,以辅助诊断 CDI。

(四)防治原则

治疗 CDI 的主要措施包括:立即停用相关抗生素,轻度腹泻症状即可缓解;较重的腹泻或结肠炎病人需要采用口服甲硝唑或万古霉素治疗;大约 20%～30% 的病人会复发,甚至多次复发,主要原因是抗生素可杀灭细菌繁殖体但未杀灭芽胞,可尝试采用健康人的粪菌移植(fecal microbiota transplantation,FMT)治疗。

因艰难拟梭菌在医疗环境和自然环境中广泛存在,预防 CDI 较为困难。医疗从业人员应重视手卫生并推荐使用含氯消毒剂,对芽胞污染的医疗环境可采用过氧化氢气化灭菌,合理使用抗生素等,仍可显著降低 CDI 的发病率。目前尚无疫苗用于预防。

第三节 │ 无芽胞厌氧菌

与人类疾病有关的无芽胞厌氧菌,主要寄生于人和动物的体表及与外界相通的腔道黏膜表面,构成人体微生物群的一部分,包括革兰氏阳性和革兰氏阴性的球菌和杆菌。在人体微生物群中,无芽胞厌氧菌占有绝对优势,是其他非厌氧性细菌(需氧菌和兼性厌氧菌)的 10～1 000 倍。例如在肠道微生物群中,厌氧菌占 99.9%,大肠埃希菌等只占 0.1%。皮肤、口腔、上呼吸道和泌尿生殖道黏膜的微生物群中,80%～90% 为无芽胞厌氧菌。一般情况下,它们对人体无害;但在某些特定条件下,这些厌氧菌作为机会致病菌可导致内源性感染。临床上以口腔、胸腔、腹腔和盆腔感染为多见,无芽胞厌氧菌占这些部位感染的 70%～93%,且以混合感染为多见。

一、生物学性状

无芽胞厌氧菌有 30 多个菌属,200 余菌种,其中与人类疾病相关的主要有 10 个属(表 13-1)。

表 13-1　与人类疾病相关的主要无芽胞厌氧菌

革兰氏阴性				革兰氏阳性			
杆菌		球菌		杆菌		球菌	
类杆菌属	口腔、直肠和阴道	韦荣菌属	口腔、咽部、胃肠道	丙酸杆菌属	皮肤	消化链球菌属	阴道
普雷沃菌属	口腔、阴道			双歧杆菌属	肠道		
紫单胞菌属	口腔			真杆菌属	口腔和肠道		
梭杆菌属	口腔、直肠和阴道			乳杆菌属	口腔、肠道和阴道		

1. **革兰氏阴性厌氧杆菌**　临床上最常见的革兰氏阴性厌氧杆菌中,以**类杆菌属**中的**脆弱类杆菌**(*B. fragilis*)最为重要。在无芽胞厌氧菌感染中,其占临床厌氧菌分离株的 25%,类杆菌分离株的 50%。该菌的形态特征为两端钝圆而浓染、中间着色浅似空泡状,有荚膜(图 13-5)。类杆菌有典型的革兰氏阴性菌细胞壁,但其脂多糖无内毒素活性,主要因为其氨基葡萄糖残基上缺乏磷酸基团且结合的脂肪酸较少。**梭杆菌属**细菌两端尖细、中间膨胀成梭形。其余菌属形态都非常小。除类杆菌在培养基上生长迅速外,其余均生长缓慢,需 3 天以上。

2. **革兰氏阴性厌氧球菌**　以**韦荣球菌属**最重要,其他革兰氏阴性球菌仍难以分离。韦荣球菌属细菌直径 0.3～0.5μm,常成对、成簇或短链状排列;在临床分离的厌氧菌标本中,分离率小于 1%,且为混合感染菌之一。

3. **革兰氏阳性厌氧杆菌**　在临床厌氧菌分离株中约占 22%,其中 57% 为**丙酸杆菌**,23% 为**真杆菌**。

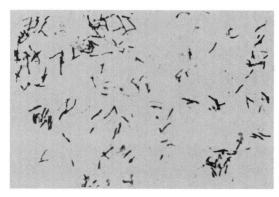

图 13-5 脆弱类杆菌形态(光镜 ×1 000)

（1）丙酸杆菌属:因能发酵葡萄糖产生丙酸而命名。与人类疾病有关的有 3 个菌种,**痤疮丙酸杆菌**（*P. acnes*）最为常见,菌体微弯,呈棒状,一端钝圆、另一端尖细,经植入修复物或器械引起感染。

（2）真杆菌属:部分菌种与感染有关,但都出现在混合感染中,最常见的为迟钝真杆菌（*E. lentum*）,菌体细长,单个或排列呈 V 形、Y 形或棒状形,20% 胆汁可促进其生长,生化反应不活泼。

（3）双歧杆菌属:菌体呈多形性,细菌单个或排列成 V 形、星形或棒状形,染色不均匀。双歧杆菌在婴儿、成人肠道菌群中占很高比例,在婴儿尤为突出,构成体内的生物屏障并发挥生物拮抗作用,合成多种维生素、延缓衰老并增强机体免疫力。只有**齿双歧杆菌**（*B. dentium*）与龋齿和牙周炎有关,但其致病机制仍不明确。

（4）乳杆菌属:因发酵糖类产生大量乳酸而命名,寄居在口腔、肠道和阴道,对侵入这些部位的病原菌的繁殖有抑制作用。**嗜酸乳杆菌**（*L. acidophilus*）与龋齿密切相关。

4. **革兰氏阳性厌氧球菌** 有临床意义的是**消化链球菌属**,菌体小,直径为 $0.5\sim0.6\mu m$,常成对或短链状排列。在血琼脂平板上形成灰白色、不溶血的光滑型小菌落。在临床厌氧菌分离株中,约占 20%～35%,为第 2 位,仅次于脆弱类杆菌,但大多亦为混合感染。厌氧菌菌血症仅 1% 由革兰氏阳性球菌引起,主要为本菌属,其中常因女性生殖道感染而引起。

二、致病性

1. **致病条件** 当无芽胞厌氧菌的寄居部位改变,宿主免疫力下降和菌群失调等情况下,**伴有局部厌氧微环境的形成**,如因烧伤、放化疗、肿瘤压迫等组织缺氧或氧化还原电势降低,易引起内源性感染。

2. **细菌毒力** 无芽胞厌氧菌的毒力主要表现在下列几方面:①通过菌毛、荚膜等表面结构吸附和侵入上皮细胞和各种组织;②产生多种毒素、胞外酶和可溶性代谢物,如脆弱类杆菌某些菌株产生的肠毒素、胶原酶、蛋白酶、纤溶酶、溶血素、DNA 酶和透明质酸酶等;③改变其对氧的耐受性,如类杆菌属很多菌种能产生超氧化物歧化酶（SOD）,使其对局部微环境中氧的耐受性增强,有利于该菌适应新的生态环境而致病。

3. **感染特征** ①**内源性感染**,为其主要感染形式,感染部位可遍及全身,多呈慢性过程;②**无特定病型**,大多为化脓性感染,形成局部脓肿或组织坏死,也可侵入血流形成败血症;③**分泌物或脓液黏稠**,乳白色、粉红色、血色或棕黑色,**有恶臭**,有时有气体;④使用氨基糖苷类抗生素（链霉素、卡那霉素和庆大霉素等）治疗无效;⑤分泌物直接涂片可见细菌,但**普通培养法无细菌生长**。

4. **所致疾病**

（1）败血症:随着近年来的抗厌氧菌抗生素的广泛应用,临床败血症标本中厌氧菌培养阳性率只有 5% 左右,多数为脆弱类杆菌,其次为革兰氏阳性厌氧球菌。原发病灶约 50% 来自胃肠道,20% 来自女性生殖道。病死率为 15%～35%。

（2）中枢神经系统感染:最常见的为脑脓肿,主要继发于中耳炎、乳突炎和鼻窦炎等邻近感染,亦可经直接扩散和转移而形成。分离的细菌种类与原发病灶有关,革兰氏阴性厌氧杆菌最为常见。

（3）口腔感染:主要由无芽胞厌氧革兰氏阴性杆菌引起,具核梭杆菌（*F. nucleatum*）和普雷沃菌属占主导地位。主要引起牙髓炎、牙周炎和牙龈脓肿等。

（4）呼吸道感染:无芽胞厌氧菌可感染上、下呼吸道的任何部位,如扁桃体周围蜂窝织炎、吸入性肺炎、坏死性肺炎、肺脓肿和脓胸等。无芽胞厌氧菌的肺部感染发生率仅次于肺炎链球菌性肺炎。呼吸道感染中分离最多的厌氧菌为普雷沃菌属、坏死梭杆菌（*F. necrophorum*）、核梭杆菌、消化链球菌和脆弱类杆菌等。

（5）腹部感染：因手术、损伤、穿孔及其他异常导致肠内容物污染腹腔为常见，因肠道含有大量的厌氧菌，因此感染是以混合感染为主，主要细菌为脆弱类杆菌，腹腔内感染早期表现为腹膜炎、腹腔脓肿，部分伴菌血症。40%～60% 的肝脓肿为厌氧菌所致，主要为类杆菌、梭杆菌等。25%～90% 的阑尾炎由脆弱类杆菌所致；因结石阻塞所致胆囊炎则以厌氧链球菌为主。

（6）女性生殖道与盆腔感染：手术或其他并发症引起的女性生殖道一系列严重感染中，如盆腔脓肿、输卵管卵巢脓肿、子宫内膜炎、脓毒性流产等，无芽胞厌氧菌是主要病原体，脆弱类杆菌占病原菌的 60% 以上。因阻塞引起的泌尿道感染亦以无芽胞厌氧菌为主。

（7）其他：尚可引起皮肤、软组织感染和心内膜炎等。

三、微生物学检查法

1. **标本采集**　对临床诊断非常关键。**标本应注意避免局部环境中微生物群的污染**，且一切可能污染的标本均不宜进行厌氧菌分离鉴定，如咽拭子、痰液和阴道分泌物等。**最可靠的标本是血液、无菌切取或活检得到的组织标本、从感染深部吸取的渗出物或脓汁等**。厌氧菌大多对氧敏感，标本采集后应立刻放入特制的厌氧标本瓶中，并迅速送检。

2. **直接涂片镜检**　脓液或穿刺液标本可直接涂片染色，观察细菌的形态特征、染色性及菌量多少，供初步判断结果时参考。

3. **分离培养与鉴定**　这是**证实无芽胞厌氧菌感染的关键方法**。标本应立即接种到营养丰富、新鲜，含有还原剂的培养基或特殊培养基、选择培养基中，最常用的培养基是牛心脑浸液为基础的血平板。接种最好在厌氧环境中进行（如厌氧手套箱、厌氧袋或罐等）。接种后置于 37℃厌氧培养 2～3 天，如无菌生长，继续培养至 1 周。挑取生长菌落接种两只血平板，分别置于有氧和无氧环境中培养，在两种环境中都能生长的是兼性厌氧菌，只能在厌氧环境中生长的才是专性厌氧菌。获得纯培养后，再经生化反应等进行鉴定。

4. **分子诊断**　也是**快速鉴定方法**。常见如核酸杂交和 PCR；或利用气相色谱检测细菌代谢终末产物，需氧菌和兼性厌氧菌只能产生乙酸，而检测出其他短链脂肪酸，如丁酸、丙酸则提示为厌氧菌。

四、防治原则

外科清创去除坏死组织和异物，维持局部良好的血液循环，预防局部出现厌氧微环境。**要合理选用抗生素**，对病人应在获得实验室结果前开展抗厌氧菌治疗。对不能立即清创或腹部贯穿性外伤并累及直肠等，可预防性应用抗厌氧菌药物。临床上 95% 以上的无芽胞厌氧菌包括脆弱类杆菌对甲硝唑、亚胺培南、哌拉西林和克林霉素等敏感；万古霉素适用于所有革兰氏阳性厌氧菌感染。无芽胞厌氧菌对氨基糖苷类抗生素具有抗性；最常见的脆弱类杆菌和其他种类常产生 β-内酰胺酶，可破坏青霉素和头孢霉素；因此，**对分离株要进行抗生素敏感性测定**，以指导临床正确地选用抗生素用于治疗。

（范雄林）

本章目标测试

第十四章 | 分枝杆菌属

本章数字资源

本章思维导图

学习目标

1. 描述结核分枝杆菌的形态、染色、培养特性和抵抗力。
2. 列出结核分枝杆菌所致疾病及绘制微生物鉴定流程图。
3. 总结结核分枝杆菌的致病性、免疫性和防治原则。
4. 举例结核分枝杆菌感染的免疫学检测方法。
5. 比较结核分枝杆菌、麻风分枝杆菌与非结核分枝杆菌的生物学特性和致病性。

分枝杆菌属（*Mycobacterium*）归属于棒状杆菌目、分枝杆菌科，是一大类细长略弯曲的杆菌，因呈分枝状排列而命名。分枝杆菌属的细菌很多，根据其致病特点，大致可分为结核分枝杆菌复合群、麻风分枝杆菌和非结核分枝杆菌三类。结核分枝杆菌复合群引起人类或动物结核病；麻风分枝杆菌引起麻风病；非结核分枝杆菌大多不致病，有些为机会致病菌。

分枝杆菌属的共同特性为：①基因组 G+C（%）含量高，介于 62%～70%；②细胞壁中含有大量脂质，生长形成粗糙的疏水性菌落，且细菌经助染剂加温着色后又不易被 3% 盐酸乙醇脱色，故也称为**抗酸杆菌**（acid-fast bacilli，AFB），是该属细菌与其他种属细菌的重要区别；③无鞭毛、无芽胞，也不产生内、外毒素，脂质是其主要致病物质；④生长缓慢，代时为 2～24 小时；⑤所致感染多为慢性，可形成特征性的肉芽肿。

第一节 | 结核分枝杆菌

1882 年，郭霍首次发现了结核分枝杆菌，并认为其是引起结核病的病原体。结核分枝杆菌复合群（*Mycobacterium tuberculosis* complex）包括结核分枝杆菌、牛分枝杆菌等。**结核分枝杆菌**（*M. tuberculosis*）是导致人类**结核病**（tuberculosis，TB）最重要和最常见的病原体，可侵犯全身各器官系统，以肺部感染最多见。牛分枝杆菌（*M. bovis*）的形态、染色、菌体结构及毒力等与结核分枝杆菌相似，可引起牛、人及其他动物的结核病，其所致人类结核病约占总病例数的 6%～11%。

结核病是目前全球尤其是发展中国家危害最为严重的慢性传染病之一。据 WHO 报告，2022 年全球约有 1 060 万新发病例，病死人数约 130 万；是细菌性疾病致死的首位原因。中国是全球 30 个结核病高负担国家之一。

一、生物学性状

（一）形态与染色

结核分枝杆菌菌体细长略弯曲，大小约（1～4）μm×0.4μm，呈单个、分枝状（图 14-1A、B）或团束状排列，有菌毛（图 14-1C）。在电镜下可看到菌体外有一层较厚的透明区，为微荚膜，在静置培养状态下和感染机体内容易形成。无鞭毛、无芽胞。结核分枝杆菌为革兰氏阳性菌，但不易着色，一般常用**齐-内染色**（Ziehl-Neelsen staining）：以 5% 苯酚复红辅以加温或延长染色时间的方式使细菌着色，然后用 3% 盐酸乙醇脱色，再用亚甲蓝复染。结核分枝杆菌等可抵抗盐酸乙醇的脱色作用而染成红色，而其他细菌及细胞被染成蓝色（图 14-1D、E），也称为**抗酸染色**（acid-fast staining）。

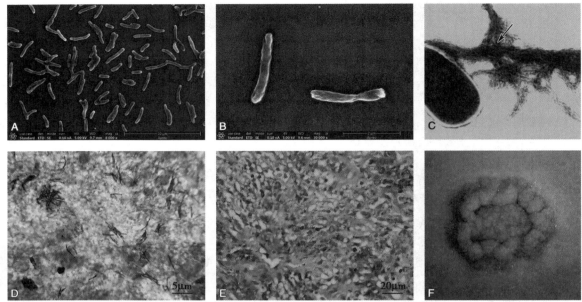

彩图

图 14-1 结核分枝杆菌形态结构

A、B. 结核分枝杆菌扫描电镜图片;C. 结核分枝杆菌临床分离 CD1551 菌毛(透射电镜,×45 000);D. 痰液抗酸染色阳性(×1 000);E. 人肺组织抗酸染色阳性(×400);F. 结核分枝杆菌 H37Rv 株菌落。

细胞壁结构较为复杂,含有大量脂质,可占细胞壁干重的 60% 以上,脂质大多与阿拉伯糖和甘露糖结合组成糖脂(glycolipid),形成可通透的疏水性屏障,与细菌抗药性及毒力密切相关。从内向外由肽聚糖-阿拉伯半乳聚糖-分枝菌酸组成复合物(mAGP),无革兰氏阳性菌的磷壁酸,而有与革兰氏阴性菌类似的外膜层。外膜内层为分枝菌酸,外层为不同类型的糖脂如海藻糖 6,6'-二分枝菌酸(TDM)和硫酸脑苷脂(sulfatide),或磷脂(phosphatide)等形成脂质双层结构。另外还有一些结合于细胞膜并延伸到细胞表面的脂甘露聚糖(lipomannan)及其修饰物,如脂阿拉伯甘露聚糖(lipoarabinomannan,LAM)、末端修饰甘露糖的脂阿拉伯甘露聚糖(ManLAM)和磷脂酰肌醇甘露糖苷(phosphatidyl-myoinositol marmoside,PIM)。

(二)培养特性与生化反应

结核分枝杆菌为**专性需氧菌,营养要求高**。在改良罗氏培养基上生长良好。最适 pH 为 6.5~6.8,最适温度为 37℃,低于 30℃或高于 42℃不生长。该菌**生长缓慢**,约 18~24 小时繁殖一代,接种后培养 3~4 周才出现肉眼可见的菌落。菌落干燥、坚硬,表面呈颗粒状、乳酪色或黄色,形似菜花样(图 14-1F)。在液体培养基中呈菌膜、束状或团块状生长,若在液体培养基内加入水溶性脂肪酸,可降低结核分枝杆菌表面的疏水性,细菌呈均匀分散生长,有利于进行药敏试验等。结核分枝杆菌可将硝酸盐还原成亚硝酸盐、可合成烟酸;牛分枝杆菌不具备该特性。

(三)基因组

结核分枝杆菌 H37Rv 的基因组大小约为 4.4Mbp,G+C(%)含量约为 65%,包含约 4 008 个基因,有 3 924 个可读框,约 40% 预测有功能,44% 有潜在功能,16% 为孤儿基因。其基因组最大的特征是约 9% 编码 2 个富含甘氨酸的蛋白质家族,有超过 250 个编码脂肪酸代谢酶的基因。

(四)抵抗力

对某些理化因素的抵抗力较强。在干痰中可存活 6~8 个月,若黏附于尘埃上,可保持传染性 8~10 天。在 3% HCl、6% H₂SO₄ 或 4% NaOH 溶液中能耐受 30 分钟,因而临床上常以酸或碱处理严重污染的样本,杀死杂菌和消化黏稠物质,以提高检出率。但是其对湿热、紫外线、乙醇的抵抗力弱。在液体中加热 62~63℃ 15 分钟或煮沸 10 分钟、直射日光下 2~3 小时、75% 乙醇内数分钟即死亡。

(五)变异性

结核分枝杆菌可发生形态、菌落、毒力及耐药性等变异。在陈旧病灶和临床标本中的结核分枝杆菌形态常不典型,可呈颗粒状、串珠状、短棒状、长丝形等。结核分枝杆菌在一些抗生素、溶菌酶的作用下,可失去细胞壁结构而变为 L 型细菌,其菌落也可由粗糙型变成光滑型。结核分枝杆菌在人工培养基上长期连续传代,其毒力可减弱。

结核分枝杆菌对异烟肼、利福平等药物较易产生**耐药性变异**;其引起的耐药结核病可分为四类:①单耐药结核病(mono-resistant tuberculosis,MR-TB),对 1 种一线抗结核药物耐药;②多耐药结核病(polydrug-resistant tuberculosis,PDR-TB)对 1 种以上的一线抗结核药物耐药,不包括同时对异烟肼和利福平耐药;③耐多药结核病(multidrug-resistant tuberculosis,MDR-TB),至少同时对异烟肼和利福平耐药;④广泛耐药结核病(extensively drug-resistant tuberculosis,XDR-TB),耐多药且对 1 种氟喹诺酮类药物耐药和/或 1 种二线注射类药物耐药。

二、致病性

结核分枝杆菌无内毒素,也不产生外毒素和侵袭性酶类,其致病作用与细菌在组织细胞内定居和增殖过程中,其菌体成分,尤其是细胞壁中的脂质和蛋白质等,能逃避固有免疫的清除,延缓抗感染细胞免疫应答的建立,引起炎症反应,以及诱导机体产生迟发型超敏反应导致的免疫病理损伤等有关。

(一)致病物质

1. **脂质(lipid)** 是结核分枝杆菌的主要毒力因子,多呈糖脂或脂蛋白形式。糖脂种类多,与 C 型凝集素受体(C-type lectin receptors,CLR)结合,既具有佐剂活性、构成弗氏完全佐剂的重要部分,也是机体免疫反应的重要调节因素。**海藻糖 6,6'-二分枝菌酸(TDM)**是一种可导致细菌在液体培养基中能紧密黏成索状的物质,故也称为**索状因子(cord factor)**,是结核分枝杆菌重要的致病因子。TDM 与巨噬细胞诱导型 C 型凝集素受体(Mincle)结合,诱导抗炎细胞因子如 IL-1 和 TNF-α 的产生,促进肉芽肿形成。TDM 还可促进抗原提呈细胞成熟,激活 Th1 和 Th17 反应,具有佐剂特性;但因细菌寄生在细胞内,相对于外环境胞内有丰富的葡萄糖,细菌会合成葡萄糖-单分枝菌酸(glucose monomycolate)取代 TDM,Mincle 识别该物质的能力较弱,是细菌免疫逃避的一种策略。此外,在潜伏感染状态下,细菌会优先合成甘油-单分枝菌酸(glycerolmonomycolate),诱导 Th2 型反应,从而有利于形成潜伏感染和细菌在人体内的长期存活。脂阿拉伯甘露糖、脂阿拉伯甘露聚糖和磷脂酰肌醇甘露糖苷等**甘露糖脂**,可结合巨噬细胞甘露糖受体(mannose receptor),帮助细菌进入细胞内,抑制吞噬体成熟,阻止巨噬细胞的杀伤,并诱导抗炎细胞因子如 TNF-α 的产生,导致机体发热、消瘦、体重下降和组织坏死;或与树突状细胞表面的 DC-SIGN 结合,促进 IL-10 的表达,在感染早期可抑制致敏 T 细胞从淋巴结移行到肺脏的感染灶,有利于细菌在感染灶的繁殖。**硫酸脑苷脂**可抑制吞噬细胞中的吞噬体与溶酶体融合,使结核分枝杆菌在细胞内存活。**磷脂**能刺激单核细胞增生,促使病灶内的巨噬细胞转变为上皮样细胞而形成结核结节,并与干酪样坏死有关。

2. **蛋白质** 结核分枝杆菌具有多种蛋白成分。其中,差异区(region of difference,RD)基因编码蛋白的作用较为明确。RD1 区的早期分泌抗原靶蛋白-6(early secretory antigenic target 6,ESAT-6)和 10kD 培养滤过蛋白(10kD culture filtrate protein,CFP-10)形成复合物,帮助细菌从吞噬体逃逸到细胞质、抑制呼吸链介导线粒体损伤及诱导超敏反应有关。RD4 区的 Rv0222 蛋白利用宿主的蛋白质修饰系统,抑制宿主炎症反应,促进结核病发生。结核分枝杆菌真核样丝氨酸/苏氨酸蛋白激酶 PknG,从多方面阻断细胞自噬;磷脂磷酸酶 PtpB 能够抑制宿主炎症小体-焦亡相关免疫应答,促进胞内细菌存活。此外,由多种分泌蛋白组成的**结核菌素(tuberculin)**,能引起机体迟发型超敏反应,但其具体成分仍不明确。

3. **荚膜** 结核分枝杆菌荚膜的主要成分是多糖,包括葡聚糖、阿拉伯甘露聚糖、甘露糖等,还含有部分脂质和蛋白质。荚膜与细菌黏附与入侵细胞、抵抗吞噬及其他免疫因子杀伤,或耐受酸碱有关。

(二)所致疾病

人对结核分枝杆菌普遍易感,多数导致结核潜伏感染(latent tuberculosis infection,LTBI),只有很少一部分发展为结核病。结核分枝杆菌主要经呼吸道进入机体,也可经消化道和破损的皮肤黏膜侵入,可侵犯全身各种组织器官,引起相应器官的结核病,其中以肺结核最为常见。结核分枝杆菌感染的发生、发展及结局,受到细菌毒力和侵入数量、机体易感性和免疫状态等多种因素的影响。感染大约 3 周后,局部淋巴结中细菌抗原激活的淋巴细胞到达感染部位,T 细胞释放大量细胞因子,尤其是 IFN-γ,可增强新移行来的未感染的巨噬细胞吞噬促进其杀灭细菌,形成以被细菌感染的巨噬细胞为中心,周围聚集泡沫状巨噬细胞、T 细胞、B 细胞和成纤维细胞,最外层为胶原纤维包裹的慢性肉芽肿,其中心为包括死亡细胞和病原菌的干酪样坏死,为结核病的特征性病理改变,即结核结节(tubercle)。结核结节中心干酪样坏死液化后,有利于结核分枝杆菌生长繁殖。大量菌体成分引起迟发型超敏反应,导致附近支气管、血管和组织破坏,结核分枝杆菌可经血液、淋巴液扩散到肺外组织器官,引起相应的脏器结核,如脑、肾、骨、关节、生殖器官、皮肤等结核。痰菌被咽入消化道可引起肠结核、结核性腹膜炎等。艾滋病等免疫力极度低下者,严重时可造成全身播散性结核。根据机体感染结核分枝杆菌时的状态、感染后免疫应答的特点等,可将其分为原发感染和原发后感染两大类。

1. 原发感染(primary infection) 是指机体初次感染结核分枝杆菌,多发生于儿童;最常见于肺部感染。传染源是活动性肺结核病人。细菌通过自身毒力因素的作用,既逃避吞噬细胞的杀伤,也能在巨噬细胞内存活并大量繁殖;细胞死亡释放出的细菌在细胞外繁殖或再被细胞吞噬,反复发生上述过程,并引起渗出性炎症病灶,称为原发灶。原发灶内的结核分枝杆菌可经淋巴管扩散至肺门淋巴结,引起淋巴管炎和淋巴结肿大。在胸部 X 线片中,原发病灶、淋巴管炎和淋巴结肿大显示哑铃状阴影,称为原发综合征(primary syndrome)或科恩综合征(Ghon complex)。

随着感染的持续,机体抗结核免疫力逐渐建立,原发灶大多可纤维化和钙化而自愈。少数原发感染者体内的结核分枝杆菌可进一步经淋巴、血流播散至全身,如脑、肾、骨、关节、生殖器官等部位;只有极少数营养不良或患有其他传染病导致免疫力低下的儿童,可导致全身粟粒性结核或结核性脑膜炎。

原发灶内可长期潜伏少量结核分枝杆菌,不断刺激机体,强化已建立的抗结核免疫力。受结核结节中心的微环境如低 pH 和缺氧等影响,细菌不能繁殖或缓慢增殖,成为持留菌;也可代谢停止,形成休眠菌。原发灶内的残留菌是日后内源性感染的主要来源。

2. 原发后感染(post-primary infection) 指经历过初次感染后再次发生的结核分枝杆菌感染,也称为继发感染(secondary infection),多见于成年人,大多为内源性感染,少数由外源性感染所致。在某些因素的作用下,如机体免疫力降低时,原发灶内潜伏的结核分枝杆菌大量生长繁殖,造成感染,称为复燃(recrudescence)或再激活(reactivation)。由于机体已形成对结核分枝杆菌的适应性免疫,对再次感染的结核分枝杆菌有较强的局限能力,故原发后感染的特点是病灶局限,一般不累及邻近的淋巴结;但由于存在迟发型超敏反应,病变发生迅速且剧烈。主要表现为慢性肉芽肿性炎症,形成结核结节,发生纤维化或干酪样坏死。影像学和病理学检查显示继发性肺结核病的肺部病变可以是增殖、浸润、干酪样坏死或空洞为主的多种改变,导致浸润型肺结核和慢性纤维空洞型肺结核等不同类型。

三、免疫性

人类对结核分枝杆菌的感染率很高,但发病率却较低,这表明人体的保护性免疫在抵抗结核分枝杆菌的感染中具有重要作用。

(一)固有免疫

固有免疫是机体抗结核分枝杆菌感染的第一步,参与其中的细胞主要是巨噬细胞、树突状细胞(DC)、中性粒细胞和自然杀伤细胞(NK)。结核分枝杆菌也可通过自身的毒力抑制固有免疫应答,逃避固有免疫的杀伤。

(二)适应性免疫

结核分枝杆菌为兼性胞内寄生菌,抗感染免疫主要依靠细胞免疫,CD4+Th1 型细胞在抗结核感染中至关重要,CD8⁺T 细胞可诱导感染细胞的死亡;近年来还逐渐认识到 Th1/Th17 型细胞在免疫保护中具有重要作用;机体感染结核分枝杆菌后虽然可产生多种抗体,但这些抗体的保护作用仍有争议。

(三) 超敏反应

机体获得对结核分枝杆菌免疫力的同时,细菌的部分蛋白质与糖脂等也可共同刺激 T 淋巴细胞,形成超敏状态。体内被致敏的 T 淋巴细胞再次遇到结核分枝杆菌时,即释放出淋巴因子,引起强烈的**迟发型超敏反应**。

四、微生物学检查法

根据结核分枝杆菌感染的类型,采集适当样本,如肺结核采取咳痰,肾或膀胱结核以无菌导尿或取中段尿液,肠结核采取粪便样本,结核性脑膜炎进行腰椎穿刺采取脑脊液,脓胸、肋膜炎、腹膜炎或骨髓结核等则穿刺取脓汁等。

(一) 直接涂片染色检查

痰液可直接涂片。用**抗酸染色法**染色。若镜检找到抗酸性杆菌,通常应报告"查到抗酸性杆菌",因样本中可能混杂有非结核分枝杆菌。

如样本中结核分枝杆菌量少,直接涂片不易检出(一般需要每毫升痰液含有结核分枝杆菌 10 万个以上才能检出),可用金胺 O 染色后荧光显微镜观察结果;或**浓缩集菌**后,再涂片染色镜检,以提高阳性检出率。无菌采取的脑脊液、导尿或中段尿可直接用离心沉淀集菌。咳痰或粪便样本因含杂菌多,需先用 4% NaOH 或 3% HCl 或 6% H_2SO_4 处理,然后用离心沉淀法将细菌浓缩聚集于管底,再取沉淀物涂片染色法检查或分离培养。

(二) 分离培养

将待检样品经浓缩集菌后,接种于**改良罗氏固体培养基**,培养基所含的孔雀绿可抑制杂菌生长,37℃培养 4~8 周直至可见菌落生长。依据生长速度和菌落特点,可初步判定为结核分枝杆菌,再进一步用染色法和菌种鉴定证实。商业化的结核分枝杆菌快速培养系统的检出时间可缩短到 2~3 周。

(三) 核酸检测

核酸检测作为一种灵敏的临床常用检测手段,其主要目的包括:①筛查结核病病人;②预测分枝杆菌的药物敏感性;③鉴定感染分枝杆菌种类。具有快速、标准化,且对实验室生物安全要求较低的特点。检测结核分枝杆菌 DNA 的灵敏度高,因此可用于结核病的早期快速诊断。结核分枝杆菌耐药与基因突变密切相关,分子(基因型)诊断技术有助于耐药结核病检测。WHO 推荐使用 XpertMTB/RIF 试验进行结核病快速诊断。此外,分枝杆菌 16S rRNA 高变异区序列测定、限制性片段长度多态性分析(RFLP)等分子生物学技术已成功用于分枝杆菌的鉴定。

(四) 免疫学检查

1. 结核菌素试验　人感染结核分枝杆菌后,产生免疫力的同时也会发生迟发型超敏反应。结核菌素皮肤试验(tuberculin skin test,TST)就是根据这一原理设计而成。目前该试验采用的结核菌素为纯蛋白衍生物(purified protein derivative,PPD),是由旧结核菌素(为含有结核分枝杆菌的甘油肉汤培养物加热过滤液,主要成分是结核蛋白)经三氯醋酸沉淀后的纯化物;故 TST 又称 PPD 试验。

取 PPD 注入受试者前臂皮内,48~96 小时后查验,根据注射部位的局部反应(包括红肿硬节、水泡等)以判断是否阳性。阳性反应表明卡介苗接种成功,或未接种卡介苗和非结核分枝杆菌流行地区结核分枝杆菌感染。但因其特异性较差,无法区分感染与疫苗接种,现已有结核分枝杆菌抗原皮肤试验(*Mycobacterium tuberculosis* antigen-based skin test,TBST)供临床替代使用,抗原采用的是重组大肠埃希菌表达的结核分枝杆菌与卡介苗的差异蛋白 ESAT-6 和 CFP-10。

2. γ 干扰素释放试验(interferon-γ release assay,IGRA)　结核分枝杆菌感染后,体内存在抗原特异性的记忆性 T 细胞,当再次遇到抗原刺激时,能迅速活化增殖,产生多种细胞因子,其中 IFN-γ 是关键的细胞因子。IGRA 是以 ESAT-6 和 CFP-10 的多肽刺激致敏的 T 淋巴细胞分泌 IFN-γ,通过酶联免疫斑点试验（enzyme linked immunospot assay，ELISPOT）进行检测，1～2 天即可获得结果，具有敏感度和特异度高的优点。IGRA 可用于结核潜伏感染的诊断，结核病流行病学调查以及辅助诊断。

3. 抗体检测 结核分枝杆菌感染后产生多种抗体。目前有多种检测特异性抗体的试剂盒在临床使用，但仍需进一步提高其敏感性和特异性。

（五）动物实验

常用豚鼠或地鼠鉴别疑似结核分枝杆菌的分离培养物以及进行毒力测定。

（六）药敏试验

结核分枝杆菌的耐药率较高。推荐对所有病人的分离菌株进行药敏试验，根据药敏结果对病人开展针对性治疗。对涂片阳性病人的治疗持续 3 周以后，痰涂片仍为阳性者，需重复药敏试验。

五、防治原则

（一）预防接种

1908 年，法国医生卡尔梅特（Albert Calmette）和兽医介林（Camille Guérin）将牛分枝杆菌毒株接种于含胆汁、甘油、马铃薯的培养基中，经 230 次传代，历时 13 年，使其毒力发生变异，成为对人无致病性，而仍保持良好免疫原性的疫苗株，称为卡介苗（Bacille Calmette-Guérin，BCG）。**卡介苗是目前临床上唯一批准使用的结核病预防用减毒活疫苗**；全球现有 150 多个国家和地区接种卡介苗。但近期研究表明，卡介苗仅对儿童重症结核病有保护效果，对成人结核病的保护作用有限。因此，国内外有多种正在研究的结核病疫苗，包括亚单位疫苗、重组活疫苗、营养缺陷型活疫苗、DNA 疫苗、mRNA 疫苗等。

（二）治疗

早期发现活动性肺结核病人，呼吸道隔离并给予有效药物治疗是控制结核病流行的关键措施。全球许多国家推广的**"督导短程化疗"策略**（Directly Observed Treatment Short-Course，DOTS），标准化的 DOTS 治疗策略能够治愈 90% 以上的病人，其核心为抗结核药物化学治疗。

抗结核一线化疗药物有异烟肼、利福霉素类、链霉素、吡嗪酰胺和乙胺丁醇，二线药物包括氟喹诺酮类、利奈唑胺、氯法齐明、对氨基水杨酸钠和环丝氨酸等。还有新药贝达喹啉、德拉马尼供临床使用。对于耐药结核病病人，WHO 指南将 6 个月贝达喹啉、普托马尼、利奈唑胺和莫西沙星联合治疗方案（BPaLM）作为符合条件病人的首选治疗方法。此外，宿主基因导向治疗（Host-directed therapy，HDT）为结核病治疗提供了新方向。

一些耐多药肺结核及肺结核的并发症如支气管胸膜瘘、结核性支气管扩张等需外科手术切除部分肺组织，以最大可能保留正常肺组织，并降低体内细菌载量。

第二节 │ 麻风分枝杆菌

麻风分枝杆菌（*Mycobacterium leprae*）是麻风病（leprosy）的病原体，最早于 1873 年由挪威医生汉森（Armauer Hansen）通过显微镜观察发现。麻风病是一种古老的慢性传染病，在世界各地均有流行，主要集中在非洲、亚洲和拉丁美洲。2015 年全球新发现麻风病例 20 万例，主要分布在印度和巴西。1949 年至 2015 年，我国累计登记麻风病病人约 51 万，治愈近 40 万例。至 2015 年，我国尚有麻风病病人 3 200 余例。全国以县（市）为单位，患病率低于万分之一，麻风病已不再是我国重大的公共卫生问题。麻风分枝杆菌**主要侵犯皮肤、黏膜和外周神经组织**，晚期还可侵入深部组织和脏器，造成严重病损。

一、生物学性状

麻风分枝杆菌的**形态和染色与结核分枝杆菌相似**，抗酸染色和革兰氏染色均为阳性，在细胞中可呈束状排列。该菌是典型的**胞内寄生菌**，病人的渗出物标本中可见有大量麻风分枝杆菌存在于细胞内,这种细胞的胞质呈泡沫状,称为**泡沫细胞**(foam cell)或**麻风细胞**(leprosy cell),这是与结核分枝杆菌感染的一个主要区别。麻风分枝杆菌至今仍不能人工培养。以麻风分枝杆菌感染小鼠足垫或接种犰狳可引起动物的进行性麻风感染,是研究麻风病的主要动物模型。麻风分枝杆菌的抵抗力较强,在干燥环境中可存活 7 天;60℃加热 1 小时或紫外线照射 2 小时可将其灭活。

麻风分枝杆菌的基因组大小约为 3.2Mbp,编码约 2 990 个蛋白,G+C(%)含量约为 57.5%。

二、致病性与免疫性

人是麻风分枝杆菌唯一的天然宿主。细菌主要经病人的鼻分泌物和破损的皮肤黏膜排出,乳汁、泪液、精液或阴道分泌物中也有少量细菌。**主要通过呼吸道、破损的皮肤黏膜和密切接触等方式传播**,以家庭内传播多见。流行地区的人群多为隐性感染,幼年最为敏感。潜伏期长,平均 2~5 年,长者可达数十年。发病缓慢,病程长,迁延不愈。根据临床表现、免疫病理变化、细菌检查结果等,可将大部分病人分为**瘤型麻风**(lepromatous type)和**结核样型麻风**(tuberculoid type)。少数介于两型之间的病例又可再分为两类,即**界线类和未定类**;两类可向两型转化。

机体对麻风分枝杆菌感染的免疫主要依靠细胞免疫,其特点与抗结核免疫相似。

(一)瘤型麻风

瘤型麻风为疾病进展中的严重临床类型,传染性强;如不进行及时有效的治疗,往往发展至最终死亡。细菌主要侵犯皮肤、黏膜,严重时累及神经、眼及内脏,由于机体产生的自身抗体与破损组织抗原形成的免疫复合物沉积在皮肤或黏膜下,形成红斑或结节,称为**麻风结节**(leproma),面部的结节可融合呈"狮面容",是麻风的典型病征。该型麻风病人的 T 细胞免疫应答有所缺陷,超敏反应皮肤试验(麻风菌素试验)阴性。病变部位取材病理镜检,可见大量麻风细胞和肉芽肿。

(二)结核样型麻风

此型麻风常为自限性疾病,较稳定,损害可自行消退。细菌侵犯真皮浅层,病变主要在皮肤,早期病变为小血管周围淋巴细胞浸润,以后出现上皮样细胞和多核巨细胞浸润;也可累及神经,使受累处皮肤丧失感觉。病人体内不易检出麻风分枝杆菌,故传染性小。病人的细胞免疫正常,麻风菌素试验反应阳性。

(三)界线类麻风

兼有瘤型和结核样型麻风的特点,能向两型分化,麻风菌素试验常阴性。病变部位可找到含菌的麻风细胞。

(四)未定类麻风

属麻风病的前期病变,大多数病例可转变为结核样型。麻风菌素试验大多阳性。病灶中很少能找到麻风分枝杆菌。

三、微生物学检查法

麻风病的临床表现和类型多,易与其他类似疾病相混淆,所以实验诊断有实际意义。

(一)涂片染色镜检

可从病人的鼻黏膜或皮肤病变处取刮取物涂片,抗酸染色法检查有无排列成束的抗酸性杆菌存在。一般瘤型和界线类病人标本在细胞内找到抗酸染色阳性杆菌有诊断意义,而结核样型病人标本中则很难找到抗酸阳性杆菌。也可以用金胺染色荧光显微镜检查以提高阳性率。病理活检也是较好的诊断方法。

(二)麻风菌素试验

麻风菌素试验的应用原理与结核菌素试验相同。因麻风分枝杆菌至今不能人工培养,因此麻风菌素常由麻风结节病变组织制备。因为大多数正常人对麻风菌素呈阳性反应,此试验在诊断上意义不大,但可用于评价麻风病人的细胞免疫状态和分型。

四、防治原则

预防主要依靠早期发现、早期隔离及早期治疗病人,特别是对密切接触者要做定期检查。目前尚无特异性的疫苗。因麻风分枝杆菌与牛分枝杆菌有共同抗原,在某些麻风病高发国家和地区用卡介苗来预防麻风病,收到一定效果。

治疗麻风的药物首选氨苯砜,也可用苯丙砜、醋氨苯砜和氯法齐明等。利福平能快速杀灭抗麻风分枝杆菌。为防止耐药性产生,应采用多种药物联合治疗。

第三节 │ 非结核分枝杆菌

非结核分枝杆菌(nontuberculous mycobacteria,NTM)是除结核分枝杆菌复合群和麻风分枝杆菌以外的分枝杆菌的统称,又称非典型分枝杆菌(atypical mycobacteria)。非结核分枝杆菌广泛存在于水、土壤等自然环境中,故亦称环境分枝杆菌(environmental mycobacteria),其形态和染色特性酷似结核分枝杆菌,但毒力较弱,生化反应各不相同。目前发现的非结核分枝杆菌种类很多,但大多不致病,属于腐生菌;少数种类的细菌可在肺部有基础疾病的情况下引起人类肺部的结核样病变、组织和脏器慢性感染,小儿淋巴结炎或皮肤创伤后脓肿等,在免疫力低下的人群还可导致播散性感染,属于机会致病菌。

1959 年 Runyon 根据培养产生色素情况和生长速度等特点,将非结核分枝杆菌分为 4 组:①光产色菌(photochromogen):生长缓慢,菌落光滑,在暗处菌落呈奶油色,接触光线 1 小时后菌落呈橘黄色。其中堪萨斯分枝杆菌(*M. kansas*)可引起人类肺结核样病变;海分枝杆菌(*M. marinum*)在水中可通过擦伤的皮肤黏膜引起人的手指、脚趾及鼻黏膜等感染,呈结节及溃疡病变。②暗产色菌(scotochromogen):生长缓慢,菌落光滑,在暗处培养时菌落呈橘黄色,长时间曝光培养呈赤橙色。其中瘰疬分枝杆菌(*M. scrofulaceum*)可引起儿童的颈部淋巴结炎。③不产色菌(nonchromogen):生长缓慢,通常不产生色素。其中对人类有致病性的是鸟分枝杆菌复合体(*M. avium* complex,MAC),常引起鸟、家禽等感染,也可引起免疫低下人群感染,是艾滋病病人常见的机会致病菌,偶见于健康人群感染。④快速生长菌(rapid growers):生长迅速,25~42℃均可生长,分离培养 5~7 天即可见到粗糙型菌落。其中偶发分枝杆菌(*M. fortuitum*)和龟分枝杆菌(*M.chelonae*)可引起皮肤创伤后脓肿;溃疡分枝杆菌(*M. ulcerans*)可引起人类皮肤无痛性坏死溃疡;耻垢分枝杆菌(*M. smegmatis*)不致病,常存在于阴部,查粪、尿标本中结核分枝杆菌时应加以区别。

我国的结核病流行病学调查资料显示,非结核分枝杆菌菌株的分离阳性率呈上升的趋势,从 2000 年的 11.1% 上升至 2010 年的 22.9%,最常见的是鸟分枝杆菌,其次如偶发分枝杆菌和瘰疬分枝杆菌等。许多非结核分枝杆菌对常用的抗结核药物耐药,且菌种不同对抗菌药物的敏感性也有显著差异,应尽可能依据药敏结果和用药史,组合 5~6 种药物治疗至少两年。最常用的治疗药物如乙胺丁醇和利福霉素类。克拉霉素和阿奇霉素是治疗鸟-胞内分枝杆菌感染的首选药物。

(陈心春)

本章目标测试

第十五章 | 嗜血杆菌属与鲍特菌属

本章数字资源

本章思维导图

学习目标

1. 比较流感嗜血杆菌和百日咳鲍特菌的生物学特性、致病机制和防治原则。
2. 分析流感嗜血杆菌和百日咳鲍特菌的免疫策略。

嗜血杆菌属（*Haemophilus*）是指一类需氧或兼性厌氧的革兰氏阴性小杆菌，常呈多形态性，在人工培养时由于必须提供新鲜血液或血液成分才能生长，故名嗜血杆菌。该属细菌共有 13 个种，对人具有致病性的嗜血杆菌主要为流感嗜血杆菌（*Haemophilus influenzae*），可引起呼吸道等部位化脓性感染。

鲍特菌属（*Bordetella*）是指一类严格需氧的革兰氏阴性球杆菌，目前已确认有 8 个菌种。其中百日咳鲍特菌（*Bordetella pertussis*）、副百日咳鲍特菌（*B. parapertussis*）和支气管败血鲍特菌（*B. bronchiseptica*）都是引起哺乳动物呼吸道感染的病原菌，但宿主范围各不相同。百日咳鲍特菌俗称百日咳杆菌，是人类百日咳的病原体。副百日咳鲍特菌可引起急性呼吸道感染，支气管败血鲍特菌主要感染动物，偶可感染人类。

第一节 | 流感嗜血杆菌

流感嗜血杆菌俗称流感杆菌。1892 年，波兰细菌学家菲佛（Richard Pfeiffer）首次从流感病人鼻咽部分离获得，当时误认为该菌是流感的病原体，因此得名。直至 1933 年史密斯（Wilson Smith）成功分离出流感病毒，才明确了流感的真正病原体，但流感嗜血杆菌这一名称却仍沿用至今。

一、生物学性状

1. 形态与染色 革兰氏阴性小杆菌或球杆菌，大小（0.3～0.4）μm×（1.0～1.5）μm。多数有菌毛，无鞭毛，无芽胞。常呈多形态，如在新鲜的感染病灶标本中，形态呈小球杆状（图 15-1）。在恢复期病灶或长期人工培养物中常呈球杆状、长杆状和丝状等形态；依据是否有荚膜，可将流感嗜血杆菌菌株进一步分型，分为有荚膜和无荚膜两类。荚膜多糖抗原具有型特异性，借助针对荚膜多糖抗原的分型血清和玻片凝集试验，可将有荚膜流感嗜血杆菌菌株进一步分为 a～f 6 个血清型，这类菌株也称为可分型（typeable）流感嗜血杆菌，其中 b 型（Hib）菌株的毒力最强。无荚膜流感嗜血杆菌不与这些已知的分型血清凝集，又称为不可分型（non-typeable）流感嗜血杆菌（NTHi）。

2. 培养特性 需氧或兼性厌氧，培养较困难。最适生长温度为 35～37℃，由于该菌氧化还原酶系统不完善，培养时需要加入 X 因子和 V 因子。在巧克力色血平板上生长良好，培养 18～24 小时，可见无色微小菌落，透明似露珠；48 小时后形成灰白色较大的圆形、透明菌落，无溶血。如将流感嗜血杆菌与金黄色葡萄球菌于血平板上共同培养时，在金黄色葡萄球菌菌落周围的流感嗜血杆菌菌落较大，离金黄色葡萄球菌菌落越远的菌落越小，此现象称为"卫星现象（satellite phenomenon）"，该现象有助于流感嗜血杆菌的鉴定。

3. 生化反应 能分解葡萄糖、蔗糖，不发酵乳糖、甘露醇，对半乳糖、果糖和麦芽糖的发酵不稳定。

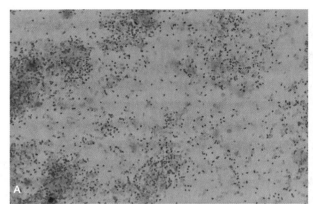
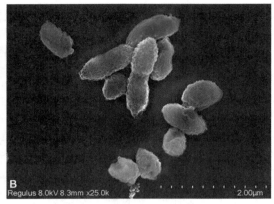

图 15-1　流感嗜血杆菌形态

A. 流感嗜血杆菌革兰氏染色图片（×1 000）；B. 流感嗜血杆菌扫描电镜图片（×25 000）。

4. 抵抗力　抵抗力较弱，对热和干燥均敏感，56℃ 30 分钟可被杀死，在干燥痰中 48 小时内死亡。对常用消毒剂较敏感。

5. 基因组　流感嗜血杆菌 Rd 株是第一个被测序的细菌，基因组为环状 DNA，大小 1.8Mb，共有 1 688 个可读框，其中 1 473 个基因具有重要功能。2014 年建立含 10 株流感嗜血杆菌全基因组序列的数据库 HIGDB，揭示了基因组大小和可读框数量在不同毒力的菌株间有显著差异。例如荚膜多糖合成 cap 基因座（cap locus）两侧有插入序列 IS1016，中央由功能基因区Ⅰ～Ⅲ组成，功能区Ⅱ与编码血清型特异性多糖有关，可用于分子分型。

二、致病性与免疫性

流感嗜血杆菌的主要致病物质为荚膜、黏附素、IgA 蛋白酶和 LOS 外膜蛋白等。荚膜是可分型流感嗜血杆菌主要毒力因子，具有抗中性粒细胞吞噬和抵抗补体介导的调理作用；黏附素如菌毛、高分子量黏附蛋白（HMW1 和 HMW2）等有助于黏附和定植于鼻咽部上皮细胞表面；IgA 蛋白酶水解 sIgA，降低黏膜局部免疫力，有利于细菌在鼻咽部定植；LOS 是重要的毒力因子，可损伤纤毛细胞、引起发热等反应。

流感嗜血杆菌所致疾病包括原发感染和继发感染。原发感染（外源性）多由荚膜 b 型菌株（Hib）引起，常见于儿童，可通过气溶胶或密切接触上呼吸道排泄物而传染。Hib 具有非常强的侵袭能力，可直接突破黏膜层和血管壁导致急性化脓性感染，如化脓性脑膜炎、肺炎、鼻窦炎、会厌炎、败血症、化脓性关节炎、心包炎或蜂窝织炎等。继发感染（内源性）多由呼吸道寄居的 NTHi 引起，常继发于流感、麻疹、百日咳和结核病等疾病，临床表现有慢性支气管炎、鼻窦炎、中耳炎和结膜炎等，以成人多见。

机体对流感嗜血杆菌以体液免疫为主。3 个月以内的婴儿由于从母体获得抗体而很少发生感染。抗荚膜多糖抗体和部分外膜蛋白抗体均有促进补体介导的调理作用。

三、微生物学检查法

根据临床症状采集相应标本，如脑脊液、鼻咽分泌物、痰液、脓汁、血液及关节抽吸物等。直接涂片革兰氏染色镜检，发现革兰氏阴性小杆菌或球杆菌对脑膜炎、关节炎、下呼吸道感染有快速诊断价值。可将标本接种于巧克力色血平板或含脑心浸液的血琼脂平板，35℃培养 24～48 小时，根据培养特性、菌落形态、卫星现象、生化反应等进行鉴定。检测体液或脓汁中的 b 型荚膜多糖抗原，有助于快速诊断。PCR 技术或 DNA 杂交技术可用于鉴定临床标本中流感嗜血杆菌，并可用于分离株的鉴定试验。

四、防治原则

Hib 荚膜多糖疫苗具有较好的免疫效果,有效保护率可达 90% 左右;将 Hib 荚膜多糖疫苗与破伤风类毒素或白喉类毒素等载体蛋白结合制成结合疫苗用于特异性预防,保护率更高。对易感人群推荐接种 Hib 疫苗。但尚无预防其他血清型的疫苗。局部感染如鼻窦炎、中耳炎可使用阿莫西林、头孢菌素、阿奇霉素、多西环素或氟喹诺酮治疗。耐氨苄西林的菌株逐年增加,可根据药敏结果选用敏感抗生素。

第二节 | 百日咳鲍特菌

百日咳鲍特菌于 1906 年由博尔代(Jules Bordet)和让古(Octave Gengou)首次分离到。百日咳鲍特菌引起的百日咳(pertussis,whooping cough),是一种经飞沫传播的人类急性呼吸道传染病,因病程长,未经治疗咳嗽症状可持续 2～3 个月而得名。

一、生物学性状

1. **形态与染色**　为革兰氏阴性短杆状或椭圆形球杆菌,大小(0.2～0.5)μm×(0.5～2.0)μm,有荚膜和菌毛(图 15-2)。当培养条件不适宜时,可出现丝状形态。用石炭酸甲苯胺蓝染色,两端浓染。

2. **培养特性**　专性需氧,营养要求高,生长较缓慢,倍增时间为 3.5～4 小时。最适生长温度 35～36℃,最适 pH 6.8～7.0,初次分离培养用含甘油、马铃薯和血液的鲍-金培养基(Bordet-Gengou medium)。

3. **生化反应**　生化反应弱,不分解糖类,不产生吲哚,不生成硫化氢,不利用枸橼酸,不分解尿素等。但氧化酶阳性,触酶阳性。

4. **抵抗力**　抵抗力较弱,日光直射 1 小时,56℃加热 30 分钟均可被杀死。干燥尘埃中能存活3 天。

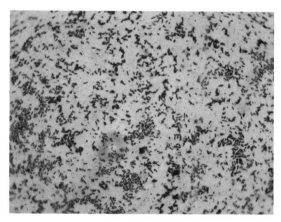

彩图

图 15-2　**百日咳鲍特菌形态(×1 000)**

5. **基因组**　基因组大小约为 4.1Mb,含有 3 975 个基因,具有 200 多个毒力调节基因。目前国内常用百日咳黏附素(*Prn*)、支气管黏附因子(*tcfA*)和百日咳毒素基因上游启动子区域(*ptxP*)将百日咳鲍特菌分为 3 型:Prn1/ptxP1/tcfA2、Prn2/ptxP3/tcfA2 和 Prn3/ptxP1/tcfA2。

二、致病性与免疫性

人类是百日咳鲍特菌的唯一宿主,所有年龄段均易感,但新生儿接种疫苗后,感染主要发生在 1岁以内的婴儿以及 10 岁以上的儿童、青少年和成人。

致病物质有荚膜、菌毛及产生的多种毒素等。传染源为早期病人和带菌者,通过咳嗽、打喷嚏等产生的飞沫进行传播,潜伏期约 2 周。百日咳鲍特菌首先借助菌毛和黏附素附着于纤毛上皮细胞,在局部繁殖并产生毒素。细菌不进入血流,但其多种毒素的协同作用可引起局部炎症、坏死,上皮细胞纤毛运动受抑制或破坏,黏稠分泌物增多而不能及时排出,导致剧烈咳嗽。临床病程可分三期:①卡他期:类似普通感冒,有低热、打喷嚏、轻度咳嗽,可持续 1～2 周,此期传染性很强。②痉咳期:此期不发热,出现阵发性痉挛性咳嗽,常伴吸气吼声(如鸡鸣样吼声),同时常有呕吐、呼吸困难、发绀等症状。每日激烈阵咳可达 10～20 次,一般持续 1～6 周。③恢复期:阵咳逐渐减轻,完全恢复需数周至数月不等。由于整个病程较长,故称百日咳。若治疗不及时,少数病人可发生肺炎链球菌、金黄色葡萄球菌和溶血性链球菌等继发感染,出现肺炎、中耳炎等。

机体感染百日咳鲍特菌后或接种疫苗能出现多种特异性抗体,如抗百日咳毒素、抗丝状血凝素的IgM、IgG、IgA 类抗体等,但免疫力不持久,持续 4 年后开始减弱,可多次感染。

三、微生物学检查法

取鼻咽拭子或鼻腔洗液直接接种于鲍-金培养基进行分离培养,观察菌落并进行染色镜检和生化反应鉴定,进而用百日咳鲍特菌 I 相免疫血清作凝集试验进行血清型鉴定。然而鲍特菌属对培养条件要求很高,在培养基中生长缓慢,现临床上将 PCR 作为首选诊断试验。荧光抗体法检查标本中的抗原,可用于早期快速诊断。

四、防治原则

本章目标测试

预防百日咳主要依靠疫苗接种。目前应用的百日咳疫苗有全菌体百日咳死菌苗和仅含抗原的无菌体疫苗两种。我国采用的是无细胞百日咳疫苗、白喉类毒素及破伤风类毒素组成的百白破三联疫苗（DTaP）,取得了良好的预防效果。对病人应呼吸道隔离,治疗首选红霉素、罗红霉素等。

（包丽丽）

本章数字资源

本章思维导图

第十六章 | 动物源性细菌

学习目标

1. 描述布鲁菌属、鼠疫耶尔森菌和炭疽芽胞杆菌的形态、染色、培养特性、基因组特征和抗原结构。
2. 阐释布鲁菌属、鼠疫耶尔森菌和炭疽芽胞杆菌的致病性和免疫性。
3. 列举布鲁菌属、鼠疫耶尔森菌和炭疽芽胞杆菌的微生物检查法和防治原则。
4. 简述其他动物源性细菌的主要生物学性状、致病性和防治原则。

以动物作为传染源、能引起**人兽共患病**（zoonosis）的致病菌,称为**动物源性细菌**（zoonotic bacteria）。动物源性细菌通常以家畜或野生动物作为储存宿主,人类因通过直接接触患病动物及其污染物、消化道、呼吸道或媒介动物叮咬等多途径感染而致病,主要包括布鲁菌属、耶尔森菌属、芽胞杆菌属、柯克斯体属、巴通体属、弗朗西斯菌属和巴斯德菌属等。目前,因生态环境的破坏,本来远离人类的野生动物与人类有了近距离的接触,或气候变暖、媒介动物孳生等,导致人兽共患病的发病率居高不下,且不断有新发人兽共患病被发现。因此,未来既面临新发人兽共患病的挑战,又要降低再现人兽共患病的发病率。致力于促进人类健康和动物健康,维护和改善生态环境,使"人-动物-环境"和谐统一的"全健康"（One Health）理念,可能是解决这些问题的重要策略。

第一节 | 布鲁菌属

布鲁菌属（*Brucella*）在分类上属于根瘤菌目、布鲁菌科,最早由英国医师布鲁（Bruce）首先分离出。布鲁菌属是一类可引起人兽共患病的致病菌,以兼性胞内寄生为特征,传统上分为 6 个生物种、19 个生物型。目前,布鲁菌的宿主范围已经从陆地和海洋哺乳动物扩展到鱼类和两栖动物,也进一步分离到 6 个新种。本属中使人致病的有**羊布鲁菌**（*B.melitensis*）、**牛布鲁菌**（*B.abortus*）、**猪布鲁菌**（*B.suis*）和**犬布鲁菌**（*B.canis*）等 4 个种。在我国流行的主要是羊布鲁菌,其次为牛布鲁菌,所致疾病统称为布鲁菌病（brucellosis）。所致人类疾病统称为人布鲁菌病（human brucellosis）,又称波状热或波浪热（undulant fever）,其特点是发热 2～3 周后,间歇数日至 2 周,发热再起且多次反复,呈典型的波浪形,伴随有多汗、关节痛、肝脾大等症状。

一、生物学性状

1. **形态与染色** 革兰氏染色阴性短小杆菌。大小为长 0.5～1.5μm,宽 0.4～0.8μm。无荚膜、芽胞和鞭毛。

2. **培养特性** 需氧菌,牛布鲁菌在初分离时需 5%～10% CO_2。营养要求较高,在普通培养基上生长缓慢,若加入血清或肝浸液可促进生长。最适生长温度为 35～37℃,最适 pH 为 6.6～6.8。经37℃培养 48 小时可长出微小、透明、无色的光滑型（S）菌落。布鲁菌在血琼脂平板上不溶血,在液体培养基中可形成轻度混浊并有沉淀。

3. **基因组特征** 除猪布鲁菌 3 型仅含一条大小为 3.2Mb 的染色体外,其余布鲁菌基因组由 2 条独立且完整的环状 DNA 染色体组成,大小分别为 2.1Mb 和 1.2Mb,通常有 3 200～3 500 个可读框,G+C（%）含量高。布鲁菌基因组保守和稳定,所有生物种的遗传相似性均超过 90%,细微的差异与它

动画

们各自的宿主偏好性、毒力和人兽共患潜力有关。

4. 生化反应 大多能分解尿素和产生 H_2S。根据产生 H_2S 的量和在含碱性染料培养基中的生长情况,可鉴别羊、牛、猪等三种布鲁菌。

5. 抗原构造与分型 布鲁菌含有两种抗原物质,即 M 抗原(羊布鲁菌菌体抗原)和 A 抗原(牛布鲁菌菌体抗原)。两种抗原在不同的布鲁菌中含量不同,根据两种抗原量的比例不同,可对菌种进行区别,如牛布鲁菌 A:M=20:1,而羊布鲁菌 A:M=1:20,猪布鲁菌 A:M=2:1。用 A 与 M 因子血清进行凝集试验可以鉴别 3 种布鲁菌(表 16-1)。

表 16-1 主要布鲁菌的特性与鉴别

菌种	CO_2 需要	尿酶 试验	H_2S 产生	含染料培养基中生长		凝集试验	
				复红 (1:50 000)	硫堇 (1:20 000)	抗 A 因子	抗 M 因子
羊布鲁菌	–	+/–	–	+	+	–	+
牛布鲁菌	+	+	+	+	–	+	–
猪布鲁菌	–	+	+/–	–	+	+	+

6. 抵抗力 较强。在土壤、毛皮、病畜的脏器和分泌物、肉和乳制品中可生存数周至 4 个月。在湿热 60℃、20 分钟,日光直接照射下 20 分钟可死亡;对常用消毒剂和广谱抗生素均较敏感。牛奶中污染的布鲁菌可用巴氏消毒法杀灭。

二、致病性与免疫性

1. 致病物质 主要是**内毒素和Ⅳ型分泌系统**(type Ⅳ secretion systems,T4SS)。此外,**侵袭性酶**(透明质酸酶、过氧化氢酶等)增强了该菌的侵袭力,使细菌能突破皮肤、黏膜的屏障作用进入宿主体内,并在机体脏器内大量繁殖和快速扩散入血流。

2. 所致疾病 布鲁菌感染家畜引起**母畜流产**,病畜还可表现为睾丸炎、附睾炎、乳腺炎、子宫炎等。人类主要**通过皮肤及黏膜接触传染**,如直接接触病畜或其排泄物,或被污染的畜产品(特别是乳制品)或其污染的环境和物品等感染,或经消化道、呼吸道或眼结膜等不同途径感染。

(1)急性期:布鲁菌侵入机体,经 1~4 周的潜伏期,此期细菌被中性粒细胞和巨噬细胞吞噬,成为**胞内寄生菌**,随淋巴循环到局部淋巴结生长繁殖并形成感染灶。当细菌繁殖达到一定数量,突破淋巴结经淋巴管侵入胸导管和血流,出现**菌血症**、释放内毒素。发热 2~3 周,随后细菌进入肝、脾、骨髓和淋巴结等脏器细胞,发热也渐消退,间歇数日。细菌在细胞内繁殖到一定程度可再度入血,又出现菌血症而致体温升高。如此反复形成的菌血症,使病人的热型呈波浪式,临床上称为**波浪热**。感染**易转为慢性**。

(2)慢性期:病程超过 1 年,全身各处引起迁徙性病变,伴随发热、关节痛和全身乏力等症状,体征有肝、脾大、神经系统病变也常见,如周围神经炎、脑膜炎等。泌尿生殖系统病变也可见,如睾丸炎、卵巢炎等。

布鲁菌的致病过程与该菌引起的Ⅳ型超敏反应有关;菌体抗原成分与相应抗体形成的免疫复合物,可导致急性炎症和坏死,可能是一种Ⅲ型超敏反应(Arthus 反应)。

3. 免疫性 机体感染布鲁菌后,机体固有免疫和适应性免疫均发挥作用,但以**细胞免疫**为主。布鲁菌侵入机体,巨噬细胞摄取并处理布鲁菌抗原,并把抗原信息呈递给 T 淋巴细胞。细胞免疫包括 IFN-α、IL-12 诱导的 Th1 应答,$CD8^+$ T 细胞的细胞毒等作用。病后产生的抗体在抵抗布鲁菌的感染中也起着重要作用,IgM 和 IgG 型抗体可发挥免疫调理作用。各菌种和生物型之间可出现交叉免疫。布鲁菌可通过其毒力因子逃避人体免疫清除和宿主免疫功能受损导致人体清除细菌的能力下降,往往引起布鲁菌病慢性化。

三、微生物学检查法

1. **标本采集** 常用血液标本,急性期血培养阳性率可高达 70%。在急性期、亚急性期病人可取骨髓分离。病畜的子宫分泌物、羊水,流产动物的肝、脾、骨髓等也可作为分离培养的标本。

2. **分离培养与鉴定** 将标本接种于双相肝浸液培养基,置 37℃、5%～10% CO_2 孵箱中培养。菌落大多在 4～7 天形成,若 30 天时仍无菌生长可报告为阴性。若有菌生长,可根据涂片染色镜检、CO_2 的要求、H_2S 产生、染料抑菌试验、玻片血清凝集等确定型别。目前,质谱能准确快速鉴定布鲁菌及其菌种。

3. **血清学试验**

（1）凝集试验:发病 1～7 天后血清中开始出现 IgM 抗体,将病人血清作倍比稀释,标准菌量为 $1×10^9$ 个/ml,进行玻片凝集试验,1∶200 有诊断意义。用乳胶凝集试验可在 6 分钟内判定结果,方法简易可靠。

（2）补体结合试验:一般发病 3 周后出现 IgG 抗体,由于此抗体能维持较长时间,故对诊断慢性布鲁菌病意义较大。此试验特异性高,试验结果以 1∶10 为阳性。

（3）ELISA:该方法往往比凝集试验敏感性更高、特异性更强,尤其在慢性期。

4. **皮肤试验** 取布鲁菌素(brucellin)或布鲁菌蛋白提取物 0.1ml 作皮内注射,24～48 小时后观察结果,局部红肿浸润直径 1～2cm 者为弱阳性,>2～3cm 为阳性,>3～6cm 为强阳性。若红肿在 4～6 天内消退者为假阳性。皮试阳性可诊断慢性或曾患过布鲁菌病。

5. **核酸检测** 主要有 PCR、核酸探针、环介导等温扩增(loop-mediated isothermal amplification, LAMP)和宏基因组测序等。

四、防治原则

控制和消灭家畜布鲁菌病,切断传播途径和免疫接种是三项主要的预防措施。健康养殖,**免疫接种以畜群为主,疫区人群也应接种减毒活疫苗**,有效期约一年。

治疗时,若是急性期和亚急性期病人,WHO 推荐的首选方案是利福平与多西环素联合使用,或四环素与利福平联用;神经系统受累者选用四环素合用链霉素。若是慢性期病人,除继续采用上述抗生素治疗外,尚需采用综合疗法以增强机体免疫力以及脱敏治疗。

第二节 │ 耶尔森菌属

耶尔森菌属(*Yersinia*)在分类上属于肠杆菌目、**耶尔森菌科**,是一类**革兰氏染色阴性**小杆菌,至少17 个种和 2 个亚种。已明确鼠疫耶尔森菌、小肠结肠炎耶尔森菌小肠结肠炎亚种和假结核耶尔森菌假结核亚种等对人类的致病性。本属细菌通常先引起啮齿动物、家畜和鸟类等动物感染,人类**通过接触已感染的动物、食入污染食物或节肢动物叮咬**等途径而被感染。

一、鼠疫耶尔森菌

鼠疫耶尔森菌(*Yersinia pestis*)俗称**鼠疫杆菌**,是鼠疫的致病菌,由法国的耶尔森(Yersin)首先发现。鼠疫是一种**自然疫源性的烈性传染病**,人类因被染疫的鼠蚤叮咬或因直接接触、剥食了染有鼠疫的动物(旱獭、绵羊等)而受染,以发病急、传播快、传染性强、病死率高为特征。人类历史上曾发生过三次世界性大流行,造成成千上万人死亡。目前,鼠疫在世界各地仍有散在及暴发流行。鼠疫是我国重点监控的自然疫源性传染病,为传染病法中规定的甲类传染病。数十年来我国在防治鼠疫方面已经取得显著成绩,但一些局部地区尚有鼠疫的散在发生。

（一）生物学性状

1. **形态与染色** 为两端钝圆,两极浓染的卵圆形短小杆菌(图 16-1),革兰氏染色阴性。大小为长 1～2μm,宽 0.5～0.8μm。有荚膜,无鞭毛,无芽胞。在不同的检材标本或培养标本中,表现出不同

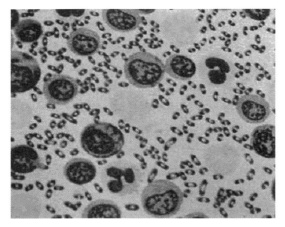

图 16-1　鼠疫耶尔森菌形态(两极浓染)

形态。死于鼠疫的尸体或动物新鲜内脏制备的印片或涂片,形态典型。但在腐败材料、陈旧培养物或生长在含高盐的培养基上则呈**多形态性**,可见菌体膨大成球形、球杆形或哑铃状等,或见到着色极浅的细菌轮廓,称菌影(ghost)。

2. **培养特性**　需氧,最适生长温度为 28～30℃,最适 pH 为 7.2～7.6。在普通培养基上生长缓慢;在含血液或组织液的培养基上生长,24～48 小时可形成细小、黏稠的粗糙型(R)菌落。在肉汤培养管底部开始出现絮状沉淀物,48 小时肉汤表面形成菌膜,稍加摇动菌膜呈 "**钟乳石**" 状下沉,此特征有一定鉴别意义。

3. **基因组特征**　基因组全长 4.65Mbp,约有 4 000 个基因,G+C(%)含量为 47.6%,有 3 个质粒 pMT1、pCD1 和 pPCP1。基因组内富含插入序列,还有许多从其他细菌或噬菌体获得的基因和约 150 个假基因。3 种致病性耶尔森菌均有 pCD1 质粒,而 pMT1、pPCP1 质粒是鼠疫耶尔森菌所独有的。pCD1 质粒编码Ⅲ型分泌系统(type Ⅲ secretion systems,T3SS),包括耶尔森菌外膜蛋白(Yersinia outer membrane proteins,Yops)和 V/W 抗原。pMT1 质粒编码 F1(fraction 1,F1)抗原和鼠毒素(murine toxin,MT)。pPCP1 质粒编码纤溶酶原激活剂 Pla 以及鼠疫菌素(pesticin)。

4. **抗原结构**　鼠疫耶尔森菌的抗原结构复杂,至少有 18 种抗原,重要的有 F1、V/W、外膜蛋白和鼠毒素等四种抗原(图 16-2)。

(1)F1 抗原:是鼠疫耶尔森菌的**荚膜抗原**,具有抗吞噬的作用,故与其毒力相关。F1 抗原的抗原性强,其相应抗体有免疫保护作用。但 F1 抗原是一种不耐热的糖蛋白,100℃ 15 分钟即失去抗原性。

(2)V/W 抗原:V 抗原存在于细胞质中,为可溶性蛋白;W 抗原位于菌体表面,是一种脂蛋白。两种抗原总是同时存在,具有**抗吞噬作用**,使细菌具有在细胞内存活的能力,与细菌毒力有关。

(3)Yops:Yops 使细菌在突破宿主的防御机制,导致机体发病等方面具有重要作用。

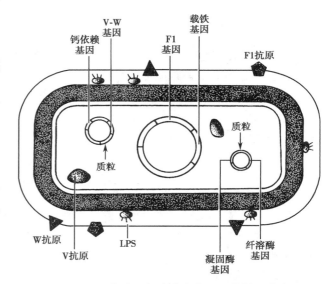

图 16-2　鼠疫耶尔森菌毒力因子的基因模式图

(4)鼠毒素:对鼠类有剧烈毒性的外毒素,为可溶性蛋白,1μg 即可使鼠致死。但对人的致病作用尚不清楚。

(5)内毒素:其性质与肠道杆菌内毒素相似,可致机体发热,产生休克和 DIC 等。

5. **抵抗力**　对理化因素抵抗力弱。对光、热、干燥、一般消毒剂及抗生素均敏感。在湿热 70～80℃10 分钟或 100℃ 1 分钟死亡,10g/L 石炭酸 20 分钟内可将痰液中病菌杀死,链霉素等抗生素对鼠疫耶尔森菌均有明显的杀菌和抑菌作用,但在自然环境的痰液中能存活 36 天,在蚤粪和土壤中能存活 1 年左右。

6. **分型**　根据细菌对甘油、硝酸盐、阿拉伯糖的分解能力的不同,可将鼠疫耶尔森菌分为 4 种生物型,即古典型、中世纪型、东方型和田鼠型。前三者分别与历史上先后三次鼠疫世界大流行相关,而后者对人不致病,在自然疫源地中引发田鼠鼠疫的发生和流行。

7. 变异性 鼠疫耶尔森菌通过自发或诱发性突变、转座子及基因转移等机制发生变异,其生化特性、毒力、耐药性和抗原构造等均可出现变异菌株。经人工传代培养后野生菌株的粗糙(R)型菌落逐渐转变为 S 型,其毒力也随之减弱。

(二)致病性与免疫性

1. 致病物质 鼠疫耶尔森菌的致病性主要与 F1 抗原、V/W 抗原、Yop 抗原、鼠毒素及内毒素等相关。鼠毒素具有外毒素性质,主要对鼠类致病,但只有当细菌自溶裂解后才释放。鼠疫耶尔森菌的毒力很强,少量细菌即可使人致病。

2. 所致疾病 鼠疫是自然疫源性传染病。**啮齿类动物(野鼠、家鼠、黄鼠等)是鼠疫耶尔森菌的贮存宿主,鼠蚤为其主要传播媒介。**鼠疫一般先在鼠类间发病和流行,通过鼠蚤的叮咬而传染人类,当大批病鼠死亡后,失去宿主的鼠蚤转向人群或其他动物(如旱獭、绵羊等)。人患鼠疫后,又可通过人蚤或呼吸道等途径在人群间流行。临床常见有**腺鼠疫、肺鼠疫和败血症型鼠疫。**

(1)腺鼠疫:以急性淋巴结炎为特点。鼠疫耶尔森菌侵染人体后,局部淋巴组织中的吞噬细胞(包括单核细胞和巨噬细胞)吞噬侵入的细菌,被吞噬的细菌能在吞噬细胞内生长繁殖,进而从巨噬细胞中释放出来并获得抗巨噬细胞的能力,然后沿淋巴流到达局部淋巴结,多在腹股沟和腋下引起严重的**淋巴结炎**,局部肿胀、化脓和坏死。

(2)肺鼠疫:吸入染菌的尘埃则引起原发性肺鼠疫,也可由腺鼠疫或败血症型鼠疫蔓延而致继发性肺鼠疫。病人高热寒战、咳嗽、胸痛、咯血、病人多因呼吸困难或心力衰竭而死亡。死亡病人的皮肤常呈黑紫色,故有"**黑死病**"之称。

1602
动画

(3)败血症型鼠疫:重症腺鼠疫或肺鼠疫病人的病原菌可侵入血流,导致败血症型鼠疫,体温升高至 $39\sim40℃$,发生休克和 DIC,皮肤黏膜见出血点及瘀斑,全身中毒症状和中枢神经系统症状明显,死亡率高。

3. 免疫性 感染鼠疫耶尔森菌后能**获得牢固免疫力**,再次感染罕见。机体抗鼠疫耶尔森菌感染的免疫机制较复杂,涉及体液免疫和细胞免疫。体液免疫主要产生针对 F1 抗原、V/W 抗原的抗体等,具有调理促吞噬、凝集细菌及中和毒素等作用。其中主要依赖 F1 抗体,该抗体在最初感染部位快速发挥作用,而一些具有高 V/W 抗体滴度的个体仍将再次被感染。依赖吞噬细胞的细胞免疫也发挥作用。

(三)微生物学检查法

因鼠疫属于**法定甲类传染病**,其传染性极强,鼠疫耶尔森菌的微生物学检查,大量活菌操作必须在生物安全三级实验室内进行;对样本的检测,如生化鉴定、核酸提取、涂片等可以在生物安全二级实验室内进行。

1. 标本的采集 对疑似鼠疫的病人,应在服用抗菌药物前,按不同症状或体征,可采取淋巴结穿刺液、痰、血液、咽喉分泌物等。人或动物尸体应取肝、脾、肺、淋巴结和心血等,分别装入无菌容器。腐败尸体需取骨髓。

2. 直接涂片镜检 检材直接涂片或印片,进行革兰氏染色或亚甲蓝染色,镜检观察典型形态与染色性。免疫荧光试验可用于快速诊断。

3. 分离培养与鉴定 将标本接种于血琼脂平板或 0.025% 亚硫酸钠琼脂平板等,根据菌落特征,挑取可疑菌落进行涂片镜检、生化试验、血清凝集试验等进一步鉴定。国内外学者还采用噬菌体裂解试验、毒力因子、菌体脂肪酸成分等分析方法,对鼠疫耶尔森菌进行菌株分型。

4. 免疫学检测 采用反向间接血凝试验、ELISA 等方法,检查有无鼠疫耶尔森菌抗原的存在。同时,在不能获得鼠疫耶尔森菌的情况下,也可以检测人或动物血清中的鼠疫抗体滴度,可用正向间接血凝试验、胶体金免疫层析技术、免疫荧光、ELISA 等方法。

5. 核酸检测 分子生物学方法对尽早发现疫情,制定积极有效的防控措施具有重要意义。PCR技术检测鼠疫耶尔森菌核酸,可用于鼠疫的流行病学调查和紧急情况下的检测。其他方法如 qPCR、环介导等温扩增（LAMP）、指纹图谱检测和生物芯片等也可推广应用。

（四）防治原则

鼠疫属于法定甲类传染病。灭鼠、灭蚤，以切断鼠疫传播环节；做好预警和疫情监测；加强国境检疫和交通检疫；避免破坏生态环境，促进动物健康。一旦发现病人应尽快隔离，以阻断人间鼠疫进一步流行。与病人接触者可口服磺胺嘧啶，对具有潜在感染可能性的人群进行预防接种。我国目前使用**无毒株 EV 活菌苗**，接种方法为皮上划痕、皮下注射或皮内注射。免疫力可持续 8～10 个月。

疑似鼠疫病例，不论何种临床病型，早期应用抗生素是降低病死率的关键。腺鼠疫常用链霉素加磺胺类药物治疗；肺鼠疫和败血症鼠疫常用链霉素或阿米卡星加四环素治疗。

二、小肠结肠炎耶尔森菌小肠结肠炎亚种

小肠结肠炎耶尔森菌小肠结肠炎亚种（*Y.enterocolitica* subsp. *enterocolitica*）是引起人类严重的小肠结肠炎致病菌。本菌天然定植在多种动物如鼠、兔、猪等体内，通过污染食物和水，**经粪‑口途径感染或因接触染疫动物而感染**。近年来本菌中某些血清型引起的肠道感染正逐渐上升，受到世界各国的普遍重视。

革兰氏染色阴性球杆菌。无芽胞、无荚膜，25℃培养有周身鞭毛，37℃培养则很少或无鞭毛。营养要求不高，兼性厌氧。耐低温，在 4℃能生长，但最适温度为 20～28℃，最适 pH 7.6。在普通琼脂培养基上生长良好。根据菌体 O 抗原可将本菌分为 50 多种血清型，但仅几种血清型与致病有关，且致病型别在各地区也不同。我国主要为 O9、O8、O5 和 O3 等。此外有毒力菌株大都具有 V 和 W 抗原、外毒素蛋白等。

本菌为一种肠道致病菌，具有侵袭性及产毒素性。V-W 抗原具有抗吞噬作用。O3、O8、O9 等菌株产生耐热性肠毒素。另外，某些菌株的 O 抗原与人体组织有共同抗原，可刺激机体产生自身抗体，引起自身免疫性疾病。人类感染以小肠、结肠炎为多见。临床表现以发热、腹痛和腹泻（水样便或血样便）为主，病程 3～4 天，常呈自限性。而有些病人可发展为自身免疫并发症的肠道外感染，如关节炎、结节性红斑等。败血症非常少见，多见于糖尿病、艾滋病或肿瘤等病人。

专用耶尔森菌选择培养基置 25℃培养 24～48 小时，挑取可疑菌落进行鉴定。主要鉴定依据为 25℃培养时动力阳性，嗜冷性、脲酶阳性、H_2S 阳性及血清学鉴定等。本菌引起的肠道感染常呈自限性，不需要做特殊治疗。但对于肠道外感染包括败血症病人的治疗，临床上常采用广谱的头孢菌素与氨基糖苷类抗生素联用。

三、假结核耶尔森菌假结核亚种

假结核耶尔森菌假结核亚种（*Y.pseudotuberculosis* subsp. *pseudotuberculosis*）存在于多种动物的肠道中，人类感染较少，主要通过食用患病动物污染的食物而感染。由于该菌在动物感染的脏器中形成**粟粒状结核结节**，在人的感染部位形成**结核样肉芽肿**，故称假结核耶尔森菌。

本菌的形态染色、培养特性与小肠结肠炎耶尔森菌相似。根据耐热的菌体 O 抗原将细菌分为 6 个血清型，引起人类感染的主要是 O1 血清型。毒力菌株大部分具有 V 和 W 抗原。

人类被假结核耶尔森菌感染多为胃肠炎，肠系膜淋巴结肉芽肿，回肠末端炎等，后者的症状与阑尾炎相似，多发生于 5～15 岁的学龄儿童，易发展为败血症。少数表现为高热、紫癜，并伴有肝、脾大，类似肠伤寒的症状。也可发生结节性红斑等自身免疫病。

临床多采用肠道选择性鉴别培养基进行分离培养，根据生化反应及动力等作出初步判断，最后用血清学试验进行鉴定。治疗本菌感染可采用广谱抗生素。

第三节 ｜ 芽胞杆菌属

芽胞杆菌属（*Bacillus*）是一群需氧、能形成芽胞的革兰氏染色阳性的大杆菌。芽胞杆菌属在分类

上属于芽胞杆菌目、芽胞杆菌科，由埃伦伯格（Ehrenberg）发现，是人类发现最早的细菌之一。其中，**炭疽芽胞杆菌**是引起动物和人类**炭疽病**的致病菌，**蜡样芽胞杆菌**可产生肠毒素引起人食物中毒。其他大多为腐生菌，主要以芽胞形式存在于土壤、水和尘埃中，一般不致病，当机体免疫力低下时，如枯草芽胞杆菌等偶尔可引起结膜炎、虹膜炎及全眼炎等；因芽胞对外环境抵抗力强，这些腐生菌也是实验室及制剂生产车间的常见污染菌。

一、炭疽芽胞杆菌

炭疽芽胞杆菌（*B.anthracis*）引起炭疽病（anthrax），是芽胞杆菌属中主要的致病菌，也是郭霍发现的人类历史上第一个致病菌。牛、羊等食草动物的发病率最高，人可通过接触患炭疽病的动物及畜产品、摄食或吸入而感染，主要引起皮肤炭疽，也可引起肠炭疽和肺炭疽等。

（一）生物学性状

1. **形态与染色** 致病菌中最大的革兰氏染色阳性粗大杆菌，宽 $1\sim3\mu m$，长 $5\sim10\mu m$。两端截平，无鞭毛。新鲜标本直接涂片时，常单个或呈短链；经培养后则形成**竹节样**排列的长链（图 16-3）。在有氧条件下形成椭圆形芽胞，位于菌体中央。有毒菌株在机体内或含血清的培养基中可形成荚膜。

2. **培养特性** 需氧或兼性厌氧，最适温度为 $30\sim35℃$，在普通琼脂培养基上培养 24 小时，形成灰白色粗糙型菌落，低倍镜观察可见卷发状边缘。在血琼脂平板上不溶血。在肉汤培养基中由于形成长链而呈**絮状沉淀**生长。在明胶培养基中经

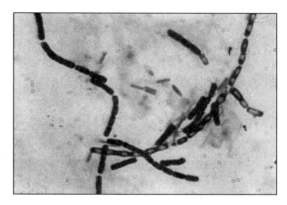

图 16-3 炭疽芽胞杆菌（×1 000）

37℃培养 24 小时可使表面液化呈漏斗状，由于细菌沿穿刺线向四周扩散而成为倒松树状。有毒菌株在含 $NaHCO_3$ 的血琼脂平板上，置 5% CO_2 孵箱 37℃ 孵育 $24\sim48$ 小时可产生荚膜，变为黏液性菌落。

3. **基因组特征** 炭疽芽胞杆菌的基因组由一条环状染色体及 2 个质粒（pXO1 和 pXO2）组成，其中染色体长度约为 5.23Mbp，质粒 pXO1 和 pXO2 分别编码炭疽毒素和荚膜。质粒 pXO1 的 3 个基因 *pagaA*、*lef* 和 *cya* 分别编码炭疽毒素的**保护性抗原**（protective antigen，PA）、**致死因子**（lethal factor，LF）和水肿因子（edema factor，EF）。质粒 pXO2 的 *cap* 基因（*cap A*、*cap B* 和 *cap C*）编码荚膜。染色体上也携带一些毒力相关基因、毒力调控基因、耐药基因以及致病岛等。

4. **抗原结构** 炭疽芽胞杆菌的抗原分为两部分，一部分是结构抗原，包括荚膜、菌体和芽胞等抗原成分；另一部分是炭疽毒素复合物。

（1）炭疽毒素：由 PA、LF 和 EF 三种蛋白质组成的复合物，注射给实验动物可出现炭疽病的典型中毒症状。其作用机制是 PA 与宿主细胞表面的炭疽毒素受体结合后，PA 蛋白被水解成 PA20 和 PA63 两个片段，PA63 在膜上发生寡聚化形成七聚体，是介导 LF 和 EF 进入细胞的膜通道。但 LF 和 EF 单独存在时则不会发挥生物学活性，二者必须与 PA 结合后才能引起实验动物的水肿和致死。炭疽毒素具有抗吞噬作用和免疫原性。

（2）荚膜多肽抗原：主要成分为多聚-γ-D-谷氨酸，具有抗吞噬作用，与细菌毒力有关。

（3）芽胞抗原：由芽胞的外膜、皮质等组成的芽胞特异性抗原，具有免疫原性和血清学诊断价值。

（4）菌体多糖抗原：由 D-葡萄糖胺、D-半乳糖组成，与毒力无关。由于耐热，此抗原在病畜皮毛或腐败脏器中经长时间煮沸仍可与相应抗体发生沉淀反应，称 Ascoli 热沉淀反应，有利于对炭疽芽胞杆菌病原的流行病学调查。

5. **抵抗力** 抵抗力很强。细菌芽胞在干燥土壤或皮毛中能存活数年至 20 余年，牧场一旦被污染，传染性可持续数十年。芽胞对化学消毒剂的抵抗力也很强，如用 5% 石炭酸需 5 天才被杀死。但

对碘及氧化剂较敏感,1:2 500碘液10分钟、0.5%过氧乙酸10分钟即可杀死。高压蒸汽灭菌法121℃、15分钟能杀灭芽胞。本菌对青霉素、红霉素、氯霉素等均敏感。

(二)致病性与免疫性

1. 致病物质 炭疽芽胞杆菌主要致病物质是**荚膜和炭疽毒素**,其致病力取决于生成荚膜和毒素的能力。荚膜有抗吞噬作用,有利于细菌在宿主组织内繁殖扩散。炭疽毒素是造成感染者致病和死亡的主要原因,毒性作用直接损伤微血管内皮细胞,增加血管通透性而形成水肿,可抑制、麻痹呼吸中枢而引起呼吸衰竭死亡。

2. 所致疾病 炭疽芽胞杆菌主要为食草动物(牛、羊、马等)炭疽病的病原菌,可经多种方式传播侵入人体内,被巨噬细胞吞噬并扩散到达局部淋巴结生长繁殖,经淋巴管、胸导管进入血流,在血液中大量繁殖并产生炭疽毒素,PA、LF和EF协同作用导致组织水肿和细胞坏死,最终引起人类炭疽病。

(1)皮肤炭疽:约占病例的95%以上,人因接触患病动物或受染毛皮而引起皮肤炭疽,细菌由颜面、四肢等皮肤小伤口侵入,经1天左右局部出现小疖,继而周围形成水疱、脓疱、最后出现坏死和黑色焦痂,故名炭疽。

(2)肠炭疽:食入未煮熟的病畜肉类、奶或被污染食物引起肠炭疽,潜伏期为12～18小时,突然出现恶心、呕吐、肠麻痹、腹胀、腹痛及血便,但以全身中毒为主,2～3天死于毒血症。

(3)肺炭疽:吸入含有大量病菌芽胞的尘埃可发生肺炭疽。出现呼吸道症状,很快也出现全身中毒症状而死亡。

上述三型均可并发败血症,偶见引起炭疽性脑膜炎,死亡率极高。

3. 免疫性 感染炭疽后**可获得持久性免疫力**。一般认为与机体针对炭疽毒素保护性抗原产生的保护性抗体及吞噬细胞的吞噬功能增强有关。感染炭疽芽胞杆菌后人会产生抗PA抗体,该抗体是抗炭疽芽胞杆菌感染的主要抗体,类似的抗体也可以保护动物免受感染。一些动物可以产生抗炭疽杆菌芽胞成分的抗体,这些抗体可以阻止芽胞发芽。

(三)微生物学检查法

1. 标本的采集 人类皮肤炭疽早期取水疱、脓疱内容物、溃疡的渗出液,晚期取血液;肠炭疽取粪便、血液及畜肉等;肺炭疽取痰、胸腔积液及血液等。**采取标本时要注意个人防护**,炭疽动物尸体严禁在室外解剖,避免芽胞污染牧场及环境;一般在无菌条件下割取耳尖或舌尖组织送检。

2. 直接涂片镜检 取渗出液、血液涂片进行革兰氏染色,发现有荚膜或呈竹节状排列的革兰氏染色阳性大杆菌,或用特异性荧光抗体染色镜检、免疫组化染色技术等,结合临床症状可作出初步诊断。

3. 分离培养与鉴定 将标本接种于血琼脂平板和NaHCO$_3$琼脂平板,孵育后观察菌落,用**青霉素串珠试验**、噬菌体裂解试验等进行鉴定。青霉素串珠试验的原理是炭疽芽胞杆菌在含微量(0.05～0.5U/ml)青霉素的培养基上,其形态变异为大而均匀的圆球形,呈串珠状排列。而其他需氧芽胞杆菌无此现象。

必要时还可以把检材或培养物接种小鼠或豚鼠,2～3天动物发病,在内脏及血液中可检测出带荚膜的炭疽芽胞杆菌。

4. 免疫学检测 炭疽芽胞杆菌引起机体免疫反应的主要抗原是荚膜抗原和炭疽毒素复合物。常用免疫荧光法检测荚膜抗体,ELISA检查炭疽毒素。还可通过其他血清学方法检测,如Ascoli热沉淀反应、琼脂扩散试验、间接血凝试验和补体结合试验。

5. 核酸检测 PCR、实时荧光定量PCR等检测炭疽芽胞杆菌核酸。实时荧光定量PCR方法是快捷和准确的方法,也为判断炭疽菌株是否有毒力或者变异提供了快捷有效的检测方法。

本菌与其他需氧芽胞杆菌的鉴别见表16-2。

(四)防治原则

重点应放在控制家畜感染和牧场的污染,保护生态环境。病畜应严格隔离或处死深埋,死畜严禁剥皮或煮食,必须焚毁或深埋。

特异性预防用**炭疽减毒活疫苗**,皮上划痕接种,免疫力可持续1年。接种对象是疫区牧民、屠宰

表 16-2 炭疽芽胞杆菌与其他需氧芽胞杆菌的鉴别

性状	炭疽芽胞杆菌	其他需氧芽胞杆菌
荚膜	+	–
动力	–	+
血平板	不溶血或微溶血	多为迅速而明显溶血
NaHCO₃ 琼脂平板	黏液型菌落（有毒株）	粗糙型菌落
青霉素串珠试验	+	–
噬菌体裂解试验	+	–
动物致病力试验	+	–

人员、兽医、皮革、毛纺工人等。治疗以青霉素 G 为首选药物，可与庆大霉素或链霉素联合使用，青霉素过敏者可用环丙沙星及红霉素等。严重水肿型及内脏型炭疽建议同时应用抗毒素血清治疗。

二、蜡状芽胞杆菌

蜡状芽胞杆菌（*B.cereus*）为革兰氏阳性大杆菌，芽胞多位于菌体中央或次末端。在普通琼脂平板上生长良好，菌落较大，灰白色，表面粗糙似**融蜡状**，故名。本菌广泛分布于土壤、水、尘埃、淀粉制品、乳和乳制品等食品中，是仅次于炭疽芽胞杆菌的人类和动物的致病菌，可引起**食源性疾病和机会性感染**。

蜡状芽胞杆菌引起的**食物中毒**可分两种类型：①呕吐型：由耐热的肠毒素引起，于进食 1～6 小时出现恶心、呕吐症状，病程平均不超过 10 小时，严重者偶可出现暴发性肝衰竭；②腹泻型：由不耐热肠毒素引起，进食后发生胃肠炎症状，主要为腹痛、腹泻和里急后重，偶有呕吐和发热。此外，该菌有时也是外伤后眼部感染的常见病原菌，引起全眼球炎，治疗不及时易造成失明。在免疫功能低下或应用免疫抑制药的病人中还可引起心内膜炎、菌血症和脑膜炎等。本菌对红霉素、氯霉素和庆大霉素敏感，对青霉素、磺胺类耐药。

第四节 | 柯克斯体属

柯克斯体属（*Coxiella*）归属于柯克斯体目、柯克斯体科，其下只有一个种，即贝纳柯克斯体（*C.burnetii*），亦称 **Q 热柯克斯体**，是 **Q 热**（query fever）的病原体。Q 热，为疑问热，指原因不明的发热，伯内特（Burnet）等于 1937 年鉴定并命名其致病菌为贝纳柯克斯体。

形态为**短杆状或球状**，革兰氏染色阴性，有时亦可呈阳性，常用 Gimenez 法染色呈鲜红色，Giemsa 法染色呈紫色或蓝色。专性细胞内寄生。在鸡胚卵黄囊中生长旺盛，能在多种原代及传代细胞内繁殖。基因组约 2Mbp，有多个插入序列。贝纳柯克斯体的抵抗力强于立克次体及无芽胞细菌，耐热，需 100℃至少 10 分钟才能杀死。10g/L 石炭酸溶液或甲醛溶液灭活需 24h。在干燥蜱粪中可保持活性一年半左右。

Q 热的**传播媒介是蜱**。蜱叮咬**野生啮齿动物和家畜**使其感染，被感染的动物是主要的**传染源**，可通过乳、尿和粪便长期排泄病原体。人类主要经消化道或偶尔经呼吸道接触而感染。病人虽然不是传染源，但也有传染给周围人群的可能性。该菌致病物质是与典型细菌内毒素毒性相似的脂多糖。贝纳柯克斯体某些抗原与相应抗体形成免疫复合物在组织表面沉积，从而引起Ⅲ型变态反应，是 Q 热发病的机制之一。Q 热分**急性与慢性**两种。急性人类 Q 热的**症状类似流感或原发型非典型肺炎**。部分严重病人**可并发心包炎和心内膜炎**以及精神与神经等症状。近年慢性发病率日益增高，**病变以心内膜炎为特征**。贝纳柯克斯体感染后还可引起肉芽肿性肝炎。病后可获得一定的免疫力，以**细胞免疫**为主，体液免疫也有一定的作用。

将采取的外周血及其血清标本接种于豚鼠腹腔,发热时解剖取肝和脾涂片检查,以 Giemsa 染色结果和直接免疫荧光法等进行鉴定。目前早期诊断多用间接免疫荧光试验和 ELISA,其敏感性和特异性较高。贝纳柯克斯体 DNA 可用 PCR、实时荧光定量 PCR 或核酸探针检测。

预防应着重防止家畜的感染,要定期检疫,隔离传染源;要严格控制鲜乳和乳制品的卫生指标。对流行区的易感人群及家畜可接种灭活疫苗或减毒活疫苗。急性 Q 热可口服四环素或多西环素;慢性 Q 热多联合应用多西环素和利福平治疗。

第五节 | 巴通体属

巴通体属(*Bartonella*)归属于巴通体科,其中**汉赛巴通体**(*B.henselae*)为**猫抓病**(cat scratch disease,CSD)的主要病原体;**五日热巴通体**(*B.quintana*)为五日热的主要病原体。

一、汉赛巴通体

汉塞巴通体形态多样,主要为杆状,大小为 1μm×0.5μm 左右。革兰氏染色阴性,Giemsa 染色呈紫蓝色,镀银染色呈棕黄色。可在非细胞培养基中生长繁殖。其基因组大小约为 1.8Mbp。

猫是主要宿主。传染源主要是猫和狗,尤其是幼猫,其口腔和咽部的病原体污染自身皮毛和爪,通过咬、抓或接触传播给人。病人大多有被猫或狗咬伤、抓伤或接触史,90% 的病人是儿童或青少年。病原体从伤口进入,潜伏期约 14 天,局部皮肤出现丘疹或脓疱、继而局部淋巴结肿大,发热、厌食、肌痛和脾大等临床综合征,常合并结膜炎伴耳前淋巴结肿大,称为**帕里诺**(Parinaud)**眼淋巴结综合征**,为"猫抓病"的重要特征之一。汉赛巴通体还可引起免疫功能低下的病人患**杆菌性血管瘤-杆菌性紫癜**(bacillary angiomatosis-bacillary peliosis,BAP),其主要表现为皮肤损害和内脏小血管壁增生。杆菌性血管瘤可发生在任何内脏组织;而杆菌性紫癜则多发生在肝和脾。此外,艾滋病病人感染后还可发生全身感染性疾病。

预防目前尚无疫苗。对宠物定期检疫,杀灭感染宠物。被宠物咬伤或抓伤后局部用碘酒消毒,若伤口有恶化现象,应立即到医院诊治。可采用免疫荧光技术检测血清抗体,PCR 检测核酸。临床治疗应用环丙沙星、红霉素和利福平等。

二、五日热巴通体

五日热巴通体原称为五日热罗卡利马体,基因组大小为 1.5Mbp～1.7Mbp,可在细胞外生长,在体虱肠腔中繁殖,是**五日热**(又名**战壕热**)的病原体。五日热经虱传播的急性传染病,人为唯一传染源,春冬季发病较多。主要临床表现为周期性发热、严重肌肉疼痛、胫骨痛、眼球痛、复发倾向及持久的菌血症。少数病人可出现心内膜炎、BAP 等。无症状菌血症可持续数月,甚至 1～2 年或更长。

实验室确诊有赖于血清免疫学如补体结合试验等,也可采用人工感染虱子法,以病人血液喂虱,在虱肠道中进行病原体检查,但需与伤寒、流行性斑疹伤寒、回归热等鉴别。快速检测方法是用 PCR 检测核酸。治疗可用四环素或氯霉素,疗程宜较长(8～10 日),预后一般良好。

第六节 | 弗朗西斯菌属

弗朗西斯菌属(*Francisella*)属于弗朗西斯菌目、弗朗西斯菌科,是一类呈多形性的革兰氏染色阴性小杆菌,有**蜃楼弗朗西斯菌**(*F.philomiragia*)和**土拉弗朗西斯菌**(*F.tularesis*)2 个种,前者过去称蜃楼耶氏菌(*Y. philomiragia*),发现于水环境,仅对免疫力低下病人致病。**土拉弗朗西斯菌**(*F.tularesis*)包括 4 个亚种,其中**土拉亚种**为土拉热的病原体。本菌引起一些野生动物的感染,特别常见于野兔中,故俗称**野兔热杆菌**,人类常因接触野生动物或病畜引起土拉热。

该菌为球杆状小杆菌,大小为(0.2～0.3)μm×(0.3～0.7)μm,无芽胞、无动力,在动物组织内有荚膜。专性需氧,营养要求高,普通培养基上不易生长,常用卵黄培养基或胱氨酸血琼脂培养基,孵育24～48小时形成灰白色细小、光滑,略带黏性的菌落。对热敏感,56℃5～10分钟即死亡。但对低温有很强的耐受力,在4℃水中或湿土中可存活4个月,在0℃以下可存活9个月。对一般化学消毒剂敏感。

野兔、鼠类等多种野生动物和家畜都可被土拉弗朗西斯杆菌感染。动物之间主要通过蜱、蚊、蚤、虱等吸血节肢动物叮咬传播。人类可通过多种途径感染,如直接接触患病的动物或被动物咬伤、节肢动物叮咬、食入污染食物,亦可经空气传播引起呼吸道感染。其致病物质主要是荚膜和内毒素。细菌侵袭力强,能穿过完整的皮肤和黏膜。另外,菌体多糖抗原可引起速发型超敏反应,蛋白质抗原可引起迟发型超敏反应等也参与致病。人感染后潜伏期一般为2～10天,发病较急,临床表现为发热、剧烈头疼、关节痛等,重者出现衰竭与休克。由于感染途径不同,临床类型可多样化,有溃疡腺型、胃肠炎型、肺炎型和伤寒样型等。机体感染后表现为细胞内寄生,抗感染以细胞免疫为主。感染2～3周后出现IgM和IgG抗体,可持续存在多年,但无保护作用。

病原学检查采取病人血液、组织穿刺液或活检组织。标本革兰氏染色镜检的价值不大,血清学试验是土拉热诊断最常用的方法,包括微凝集试验、间接免疫荧光和ELISA。在病程中血管凝集效价呈4倍或以上增长或单份血清效价达1∶160有诊断意义。

预防可用减毒活疫苗经皮上划痕接种。治疗选用链霉素或庆大霉素效果较好,也可用四环素类。

第七节 ｜ 巴斯德菌属

巴斯德菌属(*Pasteurella*)归属于巴斯德菌目、巴斯德菌科,为革兰氏阴性、球杆状的细菌,常寄生于哺乳动物和鸟类的上呼吸道和肠道黏膜。对人类致病的主要是**多杀巴斯德菌**(*P. multocida*),为革兰氏染色阴性球杆菌,常呈两极浓染,无鞭毛,无芽胞、有荚膜。营养要求较高,需在含血的培养基上生长,在血平板上形成白色、不溶血的半透明小菌落。

本菌属为动物源性细菌,致病物质为荚膜与内毒素。可引起低等动物的败血症和鸡霍乱。人可通过接触染病的动物而感染,所致疾病有伤口感染、脓肿、肺部感染、脑膜炎、腹膜炎、关节炎等。

实验室检查应采取病人血、痰、脑脊液或脓等直接涂片染色镜检,并接种血平板作分离培养。根据菌落特征和形态染色的结果,再作生化反应和血清学试验进行鉴定。治疗上可选择青霉素G,四环素类或喹诺酮类等抗生素。

(张增峰)

本章目标测试

本章数字资源

本章思维导图

第十七章 | 放线菌

学习目标

1. 描述放线菌属和诺卡菌属的生物学性状，所致疾病特征。
2. 简述放线菌与医用抗生素的关系。
3. 列举放线菌属和诺卡菌属的微生物学检查方法。
4. 简述放线菌属和诺卡菌属的防治原则。

放线菌（actinomycetes）是一类丝状或链状、呈分枝生长的细菌，1877 年，合兹（Harz）在牛颚肿病病灶中分离得到该病原菌，因其菌丝呈放射状排列，故名。放线菌归类于细菌域放线菌门（Actinobacteria），具有高 G+C 含量，高度多样化和革兰氏染色阳性等特点。放线菌门比较庞大，由放线菌纲等 6 个纲组成，放线菌纲包括放线菌目、棒状杆菌目及双歧杆菌目等 16 个目，共计有 212 个属，数千个菌种。与医学有关的放线菌主要有厌氧的放线菌属、蛛网菌属、罗氏菌属和需氧的诺卡菌属、分枝杆菌属、马杜拉放线菌属及链霉菌属等。放线菌广泛分布于自然界，主要以孢子或菌丝状态存在于土壤、空气和水中。多数放线菌不致病，本章主要介绍对人有致病作用的**放线菌属和诺卡菌属**。放线菌属为人体微生物群成员，可引起内源性感染，诺卡菌属为腐物寄生菌，广泛存在于土壤中，引起外源性感染。放线菌属与诺卡菌属主要特征的比较见表 17-1。

表 17-1　放线菌属与诺卡菌属的比较

特征	放线菌属	诺卡菌属
分布	寄生在人和动物口腔、上呼吸道、胃肠道、泌尿生殖道	存在于土壤等自然环境中，多为腐生菌
培养特性	厌氧或微需氧 35～37℃生长，20～25℃不生长	专性需氧 37℃或 20～25℃均生长
抗酸性	无抗酸性	弱抗酸性
感染性	内源性感染	外源性感染
代表菌种	衣氏放线菌、牛型放线菌	星形诺卡菌、巴西诺卡菌

放线菌的代谢产物具有重要的生物学功能，与人类的生产和生活密切相关，尤其有重要的工业和药用价值。目前广泛使用的抗生素约 70% 由各种放线菌产生，如链霉素、卡那霉素、创新霉素、绛红霉素、利福霉素等分别来自链霉菌属、游动放线菌属和诺卡菌属。某些放线菌还能产生多种酶制剂、维生素、抗癌化合物、驱虫剂和氨基酸等物质。

第一节 | 放线菌属

放线菌属（*Actinomyces*）有 39 个种，在自然界广泛分布，正常寄居在人和动物口腔、上呼吸道、胃肠道和泌尿生殖道，常见的有**衣氏放线菌**（*A. israelii*）、**牛型放线菌**（*A. bovis*）、**内氏放线菌**（*A. naeslundii*）、**黏液放线菌**（*A. uiscous*）和**龋齿放线菌**（*A. odontolyticus*）等。其中对人致病性较强的为衣氏放线菌。

一、生物学性状

本属放线菌为革兰氏阳性、无芽胞、无荚膜、无鞭毛的非抗酸性丝状菌，菌丝直径 0.5～0.8μm，常形成分枝状无隔菌丝,有时菌丝能断裂成链球或链杆状,形态与类白喉棒状杆菌相似。

放线菌属不同的菌株,基因组大小、数量和编码蛋白略有差异。最常见的衣氏放线菌 F0345 株作为衣氏放线菌的参考菌株,其基因组约为3.98Mbp,G+C(%)含量71%,包含3 304个基因,编码3 207个蛋白。

放线菌属培养比较困难,生长缓慢,**厌氧或微需氧**,初次分离加 5% CO_2 可促进其生长。最适培养温度 37℃,在葡萄糖肉汤培养基中培养 3~6 天,可见培养基底部形成灰白色球形小颗粒沉淀物。在血琼脂平板上培养 4~6 天可长出灰白色或淡黄色、粗糙、微小圆形菌落,不溶血,显微镜下观察可见**菌落由长度不等的蛛网状菌丝构成**。在脑心浸液琼脂培养基上培养 4~6 天可形成白色、表面粗糙的大菌落,称为"白齿状"菌落。

在病人病灶组织和瘘管流出的脓汁中,可找到肉眼可见的黄色小颗粒,称**硫黄样颗粒**(sulfur granule),这种颗粒是放线菌在组织中形成的**菌落**。将硫黄样颗粒制成压片或组织切片,在显微镜下可见放射状排列的菌丝,菌丝末端膨大呈棒状,形似**菊花状**(图 17-1)。

放线菌属能发酵葡萄糖,产酸不产气,过氧化氢酶试验阴性。衣氏放线菌能还原硝酸盐、分解木糖,不水解淀粉,而牛型放线菌则不能还原硝酸盐,不分解木糖,但能水解淀粉。

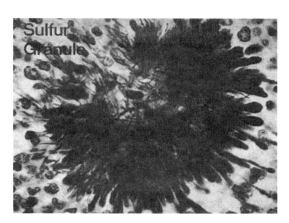

图 17-1 硫黄样颗粒压片镜检形态

二、致病性与免疫性

放线菌属多存在于口腔、上呼吸道和生殖道等与外界相通的体腔中,为人体微生物群的成员。当机体抵抗力下降、口腔卫生不良、拔牙或口腔黏膜受损时,可致内源性感染,引起**放线菌病**。放线菌病是一种软组织的化脓性炎症,若无继发感染则多呈慢性肉芽肿,常伴有**多发性瘘管形成**,脓汁中可找到**特征性的硫黄样颗粒**。目前认为多数放线菌病是一种多细菌混合感染性疾病,其在组织中的生长和致病可能与其他细菌所致的厌氧环境等因素有关。根据感染途径和涉及的器官不同,临床分为面颈部、胸部、腹部、盆腔和中枢神经系统放线菌病,其中以面颈部最为常见,约占病人的 60%。**面颈部放线菌病病人**大多近期有口腔炎、拔牙史或下颌骨骨折史,临床表现为后颈面部肿胀,不断产生新结节,常形成多发性脓肿和瘘管。病原体可沿导管进入唾液腺和泪腺,或直接蔓延至鼻窦、眼眶和其他部位,若累及颅骨可引起**脑膜炎和脑脓肿**。**肺部感染**是经气管、支气管吸入或经血行扩散在肺部形成病灶,症状和体征酷似肺结核。损害也可扩展到心包和心肌,并能穿破胸膜和胸壁,在体表形成多发性瘘管,排出脓液。**腹部感染**常能触及腹部包块与腹壁粘连,出现便血和排便困难,常疑为结肠癌。**盆腔感染**多继发于腹部感染,也可因子宫内放置不合适或不洁避孕用具所致。原发性皮肤放线菌病常由外伤或昆虫叮咬引起,先出现皮下结节,然后结节软化、破溃形成窦道或瘘管。放线菌属还与龋齿和牙周炎有关,内氏放线菌和黏液放线菌能产生一种多糖物质 6-去氧太洛糖(6-deoxytalose),可将口腔中的放线菌和其他细菌黏附在牙釉质上形成菌斑。由于细菌分解食物中的糖类产酸,酸化和腐蚀釉质形成龋齿,其他细菌可进一步引起牙龈炎和牙周炎。近年来,因临床治疗大量使用抗生素、皮质激素和免疫抑制剂等可导致机体微生态失调,使放线菌引起的二重感染发病率急剧上升,应特别注意。

放线菌病病人血清中可检测到多种特异性抗体,但这些抗体无免疫保护作用,**机体对放线菌的免疫主要靠细胞免疫**。

三、微生物学检查

常用的微生物学检查是在脓汁、痰液和组织切片中**寻找硫黄样颗粒**。将可疑颗粒制成压片,革兰染色,在显微镜下观察特征性的放射状排列的**菊花状菌丝**,即可确定诊断。也可取组织切片经苏木精伊红染色镜检观察硫黄样颗粒的病理特征。必要时可作放线菌的分离培养,将标本接种于沙保弱(Sabouraud)培养基或血平板上,在37℃、5% CO_2 孵箱中培养1~2周后可形成白色、干燥、边缘不规则的粗造型菌落。可用涂片、革兰染色和镜检对菌落进行鉴定,也可通过抗酸染色进一步区分放线菌属和诺卡菌属。

四、防治原则

注意口腔卫生,及时治疗口腔疾病是预防放线菌病的主要方法。对病人的脓肿及瘘管应及时进行外科清创处理,同时应大量、长期使用抗生素治疗(6~12个月),首选青霉素,亦可用克林霉素、红霉素和林可霉素等治疗。

第二节 ｜ 诺卡菌属

诺卡菌属(*Nocardia*)是一群需氧的放线菌,有75个菌种,广泛分布于土壤,**不属于人体微生物群成员**。对人致病的主要有**星形诺卡菌**(*N. asteroides*)、**巴西诺卡菌**(*N. brasiliensis*)和**鼻疽诺卡菌**(*N. farcinica*),其中星形诺卡菌致病力最强,在我国最常见。

一、生物学性状

诺卡菌属为**革兰氏阳性**杆菌,形态与放线菌属相似,但菌丝末端不膨大,有时可见杆状与球状同时存在。部分诺卡菌属因细胞内含有诺卡菌酸具有弱抗酸性,仅用1%盐酸乙醇延长脱色时间即可变为抗酸阴性,据此可与结核分枝杆菌鉴别。诺卡菌属大多数为专性需氧菌,营养要求不高,在普通培养基或沙保弱培养基上,在22℃或37℃条件下生长良好。诺卡菌属生长缓慢,一般1周左右长出菌落,菌落表面干燥、有皱褶或呈蜡样,不同菌株可产生各种不同的色素,如黄色、橘红色和黑色等。在液体培养基中表面形成菌膜,液体澄清。

二、致病性与免疫性

诺卡菌属感染为**外源性感染**。星形诺卡菌主要**由呼吸道或创口侵入机体**,引起**化脓性感染**,特别是免疫力低下的感染者,如艾滋病病人、肿瘤病人和长期使用免疫抑制剂的病人,感染后可引起肺炎、肺脓肿,表现类似肺结核和肺真菌病。星形诺卡菌可通过血行播散,引起脑膜炎与脑脓肿。若该菌经皮肤创伤感染,可侵入皮下组织引起慢性化脓性肉芽肿和形成瘘管。在病变组织或脓汁中可见黄、红、黑等色素颗粒,为诺卡菌属的菌落。**巴西诺卡菌**可因外伤侵入皮下组织引起**慢性化脓性肉芽肿**,表现为肿胀、脓肿及多发性瘘管。感染好发于腿部和足,称足分枝菌病(mycetoma)。

三、微生物学检查

诺卡菌属的微生物学检查法主要是在脓汁、痰等标本中**查找黄色或黑色颗粒状的诺卡菌属菌落**。将标本制成涂片或压片,染色镜检,可见革兰阳性和部分抗酸性分枝菌丝,其抗酸性弱,据此可与结核分枝杆菌区别。诺卡菌属的分离培养可用沙保弱培养基和血平板,培养1周左右可见细小菌落,涂片染色镜检,可见革兰阳性纤细分枝菌丝,陈旧培养物中的菌丝可部分断裂成链杆状或球杆状。诺卡菌属侵入肺组织,可出现L型变异,故常需反复检查才能证实。诺卡菌属种间鉴定可用16S rRNA基因测序和限制性片段长度多态性(RFLP)分析等分子生物学方法。

四、防治原则

诺卡菌属的感染无特异预防方法。对脓肿和瘘管等可**手术清创**,切除坏死组织。各种感染可用**抗生素或磺胺类药物治疗**,一般治疗时间不少于6周。目前常用的抗生素包括阿米卡星、亚胺培南、氟喹诺酮类和头孢噻肟等,但随着耐药菌株不断增加,治疗前,应进行药物敏感试验指导临床用药。

(杨　春)

第十八章 | 支原体

本章数字资源

本章思维导图

学习目标

1. 描述支原体的概念、形态结构和培养特性。
2. 描述主要致病性支原体的生物学性状、致病性与免疫性。
3. 描述主要致病性支原体的微生物学检查法。
4. 列举主要致病性支原体的防治原则。

　　支原体（mycoplasmas）是一类**缺乏细胞壁**、呈高度多形性、**细胞膜含胆固醇**、能通过传统滤菌器、在无生命培养基中能够生长繁殖的**最小细菌**。由法国微生物学家诺卡德（Edmond Nocard）与鲁克斯（Emile Roux）于 1898 年首次分离，1967 年被正式命名为支原体。支原体属于**支原体门**（Mycoplasmatota），**柔膜体纲**（Mollicutes），**支原体目**（Mycoplasmatales）。支原体目分为 2 个科，其中**支原体科**（Mycoplasmataceae）下分**支原体属**（*Mycoplasma*）和**脲原体属**（*Ureaplasma*），支原体属有 120 个种，脲原体属有 7 个种。

第一节 | 概　述

　　目前从人体中分离获得的支原体有 16 个种，其中对人类致病的支原体主要有**肺炎支原体**（*M. pneumoniae*）、**人型支原体**（*M. hominis*）、**生殖支原体**（*M. genitalium*）、**嗜精子支原体**（*M. spermatophilum*），条件致病性支原体主要有**发酵支原体**（*M. fermentans*）、**穿透支原体**（*M. penetrans*）、**梨支原体**（*M. pirum*）、**解脲脲原体**（*U. urealyticum*）和微小脲原体（*U. parvum*）。

一、生物学性状

　　1. 形态与结构　菌体大小一般为 0.3～0.5μm。支原体无细胞壁，故无固定的形态而呈**高度多形性**，如球形、杆形、丝状和分枝状等（图 18-1A）。革兰氏染色阴性，但不易着色。一般以 Giemsa 染色效果较佳，菌体被染为淡紫色。有的支原体可形成由多聚糖等成分组成的**生物被膜**（图 18-1B）。有些支原体具有一种特殊的**顶端结构**，能黏附于宿主上皮细胞表面，与支原体的致病性有关。

　　2. 基因组　支原体基因组呈现典型的原核生物基因组特征，由一个环状的双链 DNA 分子组成，G+C（%）含量低，为 23%～40%。支原体基因组是原核生物中最小的，大小为 600～2 200kbp（约为大肠埃希菌的 1/5），大多仅编码几百个基因。因此支原体只表达少量细胞蛋白，缺乏许多酶活性和代谢途径。

　　3. 培养特性与繁殖方式　培养支原体的复合培养基须含有血清，以提供支原体细胞膜合成需要的脂肪酸和胆固醇，其中胆固醇对大多数支原体的生存至关重要。大部分支原体适宜的 pH 为 7.6～8.0，低于 7.0 易死亡，但脲原体最适 pH 为 5.5～6.5。支原体兼性厌氧，大多数寄生性支原体在 37℃、微氧环境（含 5% CO_2 和 90% N_2）中生长最佳。由于支原体的生存和发育需要依赖宿主细胞提供必要的营养，目前自然界中存在的支原体只有小部分能够培养。

　　支原体主要以**二分裂**方式繁殖，还有断裂、分枝、出芽等方式。球状是所有支原体在培养中的基

NOTES

167

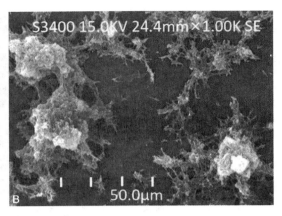

图 18-1　肺炎支原体形态

A. 扫描电镜下观察肺炎支原体菌体形态,白色箭头所指为顶端结构;B. 扫描电镜下观察肺炎支原体生物被膜。

本形式。在大多数支原体培养物中,也会出现细长或丝状形式(长达 100μm,厚约 0.4μm)。这些细丝倾向于产生真正分枝的菌丝状结构,因此被称为支原体。

　　大部分支原体繁殖速度比细菌慢,在合适环境中约 3~4 小时繁殖一代,在低琼脂的固体培养基上,2~7 天出现直径约 10~600μm 的颗粒状(图 18-2A)或典型"油煎蛋"样菌落(图 18-2B)。低倍镜下观察菌落呈圆形,由小颗粒聚集而成,中心致密,外周疏松(Dienes 染色)(图 18-2C)。

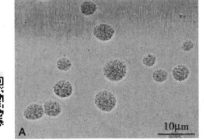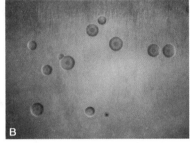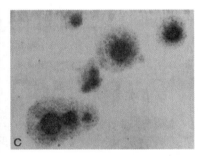

彩图

图 18-2　肺炎支原体培养基生长的菌落特征

A. 颗粒样菌落(×200);B. "油煎蛋"样菌落(×100);C. 菌落印片 Dienes 染色(×200)。

　　支原体有许多特性与 L 型细菌类似,如无细胞壁、呈多形性、能通过滤菌器、对低渗敏感、"油煎蛋"样菌落。但 L 型细菌在无抗生素等诱导因素作用下可回复为原型菌,支原体则否。

　　4. 生化反应　支原体的代谢过程涉及尿素的水解、葡萄糖的发酵、精氨酸的水解、磷酸酶活性等生化过程。一般能分解葡萄糖的支原体不能利用精氨酸,能利用精氨酸的则不能分解葡萄糖,据此可将支原体分为两类。但发酵支原体和穿透支原体既可分解葡萄糖又可分解精氨酸。

　　5. 抗原构造　支原体具有膜蛋白、脂蛋白、糖脂和脂聚糖等表面抗原。一些膜蛋白会发生自发性抗原变异。各种支原体均有其独特的抗原构造,交叉较少,可用于支原体的鉴定。采用补体结合试验可检测支原体糖脂类抗原,采用 ELISA 可检测蛋白类抗原。表面抗原的抗体可以抑制其生长与代谢,故可用于生长抑制试验(growth inhibition test,GIT)和代谢抑制试验(metabolic inhibition test,MIT)鉴定支原体,特异性与敏感性均高。

　　6. 抵抗力　因无细胞壁,支原体对理化因素的抵抗力比细菌弱。凡能作用于胆固醇的物质,如皂素、洋地黄苷、两性霉素 B 等均能破坏支原体的细胞膜而导致其死亡。支原体对化学消毒剂敏感,但对结晶紫、醋酸铊和亚碲酸钾等有抵抗力,故后者可作为支原体分离培养时防止杂菌污染的抑制剂。支原体对抑制细胞壁合成的 β-内酰胺类抗菌药物天然耐受,但对干扰蛋白合成的四环素类药物、大环内酯类药物和喹诺酮类抗生素敏感。

二、致病性与免疫性

1. **致病性**　支原体广泛存在于人和动物体内,多数不致病。对人致病的支原体主要通过以下机制引起细胞损伤:①**黏附素**:肺炎支原体和生殖支原体等支原体具有黏附素,能与呼吸道或泌尿生殖道上皮细胞黏蛋白受体结合而黏附于细胞表面,可引起宿主细胞损伤。②**毒性代谢产物**:由于支原体缺乏细胞壁,支原体与宿主细胞膜融合会改变宿主细胞膜的组成和通透性,导致支原体的水解酶、神经毒素、过氧化氢和超氧离子等物质进入宿主细胞,引起宿主黏膜上皮细胞或红细胞的病理损伤。③**脂蛋白和脂质**:支原体膜中有丰富的脂蛋白和脂质,脂蛋白可被 Toll 样受体(toll-like receptor,TLR) 1、2 或 6 识别,诱导宿主炎症反应与细胞凋亡。脂质可被 TLR4 识别,诱导自噬与炎症反应。④**生物被膜**:支原体形成生物被膜后可以帮助其黏附宿主细胞,引发持续性感染,并可导致多耐药。

2. **所致疾病**　不同支原体感染机体的部位不同,因而引起不同类型的疾病(表 18-1)。

表 18-1　致病性支原体的感染部位与所致疾病

支原体	感染部位	所致疾病
肺炎支原体	呼吸道	大叶性肺炎、支气管肺炎、原发性非典型性肺炎、上呼吸道感染、肺外症状(皮疹、心血管和神经系统症状)
生殖支原体	生殖道	尿道炎、宫颈炎、子宫内膜炎、盆腔炎、不育、不孕
人型支原体	呼吸道、生殖道	附睾炎、盆腔炎、产褥热、慢性羊膜炎,新生儿肺炎、脑炎、脑脓肿
发酵支原体	呼吸道、生殖道	流感样疾病、肺炎、关节炎
嗜精子支原体	生殖道	不育、不孕
穿透支原体	生殖道	协同 HIV 致病
梨支原体	生殖道	协同 HIV 致病
脲原体	生殖道	尿道炎、宫颈炎

3. **免疫性**　人体感染支原体后可产生特异性**细胞免疫**和**体液免疫**。膜蛋白抗体类别有 IgM、IgG 和 sIgA,在抗支原体感染中发挥主要作用,尤其是 sIgA 可在局部黏膜表面阻止支原体感染。细胞免疫主要是**特异性 CD4+Th1 细胞**分泌细胞因子 IL-2、TNF-α、IFN-γ 和 GM-CSF,活化巨噬细胞而清除支原体感染。在宿主对支原体免疫应答过程中,各种免疫细胞释放的大量促炎细胞因子可引起自身组织损伤。

第二节 │ 主要致病性支原体

一、肺炎支原体

1944 年,Eaton 等人首次从一名原发性非典型性肺炎病人的痰液中分离出一种病原体,因其能通过除菌滤器而疑为病毒,称为 Eaton 因子。1962 年,Chanock 等人在无细胞培养基上成功地培养了该病原体,并发现其与 1898 年 Nocard 等发现的牛胸膜肺炎样微生物类似,才鉴定为支原体。1967 年被命名为肺炎支原体(MP)。

(一) 生物学性状

肺炎支原体大小约为 0.2~0.3μm,呈高度多形性,如球形、球杆状、棒状、分枝状和丝状等。肺炎支原体基因组大小为 0.83Mbp,包含 732 个编码蛋白质的基因,其中约一半以上编码生存代谢必需的酶,主要涉及糖酵解和有机发酵。初次分离应培养于含 20% 血清和新鲜酵母浸出液的培养基中,一般 10 天左右长出致密圆形、深入琼脂、无明显边缘的菌落。多次传代后,生长加快,菌落呈"油煎蛋"

样。肺炎支原体能发酵葡萄糖,不能利用精氨酸与尿素,能产生过氧化氢,对豚鼠红细胞呈 β 溶血,对亚甲蓝、醋酸铊和青霉素不敏感。

(二) 致病性与免疫性

肺炎支原体主要经**飞沫传播**,一年四季均可发病,但**夏末秋初**多发,以 3～15 岁的青少年发病率最高。

肺炎支原体的致病机制尚未完全阐明。初始感染的细菌数量、宿主的免疫状态以及呼吸道微生物群的构成均可能影响其致病进程。目前认为成功黏附定植于呼吸道上皮是肺炎支原体感染致病的必要条件。肺炎支原体进化出了一种复杂而特殊的**顶端结构**,包含黏附素(adhesin)、伴侣分子蛋白及辅助蛋白,它们在结构和功能上协同作用,以调动和聚集黏附素。黏附素主要有 P1 和 P40/P90 形成的复合体以及 P30。**P1 黏附素复合体**是肺炎支原体与宿主细胞相互作用的主要组分。在顶端结构作用下肺炎支原体还可在黏附的呼吸道上皮细胞表面滑行,进入细胞间隙,逃避有害物质的杀伤。在黏附定植过程中,肺炎支原体可通过甘油代谢合成活性氧(reactive oxygen species,ROS),如过氧化氢和超氧自由基等,与宿主细胞产生的内源性有毒氧分子协同作用,引发呼吸道上皮纤毛的结构和功能退化。

社区获得性呼吸窘迫综合征毒素(community-acquired respiratory distress syndrome toxin,CARDS)是肺炎支原体分泌的一种外毒素,具有腺苷二磷酸核糖基转移酶活性(N 端)和空泡毒素作用(C 端),可导致呼吸道上皮细胞核破裂及细胞质空泡化。

在 ROS 与 CARDS 共同作用下,宿主呼吸道上皮细胞纤毛运动减弱甚至脱落,细胞质出现空泡,最终导致感染细胞的全部或部分坏死脱落,从而导致持续性咳嗽等一系列临床症状。

肺炎支原体感染引起的病理改变以往以**间质性肺炎**为主,又称**原发性非典型性肺炎**(primary atypical pneumonia),临床症状一般较轻微,以咳嗽、发热、头痛、咽喉痛和肌肉痛为主。近年来,肺炎支原体感染所引起的大叶性肺炎与支气管肺炎的发病率逐年增加。个别肺炎支原体感染病人可发生呼吸道外并发症,如皮疹、心血管和神经系统症状,这可能与免疫复合物和自身抗体有关。

肺炎支原体感染后可产生 sIgA、血清特异性 IgM 与 IgG 及致敏淋巴细胞,但抗体的保护作用有限。呼吸道局部黏膜产生的 sIgA 有较强的防止再感染作用。肺炎支原体感染后可出现 IgE 介导的 I 型超敏反应,促使哮喘病急性发作。

(三) 微生物学检查法

1. **体外培养** 肺炎支原体的分离培养阳性率不高且耗时,故不适宜用于临床快速诊断。

2. **抗体检测** 血清特异性抗体检测是目前诊断支原体肺炎的主要手段。颗粒凝集法(particle agglutination,PA 法)是实验室测定血清肺炎支原体 IgM 抗体的主要方法,单份血清抗体滴度≥1∶160 可作为肺炎支原体近期感染的指标。急性期及恢复期的双份血清标本中,肺炎支原体特异性 IgG 抗体滴度呈 4 倍或 4 倍以上增高或减低时,也可辅助诊断肺炎支原体感染,这是目前国际上公认的标准。

3. **核酸检测** 包括肺炎支原体 DNA 或 RNA 检测,灵敏度和特异性高,适用于支原体肺炎的早期诊断。

(四) 防治原则

肺炎支原体减毒活疫苗和 DNA 疫苗在动物实验中有一定的预防效果,但尚无上市产品。目前治疗肺炎支原体感染首选阿奇霉素、罗红霉素、克拉霉素等大环内酯类;多西环素或米诺环素等新型四环素类,或氧氟沙星、司帕沙星等喹诺酮类抗菌药是替代药物。近些年来肺炎支原体对大环内酯类药物的耐药株不断被报道。

二、解脲脲原体

(一) 生物学性状

解脲脲原体直径为 0.15～0.3μm,多呈单个或成双排列。生长时除需胆固醇外,还须添加酵母浸液。在固体培养基上培养 48 小时后长出直径 15～30μm 的"油煎蛋"样菌落。能分解尿素,不分解糖类和精氨酸,磷脂酶阴性,四唑氮盐还原阴性。生长最适 pH 为 5.5～6.5。对 1∶2 000 的醋酸铊不敏感。在液体培养基中生长后分解尿素产生氨(NH_3),使 pH 上升而导致自身死亡。

解脲脲原体基因组在 0.84～0.95Mbp 之间,平均有 664 个基因。

(二) 致病性与免疫性

解脲脲原体是泌尿生殖道常见的一种机会致病菌。性活跃者和其他性病病人的感染率较高,主要引起尿道炎、宫颈炎、盆腔炎及尿路结石等。目前解脲脲原体的致病机制尚不明确,一般认为解脲脲原体表面脂蛋白结构变异有助于其免疫逃逸,同时其对尿素的分解改变了感染部位的 pH,造成宿主组织细胞的损伤;另外侵袭性酶和毒性产物也可能参与其致病过程。

解脲脲原体感染的病人可检出特异性血清 IgM、IgG 以及黏膜局部 sIgA;大部分病人感染急性期可出现 IgM 升高;sIgA 可阻止脲原体对泌尿生殖道黏膜的黏附。

(三) 微生物学检查法

与肺炎支原体不同,解脲脲原体易于体外分离培养,因此微生物学检查方法是分离培养与常规 PCR 或实时 PCR 检测。由于解脲脲原体是机会性致病菌,人群中普遍具有低滴度的抗体,血清学检查必须与支原体分离培养相结合,才能明确诊断。

(四) 防治原则

加强性道德和性卫生教育,对高危人群及其性伴侣进行监测和对病人及时治疗是控制脲原体在人群中传播的重要措施。大环内酯类、喹诺酮类以及多西环素类抗菌药物是治疗脲原体感染的首选药物,但也存在耐药菌株。

(孙允东)

本章目标测试

本章数字资源

本章思维导图

第十九章 ｜ 立克次体

学习目标

1. 总结立克次体的基本定义及共同特征。
2. 描述立克次体的生物学性状及致病性与免疫性。
3. 区别主要致病性立克次体的致病性与所致疾病。
4. 运用各主要致病性立克次体的微生物学检查方法及防治原则。

立克次体（rickettsia）是一类以节肢动物为传播媒介、严格细胞内寄生的细菌。立克次体由美国病理学和微生物学家 Howard Taylor Ricketts 于 1909 年首先发现，为纪念他在研究期间不幸感染斑疹伤寒而献身，故以他的名字命名这一类微生物。1934 年，我国学者谢少文首先应用鸡胚成功地培养出立克次体，为人类认识立克次体作出了重大贡献。

第一节 ｜ 概　述

立克次体从分类学上隶属于假单胞菌门（*Pseudomonadota*）α-变形菌纲（*Alphaproteobacteria*）的立克次体目（*Rickettsiales*），立克次体目又分为两个科，即**立克次体科**（Rickettsiaceae）和**无形体科**（Anaplasmataceae）。目前发现对人类有致病作用的立克次体主要包括：立克次体属的斑疹伤寒群（typhus group）与斑点热群（spotted fever group）立克次体；东方体属（Orientia）的恙虫病东方体（*O.tsutsugamushi*）；无形体属（Anaplasma）的嗜吞噬细胞无形体（*A.phagocytophilum*）；埃里希体属（Ehrlichia）的查菲埃里希体（*E.chaffeensis*）和伊文埃里希体（*E.ewingii*）；新立克次体属（Neorickettsia）的腺热新立克次体（*N.sennetsu*）；新埃立克属（Neoehrlichia）的新埃立克体（*N.mikurensis*）（表 19-1）。

由于气候条件、病原体媒介和自然宿主的限制，各种立克次体病的流行呈现明显的地区性。近年来的环境变化使得热带和亚热带地区的病原体媒介局部暴增，导致新发立克次体病不断出现，如人粒细胞无形体病及人单核细胞埃里希体病等。

立克次体的共同特点包括：①为革兰氏阴性细菌；②有细胞壁，但形态多样，且部分缺少细胞壁必需组分；③专性活细胞内寄生，以二分裂方式繁殖；④以节肢动物作为传播媒介或储存宿主；⑤多数是人兽共患病的病原体，在人类引起发热出疹性疾病；⑥对多种抗生素不太敏感，多西环素是首选药物；⑦缺乏有效的预防疫苗。

一、生物学性状

1. 形态染色　形态多样，以球杆状或杆状为主（图 19-1），大小约（0.2～0.6）μm×（0.8～2.0）μm。革兰氏染色阴性，但不易着色，常用 Giemsa 染色法、Gimenez 染色法或 Macchiavello 染色法进行染色。

2. 菌体结构　大多数立克次体结构与一般革兰氏

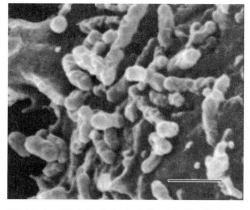

图 19-1　斑疹伤寒立克次体形态（扫描电镜，标尺 =1μm）

表 19-1　常见立克次体的分类、所致疾病、流行环节和地理分布

属	群	种	所致疾病	传播媒介	储存宿主	地理分布
立克次体属	斑疹伤寒群	普氏立克次体（R.prowazekii）	流行性斑疹伤寒	人虱、鼯鼠外寄生虫	人、鼯鼠	非洲中部、美洲、亚洲
		斑疹伤寒立克次体（R.typhi）	地方性斑疹伤寒（鼠斑疹伤寒）	鼠蚤、鼠虱	啮齿类	世界各地（温带、热带和亚热带地区）
	斑点热群	立氏立克次体（R.rickettsii）	落基山斑点热	蜱	啮齿类、犬	西半球
		澳大利亚立克次体（R.australis）	昆士兰蜱传斑疹伤寒	蜱	啮齿类	澳大利亚、塔斯马尼亚岛
		康诺尔立克次体（R.conorii）	地中海斑点热	蜱	啮齿类、犬	地中海地区、非洲、南亚、西亚
		西伯利亚立克次体（R.sibirica）	北亚蜱传斑点热	蜱	啮齿类	北亚、蒙古国、中国
		小珠立克次体（R.akari）	立克次体痘	螨	啮齿类	南非；北美和南美；亚洲、南欧和东欧
		非洲立克次体（R. africae）	非洲蜱咬热	蜱	反刍动物	撒哈拉以南非洲；西印度群岛
		瑞士立克次氏体（R. helvetica）	发疹热病（Aneruptive fever）	蜱	啮齿类	亚洲；中欧和北欧
		猫立克次体（R. felis）	猫蚤立克次体病	猫蚤、白纹伊蚊	家猫、负鼠、啮齿类	非洲；北美和南美；亚洲、欧洲
		黑龙江立克次氏体（R. heilongjiangensis）	远东斑点热	蜱	啮齿类	东亚；中国北方；远东俄罗斯
东方体属		恙虫病东方体（O. tsutsugamushi）	恙虫病	恙螨	啮齿类	亚洲、大洋洲、非洲
无形体属		嗜吞噬细胞无形体（A. phagocytophilum）	人粒细胞无形体病	蜱	啮齿动物、鹿、小型哺乳动物	美洲、欧洲、亚洲
埃里希体属		查菲埃里希体（E. chaffeensis）	人单核细胞埃里希体病	蜱	鹿、犬、反刍动物、啮齿类	美洲、欧洲、亚洲
新立克次体属		腺热新立克次体（N. sennetsu）	腺热	吸虫	鱼类	日本、马来西亚
新埃立克属		新埃立克体（N. mikurensis）	人类新埃立克体病	蜱	啮齿类	亚洲、欧洲

阴性菌相似,但无鞭毛和菌毛。立克次体属的细胞壁含肽聚糖和脂多糖,但东方体属、埃里希体属及无形体属细胞壁均不含肽聚糖和脂多糖。立克次体属的菌体细胞壁外膜由蛋白、磷脂和脂多糖组成。在外膜与细胞膜之间为周浆间隙,内含肽聚糖和多种营养物质(包括氨基酸、维生素、铁离子等)以及解毒酶等结合蛋白,在物质转运中起重要作用。多数立克次体外膜表面**有微荚膜样蛋白层,由多聚蛋白 OmpA 或/和 OmpB 组成**,具有黏附宿主细胞和抗吞噬作用,与其致病性有关。其中在多种立克次体中最丰富的是免疫原性外膜 OMP1 超家族孔蛋白,通常与免疫逃避有关。

3. **培养特性**　立克次体缺乏生物合成和代谢相关的酶基因,为专性细胞内寄生;以二分裂方式繁殖,生长速度缓慢,每 9～12 小时分裂一代,最适生长温度为 34℃。可用**细胞培养法、鸡胚卵黄囊培养法和动物**(常用豚鼠和小鼠)接种法进行培养,细胞培养最为常用。

4. **抗原结构**　立克次体属菌体脂多糖为群特异性抗原,外膜蛋白构成种特异性抗原。立克次体属、恙虫病东方体以及腺热埃里希体与变形杆菌某些菌株有共同抗原成分,故可用这些菌株的菌体抗原(OX$_{19}$、OX$_2$、OX$_K$)代替立克次体抗原检测病人血清中相应抗体,此交叉凝集试验称为**外斐试验**(Weil-Felix test),可辅助诊断立克次体病(表 19-2),但由于其检测是非特异性的,敏感性较低,目前临床较少应用。

表 19-2　常见立克次体的主要生物学性状

种类	肽聚糖	脂多糖	主要靶细胞	生长位置	外斐试验		
					OX$_{19}$	OX$_2$	OX$_K$
普氏立克次体	有	有	内皮细胞	分散于细胞质内	++++	+	−
斑疹伤寒立克次体	有	有	内皮细胞	分散于细胞内外	++++	+	−
立氏立克次体	有	无	内皮细胞	细胞质内和核质区	++++或+	+或++++	−
恙虫病东方体	无	无	内皮细胞	成堆密集于核旁	−	−	++++
查菲埃里希体	无	无	单核细胞和巨噬细胞	吞噬体内	−	−	−
嗜吞噬细胞无形体	无	无	粒细胞和内皮细胞	吞噬体内	−	−	−

5. 抵抗力　大多数立克次体抵抗力较弱,56℃ 30 分钟即被灭活,对常用消毒剂敏感。置 −20℃或冷冻干燥可保存约半年,在节肢动物粪便中可存活数月。常见立克次体的主要生物学性状见表 19-2。

二、致病性和免疫性

1. 流行环节　在立克次体的生命周期中,至少有一个阶段寄生于**节肢动物宿主**,包括蜱、螨、虱、蚤或其他昆虫,可经卵传播,并**以节肢动物作为传播媒介**感染脊椎动物宿主,其中**啮齿类动物**为常见的寄生宿主和储存宿主。

2. 所致疾病　大多数立克次体可引起**人兽共患病**,并且多为**自然疫源性疾病**,有明显的地区性。临床表现以发热、头痛、皮疹、肝脾大等为特征。常见的立克次体所致疾病见表 19-1。

3. 致病机制　立克次体经皮肤、结膜或黏膜侵入人体后,通过淋巴管及血流播散至全身。立克次体属主要侵犯小血管及毛细血管内皮细胞,其入侵细胞的主要因素包括:①黏附素 OmpA 和 OmpB 与宿主细胞表面受体的结合;②磷脂酶 A 的溶膜作用;③菌体细胞膜上附着的Ⅳ型分泌系统(T4SS)将立克次体的 DNA 和蛋白质转运入宿主胞质。立克次体进入胞质大量繁殖,产生脂多糖等毒性代谢产物,引起血管内皮细胞病变。当细胞裂解,大量立克次体进入血液形成立克次体血症,使机体主要脏器的内皮细胞受到感染。**立克次体对血管内皮细胞的直接损伤和释放的内毒素引起病理生理损伤**,包括广泛的血管炎症、通透性增加、水肿、低血容量以及促凝血和纤维蛋白溶解系统的激活。病程第 2 周出现的超敏反应加重病变。

埃里希体属和无形体属主要感染骨髓来源细胞,如粒细胞、单核细胞、红细胞和血小板,致病机制主要是通过影响宿主细胞基因转录、细胞凋亡、细胞因子产生以及吞噬功能等造成免疫病理损伤。

4. 免疫性　机体的康复依赖于特异性抗立克次体免疫,包括 T 细胞介导的细胞免疫,细胞因子激活和增强吞噬细胞的杀灭作用,以及特异性抗体的产生。特异性抗体(IgG 和 IgM)对胞内寄生的立克次体不能发挥清除作用,但可促进巨噬细胞的吞噬、中和毒性物质以及减缓感染的发展。**细胞免疫的建立也伴随着免疫病理的出现**,表现为以血循环中 CD4$^+$T 细胞减少、血管周围 CD4$^+$T 细胞、CD8$^+$T 细胞、B 细胞以及巨噬细胞浸润为特征的立克次体血管炎。

第二节 │ 主要致病性立克次体

一、普氏立克次体

普氏立克次体(*R.prowazekii*)是**流行性斑疹伤寒**(epidemic typhus)或称**虱传斑疹伤寒**(louse-borne typhus)的病原体,为纪念首先发现该病原体并在研究中不幸感染而故的捷克科学家 Stanislav von Prowazek 而命名。

（一）生物学性状

1. **形态与染色**　普氏立克次体呈多形性，以短杆状为主，大小约（0.3～0.8）μm×（0.6～2.0）μm。革兰氏染色阴性，着色较淡；Gimenez 染色呈鲜红色；Giemsa 染色呈紫色或蓝色；Macchiavello 染色呈红色。在感染细胞胞质内分散存在，呈单个或短链状排列。

2. **培养特性**　常采用鸡胚成纤维细胞、L929 细胞和 Vero 细胞进行分离和培养。鸡胚卵黄囊接种亦用于普氏立克次体的传代培养。传统的动物接种分离法，如接种成年雄性豚鼠和小鼠，因较烦琐，现较少使用。

3. **抗原构造**　有两类抗原，一类为不耐热的种特异性抗原，主要由外膜蛋白构成；另一类为耐热的群特异性脂多糖抗原。与普通变形杆菌 X_{19} 和 X_2 菌株有共同多糖抗原成分。

4. **基因组**　普氏立克次体 Madrid E 株染色体大小为 1.11Mb，为环状 DNA。

5. **抵抗力**　对热、干燥和多种消毒剂敏感，离开宿主后仅能存活数小时，但在干燥虱粪中的普氏立克次体能保持活性两个月左右。

（二）致病性与免疫性

1. **流行环节**　病人是普氏立克次体的储存宿主和传染源，人虱（体虱）是传播媒介。人虱叮咬病人时，立克次体进入虱肠管上皮细胞内繁殖。当受染虱叮咬健康人时，立克次体随粪便排泄于皮肤上，从搔抓的皮肤破损处侵入人体。人虱通常在感染 7～10 天后死亡，且不经卵传代，故仅为传播媒介而非储存宿主。干燥虱粪中的立克次体也可经气溶胶通过呼吸道或眼结膜感染人体。

2. **致病性**　普氏立克次体的**微荚膜黏液层**有助于其黏附于宿主细胞，并具有抗吞噬作用。OmpA 和 OmpB 等表面蛋白与小血管细胞表面相应受体结合，激活信号通路，引起吞噬细胞趋化及活化吞噬作用，通过**磷脂酶 A** 溶解宿主细胞膜或细胞内吞噬体膜，立克次体穿入宿主细胞并在其中生长繁殖，导致细胞肿胀、坏死，释放出立克次体，引起第一次菌血症。立克次体经血流扩散至全身组织器官的小血管内皮细胞，在其中大量繁殖并释放入血，导致第二次菌血症。立克次体崩解后释放**脂多糖等**毒性物质，损害血管内皮细胞，造成血管通透性增加，血浆渗出，有效循环血量下降。其主要病理改变为血管内皮细胞增生，血管壁坏死，血栓形成，造成皮肤、心、肺和脑等多脏器的血管周围组织的广泛性病变。

流行性斑疹伤寒的潜伏期约两周，主要表现为急性高热、剧烈头痛和肌痛，4～7 天出现皮疹，有的伴有神经系统、心血管系统或其他脏器损害，是一类危及生命的立克次体病。

部分流行性斑疹伤寒病人病愈后，普氏立克次体可持续存在于淋巴结和血管内皮细胞内，数年后在一定条件下重新繁殖引起复发性感染，称为 Brill-Zinsser 病，该病临床表现较原发感染轻，但若有人虱传播，也可导致流行性斑疹伤寒的流行。

3. **免疫性**　以细胞免疫为主，体液免疫为辅。CTL 杀伤感染立克次体的血管内皮细胞，Th1 细胞释放细胞因子 IFN-γ，增强巨噬细胞的吞噬和杀伤功能；群和种特异抗体具有促进吞噬细胞的吞噬功能，中和立克次体毒性物质的作用，并可阻断再次感染。同时，免疫反应亦可造成对机体的病理性损害。病人病后可获得较牢固的免疫力，与斑疹伤寒立克次体的感染有交叉免疫力。

（三）微生物学检查

鉴于临床症状无特异性，鉴定及诊断尤为重要，低剂量立克次体即**有高度感染性**，因此可疑样本的处理、病原体分离培养和鉴定必须在生物安全二级以上实验室进行，并严格遵守实验室操作规程，避免实验室感染事故的发生。

1. **标本采集**　一般在发病急性期、尚未用抗生素之前采集血液标本，以提高阳性分离率。血清学试验需采集急性期与恢复期双份血清，以观察抗体效价是否增长。

2. **分离培养**　由于标本中立克次体含量较低，直接镜检意义不大。目前立克次体属的分离培养主要采用细胞培养方法，常用的细胞包括 Vero、L929、HEL 和 MRC5 细胞。经细胞培养法分离的立克次体通常以分子生物学方法进行鉴定，如属特异性基因的 PCR 扩增。

3. **血清学检测**　血清学诊断立克次体感染的"金标准"是用特异性外膜蛋白抗原或者脂多糖抗原通过间接免疫荧光法检测特异性抗体。其他方法包括间接免疫过氧化物酶法、酶免疫测定、乳胶凝集、外-斐试验等。外-斐试验是既往最为广泛使用的诊断立克次体病的方法，但敏感性低、假阳性率高,目前已不推荐使用。

4. 核酸检测 可应用 PCR 或 Real-time PCR 法直接检测外周血、节肢动物等样本中外膜蛋白基因、脂蛋白基因或者 16S rRNA 基因。

(四)防治原则

1. 预防原则 随着杀虫剂的普及和卫生条件的提高,该病在我国已基本消灭,但有新发和重新流行的可能,并且在世界贫穷落后地区仍然流行。主要预防措施为改善居住条件,保持个人卫生,消除体虱。曾经用于特异性预防的斑疹伤寒鼠肺疫苗、鸡胚疫苗由于预防效果不理想,或在制备方法、立克次体含量和效力测定标准、抗原成分等方面存在问题,以及减毒活疫苗存在毒力回复突变现象,已停止使用。立克次体重组的变异性外膜蛋白(variable outer-membrane protein,VOMP)是候选的亚单位疫苗,目前尚处于实验研究阶段。

2. 治疗原则 治疗包括对症治疗及抗菌治疗,**抗菌治疗首选多西环素**。病原体的彻底清除或病人的康复主要依赖于人体的免疫功能,特别是细胞免疫功能。

二、斑疹伤寒立克次体

斑疹伤寒立克次体(*R. typhi*)是**地方性斑疹伤寒**(endemic typhus)或称**鼠型斑疹伤寒**(murine typhus)的病原体。为纪念 Mooser 等于 1931 年首先分离出该立克次体,又称为**莫氏立克次体**(*R. mooseri*)。

(一)生物学性状

斑疹伤寒立克次体的形态与染色性、菌体结构、抗原构造、培养特性和抵抗力均与普氏立克次体相似,但斑疹伤寒立克次体可分布于感染细胞内外且链状排列少见。

(二)致病性和免疫性

1. 流行环节 地方性斑疹伤寒在世界各地散发,但主要出现在热带沿海地区,绝大多数病例有旅游史。**斑疹伤寒立克次体的主要传染源和储存宿主为啮齿类动物(主要为鼠),鼠蚤和鼠虱是主要传播媒介**,通过鼠蚤和鼠虱在鼠间传播。当鼠蚤叮咬人时,可将斑疹伤寒立克次体传染给人,再通过人虱在人群中传播。斑疹伤寒立克次体在鼠蚤肠管上皮细胞内增殖,破坏细胞,并随粪便排出,但鼠蚤一般不因感染而死亡,故鼠蚤亦是储存宿主。人也可通过口、鼻和眼结膜等途径接触鼠蚤粪便而受染。

2. 所致疾病 斑疹伤寒立克次体的致病物质和致病机制与普氏立克次体相似。地方性斑疹伤寒的临床症状也与流行性斑疹伤寒相似,最常见的临床症状表现为发热、头痛、红疹,被称为"三联征",但相对较轻,很少累及中枢神经系统和心肌,未经治疗病人死亡率约 4%。

3. 免疫性 以细胞免疫为主,体液免疫为辅。病后可获得较牢固的免疫力,与普氏立克次体的感染有交叉免疫力。

(三)微生物学检查法

检查方法与流行性斑疹伤寒的检查相似,常用间接免疫荧光法(IFA)进行血清学诊断,血清标本中出现 IgM、IgA 和 IgG 的相互转换,同时细胞因子水平在感染的第二周达到顶峰,与出现器官功能障碍的时间点相吻合。近年来巢氏 PCR 也用于诊断该病原体。

(四)防治原则

预防措施主要为灭虱、灭蚤和灭鼠。治疗原则与流行性斑疹伤寒的治疗相似,包括对症治疗和使用四环素类药物进行抗菌治疗。

三、恙虫病东方体

恙虫病东方体(*O.tsutsugamushi*)原称恙虫病立克次体(*R. tsutsugamushi*)或东方立克次体(*R.orientalis*),是**恙虫病**(tsutsugamushi disease)或称**丛林斑疹伤寒**(scrub typhus)的病原体。恙虫病属自然疫源性疾病,临床上以发热、焦痂或溃疡、淋巴结肿大及皮疹为主要特征。

（一）生物学性状

1. **形态与染色** 呈多形性，以短杆状或球杆状多见，大小为（0.2～0.6）μm×（0.5～1.5）μm。Giemsa 染色呈紫色或蓝色，Gimenez 染色呈暗红色，Macchiavello 染色呈蓝色。在感染细胞内密集分布于胞质内近核旁。

2. **结构** 细胞壁的结构不同于立克次体属，无肽聚糖、脂多糖和微荚膜样黏液层。与奇异变形杆菌 X_K 株有共同的多糖抗原，其基因产物经 Sanger 测序发现与钩端螺旋体 HN82 株的同源性为 92.6%～97.29%。

3. **培养特性** 对豚鼠不致病，小鼠易感。可在鸡胚卵黄囊和原代或传代细胞中生长。常用的原代细胞有地鼠肾细胞、睾丸细胞，传代细胞有 Vero 细胞、L929 细胞等。

4. **抵抗力** 抵抗力较立克次体属弱，离开宿主后，37℃ 2～3 小时后活力大为下降。对常用消毒剂敏感。

（二）致病性与免疫性

恙虫病主要流行于东南亚、西南太平洋岛屿、日本和我国部分地区，为自然疫源性疾病。在我国，1986 年以前，该病主要在长江以南流行；1986 年以后，长江以北地区陆续发现新的恙虫病疫源地。近年来，恙虫病仅在三角地区被报道，该三角地区西起巴基斯坦，东至远东的俄罗斯，南至澳大利亚北部。

1. **流行环节** 恙虫病东方体主要在啮齿动物中传播。**鼠类感染后常无症状，但长期携带病原体，为主要传染源。**恙虫病东方体寄生于节肢动物体内，如恙螨、蚊子、跳蚤和虱子。其中在恙螨生活史中，幼虫要吸取一次动物或人的组织液才能发育成若虫，因此恙虫病东方体可通过恙螨幼虫叮咬在鼠间传播或使人感染，故**恙螨是恙虫病东方体的主要储存宿主和传播媒介。**此外，兔类、鸟类等也能感染恙虫病东方体而成为传染源。

2. **致病性** 恙虫病为一种急性可致命的自然疫源性疾病，人被恙螨叮咬后，经 7～10 天或更长的潜伏期后突然发病，临床特征主要为叮咬部位的焦痂或溃疡、发热、皮疹、淋巴结肿大、肝脾大以及外周血液白细胞减少。

恙虫病东方体主要在小血管内皮细胞内繁殖，以出芽方式释放，一般不破坏细胞，致病机制尚未完全明了，目前认为致病作用主要与其死亡裂解后释放的毒素样物质有关，可引起全身中毒症状及组织器官的血管炎。

3. **免疫性** 以细胞免疫为主，病后获得较为持久的免疫力。

（三）微生物学检查

恙虫病的样本采集、实验室诊断方法与立克次体属相似，包括病原体分离培养和鉴定、血清特异性抗体检测和样本中特异性核酸的分子生物学检测。病原体的分离必须在生物安全三级实验室进行。常取急性期病人血液标本接种小鼠腹腔，也可采用鸡胚卵黄囊接种和细胞培养法进行病原体的分离。

（四）防治原则

预防措施主要为灭鼠、灭螨，在流行区或进入丛林应加强个人防护，使用防虫剂，防止恙螨叮咬。治疗主要为早期的对症治疗及抗生素的选用。首选四环素类抗生素，多西环素疗效较佳，阿奇霉素稍次。

四、嗜吞噬细胞无形体

嗜吞噬细胞无形体（*A. phagocytophilum*），曾称人粒细胞埃里希体（Human granulocytic Ehrlichiae），原为埃里希体属，现归类于无形体属，是无形体属中对人致病的主要病原体，**可引起人粒细胞无形体病**（human granulocytic anaplasmosis，HGA）。

嗜吞噬细胞无形体菌体呈球形、卵圆形、梭形等多种形态，革兰氏染色阴性，为专性胞内寄生菌，**主要寄生在中性粒细胞的胞质**，以膜包裹的包涵体形式繁殖。用 Wright 染色或改良 Wright-Giemsa 染色呈紫色或蓝色，类似衣原体包涵体，称桑葚体（morulae）。嗜吞噬细胞无形体的体外分离培养使用人粒细胞白血病细胞系（HL-60）。

嗜吞噬细胞无形体的储存宿主是哺乳动物，啮齿动物是其最主要的储存宿主，其中以小家鼠和褐家鼠感染的报道居多，白足鼠和沙鼠等野生鼠类带菌率也较高，其他宿主包括白尾鹿、红鹿以及牛、山羊等多种家畜和家犬。**硬蜱是该菌的主要传播媒介**,包括美国的肩突硬蜱和太平洋硬蜱,欧洲的篦子硬蜱,以及我国的全沟硬蜱等,主要通过硬蜱叮咬传播,直接接触危重病人或带菌动物的血液等体液也可能导致传播。人对该病普遍易感,高危人群主要为接触蜱等传播媒介的人群,如疫源地(主要为森林、丘陵地区)的居民、劳动者及旅游者等。与罹患该病的危重病人密切接触的医务人员或陪护者,若防护不当,也有被感染的可能。

HGA 的临床病例在世界范围内都较为罕见,首例诊断的 HGA 病人是 1990 年美国 1 例被蜱叮咬者。HGA 常见体征为发热、头痛、肌痛和关节痛,大多数病人为轻症。近年来,美国、欧洲和亚洲均有病例报道。2006 年安徽某医院暴发的群体性不明原因发热疫情,由中国疾病预防控制中心确诊为HGA,此后,在黑龙江、内蒙古、湖北、河南、山东、北京、天津、新疆、四川、云南、海南等地均发现感染病人或疑似病人,为我国重要的新发自然疫源性疾病。

HGA 发病的机制主要包括嗜吞噬细胞无形体直接损伤宿主细胞,抑制中性粒细胞的呼吸爆发,以及机体的免疫应答使淋巴细胞和吞噬细胞在感染部位浸润并释放大量的细胞因子,造成或加重感染后局部组织的炎性损伤。病人大多急性起病,主要临床特征为发热伴白细胞、血小板减少和多脏器功能损害。重症病人可有间质性肺炎、肺水肿、急性呼吸窘迫综合征以及继发细菌、病毒和真菌感染。

HGA 的临床诊断须依据流行病学史、临床表现和实验室检查综合分析。微生物学检查常用间接免疫荧光法检测嗜吞噬细胞无形体 IgM 或 IgG 抗体,也采用 PCR 检测全血或血细胞标本中嗜吞噬细胞无形体特异性核酸,并进行序列分析,同源性达 99% 以上可诊断。必要时分离病原体。

HGA 病人极易发生多器官受累,甚至死亡。因此,临床上高度怀疑无形体病时,**经验用药是关键,采用多西环素或四环素**。儿童或对多西环素过敏者,可选用利福平。禁用磺胺类药物。

无形体尚无特异性疫苗,避免蜱叮咬是降低感染风险的主要措施。出现暴发疫情时,应采取灭杀蜱、鼠和环境清理等措施。对病人的血液、分泌物、排泄物及被污染的环境和物品,应进行消毒处理。

五、查菲埃里希体

查菲埃里希体(*E.chaffeensis*)**可引起人单核细胞埃里希体病**(human monocyticehrlichiosis , HME)。

查菲埃里希体的形态结构与嗜吞噬细胞无形体相似,为严格细胞内寄生的革兰氏阴性小细菌,但感染的靶细胞主要为单核细胞和巨噬细胞,其在细胞质内繁殖,积聚于细胞空泡内,形成形似桑葚的包涵体。该病原体于 1986 年首次在美国一个被蜱叮咬后严重发热病人体内分离得到。2012 年,美国疾病预防控制中心接到 HME 疫情报告超过 8 523 例。近年来发现 HME 也存在于欧洲和亚洲地区。我国云南、浙江、黑龙江大兴安岭地区和山东等地有通过间接免疫荧光法、PCR 扩增和测序技术诊断的 HME 病例。

HME 为自然疫源性疾病,多种哺乳类动物为其储存宿主和传染源,但主要影响人类和犬。硬蜱是主要传播媒介,**经蜱叮咬传播**。临床表现无特异性,常为急性高热、全身不适、头痛、肌痛、出血、贫血,部分病人有胃肠道(呕吐和腹泻)、呼吸道(咳嗽、咽痛等)或骨关节(关节痛)症状。严重病例可伴心、肝、肾等多脏器功能损害,出现肺水肿、急性呼吸窘迫综合征,皮肤、肺、消化道等出血,以及继发细菌、病毒及真菌感染。少数病人可因呼吸衰竭、感染性休克、急性肾衰等多脏器功能衰竭以及弥漫性血管内凝血而死亡。

在单核细胞内观察到典型"桑椹状"包涵体,或以间接荧光抗体检测到相应抗原可确诊。在少数有条件的实验室,还可进行细胞培养和 PCR 检测。无特异性疫苗,一般预防和治疗原则与 HGA 的相似。

(赵飞骏)

本章目标测试

NOTES

第二十章 衣原体

学习目标

1. 描述衣原体的生物学特性;沙眼衣原体和肺炎衣原体所致疾病特征。
2. 解释衣原体的共同特性;沙眼衣原体和肺炎衣原体所致疾病的微生物学检查法及防治原则。
3. 简述鹦鹉热衣原体所致疾病特征及防治原则。

衣原体(chlamydiae)是一类严格真核细胞内寄生、具有独特发育周期、比典型细菌更小的细菌。主要特征是:①圆形或椭圆形,有细胞壁,革兰氏阴性;②具有独特的发育周期,以二分裂方式繁殖;③严格细胞内寄生,具有独立的酶系统,但不能产生代谢所需的能量,须利用宿主细胞的三磷酸盐和中间代谢产物作为能量来源。

衣原体归类于细菌域细菌界衣原体门,衣原体门包含独立的纲和目,其中**衣原体目**(Chlamydiales)分为 8 个科、12 个属、21 个种。**衣原体属有 12 个种**,对人致病的衣原体主要有的**沙眼衣原体**(*Chlamydia trachomatis*)、**肺炎衣原体**(*Chlamydia pneumoniae*)、**鹦鹉热衣原体**(*Chlamydia psittaci*)、**兽类衣原体**(*Chlamydia pecorum*)等(表 20-1)。

表 20-1 三种对人致病衣原体的主要生物学特性

性状	沙眼衣原体	肺炎衣原体	鹦鹉热衣原体
自然宿主	人、小鼠	人	鸟类、低等哺乳动物
原体形态	圆形、椭圆形	梨形	圆形、椭圆形
包涵体糖原	+	−	−
基因组/Mbp	1.04	1.23	1.16
G+C/(mol %)	42~45	40	39~42
DNA 同源性(同种不同菌株间)	>90%	>90%	14%~95%
血清型	19	1	9
质粒	+	−(N16 株除外)	+
噬菌体	−	+	+
Pmp 基因	9	21	10

注:Pmp:polymorphic membrane proteins(多形态膜蛋白),Pmp 家族是衣原体最大的蛋白家族,同时也是衣原体属特有蛋白家族。

第一节 | 概 述

一、生物学性状

1. **发育周期与形态染色** 衣原体在宿主细胞内才能生长繁殖,有独特的发育周期,表现为形态结构和染色特性均不同的两种颗粒,即**原体**(elementary body,EB)和**网状体**(reticulate body,RB)(图 20-1)。

原体是小而致密的颗粒结构,呈球形、椭圆形或梨形,直径 0.2~0.4μm,普通光学显微镜下可见,电镜下观察可见有细胞壁,中央有致密的类核结构,是发育成熟的衣原体。Giemsa 染色呈紫色,Macchiavello

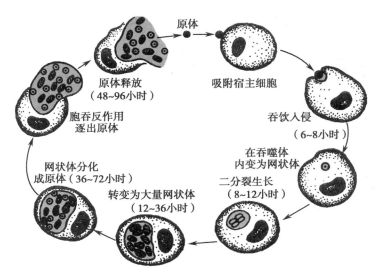

图 20-1 衣原体发育周期

染色呈红色。原体具有**强感染性**,在宿主细胞外较为稳定,但无繁殖能力。当原体进入宿主易感细胞后,宿主细胞膜围绕原体形成空泡,称为**包涵体**(inclusion body),原体在空泡中逐渐发育形成网状体。

网状体又称**始体**(initial body),是大而疏松的网状结构,直径 0.5～1.0μm,圆形或椭圆形。电子密度较低,无胞壁,代谢活跃,以**二分裂**方式繁殖,在空泡内增殖后形成许多子代原体。成熟的子代原体从感染细胞中释放后,再感染新的易感细胞,重复上述发育周期。每个发育周期约 24～72 小时。网状体是衣原体发育周期中的**繁殖型**,不具感染性,Macchivello 染色呈蓝色。

2. **培养特性**　衣原体**专性细胞内寄生**,大多数衣原体能在 6～8 日龄鸡胚卵黄囊中繁殖,感染 3～6 日可致鸡胚死亡,鸡胚卵黄囊膜中可见包涵体、原体和网状体。组织细胞培养时,可在 HeLa、McCoy 或 HL 等细胞中生长良好。但衣原体多缺乏主动穿入组织细胞的能力,故通常将接种衣原体标本的细胞离心沉淀以促使其穿入细胞,细胞培养物中加入二乙氨基葡聚糖(DEAE-dextran)和细胞松弛素 B 等细胞代谢抑制物,或先用 X 线照射,使细胞处于非分裂状态,其目的在于使细胞生长代谢缓慢,有利于衣原体的寄生性生长和繁殖。

1956 年,我国学者汤飞凡采用鸡胚卵黄囊接种法,首次成功分离沙眼衣原体,并证实该衣原体是沙眼的病原体,为人类认识衣原体作出重大贡献。

3. **基因组**　衣原体基因组为环状闭合的双链 DNA,大小为 1.0～1.24Mb。大多数衣原体含有约 7.5kb 大小的质粒,为环状闭合的双链 DNA,由 8 个可读框组成并编码 8 种蛋白。衣原体质粒的功能还有待进一步研究确认,可能与适应不同的宿主、维持相关功能及促进感染等作用有关。

4. **抗原结构**　根据细胞壁的抗原成分不同,可将衣原体抗原分为属、种、型特异性抗原:①**属特异性抗原**:位于细胞壁的共同抗原为脂多糖,类似于革兰氏阴性菌的脂蛋白-脂多糖复合物,可用补体结合试验和免疫荧光试验检测;②**种特异性抗原**:大多数衣原体的种特异性抗原为主要外膜蛋白(major outer membrane protein,MOMP),可用补体结合试验和中和试验进行检测,可鉴别不同种衣原体;③**型特异性抗原**:根据 MOMP 可变区氨基酸序列及空间构型不同,可将每种衣原体分为不同的血清型或生物型,常用的检测方法是单克隆抗体微量免疫荧光试验。

5. **抵抗力**　衣原体耐冷不耐热,60℃仅能存活 5～10 分钟,-60℃其感染性可保持 5 年,液氮内可保存 10 年以上,冷冻干燥保存 30 年以上仍可复苏。对常用消毒剂敏感,0.1% 甲醛溶液 24 小时、2% 氢氧化钠或 1% 盐酸 2～3 分钟、75% 酒精溶液 1 分钟即可灭活。紫外线照射可迅速灭活。对四环素类、大环内酯类及多西环素类抗菌药物敏感。

二、致病性与免疫性

不同的衣原体由于 MOMP 等不同,其嗜组织性和致病性存在差异。有些衣原体仅引起人类疾病,如沙眼衣原体中的沙眼生物型、生殖生物型、性病淋巴肉芽肿生物型和肺炎衣原体；有些只引起动物疾病，如猪衣原体等；有些是人兽共患病原体，如鹦鹉热衣原体。

1. 致病性 衣原体原体通过皮肤或黏膜微小创面侵入机体后，吸附于易感的**柱状或杯状黏膜上皮细胞**，然后进入细胞内生长繁殖。衣原体也可进入单核吞噬细胞形成细胞膜围绕原体的内陷空泡，称**吞噬体**。原体在空泡中生长发育为网状体，然后完成后继繁殖过程。细胞溶酶体若能与吞噬体融合，溶酶体内的水解酶可杀灭衣原体。衣原体能产生**内毒素样物质**（endotoxin-like substance，ELS），是衣原体主要的致病物质，该物质存在于衣原体的细胞壁中，不易与衣原体分开，具有抑制宿主细胞代谢、直接破坏宿主细胞的作用，这种作用可被特异性抗体中和。衣原体的致病机制与其毒性物质有关外，还表现在衣原体的 MOMP 能**阻止吞噬体与溶酶体的融合**，从而有利于衣原体在吞噬体内繁殖并最终破坏宿主细胞。MOMP 的表位易发生变异，可逃避体内特异性抗体的中和作用而继续感染细胞。此外，衣原体Ⅲ型分泌系统（type Ⅲ secretion system，T3SS）是由多种蛋白质复合体组成的跨膜蛋白输出装置，可通过分泌效应蛋白或将毒力蛋白直接注入宿主细胞而发挥致病作用。沙眼衣原体**热休克蛋白**（heat shock protein，HSP）也可诱导Ⅳ型超敏反应，导致免疫病理损伤。急性感染中衣原体可诱导宿主细胞产生大量的促炎细胞因子，如 IL-1β、IL-8、IL-12、IL-23 及细胞间黏附分子等，同时也诱导机体特异性免疫应答，从而促进衣原体的清除。持续感染过程中，由于衣原体处于生长停滞状态，其诱导产生的促炎细胞因子减少，导致炎症反应减弱，也有可能是衣原体逃避宿主免疫反应的机制。

2. 所致疾病 不同衣原体感染机体的部位不同，因而可引起不同类型的疾病（表 20-2）。

表 20-2 人类致病性衣原体的感染部位与所致疾病

衣原体	血清型	感染部位	所致疾病
沙眼衣原体	A，B，Ba，C	眼	沙眼
	D～K	眼	包涵体结膜炎、新生儿眼炎
	D～K	生殖道（男）	尿道炎，附睾炎，前列腺炎
	D～K	生殖道（女）	尿道炎，宫颈炎，子宫内膜炎，输卵管炎，流产，早产
	L1～L3	生殖道	性病淋巴肉芽肿
	D～K	呼吸道	新生儿肺炎
肺炎衣原体		呼吸道	咽炎，支气管炎，肺炎
鹦鹉热衣原体（鸟株）		呼吸道	鹦鹉热，鸟疫

3. 免疫性 衣原体感染后，能诱导机体产生特异性细胞免疫和体液免疫，但以**细胞免疫**为主。MOMP 活化的 CD4⁺T 细胞分泌细胞因子，可抑制衣原体的繁殖。特异性中和抗体可阻断衣原体吸附于宿主细胞，发挥抗感染作用。机体对衣原体的免疫力往往不强且较为短暂，因而常造成衣原体反复感染、持续性感染或隐性感染。此外，衣原体感染时也可出现免疫病理损伤，主要由迟发型超敏反应所致，如**性病淋巴肉芽肿**等。

第二节 | 主要致病性衣原体

一、沙眼衣原体

沙眼衣原体主要引起人类泌尿生殖系统和眼部感染。根据侵袭力和引起人类疾病的部位不同，可将沙眼衣原体分为三个生物型：即沙眼生物型（biovar trachoma）、生殖生物型（biovar genital）和性病淋巴肉芽肿生物型（biovar lymphogranuloma venereum，LGV）。

（一）生物学性状
原体为圆形或椭圆形，直径约 0.3μm，中央有致密核质，Giemsa 染色呈紫色。网状体直径 0.5～

1.0μm,核质分散,Giemsa 染色呈蓝色。原体能合成糖原并掺入沙眼衣原体包涵体的基质中,故能被碘溶液染成棕褐色。

根据三个生物型 MOMP 表位氨基酸序列的差异,可将沙眼衣原体分为 19 个血清型,其中沙眼生物型有 A、B、Ba 和 C 血清型,生殖生物型有 D、Da、E、F、G、H、I、Ia、J、Ja 和 K 血清型,LGV 生物型有 L1、L2、L2a 和 L3 血清型。LGV 生物型 4 个血清型均与沙眼生物型 C 血清型和生殖生物型 E 血清型有交叉抗原。

(二) 致病性与免疫性

沙眼衣原体主要寄生于人类,无动物储存宿主,主要引起以下疾病。

1. **沙眼**　由沙眼生物型 A、B、Ba 和 C 血清型引起。在沙眼流行区,主要通过**眼-眼**或**眼-手-眼**传播。沙眼衣原体感染眼结膜上皮细胞后,在其中繁殖并在细胞质内形成包涵体,引起局部炎症。早期症状是流泪、有黏性或脓性分泌物、结膜充血及滤泡增生。晚期出现结膜瘢痕、眼睑内翻、倒睫等;也可引起角膜血管翳,导致角膜损害,影响视力甚至致盲。WHO 报道,截至 2021 年 6 月,全球约 180 万人因沙眼疾病而失明,沙眼已成为全球关注的公共健康问题。

2. **泌尿生殖道感染**　经性接触传播,由生殖生物型 D~K 血清型引起。生殖道沙眼衣原体感染在沙眼衣原体感染中最常见,多数无症状感染,但如不及时治疗,可导致严重病变。男性多表现为**非淋菌性尿道炎**,不经治疗可缓解,但多数会转变成慢性,病情周期性加重,可合并附睾炎、前列腺炎、直肠炎等。女性表现为尿道炎、宫颈炎、输卵管炎和盆腔炎等。若输卵管炎反复发作,可导致不孕或宫外孕等严重并发症。

3. **包涵体结膜炎**　可由沙眼生物型 B、Ba 血清型以及生殖生物型 D、Da、E、F、G、H、I、Ia、J、Ja 和 K 血清型引起。分为婴儿结膜炎和成人结膜炎,前者系婴儿经**产道感染**,引起**急性化脓性结膜炎**(包涵体脓漏眼),不侵犯角膜,能自愈;后者经性接触、眼-手-眼或污染的游泳池水感染,引起**滤泡性结膜炎**,又称游泳池结膜炎,其病变类似沙眼,但不出现**角膜血管翳**,亦无结膜瘢痕,一般经数周或数月痊愈,**无后遗症**。

4. **婴幼儿肺炎**　可由生殖生物型 D~K 血清型引起。

5. **性病淋巴肉芽肿**　由沙眼衣原体 LGV 生物型 L1、L2、L2a 和 L3 血清型引起。人是 LGV 的自然宿主,主要通过**性接触传播**。LGV 侵犯男性**腹股沟淋巴结**,引起化脓性淋巴结炎和慢性淋巴肉芽肿,常形成瘘管;亦可侵犯女性会阴、肛门、直肠,引起会阴-肛门-直肠组织狭窄。LGV 也可引起结膜炎并伴有耳前、颌下及颈部淋巴结肿大。

沙眼衣原体为细胞内寄生的病原体,故抗感染免疫以**细胞免疫**为主。主要由 MOMP 活化的 CD4[+]T 细胞释放细胞因子,促进吞噬细胞清除或破坏感染细胞。特异性中和抗体可与衣原体结合,阻断衣原体与宿主细胞膜上的受体结合,使其不能进入宿主细胞内繁殖。由于沙眼衣原体型别多、MOMP 易变异,故病后建立的**抗感染免疫力不持久**,仍可发生再感染。

(三) 微生物学检查法

多数衣原体引起的疾病可根据临床症状和体征确诊。例如,急性期沙眼或包涵体结膜炎病人,通过其特殊的症状和体征即可作出诊断,实验室检查可取**眼结膜刮片**或眼穹隆部及眼结膜分泌物涂片镜检。对泌尿生殖道感染者,由于临床症状常不典型,因而实验室检查较为重要,可采集**泌尿生殖道拭子、宫颈刮片**、精液或其他病灶部位活检标本,也可采集初段尿离心后涂片。LGV 病人采集**淋巴结脓肿、脓液、生殖器溃疡**或直肠病灶组织标本。标本最好用膜式滤菌器除去杂菌,不加抗生素。若用于细胞培养,应注意标本的保存并及时接种于培养细胞中。衣原体标本的运送常用含抗生素的二磷酸蔗糖(2SP)运送培养基。若标本在 2 小时之内接种,阳性检出率最高。

1. **直接涂片镜检**　沙眼急性期病人取结膜刮片,Giemsa 或碘液及荧光抗体染色镜检,观察上皮细胞胞质内有无包涵体。对包涵体结膜炎及性病淋巴肉芽肿病人,可从病损局部取材涂片,染色镜检,观察有无衣原体或包涵体(图 20-2)。

2. **分离培养**　取感染或病变组织的渗出液或刮取物,接种于鸡胚卵黄囊或传代细胞,35℃培养 48~72 小时,再用 IFA 或 ELISA 检测培养物中的衣原体。

3. **血清学或核酸检测**　临床实验室诊断常用,方法有:①应用单克隆抗体的 ELISA 检测临床标

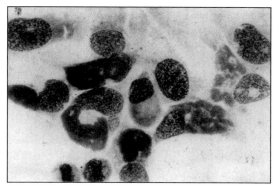

图 20-2 沙眼衣原体包涵体形态

本中沙眼衣原体 LPS 或 MOMP；②应用 PCR 或连接酶链式反应（LCR）或核酸探针杂交法检测衣原体核酸。抗原或核酸检测沙眼衣原体具有快速、敏感、特异等优点。沙眼衣原体血清学检测有助于对沙眼衣原体感染的流行病学调查和疾病的预防，故在公共卫生领域方面得到了较好的应用和推广。

（四）防治原则

沙眼衣原体的预防重点是注意个人卫生，避免直接或间接的接触传染。应广泛开展性传播疾病防治知识的宣传，积极治愈病人和带菌者。对高危人群开展普查和监控，防止感染扩散。

临床上主要采用四环素类、大环内酯类或喹诺酮类抗生素进行治疗。新生儿可在出生时使用 0.5% 红霉素眼膏，以预防新生儿包涵体结膜炎。

目前尚无有效的沙眼衣原体疫苗，MOMP 是其主要候选疫苗抗原。

二、肺炎衣原体

肺炎衣原体是衣原体属的一个新种。最初分离的两株病原体：1965 年自我国台湾一名小学生眼结膜中分离的 TW-183 株和 1983 年自美国西雅图一位急性呼吸道感染病人咽部分离的 AR-39（acute respiratory-39）株。但此后发现这两株衣原体为同一菌株，故命名为 TWAR。

（一）生物学特性

原体直径为 0.38μm，呈梨形，有清晰的周浆间隙，在胞质中还有数个电子致密的圆形小体存在。网状体的特征与沙眼衣原体和鹦鹉热衣原体类似。Giemsa 染色呈紫红色，该法对细胞内包涵体的定位比碘染法敏感。

肺炎衣原体是较难培养的微生物。最早用于肺炎衣原体体外培养的是 McCoy 和 HeLa 细胞，但均难于连续传代，目前常用 Hep-2 和 HL 细胞培养肺炎衣原体。

根据 16S rRNA、23S rRNA、ompA 基因序列和某些生物学特性差异，肺炎衣原体可分为三个生物型：人生物型、考拉生物型和马生物型。根据 ompA 基因 VD4 区序列分析结果，肺炎衣原体可能存在不同的血清型。

肺炎衣原体与沙眼衣原体和鹦鹉热嗜衣原体的 DNA 同源性小于 10%，而不同来源的肺炎衣原体株具有 94% 以上的 DNA 同源性，且其限制性内切酶图谱相同。

肺炎衣原体抗原主要有两种，即脂多糖（LPS）抗原和蛋白抗原。LPS 为衣原体属特异性抗原，不仅含有衣原体属特异性抗原决定簇，也含有与其他微生物 LPS 发生交叉反应的抗原表位。蛋白抗原主要是 MOMP，为衣原体外膜复合物的主要组分，暴露于衣原体表面并具有较强的免疫原性，在肺炎衣原体诊断和疫苗研制中有潜在的应用价值。

（二）致病性与免疫性

肺炎衣原体人生物型寄生于人类，经飞沫或呼吸道分泌物在人与人之间传播。播散较为缓慢，具有散发和流行交替出现的特点。约有 50% 的成人曾有肺炎衣原体感染，故大部分感染者为亚临床型。

肺炎衣原体是**呼吸道感染性疾病**的重要病原体，其主要的致病物质为内毒素样物质，可导致肺炎、支气管炎、咽炎和鼻窦炎等。起病缓慢，临床症状与肺炎支原体相似，表现为咽痛、咳嗽、咳痰、发热等，一般症状较轻。大约 4.5%～25% 肺炎衣原体感染的病人出现严重的哮喘症状。病原体存在的持续性及隐蔽性可造成机体组织的慢性病理损伤。流行病学调查证实，肺炎衣原体与冠心病、动脉粥样硬化等慢性病的发病密切相关。

机体抗肺炎衣原体感染以**细胞免疫**为主、体液免疫为辅，但**免疫力不持久**，可重复感染。

（三）微生物学检查法

1. 病原学检查 常采集痰标本、鼻咽拭子及支气管肺泡灌洗液。直接涂片后先观察包涵体，再用荧光或酶标记的种特异性单克隆抗体检测标本中肺炎衣原体抗原。此方法特异性高,与其他衣原体无交叉反应,但易受多种因素干扰,敏感性不高。必要时可采用组织培养或动物接种**分离病原体**,然后 Giemsa 或 Macchiavello 染色镜检原体或网状体。

2. **血清学方法** 微量免疫荧光试验(MIF)是目前检测肺炎衣原体感染最常用且较敏感的血清学方法。该试验可分别测定血清中特异性 IgM 和 IgG 抗体,可区别近期感染和既往感染,也有利于区别原发感染和继发感染。凡双份血清抗体滴度增高 4 倍或以上,或单份血清 IgM 抗体滴度≥1∶16 或 IgG 抗体滴度≥1∶512,可确定为急性感染,IgG≥1∶16 表示为既往感染。

3. **核酸检测** 根据肺炎衣原体的 16S rRNA 基因或 MOMP 编码基因的保守序列计特异性引物,采用 PCR 检测特异性 DNA 片段,可用于临床标本的快速诊断。

(四)防治原则

隔离病人,避免直接接触,加强个人防护。目前尚无有效的疫苗进行特异性预防。

临床上主要采用四环素类、大环内酯类或喹诺酮类抗生素进行治疗。

三、鹦鹉热衣原体

鹦鹉热是由**鹦鹉热衣原体**引起的一种**自然疫源性疾病**。鹦鹉热衣原体首先分离于鹦鹉体内,而后陆续从鸽、鸭、火鸡、海鸥和相思鸟等多种鸟类体内分离出,主要引起鸟、禽腹泻或隐性持续性感染,甚至终生携带。人类通过吸入病鸟粪便或呼吸道分泌物污染的气溶胶或密切接触病禽而引起呼吸道感染,临床上称之**鹦鹉热**(psittacosis)或鸟疫(ornithosis),鹦鹉热一般呈散发型,偶有小范围的暴发或流行。

(一)生物学性状

原体直径为 0.2~0.5μm,呈球形或卵圆形。网状体直径为 0.6~1.5μm,呈球形或不规则形态。原体在细胞空泡中增殖,形成结构疏松、不含糖原、**碘染色呈阴性**的包涵体。

采用血清学分类法,鹦鹉热衣原体至少可以分为 9 个血清型,分别为 A、B、C、D、E、F、E/B、WC 和 M56 型,其中 A~F 和 E/B 血清型的自然宿主为鸟类,A 型和 D 型毒力较强,能引起鸟类的急性感染。A 型也是感染人类的常见血清型。

鹦鹉热衣原体在 6~8 日龄鸡胚卵黄囊中生长良好。在 HeLa 细胞、McCoy 细胞、猴肾细胞(BSC-1)及 HL 细胞中均可生长。易感动物为小鼠。

(二)致病性与免疫性

人类主要经**呼吸道**吸入病鸟粪便、分泌物或羽毛的气雾或尘埃而感染,也可经**破损皮肤、黏膜或眼结膜**感染。潜伏期为 1~2 周。临床表现多为**非典型性肺炎**,以发热、头痛、干咳、间质性肺炎为主要症状,偶尔可发生系统性并发症,如心肌炎、脑炎、心内膜炎与肝炎、肝脾大等。也有缓慢发病或隐性感染者,缓慢发病者通常出现持续 1~3 周的发热,白细胞减少,同时伴有肺炎体征。

机体抗鹦鹉热衣原体感染以**细胞免疫**为主。MOMP 能刺激机体产生特异性中和抗体,抑制衣原体的增殖。此外,MOMP 还可激活 CD4$^+$ 与 CD8$^+$T 淋巴细胞,对清除细胞内衣原体和抵抗再次感染具有重要作用。

(三)微生物学检查法

病原学检查是确诊的重要依据。取病人血、痰标本或咽拭子直接涂片染色观察包涵体。如必要可先采用组织培养或动物接种进行**病原体分离**,再通过 Giemsa 或 Macchiavello 染色观察**原体或网状体**。

血清学诊断可采用重组**鹦鹉热衣原体抗原**及 IFA 或 ELISA 检测特异 IgM 抗体(滴度≥1∶16)进行早期特异性诊断。也可根据 16S rRNA 或 MOMP 基因设计特异引物,采用 PCR 进行快速检测与诊断。

(四)防治原则

严格控制传染源,对饲养的鸟类与禽类加强管理,避免鹦鹉热衣原体的传播和流行。从事禽类加工和运输的人员应加强防护,对进口的鸟类和禽类应加强检疫。鹦鹉热确诊后,宜及早使用多西环素、大环内酯类或喹诺酮类抗生素彻底治疗。

(杨 春)

本章目标测试

NOTES

本章数字资源

第二十一章 | 螺旋体

本章思维导图

学习目标

1. 复述螺旋体的基本定义及共同特征。
2. 描述主要致病性螺旋体的生物学性状及致病性与免疫性。
3. 区别主要致病性螺旋体的致病性及所致疾病。
4. 运用主要致病性螺旋体的微生物学检查方法及防治原则。

螺旋体（spirochete）是一类形体细长、柔软、弯曲、运动活泼的细菌。

螺旋体在自然界和动物体内广泛存在，种类繁多，从分类学上其隶属于细菌界（Bacteria）螺旋体门（Spirochaetota）螺旋体目（Spirochaetales），有 3 科 14 属。对人致病的螺旋体主要分布于以下三个属：

钩端螺旋体属（*Leptospira*）：螺旋细密规则，一端或两端弯曲成钩状，故名钩端螺旋体，其中问号钩端螺旋体（*L.interrogans*）等致病性钩端螺旋体对人和动物致病。

密螺旋体属（*Treponema*）：螺旋较为细密规则，两端尖细，其中苍白密螺旋体苍白亚种、苍白密螺旋体极细亚种和品他螺旋体对人致病。

疏螺旋体属（*Borrelia*）：有 3～10 个稀疏不规则的螺旋，呈波纹状，其中伯氏疏螺旋体、回归热螺旋体和奋森疏螺旋体对人致病。

第一节 | 钩端螺旋体属

钩端螺旋体属（*Leptospira*）所属螺旋体可分为致病性和非致病性两大类。由致病性钩端螺旋体感染引起的钩端螺旋体病（leptospirosis）是全球流行的人兽共患病，我国有超过 80% 的省份报告有钩端螺旋体病流行，是我国重点防控的传染病。

一、生物学性状

1. **形态与染色** 菌体纤细，长 6～12μm，宽 0.1～0.2μm，菌体一端或两端弯曲使菌体呈问号状或C、S 形。革兰染色阴性，但不易着色。Fontana 镀银染色效果较好，菌体被染成金黄色或棕褐色（图21-1A）；因菌体的折光性较强，故常用暗视野显微镜观察（图 21-1B）。

2. **培养特性** 需氧或微需氧。营养要求较高，常用含 10% 兔血清的 Korthof 和无血清的EMJH 培养基进行培养，最适生长温度为 28～30℃，最适 pH 为 7.2～7.4。生长缓慢，在液体培养基中呈半透明云雾状。在软琼脂平板上可形成半透明、不规则、直径 1～2mm 的扁平菌落。

3. **基因组特点** 钩端螺旋体的基因组大小为 3.8～4.6Mbp，G+C（%）含量为 35%～45%，显示出该属的高度变异性。其核心基因组由大约 1 100 个基因组成，无典型外毒素编码基因，但 LPS 合成与装配系统完善，溶血素、鞭毛、二元信号转导系统、Ⅱ型和Ⅲ型分泌系统相关基因众多，缺乏己糖磷酸激酶基因，故不能利用糖作为碳源。

4. **抗原构造和分类** 钩端螺旋体主要有属特异性蛋白抗原（genus-specific protein antigen）、群特异性抗原（serogroup-specific antigen）和型特异性抗原（serovar-specific antigen）。属特异性抗原可能是

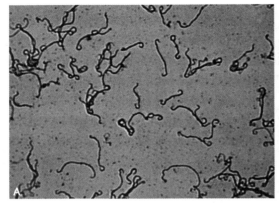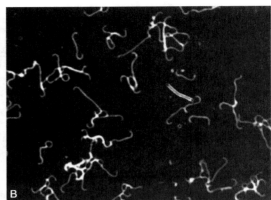

图 21-1　钩端螺旋体形态
A. 镀银染色（光学显微镜，×1 000）；B. 悬滴标本（暗视野显微镜，×1 000）。

糖蛋白或脂蛋白，群特异性抗原为脂多糖复合物，型特异性抗原为菌体表面的多糖与蛋白复合物。应用显微镜凝集试验（microscopic agglutination test，MAT）和凝集吸收试验（agglutination absorption test，AAT），可对钩端螺旋体进行血清群及血清型的分类。目前国际上将致病性钩端螺旋体至少分为 30 个血清群、300 个血清型，其中我国至少存在 19 个血清群、75 个血清型。采用基于 DNA-DNA 杂交和 16S rRNA 序列的基因种（genospecies）分类法将钩端螺旋体分为致病性、中间型和腐生性三大类。

5. 抵抗力　60℃ 1 分钟即死亡，0.2% 甲酚皂、1% 苯酚、1% 漂白粉处理 10～30 分钟即被杀灭。对青霉素等抗生素敏感。**钩端螺旋体在酸碱度中性的湿土或水中可存活数月**，这在疾病传播上有重要意义。

二、流行环节

钩端螺旋体病是典型的**人兽共患病**，也是一种典型的**自然疫源性疾病**。全世界至少发现约 200 余种动物可携带致病性钩端螺旋体，我国以黑线姬鼠及猪、牛等家畜为主要储存宿主。动物感染钩端螺旋体后，大多呈隐性或轻症感染，少数家畜感染后可引起流产。钩端螺旋体在感染动物中长期生存并持续从尿液中排出，**直接或经土壤间接污染水源（疫水）**形成自然疫源地。人类接触疫水而被感染。由于地理环境和宿主动物分布差异，不同国家或地区优势流行的致病性钩端螺旋体基因种以及血清群、型可有显著差异。**我国流行最为广泛的致病性钩端螺旋体为问号钩端螺旋体基因种**，其中南方地区黄疸出血群为主，北方地区波摩那群为主。根据流行特征和传染源差异，可分为稻田型、雨水型和洪水型，稻田型主要传染源为野生鼠类，雨水型主要是家畜，洪水型两者兼之。由于钩端螺旋体能在水中长期存活及其疾病自然疫源性等特点，钩端螺旋体病成为我国洪涝、地震等自然灾害中重点监控的四种传染病之一。

三、致病性和免疫性

1. 致病物质　**内毒素是钩端螺旋体主要致病物质**。黏附素、溶血素以及侵袭性酶类等也在钩端螺旋体致病过程中发挥重要作用。

（1）内毒素：脂质 A 结构与典型的细菌内毒素有所差异，其毒性较弱，但可引起相似的临床症状和病理变化。

（2）黏附素：已肯定的黏附素有受体为胞外基质（extracellular matrix，ECM）中的层粘连蛋白（laminin，LN）的 24kDa 外膜蛋白和受体为 ECM 中的纤维连接蛋白（fibronectin，FN）的 36kDa 外膜蛋白以及钩端螺旋体免疫球蛋白样蛋白（leptospiral immunoglobulin-like protein，Lig）。一些新黏附素蛋白 LIC11574、LIC10831 和 LIC13411 被证实能与 VE-钙黏蛋白结合。

（3）溶血素：不少致病性钩端螺旋体能产生溶血素，能引起贫血、出血、肝大、黄疸和血尿。

（4）侵袭性酶类：问号钩端螺旋体 ColA 胶原酶能水解 Ⅰ、Ⅱ、Ⅲ、Ⅳ 型胶原，M16 家族金属蛋白酶（metalloprotease）能水解 ECM 分子。

（5）其他：问号钩端螺旋体血小板激活因子乙酰水解酶（platelet activating factor acetylhydrolase, PAF-AH）可水解人 PAF，vWA-I 和 vWA-11 蛋白可与假血友病因子（von Willebrand factor，vWF）竞争血小板表面糖蛋白 lb-a（GPib a）受体而阻断血小板聚集，引起肺等内脏组织渗漏性出血。

2. 所致疾病　农民以及一些临时进入疫区工作或旅行者为易感人群，通过**接触感染动物的尿液或被感染动物尿液污染的水或泥浆**而被感染。致病性钩端螺旋体能迅速通过破损或完整的皮肤、黏膜（口、鼻、结膜）侵入人体，然后经淋巴系统或直接进入血流引起钩端螺旋体血症，病人出现如发热、寒战、乏力、头痛、肌痛、眼结膜充血、浅表淋巴结肿大等中毒性败血症症状。继而钩端螺旋体随血流侵入肝、脾、肾、肺、心、淋巴结和中枢神经系统等部位，引起相关组织和脏器损害并出现相应体征。由于感染的钩端螺旋体血清型、毒力和数量不同以及宿主免疫力差异，感染者临床表现差异很大。轻症者似流感，重症者可有明显的肺、肝、肾以及中枢神经系统损害，出现肺出血、黄疸、DIC、休克，甚至死亡。临床上根据病人主要受损的组织或脏器不同，可分为流感伤寒型、肺出血型、黄疸出血型、肾型和脑膜脑炎型。部分病人退热后或恢复期中，可发生眼血管膜炎、视网膜炎、脑膜炎、脑动脉炎等并发症或后发症，其发病机制与超敏反应有关。

3. 免疫性　主要依赖于特异性体液免疫。发病后 1～2 周，机体可产生特异性抗体。特异性抗体有调理、凝集、溶解菌体以及增强单核–巨噬细胞吞噬的作用，从而清除体内的钩端螺旋体。特异性抗体对肾脏中的钩端螺旋体作用不明显，故部分病人恢复期 1～2 周，尤其是感染动物尿中可长期甚至终身带菌并排菌，其机制未明。感染后机体**可获得对同一血清型钩端螺旋体的持久免疫力**，但不同血清群之间无明显的交叉保护作用。

四、微生物学检查

1. 标本采集　病原学检查时，发病 7～10 天取外周血，两周后取尿液。有脑膜刺激症状者取脑脊液。血清学检查时，可采取单份血清，但最好采集发病 1 周及 3～4 周双份血清。

2. 病原学检查

（1）直接镜检：将标本差速离心集菌后作暗视野显微镜检查，或镀银染色后镜检，也可用免疫荧光法或免疫酶染色法检查。

（2）分离培养与鉴定：将标本接种于 Korthof 或 EMJH 培养基中，28℃培养 2 周，用暗视野镜检有无钩端螺旋体生长。培养阳性者进一步用 PCR、显微镜凝集试验（MAT）和凝集吸收试验（AAT）进行基因种、血清群和血清型的鉴定。

（3）动物实验：适用于有杂菌污染的标本。将标本接种于幼龄豚鼠或金地鼠腹腔，一周后取心血镜检并作分离培养及鉴定。

（4）核酸检测：主要为核酸扩增试验，在钩端螺旋体病急性期比培养和血清学诊断具有更高敏感性，可用于钩端螺旋体病的早期诊断。

3. 血清学诊断　以 MAT 最为经典和常用。

（1）MAT：用我国 15 群 15 型致病性钩端螺旋体参考标准株结合当地常见的血清群、型的活钩端螺旋体作为抗原，与不同稀释度的疑似钩端螺旋体病病人血清混合后 37℃孵育 1～2 小时，在暗视野显微镜下观察有无凝集现象，若血清中存在同型抗体，可见钩端螺旋体被凝集成不规则的团块或蜘蛛状，以 50% 钩端螺旋体被凝集的最高血清稀释度作为效价判断终点。单份血清标本的 MAT 凝集效价 1：400 以上或双份血清标本凝集效价增长 4 倍及以上有诊断意义。本试验特异性和敏感性均较高，但通常不能早期诊断。

（2）TR/patoc I 属特异性抗原凝集试验：双曲钩端螺旋体 Patoc I 株经 80℃加热 10 分钟后作为属特异性抗原，能与所有感染不同血清群、型致病性钩端螺旋体的病人血清中 IgM 抗体发生凝集反应，常用的方法为玻片凝集试验（slide agglutination test，SAT），可用于早期诊断。

（3）间接凝集试验：将钩端螺旋体可溶性抗原吸附于乳胶或活性炭微粒等载体上，然后检测血清标本中有无相应凝集抗体。单份血清标本乳胶凝集效价＞1∶2、炭粒凝集效价＞1∶8 判为阳性，双份血清标本凝集效价呈 4 倍及以上增长则更有诊断价值。

（4）酶联免疫吸附试验（ELISA）：通过检测不同钩端螺旋体血清型的病人血清中特异性 IgM 和 IgG 来进行筛查和辅助诊断。但在感染的早期阶段，抗体水平通常较低或不存在，易出现假阴性诊断。

五、防治原则

做好防鼠、灭鼠工作，加强对带菌家畜的管理，保护水源避免污染。夏季和早秋是钩端螺旋体病流行季节，应尽量避免或减少与疫水接触，避免在洪水中涉水，接触疫水人群可口服多西环素进行紧急预防。疫区人群**接种钩端螺旋体多价疫苗**是预防和控制钩端螺旋体病流行的主要措施。钩端螺旋体疫苗有多价全菌死疫苗和多价外膜疫苗，前者虽有免疫保护作用，但副作用较大，后者由我国学者首创，其免疫效果好、不良反应小。

轻症钩端螺旋体病的治疗应采用口服多西环素、氨苄西林或阿莫西林。中度或重度疾病的治疗应采用静脉注射青霉素、氨苄西林或头孢曲松。部分病人注射青霉素后出现寒战、高热和低血压，少数病人甚至出现抽搐、休克、呼吸和心跳暂停，称为**赫氏反应**。赫氏反应可能与钩端螺旋体被青霉素杀灭后释放的大量毒性物质有关。

第二节 ｜ 密螺旋体属

密螺旋体属（*Treponema*）螺旋体分为致病性和非致病性两大类。致病性密螺旋体主要有**苍白密螺旋体**（*T. pallidum*）和品他密螺旋体（*T. carateum*）两个种。苍白密螺旋体又分为 3 个亚种：苍白亚种（*subsp. pallidum*）、地方亚种（*subsp. endemicum*）和极细亚种（*subsp. pertenue*），分别引起梅毒、非性传播梅毒（又称地方性梅毒）和雅司病。品他密螺旋体是品他病的病原体。

一、苍白密螺旋体苍白亚种

梅毒（syphilis）是一种对人类危害较大的**性传播疾病**，其病原体为苍白密螺旋体苍白亚种，俗称**梅毒螺旋体**。

（一）生物学性状

1. **形态与染色** 长 6～15μm，宽约 0.1～0.2μm，有 8～14 个较为致密而规则的螺旋，两端一般呈尖直状，运动较活泼。革兰染色阴性，但不易着色，常用 Fontana 镀银染色法，菌体被染成棕褐色（图 21-2A），可用暗视野显微镜直接观察悬滴标本中的梅毒螺旋体（图 21-2B）。

2. **培养特性** 暂不能在无生命人工培养基上生长繁殖。采用低氧培养环境（1.5%O_2、93.5%N_2、5%CO_2），将梅毒螺旋体 Nichols 有毒株和棉尾兔上皮细胞按照 20∶1 比例在 34℃接种在培养基 TpCM-2 中进行共培养，可初步实现梅毒螺旋体的增殖。Nichols 株对人和家兔均有致病性，接种家兔睾丸或眼前房也能保持毒力且缓慢繁殖。若将 Nichols 株接种于含多种氨基酸的兔睾丸组织碎片中，虽能在厌氧条件下生长繁殖，但失去致病力，该菌株称为 Reiter 株。

3. **抗原构造** 菌体表面抗原种类相对稀少且分布密度较低，主要有分子量为 92kDa 的外膜蛋白及分子量分别为 15、17、34、44、47kDa 的膜脂蛋白，其中 47kDa 膜脂蛋白（TpN47）含量最高且抗原性较强，其次为 TpN15 和 TpN17。鞭毛蛋白主要由 33kDa、33.5SkDa 核心蛋白亚单位和 37kDa 鞘膜蛋白亚单位组成，其中 37kDa 鞘膜蛋白亚单位含量高且抗原性强。

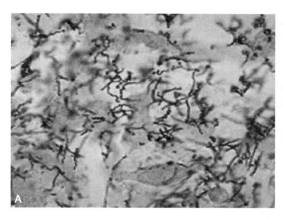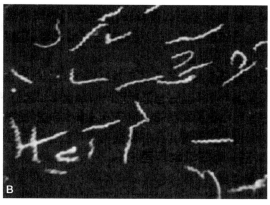

彩图

图 21-2　梅毒螺旋体形态

A. 兔睾丸组织来源镀银染色(光学显微镜,×1 000);B. 组织培养基来源悬滴标本(暗视野显微镜,×1 000)。

4. 基因组　梅毒螺旋体染色体基因组为一个大小约为 1.14Mb 的环状 DNA,G+C(%)含量平均为 52.8%,只包含有约 1 041 个可读框,是目前所知基因组最小的螺旋体。

5. 抵抗力　对温度和干燥比较敏感。离体后干燥 1~2 小时或 56℃加热 5 分钟即死亡。血液中的梅毒螺旋体 4℃放置 3 天可死亡。对常用化学消毒剂和抗生素较为敏感。

(二)致病性和免疫性

1. 致病物质　梅毒螺旋体有很强侵袭力,但未发现有内毒素和外毒素,其致病机制主要与以下几个因素有关。

(1)黏附素:已明确的梅毒螺旋体黏附素有层粘连蛋白(laminin,LN)结合黏附素 Tp0751、Tp0750,以及纤连蛋白(fibronectin,FN)黏附素 Tp0136、Tp0155 和 Tp0483。此外,Tp0435(TpN17)和Tp0954 也可能具有细胞黏附素的作用。

(2)鞭毛和趋化相关蛋白:梅毒螺旋体鞭毛轴丝由核心蛋白 FlaB1、FlaB2 和 FlaB3 以及覆盖其上的鞘蛋白 FlaA 组成,这种结构将高免疫原性运动蛋白隔离在亚表面细胞场所,从而促进梅毒螺旋体的免疫逃避。在梅毒螺旋体基因组中发现 4 个甲基趋化受体蛋白(methyl-accepting chemotaxis transmembrane proteins,MCPs)基因和两个包含趋化蛋白(chemotaxis proteins,Che)的操纵子,可感应环境中的引诱剂和驱避剂。

(3)荚膜样物质:为菌体表面的黏多糖和唾液酸,可阻止抗体等大分子物质与菌体结合、抑制补体激活以及补体溶菌作用、干扰单核巨噬细胞吞噬,从而有利于梅毒螺旋体在宿主内存活和扩散。

(4)侵袭性酶类:透明质酸酶(hyaluronidase)和黏多糖酶(mucopolysaccharidase)能分解组织、ECM 血管基底膜中的透明质酸(hyaluronic acid)和黏多糖(mucoitin/ mucopolysaccharide),有利于梅毒螺旋体的侵袭和扩散。

病理性免疫反应参与了梅毒螺旋体的致病过程,梅毒病人体内常出现多种自身抗体。

2. 所致疾病　梅毒螺旋体感染人类可引起梅毒。梅毒一般分为后天性(获得性)和先天性两种,前者主要通过性接触传染,后者从母体通过胎盘传染给胎儿。输入梅毒螺旋体污染的血液或血制品,可引起输血后梅毒。

获得性梅毒临床上可分为三期,表现为发作、潜伏和再发作交替的现象。

(1)Ⅰ期梅毒:梅毒螺旋体经皮肤或黏膜感染后 2~10 周,局部出现无痛性**硬下疳**(hard chancre),多见于外生殖器,也可见于肛门、直肠和口腔,其溃疡渗出液中有大量梅毒螺旋体,传染性极强。此期持续 1~2 个月,硬下疳可自愈。进入血液中的梅毒螺旋体潜伏于体内,经 2~3 个月无症状的潜伏期后进入第Ⅱ期。

(2)Ⅱ期梅毒:全身皮肤及黏膜出现**梅毒疹**(syphilid),主要见于躯干以及四肢。全身淋巴结肿大,有时累及骨、关节、眼及中枢神经系统。在梅毒疹和淋巴结中有大量梅毒螺旋体。部分病人梅毒疹可反复出现数次。Ⅱ期梅毒病人未经治疗,3 周～3 个月后上述体征也可消退,其中多数病人可发展成Ⅲ期梅毒。从出现硬性下疳至梅毒疹消失后 1 年的Ⅰ、Ⅱ期梅毒,又称早期梅毒,传染性强,但组织破坏性较小。

（3）Ⅲ期梅毒:又称晚期梅毒,Ⅱ期梅毒发病后经 2～7 年,甚至 10～30 年潜伏期后,病人出现全身性梅毒损害,主要表现为**结节性梅毒疹**（nodular syphilid）和**树胶肿**（gumma）为特征的多种晚期皮肤和黏膜损害、全身组织和器官慢性炎性损伤、慢性肉芽肿及组织缺血性坏死、心血管梅毒和神经梅毒。此期病灶内梅毒螺旋体数量很少,传染性小但破坏性大、病程长,疾病损害呈进展和消退交替出现。

先天性梅毒是梅毒孕妇体内的梅毒螺旋体通过胎盘引起的胎儿全身感染,可导致流产、早产或死胎,新生儿可有皮肤病变、马鞍鼻、锯齿形牙、间质性角膜炎、骨软骨炎、先天性耳聋等特殊体征,俗称梅毒儿。

3. 免疫性　梅毒螺旋体感染可诱导机体产生多种抗体,主要是非特异性的抗心磷脂抗体和特异性的抗梅毒螺旋体抗体,当梅毒螺旋体在体内被清除后,机体免疫力也随之消失,如再接触到梅毒螺旋体,可能再次被感染。由于这种免疫力无保护作用,因此梅毒周期性潜伏与再发的原因可能与体内产生的免疫力有关,如机体在正常的免疫应答过程中,梅毒螺旋体没有完全被清除,其潜伏在体内一些抗体或者抗菌药物浓度较低的部位,一旦机体免疫力下降,梅毒螺旋体则又可侵犯体内某些部位而复发。梅毒螺旋体为了适应在机体内生存,还可建立安全的增殖生态位,通过不同机制规避自噬,抑制宿主细胞凋亡,对抗氧化杀伤和补体杀伤等,逃逸免疫以维持其持续感染。

（三）微生物学检查

1. 病原学检查　最适标本是硬下疳渗出液,其次是梅毒疹渗出液或局部淋巴结抽出液,可用暗视野显微镜观察梅毒螺旋体,也可用直接免疫荧光或 ELISA 法检查。组织切片标本可用镀银染色法染色后镜检。

2. 血清学试验　有非梅毒螺旋体抗原试验和梅毒螺旋体抗原试验两类。

（1）非梅毒螺旋体抗原试验:用正常**牛心肌心脂质**（cardiolipin）作为抗原,测定病人血清中的反应素（抗脂质抗体）。国内较常用 RPR（rapid plasma reagin）和 TRUST（tolulizedred unheated serum test）试验,前者以碳颗粒作为载体,结果呈黑色,后者以甲苯胺红为载体,结果呈红色,均常**用于梅毒初筛**。VDRL（venereal disease reference laboratory）试验也可用于梅毒初筛,但国内使用极少。因上述试验中均采用非特异性抗原,故一些非梅毒疾病如系统性红斑狼疮、类风湿关节炎、麻风、麻疹等病人血清也可呈现假阳性结果,必须结合临床资料进行判断和分析。

（2）梅毒螺旋体抗原试验:采用梅毒螺旋体 Nichols 或 Reiter 株作为抗原,检测病人血清中特异性抗体,特异性较高,常用于梅毒确诊,但操作烦琐。国内较常用的有梅毒螺旋体血凝试验（treponemal pallidum hemagglutination assay,TPHA）和梅毒螺旋体明胶凝集试验（treponemal pallidum particle agglutination assay,TPPA）,其次尚有梅毒螺旋体抗体微量血凝试验（microhemagglutination assay for antibody to *Treponema pallidum*,MHA-TP）和荧光密螺旋体抗体吸收（fluorescent treponemal antibody-absorption,FTA-ABS）试验等。此外,近年以一种或多种重组 TpN 蛋白为抗原的 ELISA、梅毒螺旋体 IgG 抗体捕获 ELISA、免疫印迹法等,也有较好的检测效果。

3. 核酸检测　利用核酸扩增试验检测皮肤、黏膜、口腔或直肠病变中的梅毒螺旋体 DNA。在许多基因靶标中,*polA*（*tp0105*）和 *TpN47*（*tp0574*）被最广泛地使用。目前尚未经过彻底的临床验证,推广尚待时日。

（四）防治原则

梅毒是性传播疾病,加强性卫生教育和注重性卫生是减少梅毒发病率的有效措施。梅毒确诊后,应尽早予以彻底治疗,目前多采用青霉素类药物治疗 3 个月至 1 年,以血清抗体转阴为治愈指标,且治疗结束后需定期复查。各期梅毒的治疗需选择合适的青霉素剂型与疗程:早期梅毒和晚期树胶肿梅毒选用苄星青霉素、普鲁卡因青霉素;神经梅毒首选水剂青霉素。目前尚无有效人用疫苗防控梅毒。

二、其他密螺旋体

(一)苍白密螺旋体地方亚种

地方性梅毒(endemic syphilis)或称非性病梅毒的病原体,通过污染的食具经黏膜传播。地方性梅毒流行于非洲、西亚和中东地区,我国尚未见病例报道。其好发于 2~15 岁的儿童。临床主要表现为口咽部黏膜斑、口角开裂性丘疹、扁平湿疣、掌和足底皮肤过度角化和树胶肿损害,疾病晚期内脏并发症少见。青霉素治疗有效。

(二)苍白密螺旋体极细亚种

雅司病(yaws)的病原体,主要通过与病人病损皮肤直接接触而感染。雅司病流行于中非、南美、东南亚热带地区,温带地区偶见。其主要见于 15 岁以下的儿童(6~10 岁之间高峰)。20 世纪 40 年代江苏北部曾有雅司病流行,20 世纪 60 年代以来我国未发现此病。原发性损害主要是四肢杨梅状丘疹,皮损处常形成瘢痕,骨破坏性病变常见,内脏和神经系统的并发症少见。青霉素治疗有效。

(三)品他密螺旋体

品他病(pinta)的病原体,主要通过与病人病损皮肤的直接接触而感染。品他病流行于中美和南美地区,我国尚未见病例报道。原发性损害是皮肤出现瘙痒性小丘疹,遍及面、颈、胸、腹和四肢,继而扩大、融合、表面脱屑,数月后呈扁平丘疹,色素加深。初次感染后 1~3 年,皮损处色素减退甚至消失呈白瓷色斑,皮肤结痂、变形。青霉素治疗有效。

第三节 | 疏螺旋体属

疏螺旋体属(Borrelia)螺旋体有 3~10 个不规则的螺旋。对人有致病性的主要有伯氏疏螺旋体(B. burgdorferi)和多种回归热螺旋体,分别引起莱姆病和回归热。奋森疏螺旋体是人口腔正常菌群,但可引起机会性口腔感染。

一、伯氏疏螺旋体

伯氏疏螺旋体(B. burgdorferi)是**莱姆病**(Lyme disease)的病原体。1977 年,莱姆病发现于美国康涅狄格州的莱姆镇,5 年后 Burgdorfer 等从硬蜱及病人体内分离出伯氏疏螺旋体,并证实该螺旋体为莱姆病的病原体。莱姆病以蜱为媒介进行传播,人和多种动物均可感染。我国北方林区为莱姆病主要疫源地,目前已有 20 余个省和自治区证实有莱姆病存在。

(一)生物学性状

1. **形态与染色** 菌体长 10~40μm,宽 0.1~0.3μm,两端稍尖(图 21-3)。革兰染色阴性,但不易着色。镀银染色、Giemsa 或 Wright 染色效果较好。

2. **培养特性** 营养要求高,常用含长链饱和及不饱和脂肪酸、葡萄糖、氨基酸和牛血清白蛋白的 BSK-II 培养基培养。微需氧,5% CO_2 促进生长,最适培养温度为 32~35℃,但生长缓慢。在液体培养基中易相互缠绕成团,在 1% 软琼脂平板表面可形成湿润、光滑、扁平、边缘整齐的小菌落。

3. **抗原构造和分类** 菌体有多种表面蛋白抗原,包括 OspA~F 及外膜脂蛋白,其中 OspA、OspB 和 OspC 为主要表面抗原。OspA 和 OspB 有种特异性,OspC 具有高度异质性,抗原性强。41kDa 鞭毛蛋白也是优势抗原之一,有种特异性。39kDa BmpA 外膜蛋白是伯氏疏螺旋体重要致病因子,抗原性强。外膜脂蛋白和热休克蛋白(heat shock protein,HSP)无种特异性。

基于 DNA-DNA 杂交和 5~23S rRNA 序列的基因种(genospecies)分类法,莱姆病病原体可分为

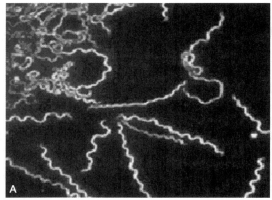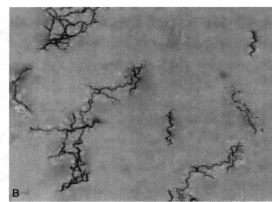

图 21-3　伯氏疏螺旋体形态
A. 荧光抗体染色荧光显微镜,×1 000;B. 镀银染色光学显微镜,×1 000。

19 个基因种,对人致病的有**伯氏疏螺旋体**(*B.burgdoferi sensu stricto*)、**伽氏疏螺旋体**(*B. garinii*)和**埃氏疏螺旋体**(*B. afelii*)三个基因种。伯氏疏螺旋体基因种主要分布于美国和欧洲,伽氏和埃氏疏螺旋体基因种主要分布于欧洲和亚洲。我国分离的伯氏疏螺旋体主要为伽氏疏螺旋体基因种,其次为埃氏疏螺旋体基因种。

4. **基因组特点**　伯氏疏螺旋体 B31 株基因组全长约 1.52Mb,由一个 910 724bp 的线状染色体、9个线性质粒和 12 个不同大小的环形质粒组成。线性染色体基因高度保守,而质粒变异程度高,伯氏疏螺旋体之间质粒的差异被认为是导致不同地理区域莱姆病临床表现和病程存在一定变异性的原因之一。

5. **抵抗力**　抵抗力弱。60℃加热 1～3 分钟即死亡,0.2% 甲酚皂或 1% 苯酚处理 5～10 分钟即被杀灭。对青霉素、头孢菌素、红霉素敏感。

(二)流行环节

莱姆病是自然疫源性传染病。储存宿主众多,其中以**野鼠和鹿**较为重要。主要传播媒介是**硬蜱**(hard tick),已确定的有 4 种:美国的丹敏硬蜱、太平洋硬蜱以及欧洲的蓖子硬蜱、亚洲的全沟硬蜱。伯氏疏螺旋体可在蜱的中肠生长繁殖,叮咬宿主时,通过肠内容物反流、唾液或粪便感染宿主。我国莱姆病高发地区主要在东北和内蒙古林区,有明显的季节性,初发于 4 月末,6 月份达高峰,8 月份以后仅见散在病例。

(三)致病性和免疫性

1. **致病物质**　伯氏疏螺旋体毒力因子及其致病机制迄今了解甚少,OspA 和 BmpA 等诱发的炎症和免疫病理反应也参与致病过程。

(1)侵袭力:伯氏疏螺旋体表面存在丰富的细胞外基质结合蛋白,主要包括 Dbp A、Dbp B、BBK32、RevA/B 及 BB0347 等,可与宿主胞外基质(ECM)中的纤维连接蛋白(FN)和核心蛋白多糖(decorin,DEN)结合,黏附、侵入多种宿主细胞并在胞质中生存。BBA33 和 CRASP-1 可与Ⅰ、Ⅲ和Ⅳ胶原蛋白相互作用,ErpX 和 BmpA 与层粘连蛋白结合,烯醇化酶、Erp 蛋白、OspA、OspC 和 BBA70 能与纤溶蛋白原结合。此外,P66、BBB07 和 BB0172 可以通过与宿主整合素相互作用促进其进一步定植和扩散。

(2)抗吞噬作用:伯氏疏螺旋体表面蛋白 OspA 和 OspB 均具有一定抗吞噬作用。

(3)内毒素样物质(endotoxin-like substance,ELS):伯氏疏螺旋体细胞壁中的脂多糖(lipopolys-accharide,LPS)具有类似细菌内毒素的生物学活性。

2. **所致疾病**　莱姆病是一种慢性全身感染性疾病,病程可分为三期:早期局部性感染、早期播散性感染和晚期持续性感染。

早期局部性感染表现为疫蜱叮咬后经 3～30 天的潜伏期,叮咬部位可出现一个或数个慢性**移行性红斑**(erythema chronicum migrans,ECM),伴有头痛、发热、肌肉和关节疼痛、局部淋巴结肿大等症状。ECM 初为红色斑疹或丘疹,继而扩大为圆形皮损,直径 5～50cm,边缘鲜红,中央呈退行性变,多个 ECM 重叠后形成枪靶形。早期播散性感染多表现为继发性红斑、面神经麻痹、脑膜炎等。

未经治疗的莱姆病病人大约四分之三的病人会出现迟缓性神经麻痹或感觉异常,约 80% 可发展至晚期,主要表现为慢性关节炎、周围神经炎和慢性萎缩性肌皮炎。

3. 免疫性　抗伯氏疏螺旋体感染主要依赖于特异性体液免疫,特异性抗体能增强吞噬细胞吞噬及杀灭伯氏疏螺旋体的效果,但抗体出现较晚。特异性细胞免疫的保护作用尚有争议。

(四) 微生物学检查

1. 标本采集　整个病程中伯氏疏螺旋体数量均较少,难以分离培养,主要取病人血清标本进行血清学检查。有时也可采集皮损、血液、脑脊液、关节液、尿液等标本用分子生物学方法检测。

2. 病原学检查　可采用 PCR 检测标本中伯氏疏螺旋体 DNA 片段,但阳性率不高。

3. 血清学检查　免疫荧光法和 ELISA 较为常用。ELISA 检测的特异性 IgM 抗体在 ECM 出现后 2～4 周形成,6～8 周达峰值,4～6 个月后恢复正常。IgG 抗体出现较迟,其峰值出现于发病后 4～6 个月,并持续至病程的晚期。鞭毛蛋白抗体主要是 IgM,Osp 抗体主要是 IgG。ELISA 阳性时,需用免疫印迹法确定其特异性。

(五) 防治原则

疫区工作人员要加强个人保护,避免蜱虫叮咬。根据病人不同的临床表现及病程采用不同的抗生素及给药方式。早期莱姆病用多西环素、氨苄西林或红霉素,口服即可。晚期莱姆病由于存在多种深部组织损害,一般用青霉素联合头孢曲松等静脉滴注。目前尚无有效疫苗。

二、回归热螺旋体

回归热(relapsing fever)是一种以**反复周期性急起急退高热**为临床特征的急性传染病。根据病原体及其媒介昆虫不同分为三大类:①**虱传回归热**:又称流行性回归热,病原体为回归热疏螺旋体(*B. recurrentis*),**虱**为传播媒介。②**蜱传回归热**:又称地方性回归热,分布于亚洲、欧洲和非洲的病原体为麝鼩疏螺旋体(*B. crocidurae*)、杜通疏螺旋体(*B. duttonii*)、西班牙疏螺旋体(*B. hispanica*),集中于美洲的病原体为赫姆斯疏螺旋体(*B. hermsii*)、扁虱疏螺旋体(*B. parkeri*)、墨西哥疏螺旋体(*B.turicatae*),主要由**软蜱**传播。龙氏疏螺旋体(*B. lonestari*)、宫本疏螺旋体(*B. miyamotoi*)和色勒疏螺旋体(*B. theileri*)在世界各地均有分布,主要由**硬蜱**传播。③**禽传回归热**:病原体为鹅疏螺旋体(*B. anserina*),该疏螺旋体主要引起禽类的急性传染病,对人不致病,传染媒介为蜱、虱。蜱传回归热临床表现与虱传回归热相似,但症状较轻,病程较短。**我国主要流行虱传回归热**。

(一) 生物学性状

1. 形态与染色　长 10～30μm,宽约 0.3μm (图 21-4)。有 3～10 个不规则的螺旋,运动活泼,革兰染色阴性,Giemsa 染色呈紫红色,Wright 染色呈棕红色。

2. 培养特性　微需氧,最适生长温度为 28～30℃,在含血液、血清或动物蛋白的液体培养基上能缓慢生长,分裂繁殖一代约需 18 小时,在体外传数代后,其致病性丧失。

3. 抗原构造和分类　有类属抗原和特异性抗原,但抗原性极易变异,在同一个病人的病程中可分离出几种抗原结构不同的变异株。

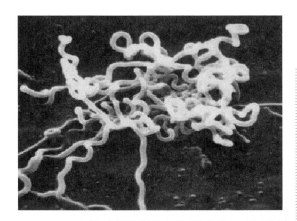

图 21-4　回归热疏螺旋体形态(扫描电镜,×12 000)

(二)流行环节

回归热螺旋体储存宿主是啮齿类动物,虱或软蜱叮咬动物宿主后被感染,其体腔、唾液、粪便中均可含有回归热螺旋体。虱或软蜱叮咬人后,回归热螺旋体经伤口直接进入体内引起疾病。

(三)致病性和免疫性

1. 致病性 回归热螺旋体感染后潜伏期 3～10 天,然后突发高热,一般持续 3～5 天退热,约一周后又出现高热,如此反复发作可达 3～10 次。急起急退的反复周期性高热、全身肌肉酸痛、肝脾大为回归热的临床特征,重症病人可出现黄疸和出血。

2. 免疫性 感染后机体可产生特异性抗体,抗体在补体协同下可裂解回归热螺旋体。回归热螺旋体外膜蛋白极易发生变异,所形成的突变株可逃避抗体的攻击,繁殖到一定数量后引起第二次高热,如此反复多次,直至机体产生的多种特异性抗体能对各种变异株发挥作用时,回归热螺旋体方被清除。感染后免疫力维持时间短暂。

(四)微生物学检查

采集发热期的外周血标本,直接涂片后进行 Giemsa 染色,光学显微镜下可见比红细胞长数倍且有疏松螺旋的螺旋体,但退热期血液中很难观察到螺旋体。

(五)防治原则

进入疫区人员应避免虱和蜱的叮咬。青霉素、红霉素、多西环素治疗有效。目前尚无疫苗产品。

三、奋森疏螺旋体

奋森疏螺旋体(*B. vincentii*)与梭形梭杆菌(*Fusobecterium fusifonne*)共同寄居于人口腔牙龈部位,当机体免疫功能下降时,奋森疏螺旋体与梭形梭杆菌大量繁殖,协同引起樊尚咽峡炎(Vincent angina)、牙龈炎、口腔坏疽等疾病。微生物学检查时可采取局部病变材料直接涂片,革兰染色镜检可见疏螺旋体和梭状杆菌。

(赵飞骏)

本章目标测试

第二十二章 | 其他细菌

学习目标

1. 描述白喉棒状杆菌生物学性状、致病性、微生物学检查和防治原则。
2. 描述嗜肺军团菌传播途径及其所致疾病。
3. 复述铜绿假单胞菌主要生物学性状及所致疾病。
4. 知悉嗜麦芽窄食单胞菌、鲍曼不动杆菌生物学性状及致病性。
5. 认识莫拉菌、气单胞菌、李斯特菌、伯克霍尔德菌、变形杆菌主要生物学性状及所致疾病。

本章描述的是一群与医学相关的、在分类上为不同种属的细菌,包括棒状杆菌属(如白喉棒状杆菌)、军团菌属(如嗜肺军团菌)、假单胞菌属(如铜绿假单胞菌)、气单胞菌属(如嗜水气单胞菌)和一些非发酵革兰氏阴性菌(如不动杆菌、窄食单胞菌)等细菌。它们各自均具有独特的生物学特性和致病性,广泛存在于水、土壤和空气中;其中有的是人体皮肤黏膜表面的微生物群成员,大多是机会致病菌。但是近年来,其在临床标本中的检出率逐年增多,常引起医院感染,且对多种抗菌药物耐药,治疗比较困难,因而受到临床高度重视。

第一节 | 棒状杆菌属

棒状杆菌属(*Corynebacterium*)的细菌因其菌体一端或两端膨大呈棒状而得名。现分类上隶属于棒状杆菌目(Corynebacteriales)、棒杆菌科(Corynebacteriaceae)。革兰氏染色呈阳性,菌体着色不均匀,出现浓染颗粒或有异染颗粒。排列不规则,常呈栅栏状。无荚膜、鞭毛和芽胞。本属细菌目前发现的有 159 个种和亚种,与人类有关的如白喉棒状杆菌(*C.diphtheriae*)、假白喉棒状杆菌(*C. pseudodiphtheriticum*)、结膜干燥棒状杆菌(*C. xerosis*)、溃疡棒状杆菌(*C.ulcerans*)等,分别寄生于人鼻腔、咽喉、眼结膜等处,大多不产生外毒素,一般无致病性,除白喉棒状杆菌外多为机会致病菌,分别可引起咽部、结膜、阴道或尿道等部位炎症,痤疮棒状杆菌可引起痤疮和粉刺。能引起人类传染性疾病的主要为白喉棒状杆菌。白喉棒状杆菌俗称白喉杆菌(diphtheria bacillus),是急性呼吸道传染病白喉(diphtheria)的病原体。最初由德国的克雷伯(Edwin Klebs)所发现,1884 年勒夫勒(Friedrich Löeffler)分离出纯菌。白喉是一种常见的急性呼吸道传染病,病人咽喉部出现灰白色的假膜(pseudomembrane)为其病理学特征。该菌能产生强烈外毒素,进入血液可引起全身中毒症状而致病。

一、生物学性状

1. **形态与染色** 菌体为细长、微弯曲的杆菌,大小为(0.3~0.8)μm×(1~8)μm,菌体的一端或两端膨大呈棒状,故名为棒状杆菌。排列不规则,呈栅栏状、L 字形或 V 字形。无荚膜,无鞭毛,不产生芽胞。革兰氏染色呈阳性,用亚甲蓝短时间染色菌体着色不均匀,出现有深染的颗粒。用 Albert 或 Neisser 等方法染色后,这些颗粒与菌体着染颜色不同,称为**异染颗粒**(metachromatic granule),对鉴定细菌有重要意义(图 22-1)。颗粒的主要成分是核糖核酸和多偏磷酸盐。细菌衰老时异染颗粒可消失。

2. **培养特性** 需氧或兼性厌氧。在含全血或血清培养基上置 35~37℃时细菌生长良好;在含有凝固血清的吕氏培养基上生长迅速,经 12~18 小时培养即可形成圆形灰白色的小菌落,菌体形态典

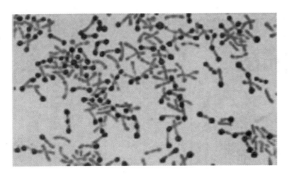

图 22-1　白喉棒状杆菌异染颗粒（Albert 染色）

型，异染颗粒明显。在含有 0.03%～0.04% 亚碲酸钾（$K_2TeO_2 \cdot 3H_2O$）血琼脂平板上生长时，能使亚碲酸钾还原为黑色的元素碲，故菌落呈黑色或灰色，亚碲酸钾还有抑制其他杂菌生长的作用。根据对亚碲酸钾的还原能力、菌落形态及生化反应将白喉棒状杆菌分为三种类型，分别被称为重型（gravis）、轻型（mitis）和中间型（intermedius）。重型：菌落大，呈灰色，表面光滑，无光泽，边缘不规则且有条纹，不溶血；轻型：菌落小，呈黑色，表面光滑有色泽，边缘整齐，β 溶血；中间型：菌落小，呈灰黑色，表面较光滑，边缘较整齐，不溶血。三型的产毒株与疾病的轻重程度无明显的对应关系，但对流行病学分析有一定意义，在我国以轻型产毒株多见。

3. **基因组特征**　目前已全基因组测序的白喉棒状杆菌约 721 株，其染色体为一条环状双链 DNA，大小约 2.4Mbp。基因组约含 2 301 个基因，可编码 2 170 种蛋白质，G+C（%）含量为 53.56%。

4. **变异**　白喉棒状杆菌形态、菌落和毒力均可发生变异。当无毒株白喉棒状杆菌**携带 β-棒状杆菌噬菌体成为溶原性细菌**时，便可成为产生白喉毒素的产毒株并能随细胞分裂遗传下去。

5. **抵抗力**　白喉棒状杆菌对湿热较敏感，100℃ 1 分钟或 58℃ 10 分钟即可被杀死。对一般消毒剂敏感，如 5% 苯酚溶液 1 分钟，3% 甲酚皂溶液 10 分钟处理可杀灭。但对日光、寒冷和干燥抵抗力较强，在衣物、儿童玩具等多种物品中可存活数日至数周。对青霉素及红霉素敏感；对磺胺类、卡那霉素和庆大霉素不敏感。

二、致病性与免疫性

1. **致病物质**　白喉棒状杆菌侵入机体，仅在鼻腔、咽喉等局部生长繁殖，其产生的白喉毒素入血而引起症状，因此白喉毒素是该菌的主要致病物质。此外，还有索状因子和 K 抗原。

（1）**白喉毒素**（diphtherotoxin）：当 β-棒状杆菌噬菌体侵袭无毒白喉棒状杆菌时，其编码外毒素的 *tox* 基因与宿主菌染色体整合，使得无毒白喉棒状杆菌成为产毒的白喉棒状杆菌产生白喉毒素。此毒素是一种毒性强、抗原性强的蛋白质，分子量为 62kDa，由 A、B 两个肽链经二硫键连接组成。A 链是白喉毒素的毒性功能区，抑制易感细胞蛋白质的合成。B 链上有一个受体结合区和一个转位区，B 链本身无毒性，但能与心肌细胞、神经细胞等表面受体结合，协助 A 链进入这些易感细胞内。细胞内蛋白质合成过程中，需要延伸因子 1（elongation factor 1，EF1）和延伸因子 2（EF2）。当白喉毒素 A 链进入细胞后可促使辅酶 I（NAD）上的腺苷二磷酸核糖（ADPR）与 EF2 结合，结果 EF2 失活，使蛋白质无法合成，导致细胞功能障碍。

（2）**索状因子**（cord factor）：细菌表面的一种毒性糖脂，即海藻糖-6-6' 双分枝菌酸。它能破坏哺乳动物细胞中的线粒体，影响细胞呼吸与磷酸化。

（3）**K 抗原**：细胞壁表面的一种不耐热糖蛋白，具有抗吞噬作用。白喉棒状杆菌的 K 抗原有利于该菌在黏膜表面的定植。

2. **所致疾病**　人类是白喉棒状杆菌的唯一宿主，普遍易感，儿童易感性更高。病人及带菌者是主要的传染源。细菌主要通过飞沫传播，最常侵犯的部位是咽、喉、气管和鼻腔黏膜。也可经污染物品直接接触传播，侵犯眼结膜、阴道等处黏膜，甚至皮肤创口，引起白喉。白喉的典型病理特征为喉部有一白色假膜，这是细菌在局部繁殖并分泌外毒素，导致局部黏膜炎性渗出及组织坏死，凝固而成。此假膜与黏膜下组织紧密粘连，如果局部黏膜水肿及假膜脱落，可引起呼吸道阻塞，甚至窒息死亡，成为白喉早期致死的主要原因。外毒素进入血液（毒血症），并与易感的心肌细胞或外周神经、肾上腺组织细胞结合，引起心肌炎、声嘶、软腭麻痹、吞咽困难、膈肌麻痹以及肾上腺功能障碍等全身中毒症状。部分病人可出现心肌受损，多发生在病后 2～3 周，成为白喉晚期致死的主要原因。细菌一般不入血。

3. **免疫性** 白喉的免疫主要依靠抗毒素的中和作用。白喉病后、隐性感染及预防接种均可产生**白喉抗毒素**而使人群获得免疫力。抗毒素的作用是阻止白喉毒素 B 链与易感细胞结合,使 A 链不能进入细胞内发挥毒性作用。新生儿经胎盘自母体能获得被动免疫,出生后这种被动免疫逐渐消失。3 个月时仅 60% 有免疫力,1 岁时几乎全部易感。以往白喉病人约 50% 为 5 岁以内,近年来国家对婴幼儿及学龄前儿童普遍进行了免费预防接种,儿童及少年发病率显著降低,但发病年龄出现推迟现象。

三、微生物学检查法

1. **标本采集** 用无菌拭子直接从病人鼻腔、咽喉等病变部位假膜处及其边缘取材。

2. **直接涂片镜检** 将鼻咽拭子标本直接涂片,进行亚甲蓝、革兰氏或 Albert 染色后镜检。如有白喉棒状杆菌的典型形态、排列和异染颗粒,结合临床症状可作初步诊断。白喉治疗是否及时与死亡率密切相关,故早期快速诊断至关重要。

3. **分离培养** 将标本接种于**吕氏血清斜面**上,培养 6～12 小时后,取培养物作涂片镜检,检出率比直接涂片高,有助于快速诊断。延长培养至 18 小时即可见灰白色小菌落,可进一步作生化反应和毒力试验鉴定。也可将标本分别接种于血琼脂和**亚碲酸钾血琼脂平板**,37℃培养 24～48 小时,根据菌落特点进行鉴定。

4. **毒力试验** 是鉴别产毒白喉棒状杆菌与其他棒状杆菌的重要方法。

（1）体内法:通过豚鼠体内中和试验测定毒力。将待检菌的培养物（2ml/只）注射实验组豚鼠皮下;对照组豚鼠则于 12 小时前腹腔内注射白喉抗毒素 500U 后,再于皮下注射待检菌培养物（2ml/只）。如实验组动物于 2～4 天死亡而对照组动物存活,表明待检菌能产生白喉毒素。

（2）体外法:常用琼脂 Elek 平板毒力试验。在蛋白胨肉汤或牛肉消化液的琼脂平板上,平行接种待检菌和阳性对照产毒菌,然后垂直铺一条浸有白喉抗毒素（1 000U/ml）的滤纸片。37℃孵育 24～48 小时,若待检菌产生白喉毒素,则在纸条与菌苔交界处出现有白色沉淀线。无毒菌株则不产生沉淀线。此外,尚可用对流免疫电泳或 SPA 协同凝集试验检测待检菌培养物上清液中的毒素。

5. **核酸检测** 可采用 PCR 检测白喉毒素基因及其调节基因（如白喉毒素阻遏基因 *dtxR*）。

四、防治原则

目前我国应用含有无细胞百日咳疫苗、白喉类毒素和破伤风类毒素混合制备的百白破三联疫苗（DTaP）进行人工主动免疫,效果良好,人群发病率和死亡率显著降低。对密切接触白喉病人的易感儿童需肌内注射 1 000～2 000U 白喉抗毒素进行紧急预防,同时注射白喉类毒素以延长免疫力。对白喉病人的治疗采取早期、足量注射白喉抗毒素以直接中和体内毒素,并配合选用敏感抗菌药物如青霉素或红霉素等进行治疗。注射抗毒素血清前需作皮肤试验,对白喉抗毒素皮肤试验阳性者可采取少量多次脱敏注射法。

第二节 │ 军团菌属

军团菌属（*Legionella*）的细菌是一类革兰氏阴性杆菌,广泛分布于自然界,尤其适宜温暖潮湿地带的天然水源及人工冷、热水管道系统中。军团菌属隶属于军团菌目（Legionellales），军团菌科（Legionellaceae）。本属细菌现已有 50 多个种,已从人体分离出的有嗜肺军团菌、米克戴德军团菌、伯兹曼军团菌等 20 个菌种。对人致病的主要为**嗜肺军团菌**（*L. pneumophila*）,引起人**军团病**（Legionnaires disease）。

军团病的名称来源于 1976 年在美国费城召开的一次退伍军人大会期间,突然暴发流行一种原因不明的肺炎,当时称为军团病。后从死亡者肺组织中分离出一种新的革兰氏阴性杆菌,命名为军团菌。1984 年,该菌被正式归类为军团菌属。此后在世界许多国家均有军团病的发生。我国 1982 年首次报道该菌感染,至今已有十余起暴发流行发生。该菌还能引起庞蒂亚克热(Pontiac fever),临床表现为轻型的军团病。

一、生物学性状

1. **形态与染色** 革兰氏阴性球杆菌,不易着色。菌体形态易变,在组织中呈短杆状,在人工培养基上呈长丝状或多形性。常用 Giemsa 染色(呈红色)或 Dieterle 镀银染色(呈黑褐色)。有 1 至数根端鞭毛或侧鞭毛和菌毛及微荚膜,但不形成芽胞。

2. **培养及生化反应** 为专性需氧菌,2.5%～5% CO_2 可促进生长。最适温度为 35℃,最适 pH 为 6.4～7.2。**兼性胞内寄生**,生长需要多种元素,如钙、镁、铁、锰、锌和钼。营养要求较高,生长时需要 L-半胱氨酸、甲硫氨酸等。在活性炭—酵母浸出液琼脂(buffered charcoal yeast extract agar,BCYE)培养基上,3～5 天可形成 1～2mm、灰白色有光泽的 S 型菌落。若在 BCYE 培养基中加入 0.1g/L 溴甲酚紫,菌落呈浅绿色。该菌不发酵糖类,可液化明胶,触酶阳性,氧化酶阳性或弱阳性,不分解尿素,硝酸盐还原试验阴性。

3. **基因组特征** 基因组大小约 3.4Mbp,编码约 3013 种蛋白,G+C(%)含量为 38.3%。

4. **抗原组成** 主要有菌体抗原(O 抗原)和鞭毛抗原(H 抗原)。根据 O 抗原将本菌分为 1～16 个血清型。其中 1 型是从人群分离到的最常见血清型,也是 1976 年军团病的病原菌。我国主要流行的是 1 型和 6 型。该菌的外膜蛋白具有良好的免疫原性,能刺激机体产生免疫应答。

5. **抵抗力** 较强,该菌在适宜的环境中可较长期存活。如在 36～70℃热水中能够存活,而在蒸馏水中可存活 100 天以上,原因是该菌能与一些常见原虫、微生物形成共生关系,可寄生于阿米巴内而保持致病活力。对常用化学消毒剂、干燥、紫外线较敏感。但对氯或酸有一定抵抗,如在 pH 2.0 盐酸中可存活 30 分钟,利用这一特点处理标本可去除杂菌。

二、致病性与免疫性

嗜肺军团菌生活在水中,通过微风和阵风传播,然后被吸入呼吸道,主要引起军团病,也可引起医院感染。其致病机制目前尚不十分清楚。近年来研究发现,军团菌的致病性与其毒力因子和铁代谢等相关。

1. **致病物质** 主要是产生的多种酶类、毒素和溶血素,直接损伤宿主。细胞毒素阻碍中性粒细胞氧化代谢;菌细胞中所含的磷酸酯酶阻碍刺激中性粒细胞超氧化物阴离子产物,使中性粒细胞内第二信使编排陷于混乱。这些物质可抑制吞噬体与溶酶体的融合,使吞噬体内的细菌在吞噬细胞内生长繁殖而间接导致宿主细胞死亡。此外,菌毛的黏附作用、微荚膜的抗吞噬作用及内毒素毒性作用也参与发病过程。

2. **所致疾病** 嗜肺军团菌主要引起军团病,也可引起医院感染。多流行于夏秋季节。主要经飞沫传播。带菌飞沫、气溶胶被直接吸入下呼吸道,引起以肺为主的全身性感染。军团病临床上有三种感染类型,即**流感样型**、肺炎型和肺外感染型。流感样型亦称庞蒂亚克热,为轻症感染,表现为发热、寒战、肌肉酸痛等症状,持续 3～5 天症状缓解,预后良好,X 线无肺炎征象。肺炎型亦称军团病,起病急骤,以肺炎症状为主,伴有多器官损害。病人出现高热寒战、头痛、肌痛剧烈,开始干咳,后出现脓痰或咯血,常伴有中枢神经系统和消化道症状,不及时治疗可导致死亡,死亡率可达 15%～20%。肺外感染型,为继发性感染,出现脑、肾、肝等多脏器感染症状。

3. **免疫性** 嗜肺军团菌是兼性胞内寄生菌。**细胞免疫**在机体抗菌感染过程中起重要作用。由细胞因子活化的单核细胞,可抑制胞内细菌的生长繁殖。抗体及补体则能促进中性粒细胞对胞外细菌的吞噬和杀菌作用。

三、微生物学检查法

采集下呼吸道分泌物、肺活检组织或胸腔积液等标本进行细菌学检查。用 BCYE 培养基分离培养,再根据培养特性、菌落特征、生化反应作出鉴定,并对细菌进行血清学分型。可将标本用已知荧光标记抗体进行**直接免疫荧光试验**,具有诊断意义。也可用 PCR 技术检查该菌核酸进行快速诊断。

四、防治原则

目前尚无嗜肺军团菌特异性疫苗。医院空调冷却水、辅助呼吸机等所产生的气溶胶颗粒中能检出此菌。因此,应加强水源管理及人工输水管道和设施的消毒处理,防止军团菌造成空气和水源的污染,是预防军团病扩散的重要措施。治疗可首选红霉素。

第三节 | 假单胞菌属

假单胞菌属(*Pseudomonas*)是一群革兰氏阴性小杆菌,广泛分布于土壤、水和空气中。假单胞菌属隶属于假单胞菌目(Pseudomonadales),假单胞菌科(Pseudomonadaceae)。有荚膜、鞭毛和菌毛,无芽胞,需氧。在所有的培养基上均生长良好。其种类繁多,目前发现的菌种已超过 180 个,与人类关系密切的主要有铜绿假单胞菌(*P. aeruginosa*)、荧光假单胞菌(*P. fluorescens*)和类鼻疽假单胞菌(*P. pseudomallei*)等。主要引起机会性感染,如输入了被荧光假单胞菌污染的血液或血制品后,可出现败血症或不可逆的休克。类鼻疽假单胞菌在东南亚地区可引起地方性人和动物的类鼻疽病。

本节重点介绍铜绿假单胞菌。铜绿假单胞菌俗称绿脓杆菌,1882 年从伤口脓汁中分离到。广泛分布于自然界及人和动物体表及肠道中,是一种常见的机会致病菌。由于在生长过程中产生绿色水溶性色素,感染后的脓汁或敷料上出现绿色,故得名。

一、生物学性状

1. **形态染色** 为革兰氏阴性杆菌,一般约为(0.5~1.0)μm×(1.5~3.0)μm 大小的直或微弯小杆菌。无芽胞,有荚膜,单端有 1~3 根鞭毛,属丛毛菌,运动活泼。临床分离的菌株常有菌毛。

2. **培养及生化反应** 专性需氧。在普通培养基上生长良好,最适生长温度为 35℃,在 4℃不生长而在 42℃可生长是铜绿假单胞菌的一个特点。最适产毒温度为 26℃。pH 5.0~7.0 范围内生长较好,产生带荧光素的水溶性色素青脓素(pyoverdin)与绿脓素(pyocyanin),故使培养基变为亮绿色。在液体培养基中呈混浊生长,常在其表面形成菌膜。铜绿假单胞菌能够氧化分解葡萄糖,产酸不产气,但不分解乳糖、麦芽糖、甘露醇和蔗糖。分解尿素,氧化酶阳性,不形成吲哚。

3. **基因组特征** 铜绿假单胞菌 PAO1 菌株的基因组大小约 6.3Mbp,G+C(%)含量为 66.6%,预测有 5 572 个 ORF。基因组中有大量基因参与分解代谢、转运、有机物外排系统以及趋化系统,共同形成了铜绿假单胞菌具有环境适应多样性和对多种抗菌药物耐受能力的基础。

4. **抗原结构** 铜绿假单胞菌有 O 和 H 抗原。O 抗原包括两种成分,一种是脂多糖,另一为原内毒素蛋白(original endotoxin protein,OEP)。OEP 是一种免疫原性较强的高分子抗原,为该菌的外膜蛋白,是一种保护性抗原,其抗体不仅对同一血清型细菌有特异性保护作用,且对不同血清型的细菌也有共同保护作用。

5. **抵抗力** 抵抗力较其他革兰氏阴性菌强,对多种化学消毒剂与抗菌药物有抗性或耐药性;56℃需 1 小时才可杀死细菌。

二、致病性与免疫性

铜绿假单胞菌是人体微生物群成员之一,在肠道中繁殖,并可污染周围环境。该菌能根据特定信号分子的浓度来监测周围环境中自身或其他细菌的数量变化,当信号达到一定的浓度阈值时,即启动菌体中相关基因的表达来适应环境中的变化,这一调控系统被称为细菌的**密度感知信号系统**(quorum-sensing system,QS)。QS 系统在调控铜绿假单胞菌各种毒力因子表达中起重要作用,同时影响宿主免疫功能。

主要致病物质是内毒素,此外尚有菌毛、荚膜、胞外酶和外毒素等多种致病因子(表22-1)。

表 22-1　铜绿假单胞菌的致病物质

致病物质	生物学活性
菌毛	对宿主细胞具有黏附作用
荚膜多糖	抗吞噬作用
内毒素	致发热、休克、DIC 等
外毒素 A	抑制蛋白质合成,引起组织坏死
细胞溶解毒素	杀白细胞素、溶素等,能损伤细胞、组织
蛋白分解酶	分解蛋白质,损伤多种细胞和组织
胞外酶 S	抑制蛋白质合成
弹性蛋白酶	降解弹性蛋白,引起肺实质损伤和出血
碱性蛋白酶	损伤组织、抗补体、灭活 IgG、抑制中性粒细胞功能
磷酸酯酶 C	组织损伤

铜绿假单胞菌也广泛分布在医院环境中,是引起医院感染的重要病原菌,其感染多见于皮肤黏膜受损部位,如烧伤、创伤或手术切口等。也见于因长期化疗或使用免疫抑制剂的病人,以及使用侵袭性临床诊疗措施时,表现为局部化脓性炎症,也可引起中耳炎、角膜炎、尿道炎、心内膜炎和脓胸等。此外,该菌引起的菌血症、败血症及婴儿严重的流行性腹泻也有报道。

中性粒细胞的吞噬作用在抗铜绿假单胞菌感染中起着重要的作用。感染后产生的特异性抗体,尤其是分泌型 IgA 的黏膜免疫作用,有一定的抗感染作用。

三、微生物学检查法与防治

根据疾病和检查目的不同分别采取标本:炎症分泌物、脓液、血液、脑脊液等,以及医院病区或手术室的物品、医疗器材等。

将标本接种于血琼脂平板,培养后根据菌落特征、色素及生化反应等鉴定。血清学、绿脓素及噬菌体分型可供流行病学、医院感染追踪调查等使用。

已研制出多种铜绿假单胞菌疫苗,其中以 OEP 疫苗具有不受菌型限制、保护范围广、毒性低等优点。铜绿假单胞菌可由多种途径在医院内传播,主要是通过污染医疗器具及带菌医护人员引起的医源性感染,应对医院感染予以重视。目前治疗主要可选用哌拉西林他唑巴坦、头孢他啶、头孢吡肟、碳青霉烯类、阿米卡星、环丙沙星等。

第四节 ｜ 不动杆菌属

不动杆菌属(*Acinetobacter*)属于假单胞菌目(Pseudomonadales),莫拉菌科(Moraxellaceae),至少有 33 个菌种,是一群专性需氧、不发酵葡萄糖的革兰氏阴性菌,呈球形或球杆状,有荚膜,无芽胞,无鞭毛。广泛分布于土壤和水中,易在潮湿环境中生存,如浴盆、肥皂盒等处,也存在于健康人的皮肤、咽、结膜、唾液、胃肠道及阴道分泌物中,是机会致病菌。其中鲍曼不动杆菌(*A. baumanii*)较多见,也是导致医院感染的常见菌之一。醋酸钙不动杆菌(*A. calcoaceticus*)、洛菲不动杆菌(*A. lwoffii*)、溶血不动杆菌(*A. haemolytius*)、琼氏不动杆菌(*A. junii*)和约翰逊不动杆菌(*A. johnsonii*)及其他不动杆菌也偶尔可分离出。来自于病人标本的细菌在各种培养基上均生长良好。该类细菌黏附力极强,易黏附在各类医用材料上,成为贮菌源。近年来,医院分离到的鲍曼不动杆菌菌株常表现为多重耐药受到广泛关注。

感染源可以是病人自身(内源性感染),亦可以是不动杆菌感染者或带菌者,尤其是双手带菌的医务人员。传播途径有接触传播和空气传播。在医院内,污染的医疗器械及医护人员的手是重要的传播媒介。易感者为老年病人、早产儿和新生儿,手术创伤、严重烧伤、气管切开或插管、使用人工呼吸机、行静脉导管和腹膜透析者及广谱抗菌药物或免疫抑制剂应用者也易感染。该菌携带多种耐药基因,可将其耐药性传递给其他细菌,而且还能接受其他细菌的耐药基因,故可对多种抗菌药物耐药。在经验用药阶段,往往首选头孢哌酮-舒巴坦、亚胺培南-西司他丁、替加环素、米诺环素。然后,则根据药敏结果调整选用方案。目前推荐对多重耐药不动杆菌选用含有舒巴坦复合制剂的联合抗感染方案。

第五节 │ 窄食单胞菌属

窄食单胞菌属(*Stenotrophomonas*)属于黄单胞菌目(Xanthomonadales),黄单胞菌科(Xanthomonadaceae),有 6 个菌种,而嗜麦芽窄食单胞菌是最先发现的一个菌种,也是该菌属中主要致人类疾病的细菌。

嗜麦芽窄食单胞菌(*S. maltophilia*)是一种专性需氧的葡萄糖非发酵型革兰氏阴性杆菌,有丛鞭毛,无芽胞,无荚膜,菌落呈针尖状,直径 0.5～1mm,中央凸起。在血平板上有刺鼻的氨味,呈 β 溶血;在营养琼脂培养基上显示灰黄色素或无色素,该菌生化反应不活跃,营养谱有限,对葡萄糖只能缓慢利用,但能快速分解麦芽糖而迅速产酸,故得名。还原硝酸盐为亚硝酸盐,氧化酶阴性,DNA 酶阳性,水解明胶和七叶苷,赖氨酸脱羧酶阳性。

该菌广泛存在于土壤、植物、人和动物的体表、消化道及医院环境中,随着广谱抗菌药物和免疫抑制剂的广泛应用以及侵袭性医疗操作的不断增多,该菌的分离率呈逐年上升趋势,而在医院环境和医务人员皮肤上的该菌分离率更高。其临床分离率仅次于铜绿假单胞菌和鲍曼不动杆菌,居非发酵菌第 3 位,是人类重要的机会致病菌和医院感染菌。该菌还对山羊、鳄鱼、鲶鱼、猪等动物以及水稻等植物致病,因此,该菌是人、畜、水产动物和水稻等植物共同的病原菌。

嗜麦芽窄食单胞菌的致病机制还不完全清楚,可能与其产生的弹性蛋白酶、脂酶、黏多糖酶、透明质酸酶、DNA 酶和溶血素等有关。感染后可引起肺炎、菌血症、败血症、心内膜炎、脑膜炎、腹膜炎、伤口感染、眼部感染、纵隔炎、牙周炎和骨骼、关节、泌尿道、消化道及软组织等感染,以下呼吸道感染最为常见,其死亡率高达 43% 以上。引起如此高的死亡率的主要原因首先是由于该菌具有多重耐药性,导致其对目前大多数的抗菌药物不敏感;其次是该菌对一些最初敏感的抗菌药物在治疗过程中很快产生耐药,从而导致治疗失败,引起死亡。该菌感染的大部分病人有发热、寒战、腹胀、乏力和淡漠等临床表现,同时伴有中性粒细胞数量的减少,病情危重并发症可出现休克、弥散性血管内凝血、多器官衰竭综合征等。

人类嗜麦芽窄食单胞菌感染的易感因素有机体自身和医源性两类,自身因素包括年龄,老年人是高危易感者;基础性疾病,如肿瘤、慢性呼吸道疾病、糖尿病、尿毒症和艾滋病等。医源性因素包括抗菌药物用药史、介入性医疗操作(如各种插管、人工瓣膜和引流管等)、化疗、放射治疗和未严格执行消毒措施等。该菌对亚胺培南-西司他丁高度耐药,临床治疗首选复方磺胺甲噁唑/甲氧苄啶。

第六节 │ 莫拉菌属

莫拉菌属(*Moraxella*)与不动杆菌属同属假单胞菌目(Pseudomonadales),莫拉菌科(Moraxellaceae),共有 15 个种。为革兰氏阴性的小杆菌、球杆菌或球菌,无鞭毛,不发酵,吲哚试验阴性。氧化酶阳性,触酶阳性。属机会致病菌。感染多发生于肿瘤及化、放疗等免疫功能低下的病人。莫拉菌属中的大多数细菌对抗微生物药物敏感。

卡他莫拉菌(*M. catarrhalis*)在痰液中常呈肾形双球菌状排列,存在于吞噬细胞内或外,一般不致病,是上呼吸道微生物群成员。当机体免疫力低下时,可单独或与其他细菌共同引起黏膜卡他性炎症、急性咽喉炎、支气管炎、肺炎、急性中耳炎或脑膜炎等,是引起上呼吸道感染的第 3 位常见病原菌,仅次于流感嗜血杆菌和肺炎链球菌。其致病物质主要是内毒素。大多数菌株对青霉素、四环素、喹诺酮类和氨基糖苷类敏感,但该菌的 β- 内酰胺酶产生率高达 90% 以上,故临床治疗这类感染时,应根据药物敏感试验结果选用抗菌药物。

第七节 │ 气单胞菌属

气单胞菌属(*Aeromonas*)属于气单胞菌目(Aeromonadales),气单胞菌科(Aeromonadaceae),有 30 个菌种,是一类具有单端鞭毛、有荚膜的革兰氏阴性短杆菌,两端钝圆,无芽胞。能利用 *D*- 葡萄糖作为唯一或主要碳源和能量来源。其中嗜水气单胞菌嗜水亚种(*A. hydrophila* subsp. *hydrophila*)和豚鼠气单胞菌(*A. caviac*)为主要致病的菌种。可引起人类胃肠炎、食物中毒、败血症及创伤感染等。

嗜水气单胞菌为水中常居菌,普遍存在于淡水、污水、淤泥、土壤、食品和粪便中。主要传染源为带菌动物和病人,冷血动物(如鱼等)为本菌的重要自然宿主,为引起人类感染的主要来源,是一种典型的人兽共患病原菌。进食由细菌污染的水和食物等而发生肠内感染,多见于 5 岁以下儿童和中年成人;也可引起肠外感染,如败血症、伤口感染、脑膜炎、骨髓炎等。能致肠内感染导致腹泻的气单胞菌可产生肠毒素。肠毒素分为细胞溶解性、细胞毒性和细胞兴奋性三种,前两种能溶解兔红细胞,后者可用中国仓鼠卵巢(Chinese hamster ovary,CHO)细胞毒性试验检出,受毒素作用的 CHO 细胞由圆变长。用霍乱毒素(CT)的基因探针验证,细胞溶解性和细胞兴奋性肠毒素的基因都与 CT 有同源性。

根据不同疾病分别采取粪便或肛拭、血液、脓汁、脑脊液和尿液等标本进行微生物学检查。用血平板和选择性培养基同时进行分离培养,本菌属在血琼脂平板上 35℃培养 18～24 小时,呈灰白色或淡灰色菌落,多数有狭窄溶血环;在麦康凯平板上呈无色、半透明菌落。对分离菌落作氧化酶、吲哚试验等进行鉴定,并注意与弧菌属和邻单胞菌的鉴别,必要时用分子生物学技术对气单胞菌的基因进行鉴定。治疗可用氨基糖苷类抗菌药物、氯霉素和喹诺酮类抗菌药物。

第八节 │ 李斯特菌属

李斯特菌属(*Listeria*)属于芽胞杆菌目(Bacillales),李斯特菌科(Listeriaceae),至少有 17 个菌种,为一类革兰氏阳性无芽胞的兼性厌氧杆菌,对外界环境耐受性较强,可在较高的盐浓度(10% NaCl)、较宽的 pH(pH 4.5～9.0)和温度范围(3～45℃)内生长。其中仅单核细胞增生李斯特菌(*L. monocytogenes*)对人类致病,引起李斯特菌病,主要表现为**脑膜炎和败血症**等。食用由李斯特菌污染的熟肉制品等食物可引起肠道感染。

单核细胞增生李斯特菌的形态为球杆状,常成双排列。有鞭毛,无芽胞,可产生荚膜。营养要求不高,在血平板上培养有狭窄 β 溶血环。在室温中动力活泼,但在 **37℃时动力缓慢**,此特征可作为初步判定。能发酵多种糖类,与多种革兰氏阳性菌有共同抗原,故血清学诊断无意义。

单核细胞增生李斯特菌广泛分布于自然界,在健康人群中的携带率为 1%～5%。在人群中致病多见于新生儿、高龄孕妇和免疫功能低下者。其致病物质为李斯特菌溶素 O(listeriolysin O,LLO),与链球菌溶素 O 和肺炎链球菌溶素(pneumolysin)的基因具有同源性。此溶素需细菌被吞噬后在细胞内生长时释放,这与细菌能在巨噬细胞和上皮细胞内生长以及在细胞间的传播有关。属**兼性胞内寄生菌**。

本菌所致新生儿疾患有早发和晚发两型。早发型为宫内感染,常致胎儿败血症,病死率极高。晚发型在出生后 2～3 天引起脑膜炎、脑膜脑炎和败血症等。本菌致成人感染主要是引起脑膜炎和败血症等。

微生物学检查可取血液、脑脊液进行检查,也可采集宫颈、阴道、鼻咽部分泌物,新生儿脐带残端、羊水等,引起肠道感染者可取可疑食物、粪便和血液等。根据细菌形态学、培养特性及生化反应作出诊断。本菌容易被认为是污染的杂菌而丢弃,幼龄培养呈革兰氏阳性,48 小时后多转为革兰氏阴性。因此当遇到 25℃培养有动力的杆菌,而按照革兰氏阴性杆菌鉴定不符时,应考虑到李斯特菌的可能。治疗可用青霉素、氨苄西林、庆大霉素或红霉素等。

第九节 │ 伯克霍尔德菌属

伯克霍尔德菌属（*Burkholderia*）是一类革兰氏阴性杆菌，广泛分布于水、土壤和植物中，最初分类为假单胞菌属 rRNA Ⅱ群，现分类为伯克霍尔德菌目（Burkholderiales）、伯克霍尔德菌科（Burkholderiaceae），有 100 余种。伯克霍尔德菌是医院感染的常见机会致病菌之一，也是人兽共患病原体，可用作生物战剂。与人类或动物疾病有关的主要有洋葱伯克霍尔德菌（*B.cepacia*）、唐菖蒲伯克霍尔德菌（*B. gladioli*）、鼻疽伯克霍尔德菌（*B. mallei*）和类鼻疽伯克霍尔德菌（*B.pseudomallei*），临床上以洋葱伯克霍尔德菌较为常见。

一、洋葱伯克霍尔德菌

洋葱伯克霍尔德菌（*B.cepacia*）曾称之为洋葱假单胞菌，因引起洋葱球茎腐烂而得名，是一组至少包含 20 个不同基因型，而表型相近的复合群，统称为洋葱伯克霍尔德菌复合群。

革兰氏阴性需氧杆菌，具有 3～8 根端鞭毛。营养要求不高，在血琼脂平板上 35℃培养 18～24h，可形成较小、不透明、湿润、凸起的黄色菌落，大部分临床分离的菌株不产生色素；在麦康凯琼脂平板上则形成较小、湿润、半透明的菌落。氧化酶、触酶、赖氨酸脱羧酶均为阳性，能分解麦芽糖和乳糖。洋葱伯克霍尔德菌一直是公认的人类机会致病菌，常存在于土壤及水中，各类食品、瓶装水和未经巴斯德法消毒的乳制品中可发现洋葱伯克霍尔德菌复合群；细菌在医院环境中常污染自来水、体温计、喷雾器、导尿管等，因而可引起多种医院感染，包括菌血症、心内膜炎、肺炎、伤口感染、脓肿等，囊性纤维化（cystic fibrosis，CF）和慢性肉芽肿性疾病（chronic granulomatous disease，CGD）病人尤其易感染。洋葱伯克霍尔德菌也是常见的药物制剂污染菌，许多与医疗相关的伯克霍尔德菌属感染暴发是由于医疗设备和产品受到污染所导致的。因通过细菌表型鉴别难度较大，临床微生物实验室通常依赖分子检测，包括 *recA* 物种特异性 PCR 分析、多位点序列分型（MLST）和基质辅助激光解吸飞行时间质谱（MALDI-TOF）等进行鉴定。洋葱伯克霍尔德菌是临床耐药谱较广的细菌之一，其对氨基糖苷类和多黏菌素天然耐药，且通常由于染色体编码的诱导型 β- 内酰胺酶的产生和青霉素结合蛋白发生改变，从而对 β- 内酰胺类抗生素耐药。治疗首选复方磺胺甲噁唑、美罗培南或环丙沙星。

二、唐菖蒲伯克霍尔德菌

一类革兰氏阴性需氧杆菌，无芽胞，有鞭毛，为植物病原菌，人类的机会致病菌，可引起肺部感染和食物中毒，其广泛存在于土壤、水、根际及多种动物体内，是医院感染常见菌之一。氧化酶阴性，过氧化氢酶、脲酶试验均为阳性，能够分解葡萄糖和甘露醇，不发酵乳糖。目前有 4 种致病变型，分别为 *B. gladioli* pv. *gladioli*、*B.gladioli* pv. *alliicola*、*B. gladioli* pv. *agaricicola* 和 *Burkholderia gladioli* pv. *cocovenenans*，其中 *Burkholderia gladioli* pv. *cocovenenans*（椰毒伯克霍尔德菌）是**目前在我国发现的发病率和死亡率最高的食源性致病菌**，其代谢产生的米酵菌酸（bongkrekic acid，BA）是造成食物中毒和死亡的致病因子，主要症状为上腹部不适，恶心、呕吐、腹泻、头晕、全身无力，重症者可出现意识不清、惊厥、抽搐、休克等，抢救不及时可导致死亡。

三、鼻疽伯克霍尔德菌

革兰氏阴性需氧杆菌，无芽胞、荚膜和鞭毛。在血琼脂平板上形成中等大小、不透明、湿润、凸起的灰白色菌落。在麦康凯琼脂平板上部分形成中等大小、无色或粉红色的菌落。鼻疽伯克霍德菌有两种抗原，一种为特异性抗原，另一种为与类鼻疽伯克霍尔德菌的共同交叉反应抗原；其内毒素有一种引起超敏反应的蛋白质，名为鼻疽菌素。鼻疽伯克霍尔德菌可引起马、驴、猫等动物的鼻疽病（Malleus），人对该菌十分易感，主要是通过接触感染动物引起。临床表现为鼻腔、咽喉、气管黏膜或皮肤形成特异的鼻疽结节、溃疡或瘢痕,在肺、淋巴结或其他实质性器官产生鼻疽结节。可通过病原学及血清学方法进行诊断。

四、类鼻疽伯克霍尔德菌

革兰氏阴性杆菌,无芽胞和荚膜,有一根或数根端鞭毛,专性需氧,为兼性胞内寄生菌。氧化酶、触酶阳性;能氧化发酵葡萄糖,还原硝酸盐产生氨气。在血琼脂、麦康凯和巧克力色琼脂培养基上均生长良好。37～42℃下在血琼脂培养基形成中等大小、湿润、边缘整齐、凸起的灰白色菌落。类鼻疽伯克霍德菌可引起人和动物类鼻疽病(melioidosis),感染途径是通过伤口污染或吸入含有该细菌的气溶胶,可累及多个组织器官,包括眼眶、面部、肺脏、肝脏、脾脏、肾脏、骨骼及中枢神经系统等,分为急性、慢性和隐匿性三种临床类型。潜伏期短至 2～3 天,长到数月至数年,症状和体征取决于主要受累部位,最常见的是肺部感染,表现为轻型到严重的坏死性肺炎。主要流行于东南亚及澳大利亚北部等热带地区;我国的海南、广东、香港、台湾等地为主要疫源地。治疗常用头孢他啶、亚胺培南或美罗培南,对 β- 内酰胺类抗菌药物严重过敏的病人可考虑使用磺胺甲噁唑 - 甲氧苄啶。预防措施主要是加强疫源地管理、动物检疫和肉类食品检验等,避免人与病菌接触。目前尚无有效的预防疫苗。

第十节 │ 变形杆菌属

变形杆菌属(*Proteus*)属于肠杆菌目(Enterobacterales),摩根菌科(Morganellaceae)。摩根菌科的细菌还包括摩根菌属(*Morganella*)和普鲁威登菌属(*Providencia*)等。

变形杆菌属细菌为肠道正常菌群,也是机会致病菌。在自然界分布也很广,存在于土壤、污水、垃圾及人和动物的肠道中。目前已发现 13 个种,其中奇异变形杆菌(*P. mirabilis*)和普通变形杆菌(*P. vulgaris*)两个菌种与医学关系最为密切。

大小为(0.4～0.6)μm×(1～3)μm 的革兰氏阴性多形性杆菌,无荚膜,有菌毛和周身鞭毛,运动活泼。营养要求不高,在固体培养基上培养后形成以接种部位为中心的厚薄交替、同心圆形的层层波状菌苔,称为**迁徙生长现象**(swarming growth phenomenon)。具有尿素酶,**能迅速分解尿素**是本菌属的一个重要特征。可产生硫化氢,**不发酵乳糖**,在 SS 平板上的菌落形态和在双糖管中的生化反应模式与沙门菌属相似,可用尿素分解试验加以区别。

普通变形杆菌 X19、X2 和 Xk 菌株的 O 抗原与斑疹伤寒立克次体和恙虫病东方体有共同抗原,故用以代替立克次体作为抗原与病人血清进行凝集反应,此称为外斐试验(Weil-Felix test),以辅助诊断某些立克次体病。

奇异变形杆菌和普通变形杆菌是仅次于大肠埃希菌的泌尿道感染的病原菌,感染后其尿素酶可分解尿素产氨,使尿液 pH 增高,碱性环境有利于变形杆菌的生长和繁殖,对尿道上皮也有毒性作用,亦可促进肾结石和膀胱结石的形成。变形杆菌高度的运动能力与其对泌尿系统的侵袭有关。有的菌株尚可引起脑膜炎、腹膜炎、败血症和食物中毒等。变形杆菌也是引起医院感染的重要病原菌。

(黄升海)

本章目标测试

第二篇

病毒学

病毒（virus）为形体微小、结构简单、基因组仅含有一种核酸（DNA 或 RNA），具有严格细胞内寄生性，以自我复制的方式增殖，在电子显微镜下才能观察到的非细胞型微生物。

病毒在自然界分布非常广泛，可在细菌、古菌、真菌、植物、动物和人体中寄居并引起感染。依据感染的宿主可将病毒分为人类病毒、动物病毒（animal virus）、植物病毒（plant virus）、真菌病毒（fungal virus）、细菌病毒，即噬菌体（bacteriophage，或 phage）和古菌病毒（archaeal virus）等。最近还发现可以感染巨型病毒（如拟菌病毒，mimicking microbe virus，mimivirus）的噬病毒体（virophage）。

本篇主要论述病毒其生物学特性、致病性及与宿主的相互关系、感染后诊断及防治等，目的在于预防和控制病毒性疾病，保障人类健康。

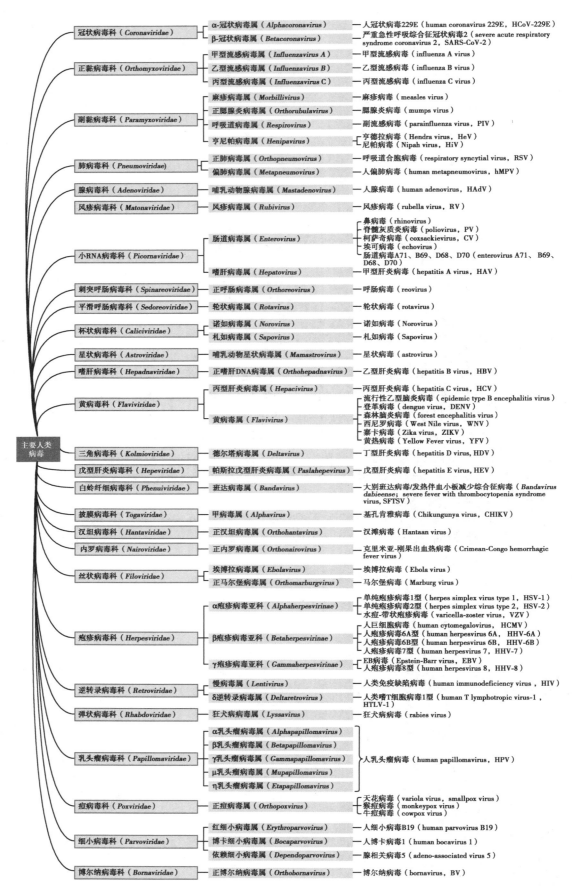

图篇-2　主要人类病毒的种类

本章数字资源

第二十三章 | 病毒的基本性状

本章思维导图

学习目标

1. 结合实例说明病毒大小、形态、结构及其化学组成等重要特性。
2. 运用实例介绍活细胞内病毒基因组自我复制与组装等重要生命特征。
3. 举例分析病毒变异及其机制。
4. 理解病毒的分类系统。

第一节 | 病毒的形态与结构

对**病毒大小、形态及结构**的描述,一般是指病毒颗粒或毒粒,即**病毒体**而言。病毒大小的测量单位为**纳米**(nanometer,nm;1nm=1/1 000μm)。

一、病毒的大小

病毒体大小差别悬殊,最大的长度可达 1μm 以上,最小的病毒仅十几纳米。病毒大小一般介于 20~300nm 之间,大多数病毒小于 150nm。球形病毒的大小用其直径表示,其他形状病毒则以长度 × 宽度等表示。

一般而言,病毒必须应用电子显微镜将其放大数千至数万倍才能看见。但大病毒如痘病毒、巨型病毒如拟菌病毒经适当染色后可用光学显微镜观察。病毒体与其他微生物大小比较见图 23-1。

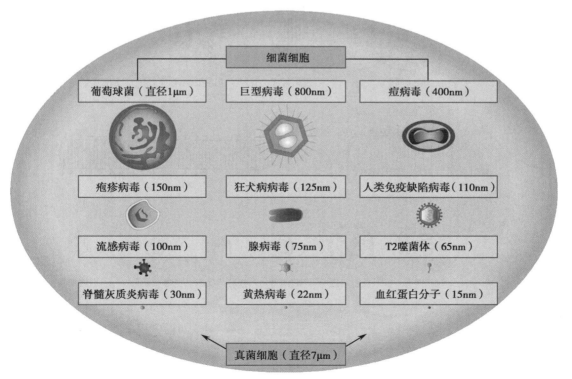

图 23-1 微生物大小的比较

彩图

二、病毒的形态

病毒体一般具有较为固定的形态,大致可分为 5 类(图 23-2)。

1. **球形**(spheroid)**或近似球形**(near-spherical) 大多数感染人和动物的病毒,以及球状噬菌体为此形态。如脊髓灰质炎病毒(poliovirus)、冠状病毒(coronavirus)、人类免疫缺陷病毒(human immunodeficiency virus,HIV)、流感病毒(influenza virus)。

2. **丝状**(filament) 呈丝状或杆状。大多为植物病毒,核衣壳外一般无包膜,如烟草花叶病毒(tobacco mosaic virus,TMV);丝状病毒中仅有少数为感染人类和动物的病毒,但其核衣壳外均有包膜,例如丝状病毒科(*Filoviridae*)中的马尔堡病毒(Marburg virus)和埃博拉病毒(Ebola virus),初次分离的流感病毒和麻疹病毒(measles virus)也可呈丝状。

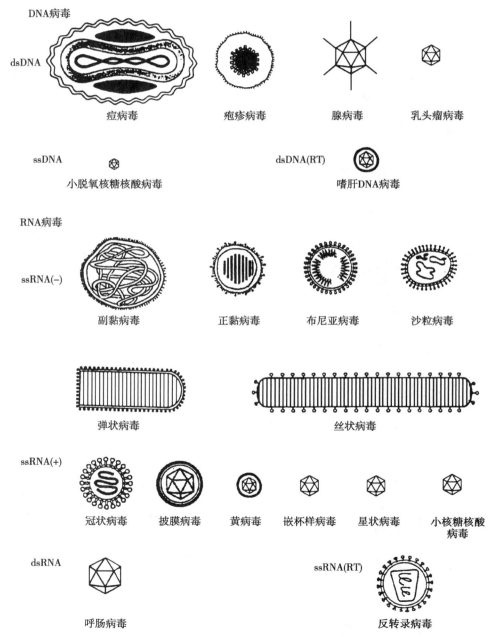

图 23-2 人类病毒的形态、大小及结构示意图

3. 弹状（bullet shape）　如弹状病毒科（*Rhabdoviridae*）中的狂犬病病毒（rabies virus）和水疱性口炎病毒（vesicular stomatitis virus，VSV）等。

4. 砖状（brick shape，ellipsoid）　如天花病毒和痘苗病毒。

5. 蝌蚪状（tadpole shape）　大多数噬菌体外形呈蝌蚪状，如大肠埃希菌 T4 噬菌体（T4 phage）。
此外，有些病毒可具有多形性，如流感病毒可呈球形、丝状和杆状等多形态。

三、病毒的结构

（一）核衣壳

病毒体的基本结构是由核心（core）**和衣壳**（capsid）**构成的核衣壳**（nucleocapsid）。有些病毒的核衣壳外有包膜（envelope）和包膜的构成成分刺突（spike）。有包膜的病毒称为包膜病毒（enveloped virus）（图 23-3B），无包膜的病毒体称裸露病毒（naked virus），核衣壳是裸露病毒完整的病毒体（图 23-3A）。

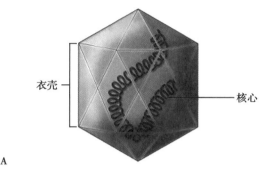

1. 核心（core）　位于病毒体的最内部，主要化学成分为核酸，由一种类型的核酸（DNA 或 RNA）组成，构成病毒基因组。此外，有些病毒体的核心含有少量蛋白质，多为携带的酶类。

核心是病毒执行生命活性的物质基础。病毒基因组是其遗传信息载体和复制模板，而核心中的蛋白在保障某些病毒的复制或基因表达中具有不可或缺的作用。

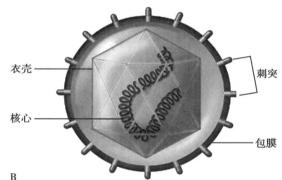

彩图

2. 衣壳（capsid）　由病毒基因组编码的包围在病毒核心外面的蛋白质外壳。衣壳系由一定数量的壳粒（capsomere）组成，每个壳粒被称为形态亚单位（morphologic subunit），由一个或多个多肽分子组成。壳粒的排列方式呈对称性，不同的病毒

图 23-3　**病毒体结构示意图**
A. 裸露病毒体；B. 包膜病毒体。

体，衣壳所含的壳粒数目和对称方式不同，可作为病毒鉴别和分类的依据之一。

病毒衣壳结构遵循对称性规律，**根据所含壳粒数目和排列方式不同，病毒衣壳可分为三种不同对称型**，并由此决定了病毒的形状。

（1）**螺旋对称型**（helical symmetry）：此衣壳结构简单，壳粒由一种化学亚单位组成，壳粒就是原聚体。壳粒沿着螺旋形的病毒核酸链对称排列，结构相对松散，基因组容量较小（图 23-4A）。

大多数植物杆状病毒衣壳呈螺旋对称型，无包膜，如烟草花叶病毒。感染人和动物的螺旋对称型病毒，其核衣壳外多有包膜，一般为负链 RNA 病毒，如埃博拉病毒和马尔堡病毒、流感病毒、副流感病毒、麻疹病毒、狂犬病病毒等。冠状病毒等**部分正链 RNA 病毒衣壳也是螺旋对称**。

（2）**二十面体立体对称型**（icosahedral symmetry）：衣壳的壳粒排列成二十面体立体对称，结构较复杂，但更坚固、内部容量较大；其壳粒（形态亚单位）与原聚体（结构单位）不相同。大部分动物病毒，包括球形 DNA 病毒和多数正链 RNA 病毒，其衣壳属于此对称型（图 23-4B）。

（3）**复合对称**（complex symmetry）：结构复杂的病毒体为此对称结构。如大肠埃希菌 T 偶数有尾噬菌体，如 T4 噬菌体，其壳粒排列包括螺旋对称和立体对称；呼肠病毒（reovirus）拥有 2 个或 3 个同轴心的正二十面体复合衣壳，也属于复杂的立体对称形式；痘病毒呈砖状，其衣壳为更复杂的复合对称结构。

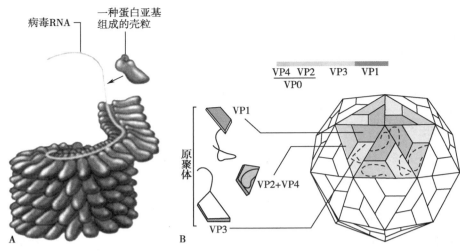

图 23-4 病毒衣壳对称结构示意图
A. 螺旋对称；B. 二十面体立体对称。

衣壳的主要作用主要为保护病毒核酸、参与感染过程、具有免疫原性，是病毒鉴别和分类的重要依据。

（二）包膜（envelope）

部分病毒在核衣壳外围绕一层镶嵌有多糖蛋白的脂质双层膜结构，称为病毒的包膜，或囊膜（图 23-5）。

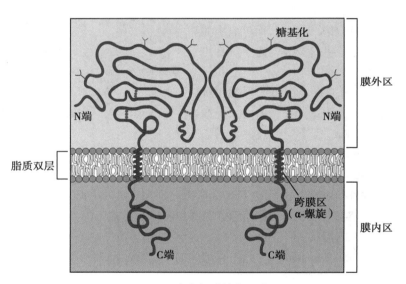

图 23-5 病毒包膜结构示意图

彩图

包膜是病毒在增殖成熟过程中，核衣壳穿过宿主细胞膜，或胞质内高尔基体膜、内质网膜和核膜等，以出芽方式向细胞外释放时获得的。脂质双层成分主要来源于宿主细胞，包括磷脂、胆固醇以及少量的甘油三酯等脂类物质。逆转录病毒科和披膜病毒科（*Togaviridae*）的病毒包膜来源于细胞膜；正黏病毒科、副黏病毒科、冠状病毒科、黄病毒科（*Flaviviridae*）、弹状病毒及嗜肝 DNA 病毒科（*Hepadnaviridae*）的病毒包膜来源于内质网和/或高尔基体，而疱疹病毒的包膜则来源于细胞核膜。

包膜多糖分子来自宿主细胞，**包膜蛋白是病毒基因编码的**，二者共同构成包膜糖蛋白（glycoprotein，gp）。

病毒包膜主要作用为保护核衣壳、与病毒对易感细胞的亲嗜性（tropism）和增殖有关、构成病毒的表面抗原，参与机体免疫应答过程，具有病毒种、型特异性，是病毒鉴定和分型的依据之一，此外对干燥、热、酸和脂溶剂敏感,乙醚能破坏包膜脂质而灭活病毒,常用来鉴定病毒有无包膜。

（三）其他结构

1. **基质蛋白**（matrix protein）　某些包膜病毒,在病毒包膜内层与衣壳外层之间有一层非糖基化蛋白结构,被称为包膜相关蛋白（membrane associated protein）,而裸露病毒无此蛋白。其作用主要是介导病毒包装、释放,连接包膜与核衣壳,介导病毒核酸的复制等。不同的病毒该结构有不同的名称,如正黏和副黏病毒称为基质蛋白（matrix protein）,人类免疫缺陷病毒（HIV）称为内膜蛋白 p17,疱疹病毒称为被膜蛋白或被膜（tegument）等。

2. **触须**（antennae）　例如腺病毒（adenovirus）表面呈特殊的"大头针状"结构。即在核衣壳 12 个顶角壳粒上各有 1 根细长的纤突和顶端的顶球。

此外,存在于病毒体内,但又不构成病毒体亚结构的一类蛋白。具体参见本节病毒非结构蛋白有关内容。

四、病毒的化学组成及功能

1. **病毒核酸**　位于病毒体核心,只含有一种核酸（DNA 或 RNA）,构成病毒体基因组,携带病毒所有遗传信息,是病毒感染、增殖、遗传和变异的物质基础。

（1）**基因组大小**：一般而言,同一科属的病毒基因组碱基（b）或碱基对（bp）构成相近,不同科属的病毒基因组差异较大。嗜肝 DNA 病毒基因组为 3.2kb,冠状病毒基因组约 26.0～32.0kb。病毒基因组核酸一般在 10^3～10^5 千道尔顿（kDa）之间。病毒核酸分子量大小反映了基因组结构和功能的差异。

（2）**基因组多样性**：病毒基因组呈现形式的多样性是病毒分类的重要分子基础,病毒基因组核酸类型如表 23-1 所示。

表 23-1　**病毒基因组核酸类型**

基因组		DNA 病毒	举例	RNA 病毒	举例
形状	线状单链	+ssDNA	细小病毒 B19	+ssRNA	小 RNA 病毒
	线状双链	dsDNA	腺病毒	dsRNA	呼肠病毒
	环状单链	+scDNA	M13 噬菌体	/	/
		−scDNA	TT 病毒	−scRNA	丁型肝炎病毒
	环状双链	dcDNA	乳头瘤病毒	/	/
完整性	不分段	有	多数 DNA 病毒	有	多数 RNA 病毒
	节段	有	双生病毒	有	沙粒、布尼亚、正黏及呼肠病毒
构成	单倍体	都是	腺病毒等	有	RNA 病毒（除外逆转录病毒）
	双倍体	无	无	有	逆转录病毒
极性	正链（+）	+scDNA	M13 噬菌体	+ssRNA	肠道病毒、黄病毒等
	负链（−）	−scDNA	TT 病毒	−ssRNA	正黏病毒
	双义（±）	有	腺病毒相关病毒	少数	布尼亚病毒和沙粒病毒

（3）**基因组功能区**：病毒基因组可分为编码区（coding region）和非翻译区（untranslated region, UTR）或称为非编码区（noncoding region, NCR）两部分。大部分是编码区序列,也称为可读框（open reading frame, ORF）。病毒基因组相对较小,为了使基因效率最大化,通过 ORF 中重叠基因（overlapping gene）和不连续基因,病毒可编码更多蛋白质。病毒通过遵循遗传经济（genetic economy）原则,以较小基因组满足病毒增殖和执行不同功能的需要。

（4）**病毒核酸决定病毒的主要特性**：病毒核酸携带病毒的全部遗传信息,决定子代病毒的形态结构、致病性、抗原性、增殖、遗传和变异等生物学特性。某些单正链 RNA（+ssRNA）病毒,如小 RNA 病毒、冠状病毒、黄病毒以及披膜病毒,其基因组在易感细胞内能够直接作为 mRNA 翻译蛋白质,故具有感染性,称为感染性核酸(infectious RNA)。缺乏衣壳和包膜保护的感染性核酸易被降解,但进入细胞不受相应受体限制。与病毒体相比,其感染宿主范围更广,但感染效率较低。

2. 病毒蛋白 病毒蛋白约占病毒体总重量 70%,由病毒基因组编码。可分为结构蛋白(structural protein)和非结构蛋白(non-structural protein)两大类。

(1)**结构蛋白**:即病毒体有形成分的蛋白质,主要有衣壳蛋白、包膜糖蛋白和基质蛋白。主要功能包括:①保护病毒核酸避免受外界因素破坏;②决定病毒对称结构,维持其特定形状;③决定病毒对易感细胞亲嗜性和易感宿主范围,如包膜蛋白、衣壳蛋白中与宿主细胞特异性受体结合的**病毒吸附蛋白**(viral attachment protein,VAP);④具有良好抗原性,可用于病毒感染特异性诊断,可激发机体免疫反应;⑤血凝作用(haemagglutination),如包膜病毒的血凝素、裸露病毒腺病毒具有凝集红细胞能力的触须,在病毒致病性及诊断中具有重要意义。

(2)**非结构蛋白**:在病毒体中不作为重要有形成分。包括某些病毒体携带的酶分子、病毒核酸结合蛋白等。

病毒基因组复制过程中也可表达一些功能性蛋白仅存在于病毒感染的细胞或机体内,不参与病毒体组成,为病毒编码的非病毒体蛋白,仅存在于病毒感染的细胞或机体内。如脊髓灰质炎病毒进入细胞后表达的病毒 2A 蛋白(蛋白酶)和 3D 蛋白(RNA 聚合酶);嵌合在受染细胞膜上形成离子通道的病毒小跨膜蛋白,如脊髓灰质炎病毒的 2B 蛋白、HIV-1 Vpu(p16)蛋白;HBV 基因组编码的乙型肝炎 e 抗原(HBeAg),也不是病毒体成分,但在感染者血液中可检测到。

此外,有的病毒还携带有宿主细胞编码的蛋白,如 EB 病毒基质中含有细胞肌动蛋白、微管蛋白和热休克蛋白。

3. 脂类和糖类 二者主要来源于宿主细胞。脂类以磷脂和胆固醇为主,约占结构成分的 20%~35%;糖类主要存在于包膜糖蛋白或衣壳(裸露病毒)表面;蛋白糖基化修饰在病毒发病机制、疫苗和药物,以及检测试剂研发中有重要意义。

第二节 | 病毒的增殖

病毒结构简单,缺少独立完成增殖所需的酶系统、能量和原料,故必须在易感的活细胞内才能增殖。能支持某种病毒完成正常增殖的宿主细胞,称为病毒的容纳细胞(permissive cell);不能为病毒提供必要条件而导致病毒无法正常增殖的宿主细胞,称为病毒的非容纳细胞(non-permissive cell)。宿主细胞对病毒易感性决定了其感染途径和致病性,如流感病毒可入侵呼吸道上皮细胞,在其中增殖并导致感染;而轮状病毒则在消化道上皮细胞中增殖,并引起消化道症状。

一、病毒的复制周期

动画

病毒的增殖(viral replication/multiplication/reproduction)是从病毒进入细胞至释放出子代病毒这一连续的过程,包括吸附、穿入、脱壳、生物合成、组装、成熟及释放六个阶段,称为一个**病毒的复制周期**(replication cycle)或生命周期(life cycle)。病毒是以基因组核酸分子为模板按照自我复制(self-replication)方式进行增殖。

病毒的复制周期可人为分为以下步骤:

1. 吸附(absorption,attachment) 指病毒体与细胞接触及识别的过程,一般持续数分钟到数十分钟不等。首先,通过布朗运动病毒颗粒到达细胞表面,然后,由于静电作用病毒进一步结合到细胞膜表面,病毒的这两步结合是非特异和可逆的。最后,病毒通过其包膜或衣壳表面的病毒吸附蛋白(VAP),与细胞的病毒受体特异性结合,这一过程是不可逆的。**细胞的病毒受体**(receptor)是指能特异性地与病毒结合、介导病毒侵入并促进病毒感染的宿主细胞膜或膜结构组分,其化学本质是糖蛋白或糖脂。一般分布于细胞表面,但有的病毒还同时具有细胞内受体。

病毒的细胞受体按其功能可分为两类。①黏附受体(adhesion receptor)以可逆的方式将病毒附着到靶细胞或器官上,介导的黏附作用单独不会触发病毒的进入,但有益于病毒集聚在进入受体附近,可显著增强病毒的感染性。②侵入受体(entry receptor)通过某些方式触发病毒不可逆地进入宿主细胞,该受体又称为共受体(co-receptor),或辅助受体。病毒可具有一个或多个特异性受体。目前病毒受体的名称尚未统一,存在不同的称呼。

2. 穿入(penetration)　病毒体吸附于易感细胞后穿过细胞膜进入细胞的过程。穿入与吸附不同,是耗能过程。只有生长良好、代谢旺盛的细胞才能使病毒完成穿入过程。病毒体可通过一种或多种方式穿入细胞,包括:

(1)胞饮(viropexis,pinocytosis)或内吞作用(endocytosis):裸露病毒和包膜病毒常见的穿入方式,此过程可由病毒受体介导或非受体介导完成,前者穿入方式效率更高。

(2)膜融合(fusion):包膜病毒的主要穿入方式,在病毒包膜特异性融合蛋白参与下包膜与细胞膜或胞质囊泡融合、核衣壳进入胞质。如 SARS-CoV-2 S2 亚单位、流感病毒血凝素 HA2 亚单位和 HIV gp41 包膜融合蛋介导的膜融合。

(3)直接穿入:部分无包膜病毒的基因组可直接进入宿主细胞。如小 RNA 病毒衣壳相关孔形成肽(pore-forming peptide)可导致宿主细胞膜形成孔隙,病毒基因组直接穿过细胞膜进入细胞质。此外,有尾噬菌体通过尾丝插入及衣壳收缩,将其基因组注入细胞质,该机制也涉及宿主细胞膜中的孔隙形成。

3. 脱壳(uncoating)　病毒进入易感细胞后,**必须脱去蛋白衣壳,释放出病毒核心**,使**基因组能进一步复制和表达**,这一过程称为脱(衣)壳。多数病毒穿入时已在细胞溶酶体酶作用下脱去衣壳并释出病毒核酸。少数病毒(如痘病毒)脱壳过程复杂,溶酶体酶可脱去部分衣壳,尚需病毒特有脱壳酶参与使病毒核酸完全释放。

4. 生物合成(biosynthesis)　病毒基因组一旦释放到细胞中,即开始病毒的生物合成。人和动物 DNA 病毒基因组绝大多数为双链 DNA(dsDNA)基因组复制和 mRNA 转录在细胞核内进行。但是,痘病毒本身具有相对独立复制酶系统,其生物大分子合成是在细胞质中进行;乙型肝炎病毒(hepatitis B virus,HBV)基因组是不完全闭环双链 DNA,其转录在细胞核中,基因组逆转录复制是在细胞质中进行的。对于 RNA 病毒,人和动物 RNA 病毒基因组多为单正链 RNA(+ssRNA)病毒(如脊髓灰质炎病毒),绝大多数 RNA 病毒都是在细胞质中进行生物合成。但也有例外如正黏病毒的基因组复制和 mRNA 转录是在细胞核内完成的。

病毒生物合成包含基因组复制和表达两部分。病毒基因组复制是指子代病毒遗传物质的合成;病毒基因表达包括转录和翻译过程,最终合成病毒的蛋白质。病毒基因组复制、转录和翻译过程密不可分,相互间可有交叉。病毒基因组类型的多样性决定了其基因组复制的复杂性,也决定了 mRNA 转录和蛋白质合成的不同方式。巴尔的摩(David Baltimore)**按病毒核酸类型及其 mRNA 转录方式差异,将病毒分为七大类型**,如图 23-6 所示。

病毒复制方式、生物合成过程及场所因病毒而异。以 dsDNA 病毒和 +ssRNA 病毒为例,介绍两种不同类型病毒的生物合成方式及相关过程。

(1)双链 DNA 病毒:除外痘病毒,双链 DNA 病毒的生物合成分三个阶段(图 23-7)。其中一些双链 DNA 病毒,例如单纯疱疹病毒可导致急性感染和潜伏感染等,故病毒在胞内有溶细胞复制(lytic replication)和潜伏复制(latent replication)两种类型。前者生物合成方式及过程如下。

DNA 病毒自身编码的酶和调控蛋白在其生物合成过程中起着关键的作用,因此这类重要基因及其产物已成为抗病毒药物的重要靶标。

(2)单正链 RNA 病毒:包括小 RNA 病毒、黄病毒、冠状病毒和披膜病毒等。病毒基因组 +ssRNA 不但是复制子代病毒的模板,其本身具有 mRNA 功能,基因组 RNA 具有感染性。病毒的生物合成如图 23-8 所示。

5. **组装**（assembly） 指将合成的病毒蛋白和核酸以及其他构件,组装成核衣壳过程。病毒种类不同,复制部位和释放的机制有异。DNA 病毒的核衣壳一般在核内组装,而绝大多数 RNA 病毒在细胞质内组装。病毒的组装过程非常复杂,当合成的病毒蛋白和核酸浓度很高时,即可启动病毒的组装。

6. **成熟及释放**（maturation and release） 病毒核衣壳装配好后,发育成为具有感染性的病毒体,即病毒的成熟阶段。病毒成熟涉及衣壳蛋白及其内部基因组的结构变化,多需要蛋白酶对一些病毒前体蛋白切割加工。病毒成熟的标准是:①形态结构完整;②具有成熟颗粒的免疫原性和免疫反应

彩图

动画

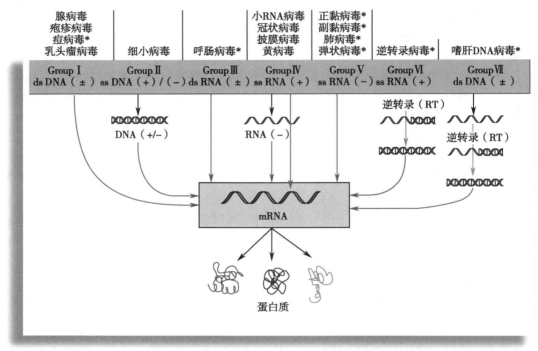

图 23-6 病毒基因组核酸类型及其 mRNA 的转录方式
* 表示病毒体携带一种 DNA 或 RNA 聚合酶。

①**早期转录和翻译**:病毒利用细胞核内RNA聚合酶Ⅱ,转录出早期mRNA,再于细胞质核糖体上翻译早期病毒蛋白质,主要为功能性非结构蛋白,如病毒核酸复制需要的DNA聚合酶和调节蛋白。

②**dsDNA复制**:在解链酶的作用下dsDNA 解链,以亲代单链DNA为模板,在病毒DNA聚合酶催化下复制出子代双链DNA基因组。

③**晚期转录和翻译**:以子代病毒DNA为模板,转录晚期mRNA,翻译合成晚期蛋白,主要为病毒结构蛋白。

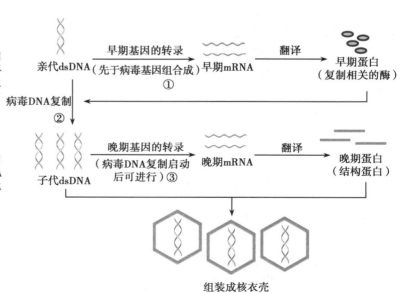

图 23-7 dsDNA（±）病毒（Baltimore group Ⅰ）生物合成及组装过程
* 表示病毒体携带一种 DNA 或 RNA 聚合酶。

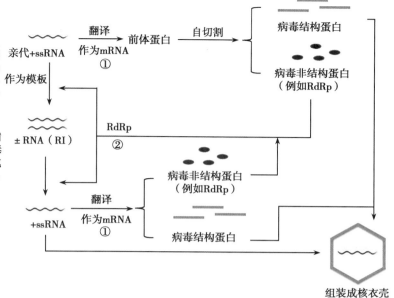

①蛋白翻译：病毒基因组+ssRNA
与细胞核糖体结合，启动以病毒
IRES介导的蛋白翻译，产生病毒
RNA依赖RNA聚合酶（RNA-depe-
ndent RNApolymerase，RdRp）等功
能蛋白和结构蛋白。

②基因组复制及mRNA形成：以病
毒+ssRNA基因组为模板，在病毒
RdRp作用下合成互补负链，形成
双链RNA复制中间体（replicative
intermediate，RI）；再以负链RNA
为模板，复制出子代病毒+ssRNA
基因组，其也具有mRNA功能。

图 23-8　+ssRNA 病毒生物合成及组装

性;③具有感染性。

　　成熟病毒以不同方式离开宿主细胞的过程称为释放。病毒的组装成熟和释放是连续的过程。裸露病毒多通过溶解细胞的方式释放,病毒在组装及释放出大量的子代病毒的过程中可严重影响和破坏细胞,故这类病毒可称为杀细胞病毒,其复制周期即为**溶细胞周期**(lytic cycle of replication),如腺病毒和脊髓灰质炎病毒。包膜病毒核衣壳多通过出芽方式(budding),从细胞膜系统中获得包膜而释放。包膜病毒出芽释放一般不直接引起细胞死亡,细胞膜在出芽后可以部分修复。在大多数情况,包膜病毒核衣壳可通过感染细胞膜上病毒糖蛋白介导,从一个感染细胞直接转移到相邻未感染细胞中,以此逃避宿主的抗病毒防御机制。

二、病毒的异常增殖和干扰现象

　　病毒进入细胞并在胞内复制的实质是病毒和细胞相互作用的过程,并非所有进入胞内的病毒均能产生完整子代病毒,病毒因不能完成复制从而导致异常增殖。此外,若两种或两种以上病毒感染同一细胞时,病毒间发生相互影响而产生异常增殖和干扰现象。

(一)病毒的异常增殖

　　1. 顿挫感染　病毒进入非容纳细胞的感染过程,因细胞不能提供病毒复制的必要条件,故不能产生完整病毒体,称之为顿挫感染,亦称**流产感染**(abortive infection),如人腺病毒可在人胚肾细胞(容纳细胞)中正常增殖,但在猴肾细胞(非容纳细胞)中不能正常增殖,发生顿挫感染。

　　2. 缺陷病毒(defective virus)　缺陷病毒是指因基因组不完整或者因某一基因位点改变,不能进行正常增殖,复制不出完整的有感染性病毒颗粒。而当其与另一种病毒共同培养时,若后者能为前者提供所缺乏的物质,就能使缺陷病毒完成正常的增殖,这种病毒被称为辅助病毒(helper virus)。如丁型肝炎病毒(缺陷病毒)必须与乙型肝炎病毒(辅助病毒)混合感染时才可增殖。

　　3. 假病毒颗粒(pseudovirion)　病毒衣壳包裹一段宿主细胞的 DNA 形成的病毒颗粒。

(二)病毒的干扰现象

　　当两种病毒感染同一细胞时,一种病毒的增殖可抑制另一种病毒的增殖,此现象称为**干扰现象**(interference)。干扰现象不仅发生在异种病毒之间,也可发生在同种、同型病毒之间。如流感病毒的自身干扰。在同一病毒株中混有缺陷病毒,当与完整病毒同时感染同一细胞时,由于这种缺陷病毒基因组较短,在复制时更具竞争优势,可干扰完整病毒的增殖,称为**缺陷干扰颗粒**(defective interfering

NOTES

particle,DIP)。实验室保存病毒时,应以高倍稀释度的病毒株传代,避免大量 DIP 出现。

病毒之间的干扰现象能够使感染终止、阻止发病,使宿主康复。发生干扰的原因主要是病毒作用于宿主细胞后,诱导后者产生抑制病毒复制的蛋白质,如干扰素(interferon,IFN),并导致后续抗病毒复制的效应。或者,先感染的病毒破坏了宿主细胞表面受体或改变了宿主细胞代谢途径,可影响另一种病毒复制过程。

在使用疫苗预防病毒性疾病时,注意合理使用,避免病毒疫苗株之间发生干扰现象,影响疫苗效果。

第三节 | 病毒的遗传与变异

病毒的遗传变异,既有一般生物的共同规律,又有其特点。**病毒遗传**是指病毒在复制增殖程中,其子代保持与亲代性状相对稳定的特性。病毒变异是在增殖过程中子代病毒出现某些性状的改变。病毒遗传是相对的,变异才是绝对的。

一、病毒的变异现象

1. **毒力变异**(virulence variation) 病毒毒力对于易感动物而言可用半数致死量(50% lethal dose,LD_{50})表示,针对易感细胞用半数组织培养感染量(50% tissue culture infective dose,$TCID_{50}$)表示。自然界中同一种病毒可有不同毒力的毒株。病毒毒力变异也可用人工方法获得。巴斯德将狂犬病病毒野毒株(wild strain)或街毒株(street strain)在兔脑内连续传代后,筛选到对狗及人致病性明显下降的减毒株(**固定毒**,fixed strain),作为预防人及动物狂犬病的疫苗。毒力变异常伴随其他性状变异,如温度敏感性突变株(temperature-sensitive mutant,ts)、DIP 同时可表现为毒力变异。

2. **抗原变异**(antigenic variation) 自然界中,有些病毒抗原性稳定,如天花(痘苗)病毒、麻疹病毒等。但也有一些病毒抗原性处在不断演变的过程中,如甲型流感病毒、HIV 等,而多数病毒介于两者之间。病毒抗原变异直接影响病毒感染的转归与防治,对病毒疫苗筛选具有重要影响。一般而言,抗原变异越频繁的病毒,其疫苗研制难度越大。

3. **条件致死性突变**(conditional lethal mutation) 病毒突变后在特定条件下能增殖,但在原来条件下不能增殖,这种变异称为条件致死性突变。典型代表如 ts 株,28~35℃条件下能增殖,37~40℃则不能增殖,但野毒株在两种温度下均能增殖。机制是病毒基因组中单点或多点突变而导致病毒蛋白(酶)结构及功能的变化,这种蛋白在允许温度内能功能正常,而当温度升高时其功能受限而使突变株不能增殖。大多数 ts 株常有毒力减低而保持其免疫原性。

4. **宿主适应突变株**(host-adapted mutant) 某些病毒初次接种时不能形成明显生长现象或病理变化,但经过连续传代后可逐渐适应在宿主中增殖并引起宿主病理变化,称为宿主适应突变株。例如,新分离的病毒开始时不能在某些细胞培养中生长,通过传代后逐渐适应。某种病毒野毒株开始时不易在动物体内建立稳定的病毒感染,但将病毒在体内连续传代后,有可能筛选到宿主适应突变株。

5. **耐药突变** 常因病毒酶基因突变而导致药物对靶酶的亲和力降低或失去作用,详见本教程有关内容。

二、病毒变异的机制

1. **突变**(mutation) 病毒基因突变是由于核酸复制过程中发生差错而导致其序列的改变。从分子水平上看,突变是由于病毒基因组中碱基组成和顺序的变化导致的遗传型变异。相对于其亲代或"野生型"病毒株,突变产物叫突变株(mutant),或变异株(variant)。由于病毒变异,同一宿主体内某种病毒在基因组序列上存在着微小的差异(heterogeneity),将这种基因组异质性的病毒群体(population)称为准种(quasispecies)。因为核酸序列具有相当程度的可塑性,如果病毒的突变仅限于遗传物质的改变,并未使编码的氨基酸改变,而不出现表型的变化,则称为沉默突变(silent mutation)。

病毒突变根据形成的原因可分为自发突变(spontaneous mutation)和诱发突变(induced mutation)两种:①**自发突变**,在自然条件下每种生物的突变都以一定的频率产生,每复制一次所发生突变的频率称为突变率。RNA病毒突变率比DNA病毒高得多。因为细胞中的RNA不是作为基因存在的,细胞不具备对RNA复制错误的"校对"系统(proof reading system),而RNA病毒本身也缺乏这一功能。因此复制时产生的差错易保存下来而导致变异。②**诱发突变**,是指应用各种物理和化学方法处理病毒或感染性核酸而发生的突变,如亚硝酸盐、羟胺等化学药物,温度及射线等物理因素都有诱发病毒突变的作用。

2. 病毒遗传物质(基因)间的相互作用　当两个不同的病毒感染同一细胞时,在各自新合成的核酸分子之间可发生遗传物质(基因)的相互作用。

基因重组(gene recombination)两种不同病毒感染同一细胞时发生的核酸片段的互换,从而导致病毒的变异。基因重组通常发生在亲缘关系较密切的病毒之间,分为分子内重组(图 23-9)和分子间重排(图 23-10)两类。

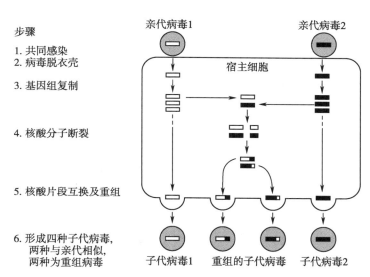

图 23-9　**病毒基因组分子内重组**

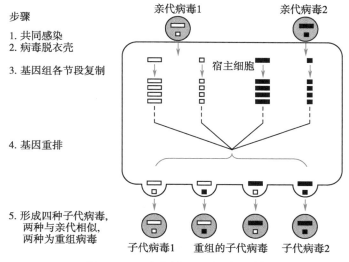

图 23-10　**病毒基因组分子间重排**

不同病毒的基因组节段(分子间)互换重配简称为基因**重排**(gene reassortment),也称为基因重配,多见于基因组分节段的 RNA 病毒之间。当两种相关病毒在同一受染细胞中复制时,同源性基因组片段可随机分配而发生互换产生子代**重排株**(reassortant),如流感病毒、呼肠病毒等常以这种方式产生变异株。分子间重排可自然发生,其频率远高于分子内重组,这是基因组分节段的 RNA 病毒易产生遗传性变异的重要原因之一。目前认为甲型流感病毒新亚型的出现,可能是人与动物(禽、马、猪)间的流感病毒通过基因重排而产生的。

基因重组可导致两种类型的**基因复活**(genetic reactivation):①交叉复活(cross reactivation),是由于一种活病毒和另一种与其基因组有联系而又有区别的灭活病毒之间发生的基因重组;②多重复活(multiplicity reactivation),是两个或多个灭活病毒间由于基因重组而产生具有各自亲代病毒不同特性的活病毒颗粒。此外,病毒还可以经人为方法进行人工基因重组。病毒基因重组方式有病毒基因间、灭活病毒基因间,以及活病毒与灭活病毒基因间相互作用。

3. 病毒基因产物间的相互作用　当两种或以上的病毒混合感染时,病毒的相互作用还包括表型混合(phenotypic mixing)、基因型混合(genotypic mixing)、互补作用(complement)等基因产物(蛋白质)的相互作用,这也可导致子代病毒的表型变异,但这种变异不涉及基因重组,不能遗传。

(1)**表型混合**:当两种病毒混合感染时,产生的子代病毒有时含有双方或另一方亲代病毒的外壳或包膜蛋白,但其基因组仍未改变,只表现出抗原性及对宿主亲嗜性的改变,这种变异不稳定,传代后产生的子代病毒表型与其基因型一致,这称为表型混合(图 23-11)。例如肠道病毒中脊髓灰质炎病毒与柯萨奇病毒之间子代的衣壳形成的表型混合。

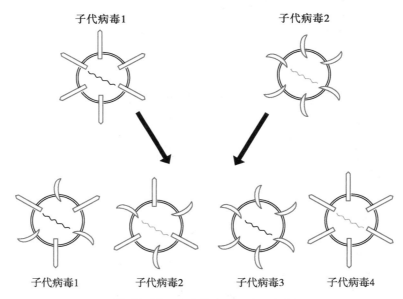

图 23-11　**病毒体表型混合示意图**

(2)**基因型混合**:两种病毒的核酸或核衣壳偶尔合装在同一病毒的衣壳或包膜内,但两者的核酸都未重组,传代后产生与各自亲代病毒完全相同的子代病毒,这种现象称为基因型混合。在有包膜的病毒如副黏病毒中常可发现有多个核衣壳的病毒颗粒。

(3)**互补作用**:两种病毒混合感染时由于病毒基因产物间的相互作用而使一种不能增殖的病毒增殖,或两病毒的增殖均有所增加的现象。这种作用可发生在**辅助病毒**(helper virus)与**缺陷病毒**(defective virus)之间。如乙型肝炎病毒可提供包膜蛋白,辅助丁型肝炎病毒完成其增殖周期而产生子代病毒,并且子代丁型肝炎病毒仍为缺陷型。

第四节 | 病毒的抵抗力

细胞外的病毒体受到外界环境物理、化学因素影响失去感染性,称为灭活(inactivation)。灭活病毒仍可保留免疫原性、抗原性、红细胞吸附、血凝及细胞融合等特性。不同病毒对理化因素敏感性存在差异,灭活病毒的机制是:①破坏包膜病毒的包膜(冻融或脂溶剂);②使病毒蛋白变性(酸、碱、温度等);③损伤病毒核酸(变性剂、射线等)。了解理化因素对病毒活性的影响,在分离病毒、制备疫苗和预防病毒感染等方面具有重要意义。

一、物理因素

1. **温度** 多数病毒耐冷不耐热,病毒标本应尽快低温冷冻保存。在干冰($-78.5℃$)、超低温冰箱($-86℃$)和液氮($-196℃$)温度环境下,病毒感染性可保持数月至数年。多数病毒在$50\sim60℃$ 30分钟,$100℃$数秒钟可被灭活。但少数病毒例外,如乙型肝炎病毒需加热$100℃$ 10分钟才能被灭活。包膜病毒比裸露病毒更不耐热,$37℃$以上可迅速灭活。反复冻融也能使病毒灭活。有些病毒(正黏病毒、疱疹病毒、小RNA病毒)在有Mg^{2+}、Ca^{2+}等盐类存在时,能提高病毒对热的抵抗力,如用1mol/L $MgSO_4$保存这类病毒可在$50℃$存活1小时。

2. **射线** X射线、γ射线和紫外线都能灭活病毒。射线可以使病毒核酸链发生断裂;而紫外线则使病毒基因组中核苷(酸)结构形式变化或形成胸苷-胸苷二聚体,影响核酸复制。日光中紫外波长在$287\sim400nm$,人工紫外线灯的紫外线波长$250\sim280nm$,这些波长的紫外线均可使病毒灭活;但有些病毒如脊髓灰质炎病毒经紫外线灭活后,再遇到可见光照射可激活修复酶,经光修复作用使灭活的病毒复活。因此,不能用紫外线来制备灭活疫苗。

二、化学因素

1. **pH** 多数病毒在pH $5.0\sim9.0$范围内稳定,强碱或强酸条件下可被灭活。但有些病毒如肠道病毒在pH 2.0时感染性可保持24小时,包膜病毒在pH 8.0时也可保持稳定。可利用对pH稳定性来鉴别病毒,也可利用酸性、碱性消毒剂消杀污染器具及环境中的病毒。

2. **脂溶剂** 乙醚、氯仿、去氧胆酸盐、阴离子去污剂等脂溶剂能使病毒包膜溶解破坏,使包膜病毒失去吸附能力而灭活。脂溶剂对无包膜病毒(如肠道病毒)几乎无作用,故常用乙醚灭活试验鉴别病毒有无包膜。

3. **化学消毒剂** 除强酸、强碱消毒剂外,酚类、氧化剂、卤素类、醇类等对病毒均有灭活作用。常用1%~5%苯酚、75%乙醇、碘及碘化物、漂白粉等灭活病毒。

第五节 | 病毒的分类与命名

病毒分类学是从整体上对病毒起源、进化、共性及特性等系统地归纳研究,旨在更好地①了解病毒进化关系,揭示生命的多样性及其起源;②规范病毒分类和命名原则,揭示病毒遗传性状及致病特点;③为开发利用病毒资源,对病毒性疾病诊断、治疗、预防提供依据。

一、病毒分类机构及其病毒分类系统

国际病毒分类委员会(International Committee on Taxonomy of Viruses,ICTV)负责制定病毒分类标准,制定病毒分类**层级**(rank)或阶元(taxa),并不断修订和维护病毒分类体系,发布病毒分类报告和决议(ICTV Report)。目前,ICTV采用了**2019年颁布的15个层级的新版病毒分类系统**,包括**8个主要层级**(principal rank)**和7个次生层级**(derivative rank);同时废除了1971—2017年一直沿用的5

个分类阶元(目、科、亚科、属、种)的分类系统。截至 2023 年 8 月底,ICTV 在线资源共有 11 273 个病毒种(species),归属于 6 境(realm),10 界(kingdom),17 门(phylum),40 纲(class),72 目(order),264 科(family),2818 属(genus)。15 个不同分类等级(阶元)的病毒命名或名称,以病毒名后特定的词尾区别见图 23-12。此外,目前尚有大量病毒未纳入上述系统分类。

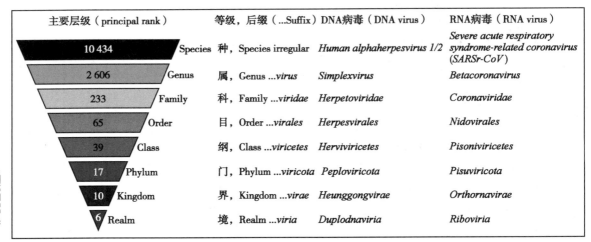

彩图

图 23-12　病毒分类系统及结构图

二、病毒的分类和命名原则

ICTV 早期制定的病毒分类原则主要考虑病毒的生物学性状,包括:①宿主种类;②基因组核酸类型及序列相似性;③病毒形态与大小;④核衣壳的对称型;⑤有无病毒包膜及对乙醚等脂溶剂的敏感性;⑥抗原性;⑦病毒在宿主细胞中的增殖部位、复制策略以及生长特性;⑧人类病毒还应考虑传播方式、传播媒介的种类、流行病学及病理学特征等因素。从 20 世纪 90 年代开始,病毒基因组序列和系统发育关系逐步成为病毒分类的主要依据。目前,病毒宏基因组数据也可以用于病毒分类。

病毒从其"境"(Realm)名到"种"(Species)名由 ICTV 确定,适用于所有病毒。名称一律为斜体,第一个字母大写;种名的首字母大写,其他词(除专有名词和序号词外)一律小写。ICTV 不统一规定病毒种以下的分类和命名,种以下的血清型、基因型和病毒分离株名称由研究者或研究团队确定,名称不用斜体,首词第一个字母不用大写。由病毒等病原微生物引起的人类疾病则由世界卫生组织统一命名。

近年来,随着大量新病毒的不断发现,ICTV 对病毒的分类系统和命名进行了不断更新。在实际工作中或者发表文章时,除了标注正式的病毒分类名称外,仍在沿用传统的病毒名称(俗名)和英文书写方法。病毒名称的英文书写方式在不表示科、属、种等分类学地位时,均使用小写和正体表示的国际通用的病毒俗名,如单纯疱疹病毒写为 herpesvirus 和冠状病毒写为 coronavirus。

三、亚病毒因子

ICTV 将一类比常规病毒更小,在结构、化学组成及复制过程不同于常规典型的真病毒(euvirus)的传染因子,统称为亚病毒因子(subviral agents),包括类病毒、卫星病毒和朊粒。亚病毒因子不是严格意义上的病毒分类学名称。

1. 类病毒(viroid)　具有感染性的小 RNA 分子。其特点是:①仅由 200~400 个核苷酸组成,具有棒状二级结构的单链环状 RNA 分子;②病毒 RNA 在细胞核内复制,主要依赖宿主细胞 RNA 聚合酶Ⅱ合成 RNA,不需要辅助病毒参与;③类病毒不含蛋白质,也不编码蛋白质。类病毒均在植物中发现,仅有部分类病毒可引起植物疾病。

2. 卫星病毒(satellite virus)　是一类在没有特异性辅助病毒(helper virus)协助下,在细胞内不能独立完成增殖的病毒。卫星病毒特点是:①具有完整的病毒体结构,包括 DNA 和 RNA 病毒;②某些卫星病毒的基因组可编码自身的蛋白衣壳(如丁型肝炎病毒),但也有一些卫星病毒基因组依赖辅助病毒提供蛋白衣壳;③复制必须依靠辅助病毒,但对辅助病毒的复制不是必需的,复制地点与辅助病毒完全相同;④与辅助病毒之间无或很少有同源序列;⑤常干扰辅助病毒的增殖。卫星病毒多数属于植物病毒,少数为动物病毒的卫星病毒和噬病毒体。如**腺病毒相关卫星病毒**(adenovirus-associated satellite virus)和拟菌病毒相关卫星病毒(mimivirus-associated satellite virus)。ICTV 已将卫星病毒从亚病毒因子中移出,纳入到**新的病毒分类**系统中进行分类。

3. 朊粒(prion)　是一种只由细胞基因编码的具有传染性的异构型蛋白颗粒。哺乳动物和人类中枢神经系统慢性进行性传染病(朊粒病)与朊粒感染有关。**朊粒不属于病毒**,但其传播方式和致病性与病毒感染性疾病相似。

(彭宜红)

本章目标测试

本章思维导图

第二十四章 | 病毒的感染与免疫

学习目标

1. 列举病毒的传播方式及其感染类型。
2. 描述病毒的致病机制及其抗病毒免疫机制。
3. 描述干扰素的概念及作用机制。
4. 描述中和抗体的作用机制。

第一节 | 病毒的致病作用

病毒的感染是指病毒通过多种途径侵入宿主,并在宿主细胞中增殖,与机体发生相互作用的过程。其致病作用主要是通过侵入易感细胞、损伤或改变细胞的功能与结构而导致的。病毒感染的结局主要取决于宿主与病毒相互作用的结果。宿主因素包括遗传背景、免疫状态、年龄以及个体的一般健康状况;病毒因素包括病毒株、病毒感染量和感染途径等病毒毒力相关因素。其他因素(包括气候、季节、温度等)也会影响病毒感染的发生、发展与结局。因此,不同个体感染同一种病毒,甚至同一个体不同季节感染同一种病毒,其感染及抗感染结局各不相同。

一、病毒感染的传播方式

病毒可通过破损的皮肤、黏膜(眼、呼吸道、消化道或泌尿生殖道)传播,也可通过血液(如输血、机械损伤处、昆虫叮咬等)进入机体。皮肤黏膜是机体重要的防御屏障之一,泪液、黏液、纤毛上皮、胃酸、胆汁等均具有保护作用。一种**病毒可以经一种途径进入宿主机体,也可通过多途径传播**,例如人类免疫缺陷病毒(HIV)。不同病毒也可经相同途径感染机体,但通常每种病毒都有相对固定的主要传播途径,这与病毒本身的生物学特性和侵入部位的微环境有关。

病毒感染的传播方式也包括**水平传播**(horizontal transmission)和**垂直传播**(vertical transmission)两种。如流感病毒感染表现为水平传播;风疹病毒、人巨细胞病毒(HCMV)、HIV和乙型肝炎病毒(HBV)等感染可发生垂直传播(表24-1)。

病毒在机体内呈不同程度的播散,有些病毒只在入侵部位感染局部组织细胞,通过细胞-细胞接触播散,称局部感染(local infection)或表面感染(superficial infection);另一些病毒可在入侵局部增殖经血流、淋巴液或神经系统向全身或远离入侵部位的器官播散,称为全身感染(systemic infection)。病毒进入血液称为病毒血症(viremia),有些病毒可引起二次病毒血症。

二、病毒的致病机制

(一)病毒对宿主细胞的致病作用

1. 杀细胞效应(cytocidal effect) 病毒在宿主细胞内复制完毕,可在很短时间内一次释放大量子代病毒,细胞被裂解而死亡,称为杀细胞感染(cytocidal infection)。主要见于无包膜、杀伤性强的病毒,如脊髓灰质炎病毒、腺病毒等。其机制是病毒在增殖过程中,阻断细胞核酸与蛋白质的合成,引起细胞核、细胞膜、内质网、线粒体、溶酶体等细胞器损伤,导致细胞新陈代谢功能紊乱,造成细胞病变、裂解或死亡。某些病毒蛋白具有直接杀伤宿主细胞的作用,如腺病毒表面的蛋白纤维突起。在体外

表 24-1　人类病毒的感染途径

主要感染途径	传播方式及途径	病毒种类
呼吸道	空气、飞沫或皮屑	流感病毒、鼻病毒、麻疹病毒、腮腺炎病毒、腺病毒及部分 EB 病毒与肠道病毒、水痘病毒等
消化道	污染水或食品	脊髓灰质炎病毒等肠道病毒、轮状病毒、甲肝病毒、戊肝病毒、部分腺病毒
血液	注射、输血或血液制品、器官移植等	人类免疫缺陷病毒、乙型肝炎病毒、风疹病毒、人巨细胞病毒等
眼或泌尿生殖道	接触、游泳池、性交	人类免疫缺陷病毒、单纯疱疹病毒 1、2 型、肠道病毒 70 型、腺病毒、人乳头瘤病毒
经胎盘、产道等	宫内、分娩产道、新生儿哺乳	乙型肝炎病毒、人类免疫缺陷病毒、人巨细胞病毒、风疹病毒等
破损皮肤	昆虫叮咬、狂犬咬伤、鼠类咬伤	乙型脑炎病毒、克里米亚-刚果出血热病毒、狂犬病毒、汉坦病毒等

动画

实验中,通过细胞培养和接种杀细胞病毒,经一定时间后,可用显微镜观察到细胞变圆、坏死,从瓶壁脱落等现象,称为**致细胞病变作用**(cytopathic effect,CPE)。当病毒的杀细胞效应发生在重要器官,如中枢神经系统,达到一定程度可引起严重后果,造成严重后遗症,甚至危及生命。

2. **稳定状态感染**(steady state infection) 某些病毒进入细胞后能够复制,却不引起细胞立即裂解、死亡,病毒以出芽方式释放子代,其过程缓慢,短时间内一般不引起细胞裂解或死亡,称为**稳定状态感染**。多见于包膜病毒感染,如流感病毒、疱疹病毒、某些披膜病毒等。

(1)稳定状态感染可引起宿主细胞融合,利于病毒的扩散,病毒借助于细胞融合,扩散到未受感染的细胞。**细胞融合是包膜病毒扩散的方式之一**。细胞融合的结果是形成多核巨细胞或合胞体,如麻疹病毒在体内形成华新(Warthin)多核巨细胞。

(2)稳定状态感染的细胞膜上常出现新抗原。如流感病毒、副黏病毒在细胞内装配成熟后,以出芽方式释放时,细胞表面形成血凝素,因而能吸附某些动物的红细胞。病毒导致细胞恶性转化后,因病毒核酸整合到细胞染色体上,细胞表面也表达病毒特异性新抗原,成为免疫细胞攻击的靶细胞,最终导致感染细胞的死亡。此外,还有因感染病毒引起细胞表面抗原决定簇的变化,使得在正常情况下隐蔽的抗原决定簇暴露出来。

3. **包涵体形成** 某些病毒感染的细胞内,用普通光学显微镜可观察到与正常细胞结构差异和着色不同的圆形或椭圆形斑块,称为**包涵体**(inclusion body)。有的位于胞质内(痘病毒),有的位于胞核中(疱疹病毒),或两者都有(麻疹病毒)。包涵体有嗜酸性的或嗜碱性的,因病毒种类而异。其本质是:①有些病毒的包涵体就是病毒颗粒的聚集体;②有些是病毒增殖留下的痕迹;③或病毒感染引起的细胞反应物。因包涵体与病毒的增殖、存在有关,且病毒包涵体各自具有一定的特征,故可作为病毒感染的诊断依据。如从可疑狂犬病的脑组织切片或涂片中发现细胞内有嗜酸性包涵体,即**内氏小体**(Negri body),可诊断为狂犬病。

4. **细胞凋亡**(apoptosis)、**焦亡**(pyroptosis)**和自噬**(autophagy) 病毒感染可导致宿主细胞发生凋亡,这一过程可能促进细胞中病毒释放,限制细胞生产的病毒体的数量。但有些病毒感染则可抑制宿主细胞的早期凋亡,提高细胞产生子代病毒体的数量。

细胞焦亡是一种程序性细胞死亡方式,类似于细胞凋亡。它主要由含半胱氨酸的天冬氨酸蛋白水解酶 1(caspase 1)、caspase 4、caspase 7 以及 caspase 11 所诱导并调控,通常伴随着大量促炎症因子的释放,是机体对抗病原体感染的重要免疫防御反应。但当细胞焦亡过度激活时,却可能加剧疾病进程。如细胞焦亡参与了 SARS 冠状病毒(SARS-CoV)、MERS 冠状病毒(MERS-CoV)以及 SARS 冠状病毒 2(SARS-CoV-2)的致病过程。

细胞自噬是细胞对内部成分进行降解和回收利用的过程。自噬具有双重性质:一方面,它可以通过直接降解病毒,抵抗病毒感染和寄生;另一方面,病毒也可能利用自噬机制加速其复制。例如,丙肝病毒(HCV)可激活内质网应激反应,诱导自噬,从而促进病毒的复制;HIV 的包膜糖蛋白 gp120 和 gp41 与 CD4 和 CXCR4 结合后,也可诱导未感染的 CD4+ T 细胞自噬,进而导致 T 细胞的凋亡。

5. 基因整合与细胞转化 某些 DNA 病毒和逆转录病毒在感染中可将基因整合于宿主细胞基因组中。一种是逆转录病毒先以 RNA 为模板逆转录合成 cDNA,再以 cDNA 为模板合成双链 DNA,此双链 DNA 全部整合于细胞染色体 DNA 中;此外,有些病毒在复制中,可将部分 DNA 片段随机整合于细胞染色体 DNA 中,如 HBV 等。两种整合方式均可**导致细胞转化**,增殖变快,失去细胞间接触抑制,细胞转化也可由病毒蛋白诱导发生。基因整合或其他机制引起的**细胞转化与肿瘤形成密切相关**。

(二)病毒感染的免疫病理作用

病毒在感染损伤宿主的过程中,通过与免疫系统相互作用,诱发免疫应答损伤机体是重要的致病机制之一。目前虽有不少病毒的致病作用及发病机制尚不明确,但通过免疫应答所致的损伤在病毒感染性疾病中的作用越发显得重要,尤其是持续性病毒感染及与病毒感染有关的自身免疫性疾病。免疫病理损伤机制主要包括特异性体液免疫和特异性细胞免疫,即 I～Ⅳ型超敏反应。有些还可能存在对非特异性的免疫机制造成损伤。

1. 抗体介导的免疫病理作用 病毒感染后许多抗原可出现于宿主细胞表面,与抗体结合后,激活补体,导致宿主细胞破坏,属Ⅱ型超敏反应。

抗体介导损伤的另一机制是抗原抗体复合物引起的Ⅲ型超敏反应。病毒抗原与抗体形成的复合物出现于血循环中,在沉积部位可导致损伤。慢性病毒性肝炎病人常出现关节症状,与免疫复合物沉积于关节滑膜有关。登革病毒的复合物可沉积于血管壁,激活补体使血管通透性增高,引起出血和休克。

呼吸道病毒感染常出现抗体 IgE 介导的 I 型超敏反应,引起细支气管炎和肺炎,如婴儿呼吸道合胞病毒感染。

2. 细胞介导的免疫病理作用 特异性细胞免疫是宿主清除胞内病毒的重要机制。细胞毒性 T 细胞(CTL)对靶细胞膜病毒抗原识别后引起的杀伤,能终止细胞内病毒复制,对感染的恢复起关键作用。但细胞免疫也损伤宿主细胞,造成宿主细胞功能紊乱,这可能是病毒致病机制中的一个重要方面,属Ⅳ型超敏反应。

3. 自身免疫病理损伤 通过对 DNA 病毒和 RNA 的病毒蛋白基因序列分析,发现有些病毒蛋白与宿主蛋白存在共同抗原决定簇。慢性病毒性肝炎、麻疹病毒和腮腺炎病毒感染后脑炎等疾病的发病机制可能与针对自身抗原的自身免疫病理损伤有关。此外,有些病毒感染,可引起细胞表面抗原决定簇的变化,导致自身"隐蔽抗原"暴露,导致自身免疫病理损伤。

4. 细胞因子风暴(cytokine storm)所致病理损伤 IFN-γ、TNF-α、IL-1 等促炎症细胞因子的大量产生将导致代谢紊乱,并活化血管活化因子,引起休克,弥散性血管内凝血(DIC)等严重病理过程,甚至危及生命。高致病性禽流感病毒导致的死亡往往与细胞因子风暴有关。

5. 免疫抑制作用 病毒感染有可能会降低机体免疫应答或暂时性抑制免疫功能,如通过编码微小 RNA 等机制下调机体干扰素和/或干扰素受体水平等,如甲型流感病毒、肠道病毒、轮状病毒、HBV 和丙型肝炎病毒(HCV)等;也可杀伤特异性 T 细胞,破坏抗原提呈细胞,抑制效应细胞等,从而降低机体适应性免疫的功能等,如 HIV 等。病毒感染所致的免疫抑制可激活体内潜伏的病毒,引起细菌等继发感染,或促进某些肿瘤的生长,也可能成为病毒持续性感染的原因之一,另外,还可能导致病毒的免疫逃逸。

(三)病毒的免疫逃逸

病毒性疾病的发生不仅与病毒的直接作用和引发的免疫病理损伤有关,还与病毒的免疫逃逸(immune escape of viruses)能力相关。病毒可通过逃避免疫防御、抑制免疫应答等多种方式逃逸免疫应答。常见病毒的免疫逃逸机制见表 24-2。

表 24-2　病毒免疫逃逸机制

免疫逃逸机制	病毒举例及作用方式
细胞内寄生	所有病毒皆为严格细胞内寄生,可借此逃避抗体、补体及药物作用
抗原变异	HIV、甲型流感病毒高频率的抗原变异使得免疫应答滞后
抗原结构复杂	鼻病毒、柯萨奇病毒、ECHO 病毒等型多,抗原多态性致使免疫应答不力
损伤免疫细胞	HIV、EB 病毒、麻疹病毒等可在 T 或 B 细胞内寄生并导致宿主细胞死亡
抑制干扰素产生 降低提呈抗原表达	HBV 抑制干扰素的转录 腺病毒、巨细胞病毒可抑制 MHC-I 转录、表达
病毒的免疫增强作用	登革病毒以及其他黄病毒再次感染,因机体内预先存在或经胎盘获得中和抗体能促进游离的病毒进入单核细胞内,并大量增殖,导致病毒血症及病毒-抗体复合物形成,继之大量细胞因子及血管活性因子释放,导致登革休克综合征等

(四) 病毒与肿瘤

大量的研究表明,病毒是人类肿瘤的致病因素之一,据世界卫生组织 2012 年数据显示,全世界至少有 15%～20% 的人类肿瘤与病毒感染有关(表 24-3)。许多病毒在自然感染或是人为接种下都能在动物体内诱发肿瘤。

表 24-3　人类部分癌症相关病毒

病毒科名	病毒	人类癌症	备注
乳头瘤病毒科	人乳头瘤病毒 16,18,31,33,35,39,45,51,52,56,58,59 型	生殖器肿瘤(宫颈癌等)、鳞状细胞癌、口咽癌	I类[注]
疱疹病毒科	EB 病毒	鼻咽癌、Burkitt 淋巴瘤、霍奇金病、B 细胞淋巴瘤	I类
	人疱疹病毒-8	卡波西肉瘤	I类
嗜肝病毒科	乙型肝炎病毒	肝细胞癌	I类
多瘤病毒科	Merkel 细胞多瘤病毒	Merkel 细胞癌	II类
逆转录病毒科	人类嗜 T 细胞病毒-1	成人 T 细胞白血病	I类
黄病毒科	丙型肝炎病毒	肝细胞癌	I类

注:WHO 国际癌症研究机构(international agency for research on cancer, IARC)认定。

1. **肿瘤病毒的类型**　包括 RNA 肿瘤病毒和 DNA 肿瘤病毒。RNA 肿瘤病毒主要为逆转录病毒科部分病毒和黄病毒科的丙型肝炎病毒;DNA 肿瘤病毒主要包括人乳头瘤病毒、多瘤病毒、疱疹病毒和嗜肝 DNA 病毒。HIV 由于可导致人免疫缺陷,诱发淋巴瘤等,因此被 WHO 国际癌症研究机构(IARC)归为 I 类致癌物。

2. **肿瘤病毒致瘤的机制**　RNA 肿瘤病毒根据肿瘤诱导能力可分为两种类型:高度致癌(直接转化)病毒携带癌基因,而弱致癌(慢转化)病毒不含癌基因,其通过间接机制在长时间的潜伏后诱发肿瘤。DNA 肿瘤病毒编码的蛋白,除了对病毒复制必需,也常影响宿主细胞的生长调控通路。癌症发生是一个多步骤过程,肿瘤形成不是肿瘤病毒感染的必然结果,病毒通常作为肿瘤发生过程的触发因子,并可能通过以下不同的机制来引发肿瘤:

(1) 病毒癌基因:病毒编码的某些蛋白能诱导细胞永生化。

(2) 抑制细胞凋亡:病毒编码的某些蛋白能抑制细胞凋亡。

(3) 调控细胞微环境:病毒通过调控细胞生长的微环境,使细胞更好地适应低氧和酸化环境。

(4) 逃避宿主免疫监视作用:细胞程序性死亡配体(programmed cell death ligand, PD-L)是一种重要的免疫抑制分子,病毒编码的某些蛋白可与 PD-1 的结合,从而使肿瘤细胞逃避免疫。

（5）宿主细胞重编程:病毒的早期基因能与宿主转录调控因子相互作用,扰乱细胞的转录因子网络,导致宿主细胞在转录、代谢及表观基因组等方面发生重编程。

3. 此外,部分病毒天然或经过修饰后能够选择性地感染并杀伤肿瘤细胞,以及诱导机体抗肿瘤免疫继而促进抗肿瘤反应,并且不会损伤正常细胞,被称为溶瘤病毒(oncolytic virus),在肿瘤治疗中有所应用。

（五）其他因素对病毒致病性的影响

其他因素对病毒的感染和致病性也有显著影响。这些因素主要包括自然和社会因素。

在自然因素方面,气候、季节、温度、地理位置以及自然灾害等都可能影响传染病的发生和发展。

在社会因素方面,社会制度、经济发展水平、文化教育、医疗卫生条件、生活方式和水平,以及战争等,也都影响着病毒性疾病的传播。

三、病毒感染的类型

根据有无临床症状,病毒感染可分为隐性感染和显性感染。显性感染按部位可分为局部感染与全身感染;根据症状出现早晚和持续时间长短也可分为急性感染和持续性感染。持续性感染又可分为潜伏感染、慢性感染等。

（一）隐性感染和显性感染

1. **隐性感染**　病毒进入机体不引起临床症状的感染,称隐性感染(inapparent infection)或亚临床感染(subclinical infection),这可能与病毒毒力弱或机体防御能力强、病毒在体内不能大量增殖,因而对组织细胞的损伤不明显有关;也可能与病毒种类和性质有关,病毒侵犯后不能到达靶细胞,故不表现出临床症状。

病毒隐性感染者虽不出现临床症状,但仍可获得免疫力而终止感染。部分感染者可一直携带病毒,不表现明显的临床症状,不能产生有效的免疫力,病毒可在体内增殖不被清除,并可长期向外界播散,称为**病毒携带者**(viral carrier)。**病毒携带者为重要的传染源**,在流行病学上具有十分重要的意义。

2. **显性感染**　病毒感染后出现明显的临床症状和体征,称为显性感染(apparent infection)或临床感染(clinical infection)。有些病毒可造成多数感染者发病,如天花病毒、麻疹病毒;也有些病毒感染后只有极少数人发病,大多数感染者呈隐性感染,如脊髓灰质炎病毒、流行性乙型脑炎病毒。这是由机体抵抗力,感染病毒种类、毒力和数量等决定的。

（二）急性病毒感染和持续性病毒感染

1. **急性病毒感染**　急性病毒感染(acute viral infection)也称为**病原消灭型感染**,病毒侵入机体后,在细胞内增殖,经数日乃至数周的潜伏期后发病,如甲型流感病毒等。在潜伏期内病毒增殖到一定水平,导致靶细胞损伤和死亡而造成组织器官损伤和功能障碍,出现临床症状。除死亡病例外,宿主一般能在出现症状后的一段时间内动员机体免疫,清除病毒进入恢复期。其特点为潜伏期短,发病急,病程数日至数周。病后常获得特异性的免疫,特异性抗体可作为既往感染的证据。

2. **持续性病毒感染**　病毒可在机体持续存在数月至数年,甚至数十年。可出现症状,也可不出现症状而长期携带病毒,成为重要的传染源,如HIV、HBV所致的感染等。形成持续性病毒感染(persistent viral infection)有病毒和机体两方面的因素:①机体免疫功能弱,无法完全清除病毒,使得病毒在体内可长期存留;②病毒存在于受保护的部位,可逃避宿主的免疫作用;③某些病毒的抗原性太弱,机体难以产生免疫应答将其清除;④有些病毒在感染过程中产生缺陷干扰颗粒,干扰病毒增殖,因而改变了病毒感染过程,形成持续性感染;⑤病毒基因整合在宿主细胞的基因组中,长期与宿主细胞共存。持续性感染主要包括:

（1）**潜伏病毒感染**(latent virus infection):某些病毒在显性或隐性感染后,其基因会存在细胞内或潜伏于某些组织器官内不复制。但在特定条件下,病毒被激活并开始复制,导致疾病复发。在显性感染时,可检测到病毒的存在,而在潜伏期无法检测。疱疹病毒属的病毒(HSV、水痘-带状疱疹病毒、巨细胞病毒、EB 病毒和人疱疹病毒 6 型)均可引起潜伏感染。**当出现机体免疫力下降等因素时,可激活这些潜伏的病毒再发感染**。例如艾滋病病人、晚期肿瘤病人、放射及免疫抑制剂治疗者,以及外界气候变化、生理周期及情绪变化等均可能激活潜伏病毒。唇疱疹是由 HSV-1 从潜伏的三叉神经节沿感觉神经到达口唇皮肤与黏膜交界处,并在这些部位的细胞中增殖所致;带状疱疹是因儿童时期感染了水痘-带状疱疹病毒,病愈后病毒潜伏于脊髓后根神经节或脑神经节,可在数年或十年后再发;病愈后病毒又回到潜伏状态。

(2)**慢性病毒感染**(chronic virus infection):显性或隐性感染后,病毒未被完全清除,血中可持续检测出病毒,可经输血、注射而传播。大多数表现轻微或无临床症状,但常反复发作,迁延不愈,例如乙型肝炎、丙型肝炎。

有些病毒显性或隐性感染后有很长的潜伏期,可达数月,数年甚至数十年,症状出现后呈进行性加重,最终导致死亡,称为**慢发病毒感染**(slow virus infection)。慢发病毒感染会出现神经性症状,可能会演变为一些少见的神经退行性疾病,最终导致死亡。如麻疹病毒引起的亚急性硬化性全脑炎(subacute sclerosing panencephalitis,SSPE)等。

第二节 ｜ 抗病毒免疫

由于病毒的生物学性状特殊,且与宿主细胞关系极为密切,抗病毒免疫除与抗菌免疫的具有共性外,还有其特殊性(表 24-4)。

表 24-4　抗病毒免疫机制

免疫因素	免疫机制
巨噬细胞	可吞噬血液中病毒颗粒,使被调理的病毒颗粒灭活,将病毒抗原递呈给 T 细胞
IFN	诱导细胞产生抗病毒蛋白,抑制病毒复制,在病毒感染早期起作用
NK 细胞	释放 TNF-α,β 和 IFN-γ,非特异性杀伤病毒感染的靶细胞,在感染早期发挥作用
抗体	中和抗体能阻止病毒吸附,有调理作用,主要对细胞外游离的病毒起作用
T 细胞	其中 Th1 细胞反应比 Th2 更重要。CTL 能同靶细胞表面的病毒抗原反应,杀伤靶细胞,清除细胞内病毒

一、固有免疫

抗病毒固有免疫是机体病毒感染的第一道防线。干扰素、细胞因子、巨噬细胞和 NK 细胞等均对病毒的进入迅速发生反应,继而激活适应性免疫。通常固有免疫可控制病毒感染,防止临床症状出现。其中,干扰素、巨噬细胞和 NK 细胞起主要作用。

(一)干扰素

干扰素(interferon,IFN)是病毒或其他干扰素诱生剂刺激人或动物细胞所产生的一种糖蛋白,具有抗病毒、抗肿瘤和免疫调节等多种生物学活性。RNA 病毒较 DNA 病毒具有更强的干扰素诱生作用,细菌内毒素、人工合成的双链 RNA 等诱生剂也可诱导干扰素的产生。巨噬细胞、淋巴细胞及体细胞均可产生干扰素。**干扰素具有广谱抗病毒作用**,通过与细胞表面干扰素受体结合,激活下游信号通路、诱导细胞产生抗病毒效应蛋白或分子,从而对 RNA 和 DNA 病毒产生广泛的抗病毒活性,但不同病毒对干扰素的敏感性有差别;IFN 不直接杀伤病毒,主要抑制病毒蛋白表达;干扰素抗病毒作用还具有种属特异性,一般同一种属细胞产生的干扰素在同种体内活性最佳,而对不同种属细胞则无活性。

1. 种类与性质　由人类细胞诱生的干扰素,根据其不同的抗原性分为Ⅰ型、Ⅱ型和Ⅲ型三类。Ⅰ型抗病毒作用强于免疫调节作用,包括 IFN-α 和 IFN-β,IFN-α 主要由人白细胞产生,IFN-β 主要由人成纤维细胞产生。Ⅱ型 IFN 只有一个成员 IFN-γ,亦称为巨噬细胞活化因子,是致 Th1 反应的组分之一,其免疫调节作用和抑制肿瘤作用强于抗病毒作用,IFN-γ 由 T 细胞和 NK 细胞产生。Ⅲ型 IFN(又称为 IFN-λ)有 IL-28A、IL-28B 及 IL-29 三个成员,也可发挥强大的抗病毒效应,浆细胞样树突状细胞(plasmacytoid dendritic cell,pDC)是Ⅲ型 IFN 主要分泌细胞。编码产生人 IFN 的基因分别位于第 9 对染色体的短臂(IFN-α、IFN-β),第 12 对染色体的长臂(IFN-γ)以及第 19 对染色体的长臂上(IFN-λ)。目前上市的干扰素均为基因工程产品。

干扰素是小分子量的糖蛋白,4℃可保存较长时间,−20℃可长期保存活性,56℃被灭活;可被蛋白酶破坏。

2. 抗病毒活性 干扰素不能直接灭活病毒,而是通过诱导细胞合成抗病毒蛋白(antiviral protein,AVP)发挥效应。干扰素首先与敏感细胞表面的干扰素受体结合,触发信号传递等一系列的生物化学过程,激活细胞内基因合成多种 AVP 从而实现对病毒的抑制作用(图 24-1)。AVP 主要有 2′-5′ 腺嘌呤核苷合成酶(2′-5′A 合成酶)和蛋白激酶(protein kinase R,PKR)等。其作用机制有 2′-5′A 合成酶途径和 PKR 途径,两种途径的激活都需要病毒中间产物双链 RNA(dsRNA)的存在(图 24-2)。除上述两种主要的 AVP 外,干扰素尚可诱导细胞产生其他种类的 AVP,不同的干扰素诱导蛋白(抗病毒蛋白)介导不同的抗病毒机制。

(1)2′-5′A 合成酶途径:2′-5′A 合成酶可导致病毒 mRNA 的降解。其作用机制是:①由 dsRNA 激活 2′-5′A 合成酶,使 ATP 多聚化,形成不定长度的寡聚腺苷酸(2′-5′A);②2′-5′A 再活化 RNA 酶 L(RNaseL);③活化的 RNaseL 可切断病毒 mRNA。

(2)PKR 途径:PKR 使蛋白翻译起始因子 eIF 磷酸化而失去活性。其作用机制是:①PKR 在 dsRNA 存在下产生自身磷酸化而被激活;②活化的 PKR 作用于翻译起始因子 eIF2-α 亚基,使之磷酸化;③磷酸化 eIF2-α 失去协助 tRNA 转运对应于起始密码子 AUG 的甲硫氨酸(Met)的能力,故破坏了蛋白质翻译起始过程,导致病毒多肽链合成受阻。

干扰素发挥作用迅速,在感染的几小时内就能起作用,抗病毒状态可持续 2～3 天。IFN 合成后很快释放到细胞外,扩散至邻近细胞发挥抗病毒作用。因此干扰素既能中断受感染细胞的病毒感染,

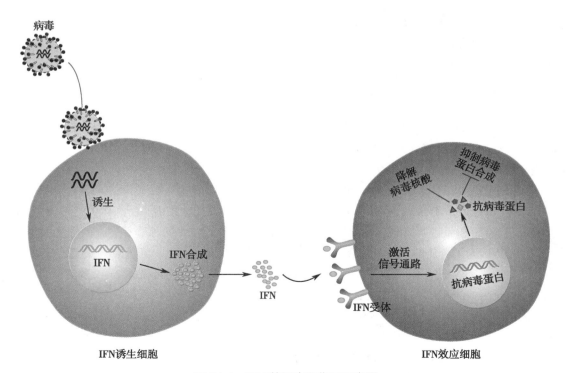

图 24-1　IFN 的诱生和作用示意图

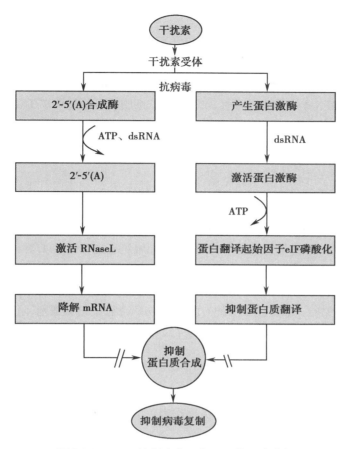

动画

图 24-2　AVP 抑制病毒蛋白翻译的两种途径

又能限制病毒扩散。在感染的起始阶段即适应性免疫发生作用之前,干扰素发挥重要作用。干扰素对多数病毒均有一定抑制作用。但近年来,发现多种病毒已形成了一些较为复杂的机制来对抗或逃避干扰素的抗病毒作用。有效的抗病毒治疗需要正确选用干扰素的亚型(如 IFN-α)、维持其在体内有效的浓度和迅速释放。

临床已将 I 型 IFN 制剂(如 PEG-IFN-α)用于治疗某些重要的急、慢性病毒性疾病,如带状疱疹、慢性乙型肝炎以及丙型肝炎等。但长期使用干扰素会引起病人出现全身不适症状(头疼、发热、肌肉疼痛、关节痛等)、神经系统症状(乏力、嗜睡、情绪低落等)以及肝肾功能损伤等毒副作用。干扰素的毒性作用和病毒对干扰素的拮抗或逃逸,是目前限制其在临床广泛应用的重要原因。

3. 免疫调节及抗肿瘤活性　干扰素还具有免疫调节作用,其中 IFN-γ 尤为重要。包括激活巨噬细胞,活化 NK 细胞,促进细胞 MHC 抗原的表达,增强淋巴细胞对靶细胞的杀伤等。此外,干扰素还能直接抑制肿瘤细胞的生长,被用于某些肿瘤的治疗中。

（二）先天不感受性

主要取决于细胞膜上有无病毒受体。机体的遗传因素决定了种属和个体对病毒感染的差异。如有些动物病毒不能使人感染;也有些人类病毒不能进入动物细胞内增殖,如脊髓灰质炎及麻疹病毒,因为动物细胞膜上无相应的受体而不被感染。

（三）屏障作用

血脑屏障能阻挡病毒经血流进入中枢神经系统。胎盘屏障保护胎儿免受母体感染病毒的侵害,但其屏障的保护作用与妊娠时期有关。妊娠 3 个月以内,胎盘屏障尚未发育完善。在此期间,孕妇若感染风疹病毒或巨细胞病毒,极易通过胎盘感染胎儿,引起先天性畸形或流产。

(四)细胞作用

巨噬细胞（macrophage，Mφ）对阻止病毒感染和促使病毒感染的恢复具有重要作用。如果 Mφ 受损，病毒易侵入血流引起病毒血症。中性粒细胞虽也能吞噬病毒，但不能将其杀灭，病毒在其中还能增殖，反而将病毒带到全身，引起扩散。NK 细胞能杀伤许多病毒感染的靶细胞，是抗病毒感染中主要的固有免疫杀伤细胞，IFN-γ 可增强其活性，活化的 NK 细胞还可通过释放 TNF-α 或 IFN-γ 等细胞因子发挥抗病毒效应。

二、适应性免疫

免疫应答是宿主清除病毒感染或防止再次感染的最好方式，病毒以其毒力及免疫逃避机制危害机体，而机体则以适应性免疫来清除病毒。体液免疫和细胞免疫的抗病毒作用都很重要。一般说来，体液免疫主要是存在于黏膜表面的中和抗体分泌型 IgA（sIgA）或血流中的中和抗体（IgM、IgG）可以清除黏膜表面及血流中病毒并有效防止再次感染；而细胞免疫主要是 CTL 对靶细胞的杀伤和活化的吞噬细胞对病毒的有效杀灭，是促进机体从初次感染中恢复的主要因素。

病毒感染过程中，病毒的各种结构蛋白和非结构蛋白可经抗原的加工与递呈，活化 T 细胞及 B 细胞，诱生体液及细胞免疫。细胞免疫中的 CTL 能杀伤病毒感染的靶细胞，阻断病毒在细胞内复制，是终止病毒感染的主要免疫机制。活化 T 细胞所分泌的多种细胞因子如 IFN-γ、TNF 等也对清除病毒有利。

(一)体液免疫

抗体可清除细胞外的病毒，并可有效抑制病毒通过病毒血症向靶组织扩散。中和性抗体可中和游离的病毒体，主要对再次入侵的病毒体有保护作用。抗体（包括中和抗体和非中和抗体）也可通过调理作用增强吞噬细胞吞噬杀灭病毒的能力。

1. **中和抗体**（neutralizing antibodies） 指针对病毒某些表面抗原的抗体。此类抗体能与细胞外游离的病毒结合从而消除病毒的感染能力。其作用机制主要是**直接封闭与细胞受体结合的病毒抗原表位，或改变病毒表面构型，阻止病毒吸附、侵入易感细胞**。病毒与中和抗体形成的免疫复合物，可被巨噬细胞吞噬清除。有包膜的病毒与中和抗体结合后，可通过激活补体导致病毒裂解。

IgG、IgM、IgA 三类免疫球蛋白都有中和抗体的活性，但特性不同。IgM 分子量大，不能通过胎盘；如在新生儿血中测得特异性 IgM 抗体，提示有宫内感染。IgM 抗体在病毒感染后的 2～3 天即可出现，是最早产生的抗体，故检查 IgM 抗体可作早期诊断，但其持续时间较短。约 1 周后 IgG 抗体的滴度则明显高于 IgM，且可持续几个月甚至几年之久。IgG 分子量小，是唯一能通过胎盘的抗体，在体液中含量最高。一般出生后 6 个月以内的婴儿，由于保留来自母体的 IgG 抗体，较少患病毒性传染病。sIgA存在于黏膜分泌液中，是参与黏膜局部免疫的主要抗体，可阻止病毒经局部黏膜入侵。

2. **血凝抑制抗体**（haemagglutination inhibition antibodies） 表面含有血凝素的病毒可刺激机体产生抑制血凝现象的抗体。检测该类抗体有助于血清学诊断。

3. **补体结合抗体**（complement fixation antibodies） 此类抗体由病毒内部抗原或病毒表面非中和抗原所诱发，不能中和病毒的感染性，但可通过调理作用增强巨噬细胞的吞噬作用。可协助诊断某些病毒性疾病。

(二)细胞免疫

细胞免疫在抗病毒感染中起着重要作用，构成病毒适应性细胞免疫应答的主要效应因素是CD8⁺细胞毒性 T 细胞（CTL）和 CD4⁺辅助性细胞（Th1）。

1. **CTL** CTL 可通过其抗原受体识别病毒感染的靶细胞，通过细胞裂解和细胞凋亡两种机制，直接杀伤靶细胞。CD8⁺CTL 受 MHC Ⅰ类分子限制，是发挥细胞毒作用的主要细胞。在多数病毒感染中，因 CTL 可杀伤靶细胞达到清除或释放在细胞内复制的病毒体，从而在抗体的配合下清除病毒，因此被认为是终止病毒感染的主要机制。CTL 还可通过分泌多种细胞因子，如 IFN-γ、TNF 等发挥抗病毒作用。个别病毒感染后 CTL 虽有抗病毒作用,但并未发生靶细胞破坏的现象,此种非溶细胞性 T 细胞的作用,在神经系统病毒感染,以及 HBV 持续感染中已被证实。

2. CD4$^+$ Th1 细胞活化的 Th1 细胞释放 IFN-γ,TNF 等多种细胞因子,通过激活巨噬细胞和 NK 细胞,诱发炎症反应,促进 CTL 的增殖和分化等,在抗病毒感染中起重要作用。

三、抗病毒免疫持续时间

抗病毒免疫持续时间的长短在各种病毒之间差异很大,但一般来讲具有以下特点:

1. **有病毒血症的全身性病毒感染**　由于病毒抗原能与免疫系统广泛接触,病后往往免疫较为牢固,且持续时间较长,如水痘、天花、腮腺炎、麻疹、脊髓灰质炎病毒等。另一类病毒感染往往只局限于局部或黏膜表面,无病毒血症,这类病毒常引起短暂的免疫,宿主可多次感染。如可引起普通感冒的鼻病毒等。

2. **只有单一血清型的病毒感染**　免疫持续时间长,如乙型脑炎病毒。而鼻病毒则因血清型别多(已有 100 多个血清型),通过感染所建立的免疫对其他型病毒无免疫作用。

3. **易发生抗原变异的病毒感染**　病后只产生短暂免疫力。例如,甲、乙型流感病毒表面抗原发生变异后,由于人群对变异病毒无免疫力,易引起流感的流行。

本章目标测试

（朱　帆）

第二十五章 | 病毒感染的检查方法与防治原则

学习目标

1. 解释标本采集与送检的基本原则。
2. 明确病毒感染的常用诊断方法。
3. 简述病毒分离培养的方法和病毒的感染性与数量测定。
4. 举例病毒类疫苗及常用的抗病毒药物。

病毒是非细胞型微生物,病毒性疾病的治疗不同于细菌等其他微生物,正确的病原学检查方法不但有助于指导临床治疗,而且可为控制病毒性疾病的流行提供实验室依据。

病毒性疾病的防治分为特异性防治和非特异性防治,前者包括接种疫苗、注射抗体等,后者包括使用细胞免疫制剂、丙种球蛋白以及抗病毒药物等。它们的应用对控制病毒性疾病的流行起到了重要的作用。

第一节 | 病毒感染的检查方法

目前常用的病毒感染的微生物学检查程序主要包括标本的采集与送检,利用形态学观察、分离培养与鉴定、免疫学诊断和分子诊断等检查方法,进行病原学诊断。

病毒感染的检查方法主要包括形态学检查、免疫学检查和分子生物学检查,具体可根据病毒与所引起疾病的临床特点选择合适的方法。病毒的分离培养方法复杂、要求严格且需较长时间,故不适合临床诊断,只适用于病毒的实验室研究或流行病学调查。

一、标本的采集与送检

病毒标本的采集与送检原则与细菌的基本相似,但还要特别注意下列原则。

1. **采集急性期标本** 用于分离病毒或检测病毒及其核酸的标本应采集病人急性期标本,以提高检出阳性率。

2. **使用抗生素** 对本身带有其他微生物(如咽拭子、粪便)或易受污染的标本,进行病毒分离培养时,应使用抗生素以抑制标本中的细菌或真菌等生长繁殖。

3. **冷藏保存、快速送检** 因病毒在室温中易失去活性,故所采集的标本应低温保存并尽快送检。如需较长时间运送,应将标本置于装有冰块或维持低温的材料(如固态二氧化碳、低温凝胶袋等)的保温容器内冷藏。病变组织可置含抗生素的 50% 甘油缓冲盐水中低温保存。不能立即检查的标本,应置于 −70℃保存。

4. **采集双份血清** 血清学检查标本的采集应在发病初期和病后 2~3 周内各取 1 份血清,以利于动态观察双份血清抗体效价。

二、病毒感染的形态学检查

1. **电镜和免疫电镜检查** 病毒悬液经高浓度浓缩和纯化后,含有高浓度病毒颗粒($\geqslant 10^7$ 颗粒/ml)的样品,借助磷钨酸负染及电子显微镜可直接观察到病毒颗粒,根据形态、大小可初步判断病毒的种类,如肠道病毒、登革病毒为圆形,狂犬病病毒为子弹形,呼肠病毒为六角形,疱疹病毒为圆形或多边形。大小也是鉴定病毒的依据之一,如小 RNA 病毒为 $20\sim40nm$,痘病毒为 $200\sim400nm$。电镜技术已成为检测、分类和鉴定病毒的重要手段之一。对那些含低浓度病毒的样本,可用免疫电镜技术观察,即先将标本与特异抗血清混合,使病毒颗粒凝聚,这样更便于在电镜下观察,可提高病毒的检出率和特异性。

2. **光学显微镜检查** 有些病毒在宿主细胞内增殖后,于细胞的一定部位(胞核、胞质或两者兼有)出现嗜酸性或嗜碱性包涵体,可在光学显微镜下观察到,对病毒感染的检测有一定价值。

三、病毒感染的免疫学检查

1. **病毒蛋白抗原检测** 可采用免疫学标记技术直接检测标本中的病毒抗原进行早期检测。目前常用酶免疫测定(enzyme immunoassay,EIA)和免疫荧光测定(immunofluorescence assay,IFA),较少用有放射性污染的放射免疫测定(radioimmunoassay,RIA),取而代之的是非放射性标记物(如地高辛等)标记技术。这些技术操作简单、特异性强、敏感性高。特别是用标记质量高的单克隆抗体可检测到 ng 至 pg 水平的抗原或半抗原。

2. **病毒感染的抗体检测** 其原理是用已知病毒抗原来检测病人血清中有无相应抗体。遇下列情况时尤需做抗体检测:①采取标本分离病毒为时已晚;②目前尚无分离此病毒的方法或难以分离的病毒;③为证实所分离病毒的临床意义;④进行血清流行病学调查。

(1)**中和试验**(neutralization test):病毒在细胞培养中被特异性抗体中和而失去感染性的一种试验,常用于检测病人血清中抗体的消长情况。用系列稀释的病人血清与等体积的已知病毒悬液(100TCID$_{50}$ 或 100ID$_{50}$)混合,在室温下作用一定时间后接种敏感细胞进行培养,以能保护半数细胞培养孔不产生 CPE 的血清最高稀释度作为终点效价。中和抗体是作用于病毒表面(衣壳或包膜)抗原的抗体,同种不同型病毒间一般无交叉,特异性高,而且抗体在体内维持时间长。中和抗体阳性不一定表示正在感染中,也可能因以前的隐性感染所致。因此,中和试验适用于人群免疫情况的调查,较少用于临床诊断。

(2)**血凝抑制试验**(hemagglutination inhibition test,HI):具有血凝素的病毒能凝集鸡、豚鼠和人等的红细胞,称血凝现象。这种现象能被相应抗体抑制,称血凝抑制。其原理是相应抗体与病毒结合后,阻抑了病毒表面的血凝素与红细胞的结合。本试验简易、经济,特异性高,常用于正黏病毒、乙型脑炎病毒感染的检测及流行病学调查,也可鉴定病毒的型与亚型。

(3)**特异性 IgM 抗体检测**:病毒感染机体后,特异性 IgM 抗体出现较早,检测病毒 IgM 抗体可辅助检测急性病毒感染。常用的方法包括 ELISA 和 IFA,ELISA 中又以 IgM 捕捉法最为特异。

四、病毒感染的分子生物学检查

1. **核酸扩增**(nucleic acid amplification)**技术** 选择病毒保守区的特异片段作为扩增的靶基因,用特异引物扩增病毒特异序列,以诊断病毒性感染;也可选择病毒变异区的片段作为靶基因,结合限制性片段长度多态性分析(RFLP)、测序等分子生物学技术对病毒进行分型和突变的研究。目前 PCR 技术已发展到既能定性又能定量的水平,应用较多的是 qPCR,而对于 RNA 病毒,则需要逆转录后进行 qPCR(reverse transcription quantitative real-time PCR,RT-qPCR)。

2. **核酸杂交**(nucleic acid hybridization)**技术** 常用于病毒检测的核酸杂交技术有:斑点杂交(dot blot hybridization)、原位杂交(in situ hybridization)、DNA 印迹(Southern blot)和 RNA 印迹(Northern blot)等。

基因芯片技术是高通量的核酸杂交技术,是指将大量探针分子固定于支持物上后与标记的样品分子进行杂交,通过检测每个探针分子的杂交信号强度进而获取样品分子的数量和序列信息,是对数以万计的 DNA 片段同时进行处理分析的技术,该技术在病毒诊断和流行病学调查方面有着广阔的应用前景。

3. **基因测序技术** 因目前对已发现的病毒全基因测序已基本完成,故可将所检测的病毒进行特征性基因序列测定并与这些基因库的病毒标准序列进行比较,以达到诊断病毒感染的目的。目前使用的主要是二代测序技术(Next Generation Sequencing,NGS)。

（1）**宏基因组测序**：基于宏基因组学和高通量测序技术，可对各种临床标本中所有的病毒进行无差别检测。mNGS 适用于各种病毒的鉴定，特别是未知新发病原体，如 SARS 冠状病毒 2 等，故在新发突发、复杂及混合感染的病毒检测中，有望提供重要的病原学检测依据。

（2）**转录组测序**（RNA-sequencing，RNA-Seq）：是最新发展起来的利用二代测序技术进行转录组分析的技术，可以全面快速地获得病毒感染的细胞或组织在某一状态下几乎所有转录本的序列信息和表达信息，包括病毒的 mRNA 和各种非编码 RNA，以及基因选择性剪接产生的不同转录本的表达丰度等，从而为病毒检测提供重要依据。

需要说明的是，病毒核酸检测阳性，并不代表标本中或病变部位一定有活病毒。

对于新分离出的未知病毒，尚需增加下列程序以便作出准确鉴定：①核酸类型的测定：用 RNA 酶及 DNA 酶，可鉴别出病毒核酸类型。此外，DNA 病毒受 5- 氟尿嘧啶的抑制，而 RNA 病毒不受影响。用此方法亦可区分 DNA 与 RNA 病毒；②理化性状的检测：包括病毒颗粒的大小及结构、衣壳对称类型、有无包膜等；③基因测序和生物对比等。

五、病毒的分离培养与鉴定

（一）病毒的培养

由于病毒具有严格的细胞内寄生性，故应根据病毒的种类选用相应的组织细胞、鸡胚或敏感动物进行病毒的分离与鉴定，这是病毒性疾病病原学诊断的金标准。一般在下述情况下需进行病毒的分离与测定：①需对疾病进行病原学的鉴别诊断；②确定新的病毒性疾病或再发性病毒性疾病的病原体；③对治疗疾病有指导性意义（尤其病程较长者）；④监测病毒减毒活疫苗效果（如及时发现回复毒力的变异株等）；⑤病毒性疾病的流行病学调查；⑥病毒生物学性状等研究。

1. 动物接种　是最早的病毒分离方法，目前用得不多。可根据病毒的亲嗜性选择敏感动物及其适宜的接种部位，观察动物的发病情况，进行免疫学检测，测定 ID_{50} 和 LD_{50} 等。该方法简便，实验结果易观察，对某些尚无敏感细胞进行培养的病毒，该方法仍在沿用。但动物对许多人类病毒不敏感，或感染后症状不明显，而且动物体内常带有潜在病毒，应防止将这些潜在病毒误作接种的病原体。

2. 鸡胚培养　鸡胚对多种病毒敏感，通常选用孵化 9～14 天的鸡胚（embryonated egg），按病毒接种部位分为：①绒毛尿囊膜接种（allantochorion inoculation），用于培养天花病毒、痘苗病毒及人类疱疹病毒等；②尿囊腔接种（allantoic cavity inoculation），用于培养流感病毒及腮腺炎病毒等；③羊膜腔接种（amniotic cavity inoculation），用于流感病毒的初次分离培养；④卵黄囊接种（yolk sac inoculation），用于某些嗜神经病毒的培养。因鸡胚对流感病毒最敏感，故目前鸡胚培养常用于流感病毒的分离培养（图 25-1）。

3. 细胞培养　细胞培养法为病毒分离鉴定中最常用的方法。可根据细胞生长的方式分为单层细胞培养（monolayer cell culture）和悬浮细胞培养（suspended cell culture）。从细胞的来源、染色体特征及传代次数等可分为：①原代细胞（primary cell），来源于动物、鸡胚或引产人胚组织的细胞，对多种病毒敏感性高，但来源困难。②二倍体细胞（diploid cell），指细胞在体外分裂 50～100 代后仍保持 2 倍染色体数目的单层细胞。但经多次传代也会出现细胞老化，以至停止分裂。③传代细胞系（continuous cell line），由肿瘤细胞或二倍体细胞突变而来，能在体外持续传代，对病毒的敏感性稳定，因而被广泛应用。

（二）病毒的鉴定

1. 病毒感染的常用鉴定方法　一般采用形态学检查方法、免疫学检查方法和分子生物学检查方法鉴定。

2. 病毒在细胞中增殖的鉴定指标

（1）**细胞病变**（cytopathy）：部分病毒在敏感细胞内增殖时可引起致细胞病变作用（CPE）。CPE 在未固定、未染色时，用低倍显微镜即可观察到，可作为病毒增殖的指标。常见的病变有细胞变圆、胞质颗粒增多、细胞聚集、融合、坏死、溶解或脱落，形成包涵体等（图 25-2），不同病毒的 CPE 特征不同，如腺病毒可引起细胞圆缩、团聚或呈葡萄串状；副黏病毒、巨细胞病毒、呼吸道合胞病毒等可引起细胞融合，形成多核巨细胞或称融合细胞等。

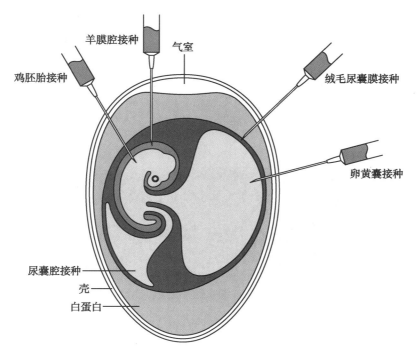

彩图

图 25-1　鸡胚接种部位示意图

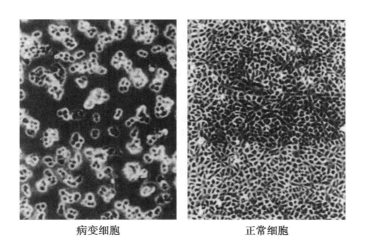

病变细胞　　　　　　　　　　　正常细胞

图 25-2　病毒所致细胞病变（×40）

（2）**红细胞吸附**（hemadsorption）：带有血凝素的病毒（如流感病毒）感染细胞后，细胞膜上的血凝素（hemagglutinin）能与加入的脊椎动物（豚鼠、鸡、猴等）的红细胞结合，此现象称红细胞吸附，常用作含有血凝素的正黏病毒与副黏病毒等的增殖指标。若有相应的抗血清，则能中和细胞膜上的血凝素，阻断红细胞吸附的形成，称血凝抑制试验。

（3）**病毒干扰作用**（viral interference）：某些病毒感染细胞后不出现 CPE，但能干扰在其后感染同一细胞的另一病毒的增殖，从而阻抑后者所特有的 CPE。据此，可用不能产生 CPE 的病毒干扰随后接种且可产生 CPE 的病毒，以检测病毒的存在。

（4）**细胞代谢的改变**：病毒感染细胞可使培养液的 pH 改变，说明细胞的代谢在病毒感染后发生了变化。这种培养环境的生化改变也可作为判断病毒增殖的指征。

（三）**病毒的感染性与数量测定**

对于已增殖的病毒，必须进行感染性和数量的测定。在单位体积中测定感染性病毒的数量称为滴定。常用的方法有：

1. **50% 组织细胞感染量**（50% tissue culture infectious dose, TCID$_{50}$）**测定** 将待测病毒液进行 10 倍系列稀释，分别接种于单层细胞，经培养后观察 CPE 等病毒增殖指标，以感染 50% 细胞的最高病毒稀释度为判定终点，经统计学处理计算出 TCID$_{50}$。此方法是以 CPE 作指标，判断病毒的感染性和毒力。

2. **红细胞凝集试验**（red cell agglutination test） 亦称血凝试验。将含有血凝素的病毒接种鸡胚或感染细胞后，收集其鸡胚羊膜腔液、尿囊液或细胞培养液，加入动物红细胞后可出现红细胞凝集。如将病毒悬液做不同稀释度，以血凝反应的最高稀释度作为血凝效价，可半定量检测病毒颗粒的含量（图 25-3）。

彩图

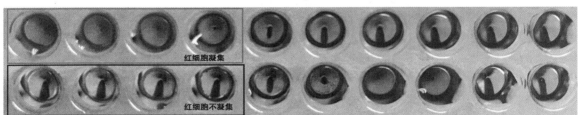
红细胞凝集

红细胞不凝集

图 25-3 红细胞凝集试验（×40）

3. **空斑形成试验**（plaque formation test） 将适当稀释浓度的病毒液定量接种于敏感的单层细胞中，经一定时间培养后，覆盖薄层未凝固的琼脂于细胞上，待其凝固后继续培养，由于病毒的增殖使感染的单层细胞病变脱落，可形成肉眼可见的空斑，一个空斑即一个**空斑形成单位**（plaque formatting unit, PFU），通常由一个感染病毒增殖所致，计数平板中空斑数可推算出样品中活病毒的数量，通常以 PFU/ml 表示。

4. **感染复数**（multiplicity of infection, MOI） 测定传统的 MOI 概念起源于噬菌体感染细菌的研究。其含义是感染时噬菌体与细菌的数量比值，也就是平均每个细菌感染噬菌体的数量。后来 MOI 被普遍用于病毒感染细胞的研究中，含义是感染时病毒与细胞的数量比值。

第二节 | 病毒感染的特异性预防

病毒感染的特异性预防是应用适应性免疫的原理，以病毒抗原刺激机体，或给予抗病毒特异性免疫产物（如抗体、细胞因子等），使机体主动产生或被动获得抗病毒的特异性免疫，从而达到预防和治疗病毒感染性疾病的目的。

一、人工主动免疫常用生物制品

1. **灭活疫苗**（inactivated vaccine） 通过理化方法将具有毒力的病毒灭活后制成灭活疫苗，这种疫苗失去了感染性但仍保留原病毒的抗原性，常用的有 2019 冠状病毒病疫苗、肾综合征出血热疫苗、狂犬病疫苗、甲型肝炎疫苗、流感疫苗等。

2. **减毒活疫苗**（attenuated live vaccine） 通过毒力变异或人工选择培养将毒株变为减毒株或无毒株，常用的有脊髓灰质炎疫苗、流感疫苗、麻疹疫苗、腮腺炎疫苗、风疹疫苗、乙型脑炎疫苗等。

3. **亚单位疫苗**（subunit vaccine） 是指用病毒保护性抗原如病毒包膜或衣壳的蛋白亚单位制成的不含有核酸、但能诱发机体产生免疫应答的疫苗。如流感病毒血凝素 18 个氨基酸肽、I 型脊髓灰质炎病毒 VP1 结构蛋白、HBsAg 及狂犬病病毒刺突糖蛋白等。

4. **重组载体疫苗**（recombinant carrier vaccine） 是指将编码病毒抗原的基因转入到表达载体通常是减毒的病毒或细菌中制成的疫苗，痘苗病毒是常用的载体，已被用于 HAV、HBV、HSV、麻疹病毒等重组载体疫苗的研制。此外，腺病毒载体已被用于制备重组新型冠状病毒疫苗（5 型腺病毒载体）并获得批准在国内上市。

5. **核酸疫苗**（nucleic acid vaccine） 主要包括 DNA 疫苗和 mRNA 疫苗。

（1）**DNA 疫苗**：是把编码病毒有效免疫原的基因克隆到真核质粒表达载体上，然后将重组的质粒 DNA 直接注射到宿主体内,使外源基因在活体内表达,产生的抗原刺激机体产生免疫反应。目前已被应用于多种病毒疫苗的研究。

（2）mRNA 疫苗:是将含有编码抗原蛋白的 mRNA 导入人体,直接进行翻译,形成相应的抗原蛋白,从而诱导机体产生特异性免疫应答,达到预防免疫的作用。如国内外批准上市了 mRNA SARS 冠状病毒 2 疫苗。

二、人工被动免疫常用生物制品

1. 免疫球蛋白　主要是从正常人血浆中提取的丙种球蛋白(gamma globulin),可用于对某些病毒性疾病(如麻疹、甲型肝炎等)的紧急预防。此外,还有专门针对某一种特定病毒的高效价的特异性免疫球蛋白,如抗狂犬病的免疫球蛋白。

2. 细胞免疫制剂　目前临床用于治疗的细胞因子包括 IFN-α、IFN-β、IFN-γ、白细胞介素(IL-2、IL-6、IL-12 等)、肿瘤坏死因子(TNF)、集落刺激因子(CSF)等。主要用于某些病毒性疾病和肿瘤的治疗。

第三节 ｜ 病毒感染的治疗

病毒为严格的细胞内寄生性微生物,抗病毒药物必须进入细胞内才能作用于病毒,且必须对病毒有选择性抑制作用而对宿主细胞或机体无损伤。但病毒的复制过程与宿主细胞的生物合成过程相似,两者难以区分,故很难获得理想的抗病毒药物。理论上病毒复制周期中的任何一个环节都可作为抗病毒药物作用的靶位,例如,阻止病毒吸附和穿入宿主细胞,阻碍病毒脱壳,干扰病毒核酸复制与生物合成,抑制病毒的装配、成熟和释放等。近年随着分子病毒学及生物信息学的发展,应用计算机进行病毒分子的模拟,极大地提高了抗病毒药物的筛选和研制的效率,但仍不能满足临床病毒性疾病治疗的需要。病毒病的特异性药物治疗一直是医药学界关注和研究的热点。

目前,抗病毒药物的应用仍有较大的局限性,主要原因是:①药物靶位均是病毒复制周期中的某一环节,故对不复制的潜伏感染病毒(如疱疹病毒等)无效;②某些复制突变率高的病毒(如 HIV、甲型流感病毒等),易产生耐药毒株。

一、抗病毒化学制剂

1. 核苷类药物　核苷类药物是最早用于临床的抗病毒药物,其作用机制主要是抑制病毒基因的转录和复制。

（1）碘苷(idoxuridine,IDU):是 1959 年由 Prusoff 合成,用于治疗疱疹病毒引起的角膜炎获得成功,被誉为抗病毒发展史上的里程碑,并沿用至今。

（2）无环鸟苷(acyclovir,ACV):即阿昔洛韦,为鸟嘌呤或脱氧鸟嘌呤核苷类似物。该药细胞毒性很小,是目前最有效的抗疱疹病毒药物之一。广泛用于疱疹病毒感染引起的单纯疱疹、生殖器疱疹及带状疱疹。

（3）阿糖腺苷(vidarabine,adenine arabinoside,Ara-A):在细胞内被磷酸化形成 Ara-ATP,后者与 dTMP 竞争阻止 DNA 的合成。此外,Ara-A 还选择抑制 DNA 聚合酶,故用于疱疹病毒、巨细胞病毒以及 HBV 感染的治疗。

（4）齐多夫定(azidothymidine,AZT):即叠氮胸苷,胸腺嘧啶核苷类似物,通过阻断前病毒 DNA 的合成而抑制 HIV 的复制,AZT 对病毒反转录酶的抑制比对细胞 DNA 聚合酶敏感 100 倍以上。可以有效地降低艾滋病的发病率与病死率。

（5）双脱氧肌苷(dideoxyinosine,didanosine,DDI)、双脱氧胞苷(dideoxyinosune,dideoxycytosine,DDC)、dTC(stavidine):为胸腺嘧啶核苷类药物,这几类核苷衍生物对 HIV 有明显抑制作用。

（6）拉米夫定(lamivudine):是一种脱氧胞嘧啶核苷类似物(全称 2′,3′- 双脱氧 -3- 硫代胞嘧啶核苷),临床上该药最早用于艾滋病的抗病毒治疗。近年来,临床发现可迅速抑制慢性乙型肝炎病人体内 HBV 的复制,是目前治疗慢性乙型肝炎的药物之一。

（7）利巴韦林（ribavirin）:即病毒唑（virazole）,对多种 RNA 和 DNA 病毒的复制都有抑制作用,但主要用于 RNA 病毒感染的治疗,对细胞的核酸也有抑制作用。目前临床主要用于流感和呼吸道合胞病毒感染的治疗。

（8）索磷布韦（sofosbuvir）和维帕他韦（velpatasvir）:是丙型肝炎病毒（HCV）RNA 聚合酶 NS5B 和 NS5A 的抑制剂,用于治疗泛基因型的慢性 HCV 感染。

2. 非核苷类反转录酶抑制剂

（1）奈韦拉平（nevirapine）:是第一个新合成的非核苷类反转录酶抑制剂。1996 年获准用于治疗 HIV 感染,但耐药株已出现,故建议与其他药物联合使用。

（2）吡啶酮（pyridone）:作用类似奈韦拉平。

3. 蛋白酶抑制剂　除了病毒聚合酶,病毒蛋白酶也是研究最多的抗病毒靶点之一,病毒特异性的蛋白酶抑制剂已成功应用于 HIV、HCV 和 SARS-CoV-2 等感染。

（1）沙奎那韦（saquinavir）:1995 年批准的第一个蛋白酶抑制剂。沙奎那韦能够抑制 HIV 复制周期中的晚期蛋白酶活性,从而阻断病毒的装配。

（2）茚地那韦（indinavir）、利托那韦（ritonavir）:是 1996 年批准的新一代蛋白酶抑制剂,用于 HIV 感染的治疗。

（3）替拉瑞韦（telaprevir）、波普瑞韦（boceprevir）和西咪匹韦（simeprevir）:是抗丙型肝炎病毒（HCV）NS3/4A 蛋白酶抑制剂。

（4）奈玛特韦/利托那韦:也是蛋白酶抑制剂,发挥协同作用可降低发展成新型冠状病毒重症感染者的概率。

4. 整合酶抑制剂　拉替拉韦（raltegravir）和艾维雷韦（elvitegravir）是 HIV 整合酶抑制剂,抑制 HIV 的 DNA 整合入宿主 DNA,阻断病毒复制和感染新细胞。

5. 神经氨酸酶抑制剂　奥司他韦（oseltamivir）和扎那米韦（zanamivir）是流感病毒神经氨酸酶（neruraminidase, NA）抑制剂。流感病毒神经氨酸酶通过切割唾液酸残基从被感染细胞中释放病毒颗粒,而奥司他韦和扎那米韦可抑制该酶的水解活性。

二、干扰素和干扰素诱生剂

1. 干扰素（interferon, IFN）　具有广谱抗病毒作用,毒性小,使用同种 IFN 无抗原性,主要用于 HBV、HCV、人类疱疹病毒和乳头瘤病毒等感染的治疗。

2. 干扰素诱生剂

（1）多聚肌苷酸和多聚胞啶酸（poly I∶C）:为目前最受重视的 IFN 诱生剂。此干扰素诱生剂制备较易,作用时间较长。但因对机体具有一些毒性,尚未达到普及阶段。

（2）甘草甜素:是甘草酸与半胱氨酸、甘氨酸组成的合剂,具有诱生 IFN 和促进 NK 细胞活性的作用,可大剂量静脉滴注治疗肝炎。

（3）芸芝多糖:是从杂色芸芝担子菌菌丝中提取的葡聚糖,具有诱生 IFN、抗病毒、促进免疫功能和抗肿瘤等作用。

三、中草药防治病毒感染

中草药如黄芪、板蓝根、大青叶、贯众、螃蜞菊以及甘草和大蒜提取物等均有抑制病毒的作用,对肠道病毒、呼吸道病毒、虫媒病毒、肝炎病毒感染有一定防治作用,其作用机制尚在研究中。

四、新抗生素类

近年来抗病毒药物研究的进展表明,一些来自真菌、放线菌等微生物的抗生素具有抗病毒感染作用。例如真菌产物 isochromophilone Ⅰ和Ⅱ及其衍生物能抑制 HIV 包膜表面 gp120 与 T 细胞表面 CD4 分子结合,阻止病毒吸附和穿入细胞;放线菌产物 chloropeptin Ⅰ和Ⅱ也能有效抑制 HIV gp120 与 T 细胞 CD4 分子结合；新霉素 B 是一种氨基糖苷类抗生素，可作用病毒复制中的调控因子，阻断 RNA 与蛋白质的结合，从而干扰病毒 RNA 的复制。

五、治疗性疫苗

所谓治疗性疫苗有别于传统的预防性疫苗，它是一种以治疗疾病为目的的新型疫苗，主要有 DNA 疫苗和抗原抗体复合物疫苗。国内外已有学者将乙肝疫苗（HBsAg）与其抗体（抗 HBs）及其编码基因一起制备治疗性疫苗用于病毒携带者及慢性乙肝的治疗。

六、治疗性抗体

治疗性抗体对于病毒感染性疾病的治疗具有重要作用，它可以通过中和病毒、杀伤感染细胞以及调节免疫等机制达到治疗目的。

1998 年美国 FDA 批准上市了第一个用于治疗病毒感染性疾病的具有中和活性的人源化鼠单克隆抗体帕利珠单抗（palivizumab），该抗体主要用于严重呼吸道合胞病毒（RSV）肺部感染的高危儿童。它是目前市场上唯一被批准上市的治疗病毒性疾病的单抗药物。此外，最近美国、加拿大联合研究的抗埃博拉病毒抗体 ZMapp 和我国学者研究的抗埃博拉病毒抗体 MIL77，已被批准在紧急状态下用于埃博拉出血热病人的治疗，实践证明药效明确，且未见明显不良反应。

七、基因治疗剂

抗病毒基因治疗（antiviral gene therapy）目前还处于研究阶段，尚未应用于人体，许多问题有待进一步解决。有如下几种治疗剂：

1. **反义寡核苷酸**（antisense oligonucleotide，asON）　根据病毒基因组的已知序列，设计能与病毒基因的某段序列互补的寡核苷酸，称为反义寡核苷酸，或反义核酸。反义寡核苷酸可在基因的复制、转录和翻译阶段起抑制病毒的复制作用。一般设计的寡核苷酸都是针对病毒基因中的某关键序列。反义 RNA 与病毒靶基因的 mRNA 互补结合后，可阻断病毒 mRNA 与核糖体的结合，从而抑制病毒蛋白的翻译。反义 DNA 可与病毒的关键序列结合，阻抑病毒 DNA 的复制和 RNA 的转录。

2. **干扰 RNA**（short interfering RNA，siRNA）　用双链短小 RNA 抑制相同序列病毒基因的表达，降解同源 mRNA，通常双链 RNA 的长度要小于 29 个核苷酸。siRNA 所引起的基因沉默作用不仅在注射部位的细胞内发生，并可转移到其他部位的组织和细胞，而且可传代，因此这种干扰现象具有放大效应。

3. **核酶**（ribozyme）　核酶是继反义 RNA 之后的又一种抑制病毒靶基因的基因治疗剂。一方面，核酶能识别特异的靶 RNA 序列，并与之互补结合，类似于反义核酸的特性；另一方面具有酶活性，能通过特异性位点切割降解靶 RNA。因此设计核酶不仅要根据靶分子的序列，还要根据靶分子的结构特征。核酶通过切割病毒的基因组、mRNA，减少或消除病毒的转录物，从而抑制病毒的复制。但核酶的本质是 RNA，易被组织中的 RNA 酶破坏，实际应用尚有困难。

（吴兴安）

本章目标测试

第二十六章 | **呼吸道病毒**

学习目标

1. 归纳呼吸道病毒种类及其病毒学分类地位、重要的生物学特性。
2. 举例说明呼吸道病毒易感人群及其所致的不同临床表现。
3. 解释呼吸道病毒感染临床诊断的主要依据症状、流行病学特征和病原学诊断。
4. 分析呼吸道病毒感染后及疫苗接种后的免疫特征。

　　呼吸道病毒（respiratory viruses）是指一大类以呼吸道为侵入门户，在呼吸道黏膜上皮细胞中增殖，引起呼吸道局部感染和/或其他组织器官病变的不同种属病毒。急性呼吸道感染绝大多数由病毒引起，尤其是上呼吸道感染。呼吸道病毒的种类较多，包括**冠状病毒科**、**正黏病毒科**、**副黏病毒科**、**肺病毒科**等多种病毒。近年还出现了人感染高致病性禽流感病毒（如甲型 H5N1 流感病毒）、SARS 冠状病毒、MERS 冠状病毒，以及 SARS 冠状病毒 2 等新型呼吸道病毒（表 26-1）。

表 26-1　常见的呼吸道病毒及其所致的主要疾病

病毒分类	代表性病毒	引起的主要疾病
冠状病毒科（*Coronaviridae*）	冠状病毒 OC43、229E、NL-63、HKU1	普通感冒及上呼吸道感染
	SARS 冠状病毒	上呼吸道感染、肺炎及呼吸功能衰竭
	SARS 冠状病毒 2	上呼吸道感染、肺炎及呼吸功能衰竭
	MERS 冠状病毒	上呼吸道感染、肺炎及呼吸功能衰竭
正黏病毒科（*Orthomyxoviridae*）	甲型流感病毒、乙型流感病毒	流行性感冒
副黏病毒科（*Paramyxoviridae*）	麻疹病毒	麻疹
	腮腺炎病毒	流行性腮腺炎
	副流感病毒	普通感冒、细支气管肺炎
	亨德拉病毒和尼帕病毒	高致死性、急性传染性脑炎
肺病毒科（*Pneumoviridae*）	人呼吸道合胞病毒	婴儿支气管炎、细支气管肺炎
	人偏肺病毒	婴幼儿呼吸道感染
小RNA病毒科（*Picornaviridae*）	鼻病毒	普通感冒及上呼吸道感染
腺病毒科（*Adenoviridae*）	人腺病毒	咽炎、急性呼吸道感染、肺炎

第一节 | 冠状病毒

　　冠状病毒（coronavirus）是**广泛分布于脊椎动物的一类有包膜的单股正链 RNA 病毒**，因病毒包膜上的刺突向四周伸出，在**电镜下形如日冕**（solar corona）或花冠状，故得名。

　　2023 年 ICTV 将冠状病毒归属于冠状病毒科（*Coronaviridae*）、冠状病毒亚科（*Orthocoronavirinae*）下的 α-、β-、γ-、δ- 冠状病毒属。其中 α- 和 β- 冠状病毒主要感染哺乳类动物，如蝙蝠、猪、牛、猫、犬、貂、骆驼、虎、狼、老鼠、刺猬，穿山甲等。γ- 和 δ- 冠状病毒主要感染禽类。**目前发现 7 种可以感染人并致病的重要冠状病毒**（human coronavirus, HCoV），分别属于 α- 和 β- 冠状病毒属（表 26-2）。

表 26-2 感染人类的重要冠状病毒

病毒属	代表病毒	病毒受体	致病性	所致疾病
α-冠状病毒属	HCoV-229E	APN	弱	主要为普通感冒
	HCoV-NL63	ACE2	弱	主要为普通感冒
	HCoV-OC43	唾液酸	弱	主要为普通感冒
	HCoV-HKU1	唾液酸	弱	主要为普通感冒
β-冠状病毒属	SARS-CoV	ACE2	强	SARS/严重急性呼吸综合征
	SARS-CoV-2	ACE2	较强或较轻	COVID-19/新冠病毒感染
	MERS-CoV	DDP4	强	MERS/中东呼吸综合征

注:APN:aminopeptidase N,氨肽酶 N;ACE2:angiotensin-converting enzyme 2,血管紧张素转换酶 2;DDP4:dipeptidyl peptidase-4,二肽基肽酶-4。

一、冠状病毒的共同特性

冠状病毒是一类单正链 RNA 病毒,其生物学性状、致病性和免疫性等方面具有共同特性。

(一)生物学性状

1. **病毒形态与结构** 冠状病毒颗粒呈球形或多形态性(pleomorphic),直径为 80～140nm;病毒表面的包膜有一圈呈放射状排列的**花瓣状**刺突,电镜下负染的病毒颗粒形如花冠或日冕状(图 26-1)。内层的衣壳呈**螺旋对称**,与包绕的核心共同组成核衣壳。

2. **病毒基因组及编码的蛋白** 冠状病毒基因组为单正链 RNA,具有感染性;全长 27～32kb,不分节段,是已知的基因组最大的 RNA 病毒。冠状病毒的基因组结构高度保守,依次为 5'UTR-ORF1-(HE)-S-E-M-N-3'UTR-poly(A)。人冠状病毒基因组结构如图 26-2 所示。

病毒基因组 ORF1 约占基因组全长的 2/3,包括 ORF1a 和 ORF1b,可以作为 mRNA 直接翻译多聚蛋白

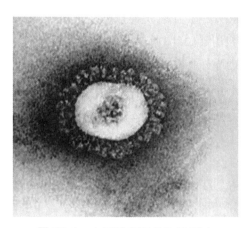

图 26-1 人冠状病毒 OC43 形态

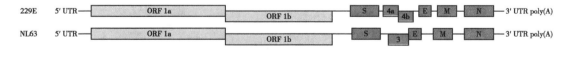

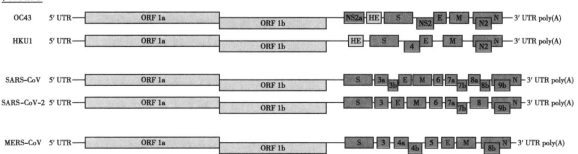

图 26-2 人冠状病毒的基因组结构

（polyproteins,pp）。pp 被切割水解成多种功能蛋白（酶），参与病毒基因组复制和转录过程。此外,S、E、M、N 等基因通过不连续转录形成相应的亚基因组 RNA,编码如下 4 个主要结构蛋白,其中前三者为包膜蛋白:①刺突糖蛋白（spike glycoprotein,S）为包膜的跨膜糖蛋白,可与宿主细胞的病毒受体结合（表 26-2）,并介导病毒感染易感细胞;②包膜蛋白（envelope protein,E）,是病毒包膜上具有离子通道作用的跨膜蛋白;③膜蛋白（membrane protein,M）,是病毒包膜相关糖蛋白,参与包膜形成及出芽释放过程;④核蛋白（nucleocapsid protein,N）,即病毒衣壳,参与病毒基因组的合成及蛋白翻译过程,并具有拮抗 I 型 IFN 的作用。此外,β- 冠状病毒属某些病毒（如 HCoV-OC43 和 HCoV-HKU1）还有 *HE* 基因,可编码血凝素 - 酯酶蛋白（hemagglutinin-esterase protein,HE）,具有凝集红细胞和乙酰化酯酶活性。

3. **体外细胞培养** 冠状病毒可在人胚肾或肺原代细胞质中增殖,以出芽的方式释放。SARS-CoV 和 SARS-CoV-2 会出现明显 CPE。普通冠状病毒培养初期时 CPE 不明显,经连续传代后 CPE 明显增强。

4. **抵抗力** 不同的冠状病毒对理化因素的耐受力有一定差异,一般 37℃数小时可失去感染性,对乙醚、三氯甲烷等脂溶剂和紫外线较敏感。

（二）致病性与免疫性

人冠状病毒主要经飞沫传播,常在寒冷的季节发病,但 SARS-CoV-2 无明显季节性;各年龄组人群均易感,但婴幼儿、老年人和免疫低下人群更易感。

根据致病的严重程度,人冠状病毒可分为:①引起普通感冒（common cold）等上呼吸道感染的冠状病毒,包括 HCoV-229E、HCoV-NL63、HCoV-OC43 和 HCoV-HKU1,在普通感冒中占比为 15%～30%。②引起人类严重疾病的冠状病毒,均属于 β- 冠状病毒属,包括 SARS-CoV、MERS-CoV 和 SARS-CoV-2,易导致肺炎等严重疾病并造成一定程度的流行（epidemic）,甚至全球大流行（global pandemic）。人冠状病毒感染多为自限性疾病,病后病人血清中虽有抗冠状病毒的抗体存在,但免疫保护作用不强,可反复感染。

此外,冠状病毒是动物传染病的重要病原。例如,可引起经济动物猪、牛、禽类以消化道症状为主的严重传染病,由此造成养殖业重大损失;此外,冠状病毒也常导致宠物,如猫、犬等发生致死性传染病。

二、SARS 冠状病毒

严重急性呼吸综合征冠状病毒（severe acute respiratory syndrome coronavirus,SARS-CoV）是严重急性呼吸综合征的病原体。SARS-CoV 呈圆形或多形态性,直径 80～140nm,包膜上有排列如花冠状的刺突。核酸为单正链 RNA,全长约 29.7kb,编码 20 多种蛋白,主要的结构蛋白是 N、S、E 和 M 蛋白（图 26-3）。N 蛋白的分子量为 50～60kDa,包绕于病毒 RNA 外共同形成核衣壳,具有保护病毒核酸以及参与病毒复制等重要作用。S 蛋白的分子量为 180～220kDa,构成**包膜表面的刺突**,介导病毒与宿主细胞膜上的**病毒受体 ACE2 结合**（表 26-2）。M 蛋白的分子量为 20～35kDa,参与稳定病毒结构、包膜形成和病毒的出芽释

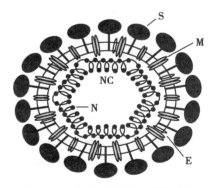

图 26-3 SARS 冠状病毒模式图

放等。SARS-CoV 不耐酸,可采用 0.2%～0.5% 过氧乙酸消毒,常用消毒剂在 5 分钟内可杀死 SARS-CoV;其对热的耐受力强于引起普通感冒的冠状病毒,56℃ 30 分钟可被灭活。

SARS 的**传染源主要为 SARS 病人**,传播途径以近距离飞沫传播为主,也可以通过接触病人呼吸道分泌物经口、鼻、眼传播,但尚不清楚是否能够经粪-口途径传播。人群普遍易感,首发症状为发热,体温一般都高于 38℃。发病初期的表现主要是头痛、乏力和关节痛等,随后出现干咳、胸闷、气短等症状。肺部 X 线检查出现明显病理变化,双侧或单侧出现阴影。严重病人的肺部病变进展很快,出现急性呼吸窘迫和进行性呼吸衰竭、DIC、休克等,出现呼吸窘迫症状的病人具有极强的传染性,而且致死率较高。患有基础疾病的老年病人病死率可达 40%～50%。机体感染 SARS-CoV 后可产生特异性抗体,也可出现

特异性细胞免疫应答,具有保护作用;但也可能导致免疫病理损伤,引起细胞凋亡和严重的炎症反应。

SARS-CoV 感染的微生物学检查具有重要意义。病毒的毒力和传染性很强,因此 SARS-CoV 分离培养必须在 BSL-3 中进行。SARS-CoV 感染的快速诊断主要基于检测标本中的病毒核酸。主要预防原则是早期发现、隔离 SARS 病人与疑似病例,从而有效地隔离传染源和切断传播途径。目前尚无商品化 SARS 疫苗。

三、SARS 冠状病毒 2

SARS 冠状病毒 2(SARS-CoV-2)是引起 2019 冠状病毒病(coronavirus disease 2019,COVID-19)的病原体,2020 年 2 月 ICTV 将该病毒与 SARS-CoV 共同归属于 β- 冠状病毒属、SARS 相关冠状病毒种(SARS related Coronavirus,SARSr-CoV)。SARS-CoV-2 引起的 COVID-19 大流行是一场前所未有的全球健康危机。截至 2023 年 3 月 20 日,全球累计确诊 6.7 亿人感染,导致超过 687 万人死亡。

SARS-CoV-2 的形态结构与 SARS-CoV 相似。但其复制周期、变异株、致病性以及病原学检测和防治具有其自身特点。

(一)病毒复制周期

1. 早期阶段 SARS-CoV-2 通过 S 蛋白受体结构域(receptor binding domain,RBD)与细胞的病毒受体 ACE2 结合,以内吞方式进入宿主细胞;此外,有报道 SARS-CoV-2 还可以通过非受体依赖的囊泡介导模式侵入宿主细胞。病毒在胞质中脱衣壳、释放出病毒 RNA。

2. 复制和转录 首先,基因组重叠的 ORF1a 或 ORF1ab 直接翻译生成多聚蛋白 pp1a 和 pp1ab,并被其中的木瓜蛋白酶样蛋白酶(papain-like protease,PL^{pro})和 3C 样蛋白酶(3C-like protease,3CL^{pro})自切割成 16 种非结构蛋白(nonstructure protein,nsp),其中 RdRp(nsp12)、nsp7 和 nsp8 自行组装成复制-转录复合物(replication-transcription complex,RTC),参与催化病毒 RNA 复制和转录。病毒基因组 3′ 端剩余基因通过形成对应的亚基因组 RNA(subgenomic RNA),作为蛋白翻译的 mRNA 模板形成 4 种病毒结构蛋白(S、E、M、N 蛋白)和多种辅助蛋白。

3. 组装和释放 病毒结构蛋白和辅助蛋白 ORF3a、ORF7a 在内质网和高尔基体组装成子代病毒,以胞吐方式释放,完成整个病毒复制周期。

(二)病毒变异株

随着 SARS-CoV-2 在世界范围内广泛传播,2020 年秋季以后出现了 SARS-CoV-2 原始株(prototype)的多种变异株(variant)。截至 2022 年底,在全球流行的主要 SARS-CoV-2 变异株有 5 种:Alpha、Beta、Gamma、Delta、Omicron。Delta 变异株于 2020 年底在印度首次发现,在上述变异株中致病性最强,但 COVID-19 疫苗对 Delta 变异株仍然有效。Omicron 变异株(Omicron variant)于 2021 年 11 月底由南非科学家报道,其突变位点多数发生于 S 蛋白的重要区域,由此提高了病毒的传播能力和免疫逃逸能力。与原始株相比,Omicron 变异株传染性明显增强,但致病性减弱,也增加了人群再次感染的风险,故由 Omicron 变异株导致的感染再次席卷全球。因此,持续关注 SARS-CoV-2 的变异株对制定大流行的应对策略、病毒检测、治疗以及疫苗的研发都具有重要意义。SARS-CoV-2 刺突蛋白突变序列比较如图 26-4。

(三)致病性

SARS-CoV-2 为动物源性病毒(zoonotic virus),可感染多种动物和人类,目前认为蝙蝠是该病毒的天然宿主,但中间宿主仍然未知。SARS-CoV-2 主要通过飞沫在人际间传播,潜伏期 2～14 天不等,临床表现因人而异。多数病人会出现轻度或中度的症状,特别是上呼吸道感染症状,如发热、鼻塞、咽痛、咳嗽以及肌肉疼痛等;此外,也常见嗅觉缺失及消化道症状。根据 WHO 统计数据,大约 5%～20% 需要住院治疗的重症病例可出现呼吸困难及肺炎,严重者表现为呼吸衰竭、多器官受损、全身炎症反应综合征,其中老人及合并多种基础病的病人重症率及死亡率较高。与原始株相比,Omicron 变异株的致病性减弱,病人主要表现为发热、咽痛、咳嗽等上呼吸道感染症状。

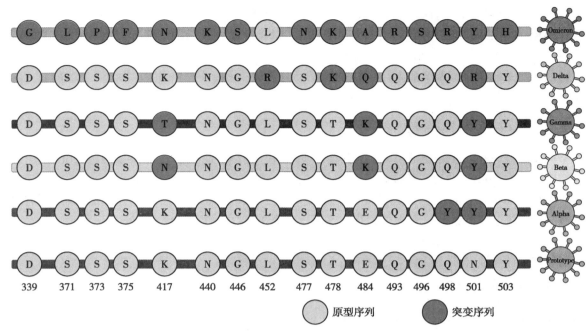

图 26-4　SARS-CoV-2 流行株刺突蛋白主要突变位点

SARS-CoV-2 感染 14 天后,出现明显的中和抗体和刺突蛋白特异性 IgG 抗体,至 28 天抗体水平持续增加。

(四) 微生物学检查法和防治原则

常用基于 ORF1、S、E、N 基因的 PCR 检测技术和基于 S 蛋白和 N 蛋白的抗原检测技术进行主动监测和临床诊断。2019 冠状病毒病防控过程中,人类第一次用主动监测手段快速准确地诊断并追踪病毒感染者,对于早发现、隔离和治疗感染者,阻断病毒传播发挥了重要作用。

COVID-19 灭活疫苗、mRNA 疫苗、病毒载体疫苗、蛋白疫苗以及抗病毒治疗药物也很快研制成功并广泛使用。例如冠状病毒 3CL^pro 的小分子抑制剂奈玛特韦(nirmatrelvir)与利托那韦(ritonavir)的组合发挥协同作用,可降低发展成重症感染者的概率。同时,个人防护、保持社交距离、政府积极的社会防控措施等对控制 COVID-19 的流行也发挥了重要作用。

第二节 │ 正黏病毒

正黏病毒是指对人类及某些动物细胞表面的黏蛋白有高度亲和性、基因组为分节段 RNA 的一类包膜病毒。其中可以引起人流行性感冒即流感(influenza)的病原体称为流行性感冒病毒(influenza virus),简称流感病毒。目前,流感病毒仅有甲型(*Influenza A virus*)、乙型(*Influenza B virus*)和丙型流感病毒种(*Influenza C virus*)3 个种,分别属于正黏病毒科(*Orthomyxoviridae*)中对应的甲型、乙型和丙型流感病毒属(*Influenzavirus A、B、C*)。其中甲型流感病毒容易发生变异,曾多次引起世界性流感大流行,如 1918—1919 年的流感大流行造成约 5 000 万人死亡。自 1997 年起,世界各地不断有甲型禽流感病毒某些亚型跨种间传播,引起人类感染的报道,病死率高,但感染的人数有限。

一、生物学性状

(一) 形态与结构

流感病毒在细胞培养中多呈球形(图 26-5),直径为 80～120nm。新分离的流感病毒呈多形态性,以丝状多见。**流感病毒的结构由核衣壳和包膜组成**,其结构模式如图 26-6。

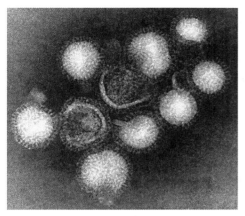

图 26-5 流感病毒形态

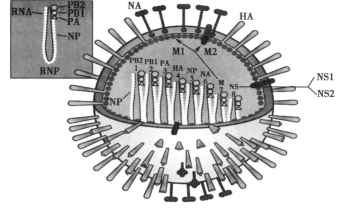

图 26-6 流感病毒结构模式图

1. 核衣壳 流感病毒的**核衣壳**由分节段的单负链 RNA（-ssRNA）、与其结合的核蛋白（nucleoprotein，NP）和 RNA 依赖的 RNA 聚合酶（RdRp，包括 PA、PB1 和 PB2 三个亚基）组成，共同形成**核糖核蛋白**（ribonucleoprotein，RNP）。甲型和乙型流感病毒的基因组分为 8 个节段（segment），丙型流感病毒基因组分为 7 个节段。基因组的多数节段只编码一种蛋白质（表 26-3），每个节段的两端 12～13 个核苷酸为高度保守序列，与病毒复制关系密切。

表 26-3 流感病毒基因节段与编码的蛋白及功能

基因节段	核苷酸数	编码的蛋白质	蛋白质功能
1	2 341	PB2	
2	2 341	PB1	RNA 聚合酶组分
3	2 233	PA	
4	1 778	HA	血凝素，为包膜糖蛋白，介导病毒吸附，酸性情况下介导膜融合
5	1 565	NP	核蛋白，为病毒衣壳成分，参与病毒转录和复制
6	1 413	NA	神经氨酸酶，促进病毒释放
7	1 027	M1	基质蛋白，促进病毒装配
		M2	膜蛋白，为离子通道，促进脱壳
8	890	NS1	非结构蛋白，抑制 mRNA 前体的拼接，拮抗干扰素作用
		NS2	非结构蛋白，帮助病毒 RNP 出核

2. 包膜 流感病毒的包膜分为两层。外层为主要来自宿主细胞的脂质双层膜，表面分布呈放射状排列的**两种刺突，即血凝素**（hemagglutinin，HA）**和神经氨酸酶**（neuraminidase，NA）。HA 和 NA 均为糖蛋白，HA 和 NA 比例约为 5：1。此外，包膜上还分布有基质蛋白（M）。

（1）HA：由三条糖蛋白链组成的三聚体。HA 的原始肽链 HA0 在蛋白酶作用下裂解肽链中的精氨酸，形成二硫键连接的 HA1 和 HA2 后才具有感染性（图 26-7A）。裂解 HA0 的蛋白酶只存在于呼吸道，决定了流感病毒感染的组织特异性。HA1 是流感病毒与呼吸道黏膜细胞膜表面的唾液酸（sialic acid，SA）受体结合的亚单位。HA2 具有膜融合活性，是流感病毒穿入宿主细胞所必需的成分。

HA 的主要功能：①参与病毒吸附：与易感细胞表面的唾液酸受体特异性结合，介导病毒包膜与细胞膜的融合，释放病毒核衣壳进入细胞质，与流感病毒的组织亲嗜性有关。②凝集红细胞：能与鸡和豚鼠等动物以及人的红细胞表面的唾液酸受体结合而出现血凝现象，可通过血凝试验（hemagglutination test）辅助检测流感病毒。③具有抗原性：**可刺激机体产生的特异性抗体，可中和相同亚型的流感病毒，为保护性抗体**。该抗体还可抑制流感病毒与红细胞的凝集，可通过血凝抑制试验（hemagglutination inhibition test，HI）检测抗流感病毒抗体，并鉴定甲型流感病毒亚型。

（2）NA：由四条糖蛋白链组成的四聚体。NA 的头部呈扁球状或蘑菇状,每个单体的头部都有一个神经氨酸酶的活性中心;NA 的氮末端镶嵌于包膜的脂质双层中(图 26-7B)。

NA 的主要功能：①参与病毒释放:NA 具有神经氨酸酶活性,能水解病毒感染细胞表面糖蛋白末端的 N-乙酰神经氨酸,促使成熟病毒体的出芽释放。②促进病毒扩散:NA 可液化呼吸道黏膜表面的黏液,降低其黏度,有利病毒从细胞上解离而促进病毒扩散。③具有抗原性:**NA 能诱导机体产生特异性抗体,该抗体能抑制病毒的释放与扩散,但非中和抗体。抗 NA 抗体还可用于流感病毒亚型的鉴定。**

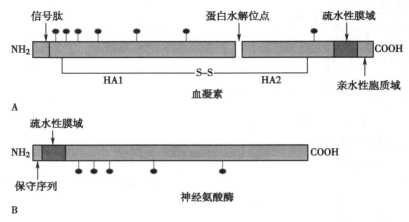

图 26-7　流感病毒血凝素和神经氨酸酶结构模式图
A. 血凝素结构模式图;B. 神经氨酸酶结构模式图。

（3）M 蛋白:M 蛋白有 2 种。M1 位于包膜内层与核衣壳之间,是含量最多的结构蛋白,参与病毒的包装和出芽,具有保护病毒核心和维持病毒形态的作用;此外,其抗原性稳定,诱生的抗体为非中和抗体。M2 贯穿病毒包膜,**具有离子通道作用**,可使包膜内 pH 下降,有助于病毒进入细胞。

(二)复制周期

流感病毒 HA 吸附到易感细胞表面糖蛋白末端的唾液酸上,通过"受体介导的吞饮"方式使病毒进入细胞并形成内体(endosome)。内体通过 M2 蛋白的酸化作用,引起 HA 构型改变。在 HA2 介导下,病毒包膜与内体膜融合而释放出核衣壳(RNP),RNP 从细胞质移行至细胞核内。在病毒复制早期,在 RdRp PB2 亚基识别和结合宿主细胞 mRNA 5′端帽状结构的基础上,由核酸内切酶 PA 亚基切割该帽状结构的 10～15 个核苷酸,将其作为引物,以病毒 RNA 为模板,在催化亚基 PB1 作用下转录出病毒 mRNA,在 3′端形成带有 poly(A)尾的 mRNA 后进入胞质,翻译病毒蛋白。子代病毒 RNA 和病毒 RNA 聚合酶与核蛋白结合,装配成 RNP 进入胞质。HA 和 NA 合成后在内质网和高尔基复合体中被糖基化,分别形成三聚体和四聚体后被运送到感染细胞膜表面。M1 蛋白将 RNP 结合到嵌有 HA、NA 和 M2 蛋白的细胞膜内侧,以出芽的方式释放子代病毒颗粒(图 26-8)。

(三)血清型、亚型与变异

1. **血清型**　根据甲(A)、乙(B)、丙(C)型流感病毒属各自的 **NP 和 M1 蛋白抗原性**差异,可将流感病毒分为甲(A)、乙(B)、丙(C)**血清型**(serotype)。

2. **亚型**　甲型流感病毒的 HA 和 NA 均容易发生变异,根据 HA 和 NA 的抗原性差异,可将甲型流感病毒分为若干亚型(subtype),目前 HA 包括 16 种亚型(H1～H16),NA 包括 9 种亚型(N1～N9)。

乙型流感病毒抗原存在一定变异,但尚无亚型之分;丙型流感病毒至今也无亚型。

3. **变异**　流感病毒特别是甲型流感病毒容易发生抗原变异。甲型流感病毒变异除病毒 RdRp 缺乏校对(proof-reading)机制,导致基因组复制中易形成突变并被保留下来外,还因为分节段 RNA 基因组容易发生基因重排(gene reassortment)。根据甲型流感病毒抗原性变异的程度,分为两种形

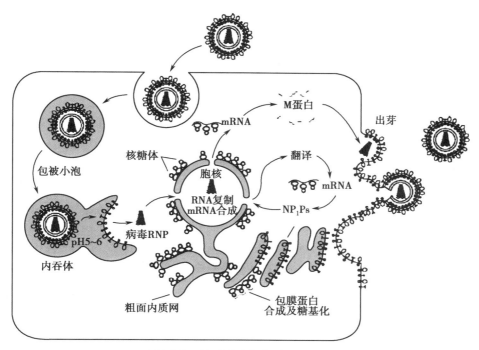

图 26-8　流感病毒复制过程示意图

式:①抗原漂移(antigenic drift):抗原变异幅度小,主要是 HA 氨基酸的变异,其次是 NA 氨基酸的变异,属于量变。这种变异是由病毒基因点突变导致氨基酸变异,并可不断累积,由于人群存在一定的免疫保护作用,不会引起流感大流行,仅引起中、小规模流行,多出现在寒冷的季节,称为季节性流感。②抗原转换(antigenic shift):指抗原变异幅度大,HA 或 NA 氨基酸的变异率达到 30%～50%,属于质变,常形成新的亚型(如 H1N1→H2N2)。这种变异多由基因重排形成的新亚型。如人群对流感病毒新亚型易感,并普遍缺乏针对新亚型的免疫力,可导致流感大流行。

(四) 培养特性

分离培养流感病毒最常用的方法是鸡胚培养。初次分离以羊膜腔接种为宜,传代培养则采用尿囊腔接种。流感病毒在鸡胚增殖后不引起明显的病理改变,常需用血凝试验检测流感病毒并判定其效价。细胞培养常用狗肾传代细胞和猴肾细胞,但流感病毒增殖后引起的 CPE 不明显,需用红细胞吸附试验(hemoadsorption test)或免疫荧光方法来判定流感病毒的感染和增殖情况。

(五) 抵抗力

流感病毒的抵抗力较弱,对干燥、日光、紫外线、乙醚、甲醛和乳酸等理化因素敏感。不耐热,56℃ 30 分钟即被灭活。室温下病毒传染性很快丧失,0～4℃能存活数周。

二、致病性与免疫性

(一) 致病性

1. 传播与病毒受体　流感病毒的传染源主要是急性期病人,其次是隐性感染者,此外猪和禽等部分动物也可能成为传染源。**流感病毒的传染性很强,主要经飞沫和气溶胶传播,多呈季节性流行。**

人流感病毒的受体是唾液酸-α-2,6- 半乳糖(SA-α-2,6-Gal),主要分布在人咽喉和鼻腔黏膜细胞表面;禽类的流感病毒受体是唾液酸-α-2,3- 半乳糖(SA-α-2,3-Gal),主要分布在人下呼吸道的支气管黏膜和肺泡细胞表面。由于猪呼吸道上皮细胞表面具有上述两类唾液酸受体,所以猪既可以被人流感病毒感染,也可被禽流感病毒感染。当甲型人流感病毒和甲型禽流感病毒同时感染猪时,就可能引起甲型流感病毒分节段 RNA 的基因重排,出现甲型流感病毒新亚型,导致流感的大流行。

2. **致病机制** 流感病毒在呼吸道上皮细胞增殖后,引起细胞的空泡变性和纤毛丧失,并向邻近细胞扩散,导致上皮细胞坏死脱落,使呼吸道黏膜的屏障功能丧失。NA 可水解呼吸道黏膜表面保护性黏液层中黏蛋白的唾液酸残基,降低黏液层的黏度,使细胞表面受体暴露,有利于流感病毒的吸附。流感病毒侵入后可刺激机体产生干扰素,刺激免疫活性细胞释放淋巴因子,引起呼吸道黏膜组织的炎症反应。此外,流感病毒感染后还可降低机体免疫应答、抵抗干扰素的抗病毒作用以及导致免疫病理损伤等。

3. **所致疾病** 人群对流感病毒普遍易感,大约 50% 感染者没有任何症状。流感的潜伏期一般为 1~4 天,起病急,表现为畏寒、发热、头痛、全身肌肉酸痛等全身症状,伴有鼻塞、流涕和咳嗽等呼吸道症状。由于坏死组织的毒素样物质可侵入血液,这可能是流感导致全身症状重要的原因。

流感的发病率高,病死率低,年老体弱、免疫力低下和婴幼儿等流感病人易出现并发症,常见的并发症主要是细菌感染性肺炎和原因不明的急性脑病,即 Reye 综合征,严重者可危及生命。

4. **流行病学特征** 在历史上流感病毒已多次引起世界性大流行。流感病毒的流行与其变异密切相关,人群对发生抗原性转换后的新亚型流感病毒缺少免疫力,往往会引起流感的全球性大流行。1997 年香港发生了首次禽流感病毒(H5N1)直接感染人的病例,类似的报道逐渐增多,涉及的流感病毒亚型包括 H5N1、H7N7、H9N2 和 H7N9 等,打破了禽流感病毒不直接传染人的传统概念,向人类提出了更严峻的挑战。

(二)免疫性

人体感染流感病毒或接种流感疫苗后可形成特异性免疫应答。体液免疫以抗 HA 抗体为主,具有中和病毒的作用。血清中抗 HA 抗体对亚型内变异株感染的免疫保护作用可持续数月至数年,但亚型间无交叉免疫保护作用。抗 NA 抗体虽对流感病毒无中和作用,但可减少流感病毒的释放和扩散,并降低流感病情的严重性,故也有一定保护作用。

抗流感病毒的细胞免疫以 CD4$^+$ T 和 CD8$^+$ T 淋巴细胞为主,针对流感病毒的特异性 CD4$^+$ T 淋巴细胞,能辅助 B 淋巴细胞产生抗流感病毒抗体。CD8$^+$ T 淋巴细胞能溶解流感病毒感染的细胞,阻止病毒在细胞内增殖,有利于病毒的清除和疾病的恢复。此外,CD8$^+$ T 细胞还具有流感病毒亚型间的交叉保护作用,有助于抵抗不同亚型流感病毒的感染。

三、微生物学检查法

在流感流行期间,根据典型的临床症状可以进行初步诊断;流感的确诊或流行监测则有赖于实验室检查。流感病毒感染的微生物学检查主要包括以下三个方面。

(一)病毒分离与鉴定

取急性期病人鼻咽拭子或咽漱液,抗生素处理后接种至 9~11 日龄鸡胚羊膜腔或尿囊腔中,经 35℃培养 3~4 天,取羊水或尿囊液进行血凝试验检测流感病毒。如果血凝试验结果阳性,用血凝抑制试验及神经氨酸酶抑制试验鉴定流感病毒亚型。若血凝结果阴性,则需用鸡胚盲传三代或以上,如血凝试验结果仍为阴性则可判为病毒分离阴性。也可用培养的组织细胞分离流感病毒,但 CPE 不明显,还需用血细胞吸附试验或免疫荧光技术确定是否存在流感病毒。

(二)病毒抗原检测

流感病毒抗原检测主要利用荧光素标记特异性抗体检查病人鼻黏膜印片或呼吸道脱落上皮细胞涂片中的病毒抗原;或用 ELISA 检测病人呼吸道分泌物、咽漱液或呼吸道脱落上皮细胞中的流感病毒抗原。

(三)病毒核酸检测

可用 RT-PCR 和核酸杂交等方法检测流感病毒核酸,用核酸序列分析方法对流感病毒进行分型和亚型鉴定。

(四)特异性抗体检测

采集流感病人急性期(发病 5 日内)和恢复期(病程 2~4 周)双份血清,在相同条件下做 HI 试验测定抗体效价。若恢复期效价比急性期升高 4 倍及以上时有诊断意义。补体结合试验（complement fixation，CF）也可用于血清中抗流感病毒抗体的检测，由于补体结合抗体出现早，消失快，故补体结合试验阳性可作为新近感染的指标。

四、防治原则

在流感流行期间，应及早发现和隔离流感病人，尽量减少人群聚集或避免到人群聚集的公共场所。流感疫苗接种是预防流感最有效的方法，目前使用的流感疫苗有灭活疫苗、裂解疫苗和亚单位疫苗三种，以灭活疫苗为主。用于制备流感疫苗的病毒株必须选用流行的病毒株，如目前常规使用的三价流感疫苗包括当前在人群中流行的 H3N2 和 H1N1 甲型流感病毒株，以及一种乙型流感病毒株，即三价灭活疫苗。疫苗接种应在流感流行高峰前 1～2 个月进行，才能有效发挥保护作用。

根据其作用机制，目前临床主要有三类抗流感病毒药物：①**神经氨酸酶抑制剂**（neuraminidase inhibitors，NAI）：如奥司他韦（oseltamivir）、扎那米韦（zanamivir）、帕拉米韦（Peramivir），可抑制甲型和乙型流感病毒神经氨酸酶活性，从而抑制病毒在细胞表面的释放过程。②**RdRp 催化亚基（PB1 亚基）抑制剂**，如法匹拉韦（favipiravir），其经过细胞内代谢形成法匹拉韦核苷酸三磷酸，后者被流感病毒 PB1 作为底物错误地带入新合成的病毒 RNA 中，从而抑制甲型和乙型流感病毒的复制。该药物还可用于治疗具有 RNA 聚合酶的其他病毒感染，如 SARS-CoV-2、埃博拉病毒等，其作用机制因病毒而异。③**RdRp 帽依赖性核酸内切酶（PA 亚基）抑制剂**，如玛巴洛沙韦（baloxavir marboxil），口服后在体内转化成巴洛沙韦酸（baloxavir acid），后者可抑制流感病毒帽依赖性核酸内切酶活性，从而抑制病毒增殖。此外，某些中草药及其制剂对流感治疗也有一定疗效。

M2 蛋白抑制剂如金刚烷胺和金刚乙胺，曾用于甲型流感的预防及早期治疗，流感病毒对这类药物已形成较广泛的耐药性。

第三节 ｜ 副黏病毒

副黏病毒科（*Paramyxoviridae*）是与正黏病毒生物学性状相似的一组病毒，但基因结构、致病性和免疫性不同，两者间的主要性状比较见表 26-4。副黏病毒的主要特征有：①**基因组不分节段**，变异频率相对较低。②包膜表面**刺突主要为血凝素/神经氨酸酶（HN）和融合蛋白（F）**，在不同病毒间有所差别（图 26-9 和表 26-4）。③种类相对较多，可引起人类感染的副黏病毒主要有麻疹病毒（measles virus）、腮腺炎病毒（mumps virus）、副流感病毒（parainfluenza virus），以及近年新发现的亨德拉病毒（Hendra virus）和尼帕病毒（Nipah virus）。④**致病力相对较弱**，感染的对象以婴幼儿和儿童为主，但其中也有部分病毒的传染性和致病性较强。

一、麻疹病毒

麻疹病毒（measles virus）属于副黏病毒科、正副黏病毒亚科（*Orthoparamyxovirinae*）、麻疹病毒属（*Morbillivirus*），是麻疹（measles）的病原体。麻疹是儿童常见的急性传染病，其传染性很强，是发展中国家儿童死亡的重要原因。自 20 世纪 60 年代初开始使用麻疹减毒活疫苗以来，麻疹发病率显著下降。WHO 已将消灭麻疹列为消灭脊髓灰质炎后的下一个目标。

（一）生物学性状

1. **形态结构** 麻疹病毒为球形或丝形，直径约 120～250nm，有包膜。核衣壳呈螺旋对称，核心为不分节段的单负

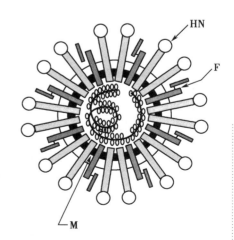

图 26-9 **副黏病毒主要结构蛋白示意图** M：膜蛋白；F：融合蛋白；HN：血凝素/神经氨酸酶。

表 26-4　正黏病毒与副黏病毒的主要性状比较

生物学特性	正黏病毒	副黏病毒
病毒形态	球形或丝形，直径 80～120nm，有包膜	多形态性，直径 150～300nm，有包膜
病毒基因组	单负链 RNA，13.6kb，分节段，变异频率高	单负链 RNA，16～20kb，不分节段，变异频率低
核衣壳形成部位	细胞核	细胞质
凝血作用	有	有
溶血作用	无	有
唾液酸受体	亲和	亲和
刺突	HA 和 NA	F 为副黏病毒共有，其他成分各异
鸡胚培养特性	生长良好	多数生长不佳

链 RNA（-ssRNA），基因组全长近 16kb，从 3′端开始依次为 N、P、M、F、HA 和 L 六个基因，分别编码核蛋白（nucleoprotein，NP）、磷蛋白（phosphoprotein，P）、基质蛋白（M）、融合蛋白（fusion protein，F）、血凝素（hemagglutinin，HA）和 RNA 依赖的 RNA 聚合酶（large polymerase，L）等 8 种结构蛋白和功能蛋白。

麻疹病毒包膜表面有两种刺突，即 HA 和溶血素（hemolysin，HL）。HA 和 HL 均为糖蛋白，有抗原性，刺激机体产生中和抗体。HA 参与病毒吸附，能与宿主细胞表面的麻疹病毒受体结合；可凝集猴红细胞。HL 具有溶血作用，并可使感染细胞融合形成多核巨细胞。

2. **培养特性**　麻疹病毒能在人胚肾、人羊膜等原代或传代细胞中增殖并导致细胞融合，形成多核巨细胞，可在受染细胞质和细胞核内出现嗜酸性包涵体。

3. **抗原性**　麻疹病毒的抗原性稳定，目前只有一个血清型，存在麻疹病毒抗原和遗传物质小幅度变异。根据麻疹病毒核蛋白基因 C 末端高变区或 HA 全基因序列，将麻疹病毒分为 A～H 8 个基因群（genetic group），包含 23 个基因型（genotype）。

4. **抵抗力**　麻疹病毒对理化因素的抵抗力较弱，加热 56℃ 30 分钟即被灭活，对脂溶剂和一般消毒剂敏感，日光和紫外线也能使其灭活。

（二）致病性与免疫性

1. **致病性**　人是麻疹病毒唯一的自然宿主，传染源是急性期病人，主要经飞沫传播，也可经玩具、用具或密切接触传播。**易感者为 6 个月到 5 岁的儿童，接触病毒后几乎全部发病。**麻疹病毒的受体为 CD46 分子和信号淋巴细胞活化分子（signaling lymphocyte activation molecule，SLAM），广泛分布于除人红细胞以外的大多数组织细胞。麻疹的发病过程中有两次病毒血症：麻疹病毒经 HA 与呼吸道黏膜上皮细胞表面的 CD46 分子结合，病毒穿入上皮细胞并进行复制，扩散至淋巴结中增殖后进入血液形成第一次病毒血症。病毒随血液到达全身淋巴组织和单核吞噬细胞系统，大量增殖后再次释放入血，形成第二次病毒血症。此时病人的表现有发热、畏光、鼻炎、眼结膜炎和咳嗽等上呼吸道卡他症状。麻疹病毒还可在真皮层内增殖，并在口腔两颊内侧黏膜出现针尖大小、中心灰白、周围红色的特征性**科氏斑**（Koplik spots），是临床**早期诊断麻疹的重要依据**。此阶段也是麻疹传染性最强的时期，病理改变为多核巨细胞和包涵体的形成。在随后的 1～2 天，病人全身皮肤相继出现红色斑丘疹，出疹的顺序依次为颈部、躯干和四肢，此阶段是麻疹病情最严重的时期。麻疹患儿在皮疹出齐后进入恢复期，一般在 24 小时后体温就开始下降，一周左右呼吸道症状消退，皮疹变暗，有色素沉着。典型麻疹的潜伏期 9～11 天，前驱期 2～4 天，出疹期 5～6 天，其感染的自然过程见图 26-10。

麻疹一般可以自愈或治愈，但如果患儿抵抗力低下或处理不当，可出现严重的并发症，最常见的并发症是细菌感染，如细菌性肺炎、支气管炎和中耳炎等；最严重的并发症是脑炎。免疫缺陷儿童感染麻疹病毒后，常不出现皮疹，但可发生严重的致死性麻疹巨细胞肺炎。

麻疹病毒感染后，大约有 0.1% 的病人在病愈一周后发生迟发型超敏反应性疾病，引起脑脊髓

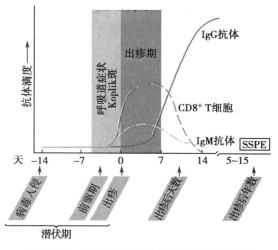

图 26-10 麻疹病毒感染的自然过程示意图

炎,病人常伴有永久性后遗症,病死率达 15%。约有百万分之一的病人在病愈后 5～15 年发生急性病毒感染的迟发并发症——**亚急性硬化性全脑炎**(subacute sclerosing panencephalitis,SSPE),即渐进性大脑衰退,病程一般在 1～2 年,最终导致昏迷死亡。SSPE 的发病机制目前尚不完全清楚,在病人血液和脑脊液中可检测到高效价的抗麻疹病毒抗体(IgG 或 IgM),神经元与神经胶质细胞质及细胞核内均可查见包涵体,但不易分离出麻疹病毒。因此认为病人脑组织中的麻疹病毒为缺陷病毒,主要因 M 基因的变异而导致 M 蛋白不能合成或表达低下,麻疹病毒不能进行正常的装配和释放。如果将 SSPE 尸检的脑组织与麻疹病毒易感的 HeLa 或 Vero 等细胞共培养,可以分离出完整的麻疹病毒。

2. **免疫性**　麻疹病后可获得持久而**牢固的免疫力**,包括体液免疫和细胞免疫。感染后机体产生的抗 HA 和抗 HL 抗体均具有中和病毒的作用,HL 抗体还能阻止麻疹病毒在细胞间的扩散。细胞免疫有很强的保护作用,在麻疹恢复中起主导作用。细胞免疫正常但免疫球蛋白缺陷的麻疹病人也能痊愈并抵抗再感染,但细胞免疫缺陷的感染者会出现进行性麻疹脑炎,容易导致病人死亡。

(三)微生物学检查法与防治原则

1. **微生物学检查法**　根据典型的麻疹病人的临床症状即可作出诊断,仅轻症病人和不典型的感染者需要进行微生物学检查。由于病毒分离和鉴定比较复杂、费时,因而常用的是免疫学检查。

(1)**病毒分离与鉴定**:取病人发病早期咽漱液、咽拭子或血液标本,接种人羊膜等细胞,培养 7～10 天后可出现多核巨细胞、胞内和核内出现嗜酸性包涵体等典型病变;鉴定常用免疫荧光技术检测病变细胞中麻疹病毒抗原。

(2)**特异性抗体检测**:取病人急性期和恢复期双份血清标本,检测血清中抗麻疹病毒抗体,如恢复期抗体效价增高 4 倍及以上即具诊断意义。也可用 ELISA 方法检测 IgM 抗体辅助早期诊断。

(3)**快速诊断**:取病人前驱期或卡他期咽漱液标本,检测感染细胞中的病毒核酸;也可用免疫荧光方法检测感染细胞中的麻疹病毒抗原。

2. **防治原则**　预防麻疹的主要措施是隔离病人,减少传染源;对儿童接种麻疹减毒活疫苗或MMR 三联疫苗,可显著降低麻疹的发病率。对接触麻疹患儿的易感者,紧急应用人丙种球蛋白进行被动免疫有一定预防效果。

二、腮腺炎病毒

腮腺炎病毒(mumps virus)归属于副黏病毒科、腮腺炎病毒亚科(*Rubulavirinae*)、正腮腺炎病毒属(*Orthorubulavirus*),是流行性腮腺炎(epidemic parotitis)的病原体。病毒呈球形,直径 100～200nm,核衣壳呈螺旋对称,核酸为非分节段的单负链 RNA,编码 7 种结构蛋白,包括核蛋白(NP)、磷蛋白(P)、基质蛋白(M)、融合蛋白(F)、血凝素/神经氨酸酶(HN)、小疏水蛋白(small hydrophobic protein,SH)和 RdRp(L)。腮腺炎病毒只有一个血清型,目前根据 SH 基因序列的差异可分为 A～H 11 个基因型。腮腺炎病毒可用鸡胚羊膜腔或猴肾细胞进行培养,病毒增殖后可引起细胞融合和形成多核巨细胞等病变。

人是腮腺炎病毒的唯一宿主,主要通过飞沫传播。5～14 岁儿童为易感者,潜伏期为 7～25 天,发病前一周和后一周为病毒排散高峰期,传染性强。病毒侵入人体后先在鼻或呼吸道黏膜上皮细胞、面部局部淋巴结内增殖,随后入血引起病毒血症,并扩散至腮腺和其他器官,如睾丸、卵巢、肾脏、胰腺和中枢神经系统等。主要临床表现为**一侧或双侧腮腺肿大**,疼痛和触痛明显,颌下腺及舌下腺亦可累及;伴有发热、肌痛和乏力等症状。青春期的腮腺炎病毒感染者易出现睾丸炎、卵巢炎等并发症。流行性腮腺炎病后可获得牢固免疫力,婴儿可从母体获得被动免疫,故6个月以内的婴儿很少患腮腺炎。

根据腮腺炎病例典型的临床表现,无须做微生物学检查即可对病人作出诊断。对症状不典型的可疑病人应取唾液或脑脊液做病毒分离培养或免疫学检测。也可用 RT-PCR 检测腮腺炎病毒核酸。对腮腺炎病人应及时隔离,疫苗接种是最有效的预防措施。目前腮腺炎疫苗主要是减毒活疫苗或MMR,均有较好的免疫保护效果。尚无治疗腮腺炎的特效药物,中草药有一定治疗效果。

三、副流感病毒

副流感病毒(parainfluenza virus,PIV)是副黏病毒科(*Paramyxoviridae*)呼吸道病毒属(*Respirovirus*)的病毒,是引起婴幼儿严重呼吸道感染的主要病原体之一。病毒呈球形,直径为 125~250nm,核衣壳呈螺旋对称,核酸为不分节段的单负链 RNA,主要编码融合蛋白(F)、血凝素/神经氨酸酶(HN)、基质蛋白(M)、核蛋白(N)、聚合酶复合物(P+C)、RNA 依赖的 RNA 聚合酶(L)。包膜上有 HN 和 F 两种刺突,HN 蛋白兼有 HA 和 NA 的作用,F 蛋白具有使细胞融合和溶解红细胞的作用。根据抗原性的不同,副流感病毒分为 5 个血清型(PIV 1~5),感染人类的主要型别是 PIV 1~3 型。

副流感病毒主要通过气溶胶或飞沫传播,也可通过人-人之间接触传播。病毒侵入人体后仅局限在呼吸道上皮细胞增殖,一般不引起病毒血症。发生在鼻咽部位的感染引起普通感冒的症状,发生在咽喉部和上呼吸道的感染引起小儿哮喘和细支气管炎;病毒也可向呼吸道深部扩散并导致肺炎和细支气管炎。

微生物学检查可取鼻咽部分泌物或脱落细胞标本进行核酸检测,ELISA 或免疫荧光方法快速检测病毒抗原。目前尚无有效的预防疫苗和治疗药物。

四、亨德拉病毒和尼帕病毒

亨德拉病毒(Hendra virus,HeV)和尼帕病毒(Nipah virus,NiV)属于副黏病毒科、正副黏病毒亚科(*Orthoparamyxovirinae*)、亨尼帕病毒属(*Henipavirus*),均为人兽共患病的病原体。

亨德拉病毒最初于 1994 年首次从澳大利亚亨德拉镇(Hendra)暴发的一种严重的、致人和马死亡的呼吸道感染疾病中分离发现。病毒体大小不均,直径为 38~600nm,表面有长度为 15nm 和 18nm 的双绒毛纤突。亨德拉病毒的自然宿主是蝙蝠,果蝠是主要的中间宿主。亨德拉病毒主要通过接触传播,并有一定的地域性。感染后导致严重的呼吸困难,病死率较高。目前尚无有效的预防疫苗和治疗药物。

尼帕病毒是 1999 年首次从马来西亚尼帕镇(Nipah)脑炎病人的脑脊液中分离发现。该病毒的形态具有多样性,大小为 120~500nm。基因组为单负链 RNA,含 6 种主要的结构蛋白(N、P、M、F、G 和 L)。尼帕病毒主要的中间宿主是果蝠,主要传染源是猪。被感染的猪可通过体液或气溶胶传播给人,主要导致尼帕病毒脑炎。该病的潜伏期为 4~18 天,初期临床症状轻微,类似流感症状,病死率高。至少 80% 的病人为成人男性。至今尚无有效的防治方法。

第四节 │ 肺病毒

一、呼吸道合胞病毒

呼吸道合胞病毒(respiratory syncytial virus,RSV)曾归属副黏病毒科,2016 年被重新分类为肺病毒科(*Pneumoviridae*)、正肺病毒属(*Orthopneumovirus*),**是引起婴幼儿和儿童下呼吸道感染的主要病原体。**

RSV 呈球形,直径为 120~200nm,有包膜。核酸为不分节段的单负链 RNA。病毒基因组可编码10 种蛋白质,包括 3 种包膜蛋白(F、G、SH)、2 种基质蛋白(M1、M2)、3 种核衣壳蛋白(N、P、L)和 2

种非结构蛋白（NS1、NS2）。目前分为 2 个血清型。病毒包膜上有 G 蛋白和 F 蛋白形成的刺突，但无 HA、NA 和 HL，不能凝集红细胞。RSV 可在 HeLa、Hep-2 等细胞中缓慢生长，约 10 天才出现 CPE，其特点是形成多核巨细胞和胞质内嗜酸性包涵体。

人呼吸道合胞病毒（human respiratory syncytial virus，hRSV）主要经飞沫传播，也可经接触污染的手或物品传播，传染性较强，是**医院内感染的主要病原体之一**。婴幼儿和儿童普遍易感，能引起婴幼儿（特别是 2～6 个月婴幼儿）严重的呼吸道疾病，如细支气管炎和肺炎。

hRSV 所致疾病与其他病毒和细菌感染所致的呼吸道疾病难区别，需进行微生物学检查才能确诊。目前常用的方法是采用免疫荧光试验检查鼻咽部脱落细胞中的 hRSV 抗原，以及用 RT-PCR 方法检查病毒核酸进行快速辅助诊断。至今尚无特异的治疗药物和疫苗。

二、人偏肺病毒

人偏肺病毒（human metapneumovirus，hMPV）归属肺病毒科偏肺病毒属（*Metapneumovirus*），是偏肺病毒属中的第一个人类病毒，具有与副黏病毒相似的电镜形态和生物学特性。

hMPV 主要经呼吸道传播，**儿童普遍易感**。低龄儿童、老年人、免疫功能不全的人群中发病率较高，并可引起致死性感染。hMPV 感染后的临床表现与呼吸道合胞病毒感染相似，但病情较缓和，病程略短。目前尚无有效的抗 hMPV 治疗药物和疫苗。

第五节 │ 其他呼吸道病毒

一、腺病毒

腺病毒归属于腺病毒科（*Adenoviridae*）。人腺病毒（human adenovirus，HAdV）为腺病毒科、哺乳动物腺病毒属（*Mastadenovirus*）成员，目前有七个种（Species A～G），种内有多个不同的血清型，已知有 51 个人类腺病毒血清型。

腺病毒呈球形，直径 60～90nm，无包膜。核心为双链 DNA，核衣壳为典型的二十面体立体对称（图 26-11、图 26-12）。衣壳由 252 个壳粒组成，其中 240 个壳粒位于面上，为六邻体（hexon），含有组特异性的 α 抗原；12 个壳粒位于二十面体顶端，为五邻体（penton）。五邻体包括基底部分和一根纤突（fiber），基底部分有组特异性的 β 抗原和毒素样活性，与病毒所致的细胞病变有关。纤突长度为 9～33nm，其末端膨大呈小球状。纤突蛋白含有型特异性的 γ 抗原，与腺病毒的吸附和凝集动物红细胞有关。各型腺病毒均可在原代人胚肾细胞及传代细胞中增殖，引起典型的细胞病变。腺病毒对理化因素的抵抗力比较强，对酸和温度耐受范围较大，紫外线照射 30 分钟、56℃ 30 分钟可被灭活。

腺病毒感染的传染源为病人或无症状的病毒携带者。**主要通过呼吸道传播，也可经粪-口途径传播，以及密切接触传播**，通过手、污染的毛巾、眼科器械等也可传播腺病毒，消毒不彻底的游泳池水可引起腺病毒的

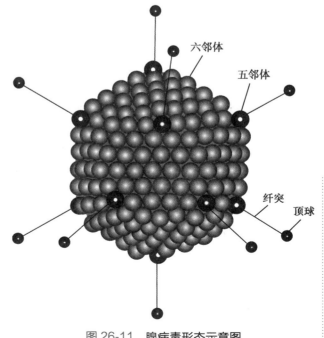

图 26-11　**腺病毒形态示意图**

（六邻体　五邻体　纤突　顶球）

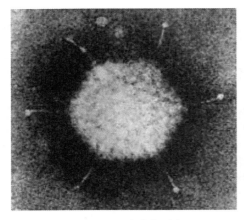

图 26-12 腺病毒形态

暴发流行。腺病毒所致的疾病分为以下四大类：①**呼吸道疾病**：包括急性发热性咽炎、咽结膜热、急性呼吸道感染和肺炎等。其中咽结膜热常有暴发流行倾向，腺病毒所致肺炎占病毒性肺炎的 20%～30%，多数发生在 6 个月到 2 岁的婴幼儿。②**胃肠道疾病**：主要指小儿胃肠炎与腹泻，约占小儿病毒性胃肠炎的 5%～15%。此外还可引起婴幼儿肠套叠。③**眼部疾病**：主要包括流行性角膜结膜炎（epidemic keratoconjunctivitis，EKC）和滤泡性结膜炎，前者传染性强，后者多为自限性疾病。④**其他疾病**：包括儿童急性出血性膀胱炎、女性宫颈炎和男性尿道炎等。

腺病毒感染的微生物学检查可采用病毒分离和鉴定的方法，但耗时较长，达不到早期诊断的目的。可用 PCR 等方法检测腺病毒核酸，ELISA 和免疫荧光等方法检测腺病毒感染者血清中的特异性抗体。目前尚无特异疫苗预防。

二、风疹病毒

风疹病毒（rubella virus，RV）属于风疹病毒科（*Matonaviridae*）风疹病毒属（*Rubivirus*）。风疹病毒是风疹（rubella 曾称为德国麻疹 German measles）的病原体，除引起儿童和成人风疹外，还可引起胎儿的流产、死胎和先天性风疹综合征（congenital rubella syndrome，CRS），对胎儿的危害极大。

风疹病毒直径 60～70nm，核酸为单正链 RNA，核衣壳为二十面体立体对称，有包膜且包膜表面有微小刺突。基因组全长 9.7kb，含两个可读框。5′端的 ORF1 编码非结构蛋白（NSP），3′端的 ORF2 编码一条分子量为 230kDa 的多聚蛋白前体，经酶切加工后形成 3 种结构蛋白，即衣壳蛋白（C）、包膜糖蛋白 E1 和 E2。E1 蛋白具有血凝素活性，可通过血凝抑制试验检测抗风疹病毒的特异性抗体。风疹病毒只有一个血清型，能在细胞中增殖，不耐热，56℃ 30 分钟可被失活，对脂溶剂和紫外线敏感。

人是风疹病毒唯一的自然宿主，儿童是主要的易感者。风疹病毒通过呼吸道传播，在呼吸道局部淋巴结增殖后经病毒血症播散至全身引起风疹，主要表现为发热、斑点状皮疹、伴耳后和枕骨下淋巴结的肿大等症状。成人感染风疹病毒后症状较重，除出现皮疹外，还有关节炎和关节疼痛、血小板减少、出疹后脑炎等，病后大多预后良好。**风疹病毒感染最严重的危害是通过垂直传播引起胎儿先天性感染**，特别是孕 20 周内的孕妇发生的感染，对胎儿的危害最大。风疹病毒感染胎儿后，可影响胎儿细胞的生长、有丝分裂和染色体结构，导致流产或死胎以及先天性风疹综合征，即胎儿在出生后表现为先天性心脏病、先天性耳聋、白内障等畸形，以及黄疸性肝炎、肺炎、脑膜脑炎等疾患。人体感染风疹病毒后可获得持久免疫力。95% 以上正常人血清中含有抗风疹病毒的保护性抗体，孕妇血清中的抗体具有保护胎儿免受风疹病毒感染的作用。

风疹病毒感染的早期诊断很重要，尤其是对感染风疹病毒的孕妇，早期诊断可以减少胎儿畸形的发生。常用的检查方法有：①用 ELISA 等免疫学的方法检测孕妇血清中抗风疹病毒的特异性 IgM 抗体，阳性则可认为是近期感染。②取胎儿羊水或绒毛膜检测风疹病毒抗原或核酸，可对风疹病毒感染作出早期诊断。③取胎儿羊水或绒毛膜进行风疹病毒分离培养和鉴定，但比较烦琐，不常使用。风疹减毒活疫苗接种是预防风疹的有效措施，目前使用的三联疫苗 MMR 可使 95% 的接种者获得高水平的保护性抗体，免疫力可维持 7～10 年以上甚至终生。

三、鼻病毒和肠道病毒 D68

鼻病毒（rhinovirus）和肠道病毒 D68（enterovirus D68，EV-D68）均属于小 RNA 病毒科（*Picornaviridae*）、肠道病毒属（*Enterovirus*）。鼻病毒为肠道病毒属下的甲型鼻病毒种（*Rhinovirus A*）、乙型鼻病毒种

（*Rhinovirus B*）和丙型鼻病毒种（*Rhinovirus C*）成员，现已发现 169 个型（type）。EV-D68 曾属于人鼻病毒 87 型，现属于肠道病毒属丁型肠道病毒种（*Enterovirus D*）成员。

　　鼻病毒呈球形，直径 28～30nm，无包膜。核酸为单正链 RNA，衣壳由 VP1～VP4 蛋白组成，呈二十面立体对称排列。鼻病毒的受体是细胞表面的细胞间黏附分子-1（intercellular cell adhesion molecule-1，ICAM-1），即 CD54，可在人胚肾细胞中增殖，最适温度为 33℃。鼻病毒对酸敏感，pH 3.0 时迅速失活，据此特征能与其他肠道病毒区别。**鼻病毒是婴幼儿普通感冒常见的病原体，也可引起婴幼儿和慢性呼吸道疾病病人的支气管炎和支气管肺炎。**主要通过手接触传播，其次是飞沫传播。引起的疾病多为自限性疾病。由于鼻病毒型别多，感染后免疫保护作用短暂，因此再感染极为常见。目前尚无特异预防和治疗方法。

　　EV-D68 的形态结构、培养特性及传播方式与鼻病毒相似。该病毒自 1962 年在美国加州发现，主要导致感冒样轻度上呼吸道感染。2014 年美国报道了 1 000 多例感染者，其中部分重症患儿出现肺炎和急性弛缓性脊髓炎等呼吸系统和神经系统症状。我国自 2006 年起不断有 EV-D68 散发病例报告。有研究表明，EV-D68 是继肠道病毒 A71（enterovirus A71，EV-A71）之后，导致严重呼吸系统和神经系统疾病的重要肠道病毒。目前尚无特异预防和治疗方法。

四、呼肠病毒

　　呼肠病毒（reovirus）属于刺突呼肠病毒科（*Spinareoviridae*）正呼肠病毒属（*Orthoreovirus*），与属于平滑呼肠病毒科（*Sedoreoviridae*）的轮状病毒共同归类于呼肠病毒目（*Reovirales*）。呼肠病毒呈球形，直径 60～80nm，无包膜。核酸为双链 RNA，分 10 个片段，**双层蛋白质衣壳**为二十面立体对称。呼肠病毒有 3 个血清型，其中共有的抗原是补体结合抗原。呼肠病毒含有血凝素，能凝集人 O 型红细胞和牛红细胞。呼肠病毒在自然界中广泛存在，宿主范围广，大多数人在儿童时期已被感染，多呈隐性感染。显性感染包括轻度上呼吸道疾病、胃肠道疾病和神经系统疾病等。

（彭宜红）

本章目标测试

第二十七章 | 肠道病毒

学习目标

1. 描述肠道病毒的种类与共同特征。
2. 复述脊髓灰质炎的传播途径、致病机制和免疫策略。
3. 举例说明柯萨奇病毒与埃可病毒的致病性。
4. 描述肠道病毒 A71 型、D70 型的致病性。

肠道病毒（enterovirus，EV）是一类生物学性状相似、病毒颗粒微小的**无包膜单正链 RNA 病毒**，通常经消化道传播和感染人类，引起多种肠道外感染性疾病，包括脊髓灰质炎、无菌性脑膜炎、心肌炎、手足口病等多种疾病。

肠道病毒归属于**小 RNA 病毒科**（*Picornaviridae*）**肠道病毒属**（*Enterovirus*），有 15 个种（species），包括 12 种肠道病毒（EV-A～EV-L）和 3 种鼻病毒（RV-A～RV-C），能感染人类的有 7 个种，即 A～D 种肠道病毒（表 27-1）和 A～C 种鼻病毒。感染人类的 A～D 种肠道病毒也称为**人肠道病毒**（human enterovirus，HEV）。

表 27-1　人肠道病毒种与相应血清型别

病毒种	病毒血清型
A 种肠道病毒（EV-A）	Coxsackievirus (CV) CVA2～CVA8,CVA10,CVA12,CVA14,CVA16;Enterovirus (EV)-A71,EV-A76,EV-A89～EV-A92,EV-A114,EV-A119,EV-A120,EV-A121
B 种肠道病毒（EV-B）	CVB1～CVB6;CVA9;Echovirus (E) E1～E7,E9,E11～E21,E24～E27,E29～E33;EV-B69,EV-B73～EV-B75,EV-B77～EV-B88,EV-B93,EV-B97,EV-B98,EV-B100,EV-B101,EV-B106,EV-B107,EV-B110,EV-B111
C 种肠道病毒（EV-C）	Poliovirus (PV) PV1～PV3;CVA1,CVA11,CVA13,CVA17,CVA19～CVA22,CVA24;EV-C95,EV-C96,EV-C99,EV-C102,EV-C104,EV-C105,EV-C109,EV-C113,EV-C116～EV-C118
D 种肠道病毒（EV-D）	EV-D68,EV-D70,EV-D94,EV-D111

20 世纪 50 年代，人肠道病毒的分类是依据其对人类和实验动物的致病性、体外培养引起的细胞病变效应等，分为脊髓灰质炎病毒、柯萨奇病毒 A 组和 B 组、埃可病毒等，共 67 个血清型。1969 年以后陆续发现新型肠道病毒（new enteroviruses），这些病毒的形态、结构、基因组及理化特性相似，也可以在猴肾细胞中培养，但在抗原性方面，与脊髓灰质炎病毒、柯萨奇病毒和埃可病毒有着明显的不同，按其发现顺序命名。目前的命名规则是在 "EV" 后缀病毒种（A、B、C、D）和数字序号，如 EV-D68、EV-A71。基于中和实验，目前肠道病毒属共有 175 个血清型（serotype）。

肠道病毒具有以下**共同特征**：

1. **形态结构**　肠道病毒为无包膜的小 RNA 病毒，直径 24～30nm，衣壳为**二十面体立体对称**。病毒衣壳蛋白由 VP1、VP2、VP3 和 VP4 组成。VP1 为主要外露的衣壳蛋白，与受体具有特殊亲和力，可诱导产生中和抗体。

2. **基因组与编码蛋白**　基因组为**单正链 RNA**（+ssRNA），长约 7.4kb，两端为保守的非编码区

（UTR），中间为可读框，编码一个约 2 200 个氨基酸的大分子前体蛋白（polyprotein），内含 4 个结构蛋白（VP1～VP4）和 7 个非结构蛋白（$2A^{pro}$、2B、2C、3A、3B、$3C^{pro}$、$3D^{pol}$），其中 $2A^{pro}$ 和 $3C^{pro}$ 是病毒的蛋白酶，$3D^{pol}$ 是依赖 RNA 的 RNA 聚合酶。3B 也称 VPg，与 5′ 端共价结合，在病毒 RNA 复制时起引物的作用。5′ UTR 较长，约占基因组的 10%，通过局部互补形成多个发卡结构，可募集核糖体，称为内部核糖体进入位点（internal ribosome entry site，IRES），介导病毒的蛋白翻译。3′ UTR 有 poly（A）尾（图 27-1）。

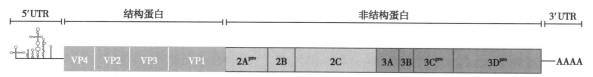

图 27-1　肠道病毒基因结构模式图

病毒 RNA 进入细胞后，可直接作为 mRNA，翻译出大分子前体蛋白，然后经病毒蛋白酶 $2A^{pro}$ 和 $3C^{pro}$ 酶切后形成病毒结构蛋白和各种非结构蛋白。病毒蛋白成熟过程也会产生有功能的中间产物，如 2BC、3AB 和 3CD。

VP1、VP2 和 VP3 暴露在病毒衣壳表面，但 VP1 是外露的主要衣壳蛋白，与病毒吸附有关。具有可诱生中和抗体的抗原表位，诱导产生的抗体还可用于对病毒分型。位于衣壳内部的 VP4 在 VP1 与细胞表面受体结合后才被释出，病毒衣壳也随之松动并有助于病毒脱壳，有利于病毒基因组穿入细胞。肠道病毒在细胞质中进行生物合成，装配成完整的病毒体后，通过细胞裂解或借助细胞囊泡释放到胞外。

3. 培养特性　多数肠道病毒能在有相应受体的易感细胞中增殖，迅速产生细胞病变。柯萨奇病毒 A 组的某些型别（如 A1、A19 和 A22）只能在新生乳鼠体内增殖。

4. 抵抗力　对理化因素的抵抗力较强，在污水、和粪便中能存活数月；对酸有一定抵抗力，在 pH 3.0～5.0 的酸性条件下作用 1～3 小时还保持稳定；能耐受蛋白酶和胆汁的作用；对乙醚、热和去垢剂有一定抗性，1mol/L $MgCl_2$ 或其他二价阳离子能明显提高病毒对热的抵抗力。

5. 传播途径　主要经粪-口途径传播，也可经呼吸道传播，以隐性感染多见。虽然肠道病毒在肠道中增殖，却引起多种肠道外感染性疾病，如脊髓灰质炎、无菌性脑膜炎、心肌炎以及急性出血性结膜炎等。一种型别的肠道病毒可引起几种疾病或病征，而一种疾病或病征又可由不同型别的肠道病毒引起。

第一节 ｜ 脊髓灰质炎病毒

脊髓灰质炎病毒（poliovirus，PV）是脊髓灰质炎（poliomyelitis）的病原体，归类为 C 种肠道病毒（EV-C）。1908 年由奥地利医生兰斯廷纳（Karl Landsteiner）发现。脊髓灰质炎病毒主要侵犯脊髓前角运动神经元，导致急性弛缓性肢体麻痹（acute flaccid paralysis，AFP），病人以儿童多见，故亦称小儿麻痹症（infantile paralysis）。脊髓灰质炎病毒分为 3 个血清型，各型间没有交叉免疫反应，但 85% 左右的脊髓灰质炎病例由 Ⅰ 型病毒引起。通过疫苗接种可有效地预防脊髓灰质炎发生，WHO 已将脊髓灰质炎列为第二个即将在全球消灭的病毒感染性疾病。

一、生物学性状

脊髓灰质炎病毒具有典型的肠道病毒形态和生物学特性，病毒体呈球形，直径 24～30nm，衣壳呈二十面体立体对称，无包膜（图 27-2）。核心为单正链 RNA，病毒衣壳由 32 个相同的壳粒组成，衣壳蛋白由 VP1、VP2、VP3 和 VP4 组成。VP1 为主要外露的衣壳蛋白，与受体具有特殊亲和力，可诱导产生中和抗体。

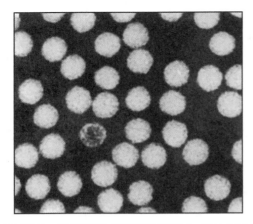

图 27-2　Ⅰ型脊髓灰质炎病毒照片（×594 000）

与其他肠道病毒一样，**脊髓灰质炎病毒对理化因素的抵抗力较强**。在污水和粪便中病毒可存活数月，在胃肠道中能耐受胃酸、蛋白酶和胆汁的作用。脊髓灰质炎病毒对热、干燥较敏感，紫外线和 55℃湿热条件下可迅速灭活病毒。含氯（0.1ppm）的消毒剂，如次氯酸钠、二氧化氯等对脊髓灰质炎病毒有较好的灭活效果；有机物对病毒有保护作用，对有机物中的病毒灭活时需要提高消毒剂的浓度。

二、致病性与免疫性

1. 传染源与传播途径　传染源是**脊髓灰质炎病人或无症状带毒者**。主要通过粪-口途径传播，夏秋季是主要流行季节，1～5 岁儿童为主要易感者，潜伏期一般为 7～14 天。

2. 致病性　病毒以上呼吸道、口咽和肠道黏膜为侵入门户，先在局部黏膜和咽、扁桃体等淋巴组织和肠道集合淋巴结中增殖，病毒释放入血形成**第一次病毒血症**，扩散至带有受体的靶组织，在淋巴结、心、肝、肾、脾等非神经组织中再次增殖并释放进入血液，引起**第二次病毒血症**。在少数感染者，病毒可以侵入**中枢神经系统**，感染脊髓前角运动神经元、脑干和脑膜组织等。脊髓灰质炎病毒识别的受体为免疫球蛋白超家族的**细胞黏附分子（ICAM）—CD155**，主要在人体脊髓前角细胞、背根节细胞、运动神经元、骨骼肌细胞和淋巴细胞表达，因而限制了脊髓灰质炎病毒感染的宿主细胞范围。脊髓灰质炎病毒引起宿主细胞的**杀细胞效应**，所以细胞损伤是由病毒的直接作用造成的，病人**由于运动神经元损伤而导致肌肉瘫痪**。

脊髓灰质炎病毒感染人体后，机体免疫力的强弱明显影响其感染的结局。至少 90% 的感染者因免疫力强或病毒毒力弱，仅表现为**隐性感染**；约 5% 的感染者因血清中有中和抗体，只发生顿挫感染，病人出现发热、头痛、乏力、咽痛和呕吐等非特异性症状，并迅速恢复；约 1%～2% 的感染者因病毒毒力强或中和抗体少，病毒侵入中枢神经系统和脑膜，产生**非麻痹型脊髓灰质炎或无菌性脑膜炎**（aseptic meningitis），出现颈背强直、肌痉挛等症状。只有 0.1%～2.0% 的感染者产生严重的结局，包括暂时性肢体麻痹或**永久性弛缓性肢体麻痹**，其中以下肢麻痹多见；极少数病人发展为**延髓麻痹**，导致呼吸功能、心脏功能衰竭而死亡。脊髓灰质炎流行期间，进行扁桃体摘除、拔牙等手术或其他各种疫苗接种等，均可增加麻痹病例的发生。另外，成人脊髓灰质炎的病情往往比儿童病人严重。

由于疫苗的广泛使用，**脊髓灰质炎病毒Ⅱ、Ⅲ型野毒株的流行已于 2015、2019 年得到消除**。但由**疫苗衍生脊髓灰质炎病毒**（vaccine-derived poliovirus，VDPV）所致的**疫苗相关麻痹型脊髓灰质炎**（vaccine-associated paralytic poliomyelitis，VAPP）病例在全世界每年有上千例报道，尤其是**疫苗衍生Ⅱ型脊髓灰质炎病毒**相关的突发公共卫生事件增多，病人多见于免疫功能低下的人群。

3. 免疫性　人体感染脊髓灰质炎病毒后，病人可获得长期而**牢固的型特异性免疫**，主要以体液免疫的**中和抗体**为主。黏膜局部的 sIgA 可阻止脊髓灰质炎病毒在咽喉部、肠道内的吸附，阻断病毒经粪便排出播散；血清中和抗体（IgG、IgM）可阻止脊髓灰质炎病毒侵入中枢神经系统。血液中的抗脊髓灰质炎病毒的 IgG 抗体可经胎盘由母亲传给胎儿，故出生 6 个月以内的婴儿较少发生脊髓灰质炎。

三、微生物学检查法

1. 特异性抗体检测　取病人发病早期和恢复期双份血清，做中和试验检测血清中的抗体效价。

若恢复期血清特异性抗体效价有 4 倍或以上增长,则有诊断意义。亦可检测血清中特异性 IgM 抗体,以作出近期感染的诊断。

2. 病毒核酸检测　采用核酸杂交、PCR 等分子生物学方法,可检测病人咽拭子、粪便等标本中的病毒基因组而进行快速诊断。同时可进行病毒基因组测序,根据核苷酸序列的差异或酶切位点的不同来区别病毒的疫苗株与野毒株。

3. 病毒分离与鉴定　取病人粪便、咽拭子、血液标本,经抗生素处理后接种于原代猴肾细胞或人源性传代细胞。病毒在细胞质中复制,培养 7～10 天后出现典型的细胞病变,再用中和试验进一步鉴定病毒的血清型别。

四、防治原则

自 1950 年以来,**灭活脊髓灰质炎疫苗**(inactivated polio vaccine,IPV,Salk vaccine)和**口服脊髓灰质炎减毒活疫苗**(live oral polio vaccine,OPV,Sabin vaccine)相继问世并广泛应用,使脊髓灰质炎发病率显著下降,包括我国在内的绝大多数国家已消灭了脊髓灰质炎病毒野毒株。2020 年 8 月,WHO 宣布非洲已无脊髓灰质炎病毒野毒株流行,目前仅有 I 型野毒株在阿富汗和巴基斯坦的部分地区流行,因此疫苗主动免疫仍需继续加强。

1. 人工主动免疫　使用 IPV 和 OPV 特异性预防脊髓灰质炎。OPV 口服免疫类似自然感染,既可诱发血清抗体,预防麻痹型脊髓灰质炎的产生,又可刺激肠道局部产生 sIgA,阻止野毒株在肠道的增殖和人群中的流行。此外,口服 OPV 后,病毒会在咽部存留 1～2 周,并从粪便中排出达数周,而疫苗病毒的传播可使接触者产生间接免疫。但 OPV 能发生回复突变,导致 VAPP,因此欧洲多个国家已经停用 OPV,全部采用 IPV 免疫。我国目前停用三价 OPV,改为 IPV 和二价 OPV(bOPV,I、III 型)联合免疫,免疫程序是先使用 IPV 免疫两次,然后再口服 bOPV 完成全程免疫,可消除或降低 VAPP 发生的危险。

2. 人工被动免疫　人工被动免疫就是使用免疫球蛋白进行紧急预防。对脊髓灰质炎流行期间与病人有过密切接触的易感者,注射丙种球蛋白,可以避免发病或减轻症状。

第二节 ｜ 柯萨奇病毒和埃可病毒

柯萨奇病毒(coxsackievirus,CV)是 1948 年从美国纽约州 Coxsackie 镇临床诊断为类脊髓灰质炎的患儿粪便中首次分离到的,分属于 A、B、C 种肠道病毒(EV-A、B、C,表 27-1)。**埃可病毒**(echovirus)亦称人肠道致细胞病变孤儿病毒(enteric cytopathogenic human orphan virus),现归属于 B 种肠道病毒(EV-B,表 27-1)。柯萨奇病毒和埃可病毒的形态、生物学性状以及感染过程、免疫特性等均与脊髓灰质炎病毒相似。

根据柯萨奇病毒对乳鼠的致病特点和对细胞培养的敏感性不同,可将其分为 A、B 两组。A 组柯萨奇病毒(CVA)有 1～22 和 24 等 23 个血清型,感染乳鼠后引起肌肉松弛型麻痹,部分型别(如 A1、A19 和 A22)不能在培养细胞中生长;B 组柯萨奇病毒(CVB)有 6 个血清型,感染乳鼠后引起肌肉痉挛型麻痹,能在多种培养细胞中生长。埃可病毒包括 1～9、11～27、29～33 等 31 个血清型。

柯萨奇病毒和埃可病毒的血清型别很多,分布广泛,感染人的机会多。柯萨奇病毒和埃可病毒的受体分布于多种组织和细胞,包括中枢神经系统、心、肺、胰、黏膜、皮肤等,因而引起的疾病谱复杂。柯萨奇病毒和埃可病毒主要通过**粪-口途径传播**,但也可经呼吸道或眼部黏膜感染。其致病的显著特点是:**病毒主要在肠道中增殖,却很少引起肠道疾病;不同的肠道病毒可引起相同的临床疾病,如散发性脊髓灰质炎样麻痹症、无菌性脑膜炎、脑炎、轻型上呼吸道感染等;同一型病毒也可引起几种不同的临床疾病**(表 27-2)。

表27-2 人肠道病毒感染的临床病症和常见的病毒型别

临床病症	脊髓灰质炎病毒	柯萨奇病毒	埃可病毒	新型肠道病毒
麻痹症	1~3	A7,9;B2~5	2,4,6,9,11(可能1,7,13,14,16,18,31)	D70,A71
无菌性脑膜炎	1~3	A2,4,7,9,10;B1~6	1~11,13~23,25,27,28,30,31	D70,A71
无菌性脑炎		B1~5	2,6,9,19(可能3,4,7,11,14,19,20)	D70,A71
疱疹性咽峡炎		A2~6,8,10		
手足口病		A5,10,16		A71
皮疹		A4,5,6,9,16;B5	2,4,6,9,11,16,18(可能1,3,5,7,12,14,19,20)	
流行性胸痛		A9;B1~5	1,6,9	
心肌炎,扩张型心肌病		A4,16;B1~5	1,6,9,19	
急性结膜炎		A24		
急性出血性结膜炎				D70
感冒		A21,24;B4,5	4,9,11,20,25(可能1~3,6~8,16,19,22)	
肺炎		A9,16;B4,5		D68
腹泻		A18,20,21,22,24	18,20	
肝炎		A4,9;B5	4,9	
发热	1~3	B1~6		
新生儿全身感染		B1~5	3,4,6,9,17,19	
病毒感染后疲劳综合征		B组		

由于柯萨奇病毒和埃可病毒的生物学性状相似,所以主要介绍它们所致疾病的特点。

1. **心肌炎和扩张型心肌病** B组柯萨奇病毒**是病毒性心肌炎**(viral myocarditis)**常见的病原体**,可引起成人和儿童的原发性心肌病,约占心脏病的5%。在心肌炎和扩张型心肌病(dilated cardiomyopathy,DCM)病人的心肌组织中,都检查到肠道病毒基因组RNA;CVB的2A^{pro}可破坏肌养蛋白(dystrophin),而肌养蛋白的破坏可导致扩张型心肌病。病毒性心肌炎散发流行于成人和儿童,**新生儿患病毒性心肌炎死亡率高**。其致病机制可能是通过直接作用和免疫病理机制而引起心肌细胞的损伤,部分病人可演变为扩张型心肌病。多数病人一般先有短暂的发热、感冒症状,或恶心、呕吐、腹泻等症状,继而出现心肌炎症的相应表现。

2. **手足口病** 手足口病(hand-foot-mouth disease,HFMD)是由**多种人肠道病毒感染引起的一种儿童常见传染病,主要病原体为A组柯萨奇病毒16型**(CVA16)**和肠道病毒A71型**(EV-A71)引起。EV-A71曾引起过多次大的暴发流行,其重症率和病死率均高于CVA16所致的手足口病。手足口病好发于6个月至3岁的儿童,疾病的特点为手、足、臀部皮肤的皮疹和口舌黏膜水疱疹等,可伴有发热。少数病人可发生无菌性脑膜炎、脑干脑炎、急性弛缓性麻痹和神经源性肺水肿等神经系统疾病。

3. **无菌性脑膜炎** 几乎所有的肠道病毒都与**无菌性脑膜炎**(aseptic meningitis)、**脑炎和轻瘫**有关,但多由 CVB 和 CVA7、CVA9 引起。无菌性脑膜炎病人先出现的症状为发热,头痛和全身不适,然后出现颈项强直和脑膜刺激症状等。肠道病毒所致的无菌性脑膜炎几乎每年夏秋季均有发生,而且埃可病毒 3、11、18、19 型和 EV-A71 等所致的病毒性脑膜炎曾引起过暴发性流行。

4. 疱疹性咽峡炎　疱疹性咽峡炎(herpangina)主要由 CVA 的 2~6、8、10 型引起,以夏秋季节多见,病人主要为 1~7 岁儿童。典型症状是发热、咽痛,在软腭、悬雍垂周围出现水疱性溃疡损伤。

5. 流行性胸痛　流行性胸痛(pleurodynia)通常由 CVB 引起,突出的症状是突发性发热和单侧胸痛,胸部 X 射线检查多无异常;散发性胸痛则可由其他肠道病毒引起。

6. 眼病　主要见于由**柯萨奇病毒 A24 型**引起的**急性结膜炎**(acute conjunctivitis)和**肠道病毒 D70 型**引起的**急性出血性结膜炎**(acute hemorrhage conjunctivitis),临床表现为结膜充血和水肿,分泌物增多,结膜下出血等。

此外,肠道病毒感染还可能与病毒感染后疲劳综合征、1 型糖尿病等有关。

柯萨奇病毒和埃可病毒感染人体后,可以刺激机体产生型特异性的保护性抗体,形成针对同型病毒的持久免疫力。

由于柯萨奇病毒和埃可病毒所致疾病的临床症状和病毒型别均具有多样性,因此仅根据临床表现不能作出病因诊断,**确诊必须依赖于微生物学检查**。标本可采取病人的咽拭子、粪便、脑脊液等。除柯萨奇 A 组病毒的少数几个型别必须在乳鼠中增殖外,其余病毒均可在易感细胞中增殖,产生典型的细胞病变。一般是先分离到病毒后,再用中和试验进行鉴定和分型,这也是鉴定肠道病毒的常用方法,但敏感性较低。也可采用单克隆抗体建立的间接免疫荧光法检测病毒抗原,用 ELISA 方法检测抗病毒抗体,RT-PCR 方法检测病毒核酸等进行快速诊断。

目前尚无有效疫苗用于预防,也没有特效的治疗药物。

第三节 ｜ 肠道病毒 A71 型

EV-A71 是 1969 年首次从美国加利福尼亚州的脑炎患儿粪便标本中分离到的,此后在世界范围内出现多次 EV-A71 感染导致的手足口病流行。

1. 生物学性状　EV-A71 的生物学性状与其他肠道病毒相似,病毒颗粒为典型的小 RNA 病毒颗粒。在体外细胞培养时,EV-A71 存在空心(empty,E)和实心(full,F)两种病毒颗粒,E 颗粒为空心的缺陷结构,F 颗粒是实心的成熟病毒颗粒。

EV-A71 基因组与其他肠道病毒相似,根据病毒衣壳蛋白 VP1 核苷酸序列的差异,可将 EV-A71 分为 **7 个基因型**(A~G),各型间至少存在 15% 核苷酸序列的差异;B 和 C 型各自包括 B0~B7 和 C1~C6 亚型。A 型多流行于美国,B 型和 C 型呈全球分布,**我国传播较为广泛的是 C4 型**。

培养 EV-A71 的细胞有 RD 细胞(人横纹肌肉瘤细胞)和 Vero 细胞(非洲绿猴肾细胞)。病毒液接种 RD 细胞三天后,可逐渐观察到细胞变圆、胞质内颗粒增加、细胞从培养器皿上脱落等细胞病变现象(图 27-3)。也可用敏感的实验动物进行病毒分离,常用 1~3 日龄的 ICR 乳鼠。EV-A71 经腹腔途径感染乳鼠后,小鼠出现精神萎靡、肢体麻痹瘫痪、消瘦、死亡等现象,并可在病变最明显的脑组织中分离到病毒或检测到病毒 RNA。

目前已经报道的 EV-A71 受体主要有人清道夫受体 B2(scavenger receptor B2,SCAR-B2)、P 选择素糖蛋白配体 1(P-selecting glycoprotein ligand-1,PSGL-1,CD162)以及一些辅助受体,如 Anx2、HSP90、波形蛋白(vimentin),硫酸乙酰肝素蛋白聚糖和唾液酸多聚糖等。病毒受体广泛分布于白细胞、内皮细胞和神经细胞表面,因此 EV-A71 感染常**累及中枢神经系统**,且感染具有较高的**重症率和病死率**。

EV-A71 抵抗力较强,能够耐受胃酸、胆汁,在室温下可存活数天。能够抵抗乙醚和氯仿等有机溶剂,还能够抵抗 70% 乙醇和 5% 甲酚皂溶液等常用的消毒剂;但对 56℃以上的高温、氯化消毒、甲醛和紫外线的抵抗力较差。

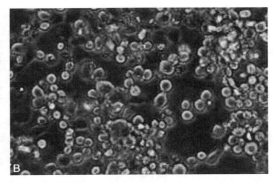

图 27-3 EV-A71 在 RD 细胞中所致的细胞病变效应(×200)
A. 正常细胞对照;B. 细胞病变效应。

2. 致病性 EV-A71 的传染源是病人和无症状带毒者,经粪 - 口途径、呼吸道飞沫或直接接触传播。EV-A71 可引起**手足口病**、疱疹性咽峡炎和无菌性脑膜炎等多种疾病,严重感染者可引起死亡。

病毒侵入人体后,在淋巴组织中增殖后入血,形成第一次病毒血症。病毒经血循环带到器官和组织中大量繁殖,再次入血形成第二次病毒血症。病毒在侵入部位大量繁殖可引起严重病变。

EV-A71 感染者多表现为隐性感染,有症状的显性感染者多为 6 个月~5 岁的婴幼儿。病人表现为发热,1~2 天后在手、足、唇和口腔黏膜、臀部等出现皮疹或疱疹,即手足口病。**手足口病是一种急性传染病**,我国于 1981 年首次报道此病,1995 年分离到 EV-A71,是我国近年来手足口病的主要病原体,并呈持续流行状态,已经成为我国**严重的公共卫生问题之一**,2008 年 5 月被列入法定丙类传染病。EV-A71 也可引起疱疹性咽峡炎。少数病人可并发无菌性脑膜炎、脑干脑炎、急性弛缓性麻痹和心肌炎等,病后可出现一过性或终生后遗症。重症患儿病情进展快,可因心肺衰竭及急性呼吸道水肿而死亡。

手足口病可由 20 多种肠道病毒引起,包括柯萨奇病毒、埃可病毒和新型肠道病毒等,但以 EV-A71 和 CVA16 常见。手足口病是全球性传染病,已有的流行病学资料显示,手足口病的重症、危重症和死亡病例多由 EV-A71 感染引起,其中神经源性肺水肿(neurogenic pulmonary edema,NPE)是 EV-A71 感染所致的重要并发症和病人死亡的主要原因。

3. 免疫性 固有免疫和适应性免疫中的体液免疫和细胞免疫均参与抗 EV-A71 免疫,≤6 个月的婴儿因为从母亲获得有 IgG 型抗体,对 EV-A71 感染具有一定免疫力。机体被 EV-A71 感染后,可以诱生抗 VP1 的特异性中和抗体。

4. 微生物学检查法 EV-A71 的微生物学检查方法主要有以下三类。

(1)特异性抗体检测:检测抗 EV-A71 的 IgM 型抗体,可对 EV-A71 的近期感染进行诊断。对已知病毒血清型的感染者,可采集发病早期和恢复期双份血清标本,若血清抗体效价有 4 倍或以上增长,具有诊断意义。

(2)病毒核酸检测:采用 RT-PCR 等分子生物学方法,检测标本中的 EV-A71 的基因组 RNA,具有快速、简单、敏感性高等优点,是目前比较常用的检测方法。

(3)病毒分离培养和鉴定:采集病人粪便或疱疹液标本,接种易感细胞培养后进行病毒学鉴定。EV-A71 的分离培养具有费力、耗时长、不能达到早期诊断要求等缺点,故临床诊断不常用。

5. 防治原则 目前我国**已有针对 EV-A71 疫苗**,可用于预防 EV-A71 感染所致手足口病。针对手足口病尚无特效的抗病毒药物和特异性治疗手段,一般采用常规的抗病毒和对症处理的方法。多数病人一周左右痊愈,但重症病人需住院治疗,而且要密切注意病情变化,才能减少患儿的死亡。

第四节 | 其他肠道病毒

一、肠道病毒 D68 型

肠道病毒 D68 型(EV-D68)是从呼吸道感染患儿的咽拭子标本中分离获得,主要与儿童毛细支气管炎和肺炎有关,可导致弛缓性麻痹。

二、肠道病毒 B69 型

肠道病毒 B69 型(EV-B69)是从健康儿童的直肠标本中分离得到,其致病性目前尚不清楚。

三、肠道病毒 D70 型

肠道病毒 D70 型(EV-D70)不能感染肠道黏膜细胞,可感染眼结膜,是人类**急性出血性结膜炎**(acute hemorrhagic conjunctivitis)主要的病原体。EV-D70 复制的最适温度为 33~35℃。急性出血性结膜炎俗称"红眼病",非洲和东南亚等地是该病最早的流行地区,现在世界各地均有报道。急性出血性结膜炎以点状或片状的突发性结膜下出血为特征,主要通过接触传播,传染性较强,病人以成人多见。该病的潜伏期为 1~2 天,临床病程约 1~2 周;在疾病的早期容易从结膜中分离到病毒。治疗以对症处理为主,干扰素滴眼液有较好的治疗效果。

（钟照华）

本章目标测试

第二十八章 | 急性胃肠炎病毒

学习目标

1. 列举导致人急性胃肠炎病毒的种类。
2. 描述轮状病毒的形态学和基因组组成特征。
3. 说明轮状病毒、杯状病毒、肠道腺病毒和星状病毒的致病性及免疫特征。
4. 列举急性胃肠炎病毒微生物学检查方法和防治原则。
5. 描述急性胃肠炎病毒流行特点。

急性胃肠炎病毒（acute gastroenteritis virus）是指经消化道感染和传播、主要引起急性肠道内感染性疾病的胃肠道感染病毒，也是人类**食源性疾病**（foodborne disease）的主要病原体。急性胃肠炎病毒**包括轮状病毒、杯状病毒、星状病毒和肠道腺病毒**（表 28-1）。这些病毒虽然基因组各异，分别属于不同的病毒科，但它们所致的急性胃肠炎的临床表现却很相似，均以**腹泻和呕吐**症状为主，其中**轮状病毒和杯状病毒**是引起人类病毒性腹泻的主要病原体。

表 28-1　急性胃肠炎病毒的分类及其所致疾病

病毒名称	分类学	直径 /nm	核酸类型	所致的主要疾病
轮状病毒	平滑呼肠病毒科	70～100*	双链 RNA	
A 种				流行性婴幼儿严重腹泻最常见的病原体
B 种				儿童和成人腹泻
C 种				散发性儿童腹泻
杯状病毒	杯状病毒科	27～40	单正链 RNA	散发性婴幼儿和儿童腹泻
星状病毒	星状病毒科	40～43	单正链 RNA	散发性婴幼儿和儿童腹泻
肠道腺病毒	腺病毒科	80～90	双链 DNA	流行性婴幼儿严重腹泻

注：* 轮状病毒颗粒在负染色电镜中的直径为 70～75nm，在冷冻电镜中的直径约为 100nm。

第一节 | 轮状病毒

轮状病毒（rotavirus）是因为电镜下的病毒颗粒形态酷似"车轮状"而被命名的。1973 年，澳大利亚学者毕晓普（Ruth Bishop）等首次在儿童非细菌性急性胃肠炎病人十二指肠黏膜上皮中观察到病毒颗粒并进行了详细描述；1974 年，费留（Thomas Flewett）首次对该病毒进行了命名；1978 年，该命名得到国际病毒分类委员会的认可；1983 年，我国病毒学家洪涛发现了成人腹泻轮状病毒（adult diarrhea rotavirus，ADRV）。轮状病毒在分类学上归属于**平滑呼肠病毒科**（*Sedoreoviridae*），是引起人类、哺乳动物和鸟类腹泻的重要病原体。依据病毒结构蛋白 VP6 的抗原性和基因变异特征，将轮状病毒分为 A~J 十个种，其中 **A 种轮状病毒**是世界范围内**婴幼儿重症腹泻最常见**的病原体，也是婴幼儿死亡的主要原因之一；**B 种轮状病毒**主要引起成人腹泻，病死率低。

一、生物学性状

1. **形态结构**　成熟的轮状病毒颗粒呈球形,直径 70～100nm,有刺突。衣壳呈二十面体立体对称,具有内、中、外三层衣壳,无包膜。负染色后电镜下观察,**病毒外形酷似"车轮状"**(图 28-1),可见三种类型的病毒颗粒,①光滑型颗粒:结构完整,有三层衣壳,有感染性;②粗糙型颗粒:无外层衣壳,没有感染性;③单层颗粒:常缺少基因组 RNA,无感染性。

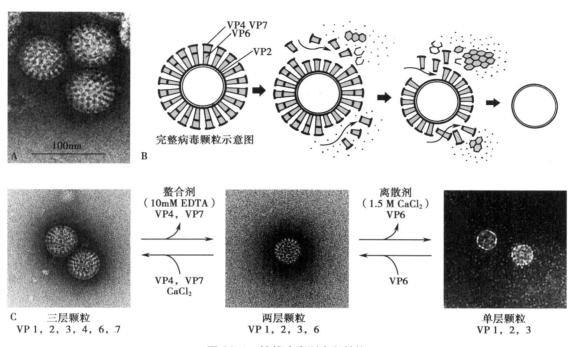

图 28-1　轮状病毒形态和结构
A. 负染色电镜图片;B. 病毒降解过程示意图;C. 三种类型病毒颗粒负染色电镜图片。

2. **基因组及其编码蛋白**　病毒颗粒核心含有病毒核酸和 RNA 依赖的 RNA 聚合酶。病毒基因组由 11 个双链 RNA(dsRNA)节段组成,长度 0.6～3.3kbp,根据分子量大小,在进行聚丙烯酰胺凝胶电泳(polyacry-Iamide gel electrophoresis,PAGE)时按泳动的顺序排为节段 1 至 11(图 28-2)。每个节段含一个可读框,编码至少一种病毒特异性蛋白(viral protein,VP)。**轮状病毒的结构蛋白有 6 种**,VP1～VP3 组成内层核心蛋白,由节段 1～3 分别编码,VP1 为病毒 RNA 依赖的 RNA 聚合酶,VP2 为维持 VP1 复制酶活性的蛋白,VP3 是 RNA 解旋和加帽相关酶。VP6 为中层衣壳蛋白,由节段 6 编码,抗原具有种特异性。VP4 和 VP7 为外层衣壳蛋白,由节段 4 和 9 分别编码,VP4 具有血凝素活性,是病毒吸附到细胞表面受体的蛋白,是中和抗原,决定病毒的血清型,蛋白酶可将 VP4 切割成 VP5* 和 VP8*,增强病毒穿入细胞的能力;VP7 为糖蛋白,是中和抗原,决定病毒的血清型。轮状病毒的非结构蛋白(non-structural protein,NSP)有六种(NSP1～6),NSP1～4 由节段 5、7、8、10 分别编码,NSP5 和 NSP6 由节段 11 编码。NSP 为病毒复制的功能性酶或调节蛋白,在病毒复制和致病性中发挥重要作用,如 NSP1 和

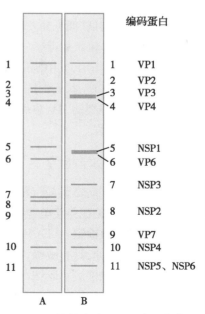

图 28-2　轮状病毒 RNA 片段电泳图
A. 人 A 种轮状病毒;B. 人 B 种轮状病毒。

NSP2 是核糖核酸结合蛋白,NSP1 具有拮抗宿主天然免疫的作用;NSP4 是病毒编码的肠毒素,与引起腹泻有关。

3. **分种与分型** 根据中层衣壳蛋白 VP6 的抗原性和基因变异特征,将轮状病毒分为 A~J 共 10 个种,其中 A、B、C 种与人腹泻有关。A 种轮状病毒根据型特异性抗原 VP7 的不同,可分为 42 个 G 血清型(亦称 VP7 血清型);根据 VP4 抗原的不同,将其分为至少 58 个 P 血清型(亦称 VP4 血清型)。

4. **培养特性** 体外培养轮状病毒时常选用非洲绿猴肾细胞系(MA-104),标本接种前宜用胰蛋白酶(10μg/ml)处理,使 VP4 裂解成 VP5* 和 VP8* 两个片段,以增加病毒穿入细胞的能力。培养过程中可加入低浓度胰酶(0.5~1.0μg/ml),并逐日观察细胞病变效应。

5. **抵抗力** 轮状病毒对理化因素的抵抗力较强,耐酸、耐碱,能在 pH 3.5~10 的环境中存活,室温下相对稳定,粪便中可存活数天到数周。病毒的感染性在 55℃ 30 分钟可被灭活,可被酚,甲醛和含氯消毒剂灭活,95% 乙醇是最有效的消毒剂。

二、致病性与免疫性

1. **致病性** 轮状病毒流行呈世界性分布,A~C 种轮状病毒能引起人类和动物腹泻,D~J 种只引起动物腹泻。全球每年约有上亿婴幼儿患轮状病毒腹泻,死亡逾 20 万人,主要分布在发展中国家。

A 种轮状病毒感染最为常见,在我国占病毒性胃肠炎病例数的 50% 以上,是导致婴幼儿死亡的主要原因之一。传染源是病人和无症状带毒者,主要通过**粪-口途径传播**,也可通过呼吸道传播。潜伏期为 1~4 天。轮状病毒腹泻多发于深秋和初冬季节,在我国常被称为"秋季腹泻"。

轮状病毒的致病机制是病毒经胃肠道侵入人体后,在小肠黏膜绒毛成熟的肠上皮细胞胞质内增殖,导致细胞微绒毛钝缩、脱落和细胞死亡,使肠道吸收功能受损。轮状病毒的 **NSP4 有肠毒素样作用**,可刺激细胞内钙离子浓度升高,通过相关信号通路引发肠液过度分泌和重吸收减少,出现严重腹泻。

轮状病毒腹泻的典型症状是**水样腹泻**(每天可达 5~10 次以上)、**发热、腹痛、呕吐**。轮状病毒感**染多为自限性**,一般可完全恢复。病情严重者可出现**脱水和酸中毒**,若不及时治疗,可导致患儿死亡,死亡的主要原因是严重脱水和电解质紊乱。若儿童营养不良,病毒感染后易出现严重病情。

B 种轮状病毒主要引起**成人腹泻**,曾在我国出现过暴发流行。传播途径亦是粪-口途径,主要感染者为 15~45 岁的青壮年。潜伏期为 2 天左右,病程 2.5~6 天。临床症状为**黄水样腹泻、腹胀、恶心和呕吐**。成人轮状病毒腹泻多为自限性,可完全恢复,病死率低。C 种轮状病毒在儿童腹泻中多呈散发性,发病率很低,偶见暴发流行。

2. **免疫性** 轮状病毒感染机体后可诱生型特异性抗体,包括 IgM、IgG 和 sIgA 类抗体,对同型病毒再感染有保护作用,其中肠道 sIgA 最为重要,但对非同型别的轮状病毒保护作用弱。虽然 70% 以上的三岁儿童有抗轮状病毒抗体(一种血清型或多种血清型),但由于婴幼儿免疫系统发育尚不完善,sIgA 含量低,所以婴幼儿病愈后还可重复感染。抗轮状病毒的细胞免疫也具有保护作用,可参与轮状病毒感染恢复过程。

三、微生物学检查

1. **电镜检测病毒颗粒** 轮状病毒腹泻时,病人粪便中存在大量病毒颗粒(可达 10^{11} 每克粪便),取粪便作**直接电镜或免疫电镜检查**,容易检出轮状病毒颗粒,是一种快速可靠的检测方法。

2. **病毒抗原检测** 可采用酶联免疫吸附试验(ELISA)、胶体金免疫层析技术等检测粪便上清液中的轮状病毒抗原,具有敏感、特异和快速的优点,也可对轮状病毒进行分型。

3. **病毒核酸检测** 既往用聚丙烯酰胺凝胶电泳方法,根据轮状病毒 11 个基因节段特殊分布图形(图 28-2)进行分析判断。随着分子生物学技术的发展,逆转录 - 聚合酶链反应(RT-PCR)广泛用于轮状病毒的检测,该方法具有高度的敏感性和特异性,可设计不同引物进行 G、P 血清型别的鉴定;也可采用宏基因组等测序技术鉴定病原体,在临床诊断和流行病学监测中均具有重要意义。

4. 病毒的分离培养 临床标本可用胰蛋白酶处理后,接种原代猴肾细胞或传代猴肾上皮细胞系(MA-104)进行病毒分离。但因病毒分离鉴定过程复杂,时间长、费用高,很少用于轮状病毒感染的实验室诊断。

四、防治原则

对轮状病毒感染的预防以管理传染源和切断传播途径为主,其中消毒污染物品和加强洗手环节是重要措施。全球已有上市的轮状病毒**减毒活疫苗用于特异性预防**,来源于减毒的人轮状病毒株、羊源株及人—羊、人—牛轮状病毒重配株等。这些疫苗可刺激机体产生特异性抗体,具有较好的保护效果。

对病人的治疗主要是及时输液,补充血容量,纠正电解质紊乱和酸中毒等支持疗法,以减少婴幼儿的病死率。也可辅以益生菌制剂和肠黏膜保护剂等,以促进病人的康复。

第二节 │ 杯状病毒

杯状病毒(calicivirus)颗粒呈**球形**,直径约 27~40nm,基因组为**单正链 RNA**(+ssRNA),长度约 6.4~8.5kbp;衣壳呈**二十面体立体对称,无包膜**。杯状病毒科包括 11 个属,其中诺如病毒属(*Norovirus*)和札幌病毒属(*Sapovirus*)可引起人类急性胃肠炎。

1. **诺如病毒** 诺如病毒以往被称为小圆状结构病毒(small round structure virus,SRSV),其原型病毒为**诺瓦克病毒**(Norwalk virus)。诺瓦克病毒是 1968 年在美国俄亥俄州诺瓦克镇一所小学暴发的急性胃肠炎疫情中病人的粪便内被首次发现的,故名;ICTV 在 1990 年将其归类于杯状病毒,2002 年又将其重新命名为**诺如病毒**(Norovirus),Norovirus 是由 Norwalk virus 缩拼而成。

诺如病毒颗粒直径 26~35nm。病毒基因组和抗原成分呈高度多样性,依据病毒 RNA 聚合酶和衣壳蛋白的核酸序列,将其分为 10 个主要的系统发育基因群(phylogenetic genogroups,GI~X),同一基因群可再分为不同基因型(genotype),如 GII 基因群可被分为 26 个基因型,**GII4 是感染人类最主要的型别**。同一基因群病毒株核酸序列差异小于 45%,同一基因型病毒株核酸序列差异小于 15%。诺如病毒在细胞质中复制,但至今尚不能人工培养。诺如病毒对理化因素的抵抗力较强,耐去污剂和醇类消毒剂,对热和酸稳定,在 60℃ 30 分钟仍有感染性,次氯酸盐、过氧化氢和酚类消毒剂可有效灭活。

诺如病毒是全球引起**急性病毒性胃肠炎暴发流行的主要病原体之一**,在美国约 85% 以上的急性非细菌性胃肠炎的暴发与诺如病毒有关,我国也有暴发流行的报道。诺如病毒急性胃肠炎的高发季节为**秋冬季,可感染任何年龄组人群**。传染源是**病人及隐性感染者**,接触污染的水和烹制不当的食品(如海鲜、冷饮、凉菜等)也是常见感染原因。病毒主要通过**粪-口途径传播**,也可通过空气和呕吐物的气溶胶传播。诺如病毒传染性强,在人口聚集的学校、幼儿园、医院等场所容易引起暴发流行,成为**突发公共卫生问题**。诺如病毒感染后引起小肠绒毛轻度萎缩和黏膜上皮细胞的破坏。诺如病毒感染的潜伏期约 24~48 小时,而后症状突然出现,包括恶心、呕吐、腹痛和水样腹泻,通常持续 1~3 天。感染多为自限性,预后较好。诺如病毒感染人体后可诱生特异性抗体,仅有一定的保护作用,不足以抵抗再次感染,但再次感染时通常无症状。

2. **札幌病毒** 札幌病毒因其表面有典型的杯状凹陷,被称为"**典型杯状病毒**"(classic calicivirus);也曾被称为"沙坡病毒"。1977 年日本学者千叶(Shunzo Chiba)等报道的札幌市某幼托机构暴发的腹泻疫情就是由该病毒引起的。札幌病毒**主要引起 5 岁以下小儿腹泻**,但发病率很低,其临床症状类似轻症的轮状病毒感染。

杯状病毒的微生物学检查及防治 发病急性期(48~72 小时)采集标本。RT-PCR 方法是最常用的检测方法,可采用宏基因组等测序技术鉴定病原体;可用 ELISA 和免疫层析技术等检测标本中的病毒抗原和病人血清中特异性抗体。目前尚无有效疫苗,加强个人卫生和食品安全管理是预防杯状病毒感染的主要措施。杯状病毒感染一般不需要住院治疗,病人可口服补液防止脱水,重症病人需静脉补液和对症治疗。

第三节 | 其他急性胃肠炎病毒

1. **星状病毒** 星状病毒（astrovirus）属于星状病毒科,包括**哺乳动物星状病毒属**（*Mamastrovirus*）和**禽星状病毒属**（*Avastrovirus*),前者有 19 个种（*Mamastrovirus* 1~19）,分为两个基因群（GⅠ和GⅡ),主要引起哺乳动物的急性胃肠炎,其中 *Mamastrovirus* 1、6、8 和 9 可感染人类;后者有 3 个种（*Avastrovirus* 1~3）,也分为两个基因群,主要引起禽类的急性胃肠炎。感染人类的星状病毒是 1975年从腹泻婴儿粪便中分离得到的,病毒颗粒呈**球形,无包膜**,成熟的病毒颗粒直径约 41nm,衣壳呈二十面体立体对称,**表面结构为星形**,有 5~6 个角。基因组为单正链 RNA（+ssRNA）,长度为 6~8kbp;两端为非编码区,中间为三个重叠的可读框。在有胰酶存在的条件下,星状病毒可用结肠癌细胞系（如 Caco-2 和 T84）、肝癌细胞系（PLC/PRF/5）和非洲绿猴肾细胞系（MA-104）等分离培养,病毒生长可致细胞病变。

星状病毒感染呈世界性分布,传染源是病人和无症状带毒者,经**粪-口途径传播**。病人以儿童和老年人为主,免疫功能低下者和营养不良人群是星状病毒感染的高危人群。在温带地区,冬季为流行季节,但发病率只约占病毒性腹泻的 2.8%。

星状病毒主要感染十二指肠和空肠成熟的肠上皮细胞,病毒增殖导致细胞死亡。在感染急性期,每克粪便中病毒颗粒数可达 10^{10},是星状病毒导致医院感染的重要原因。星状病毒胃肠炎的主要症状是恶心、呕吐、腹痛、腹泻,以水样便为主,但症状较轮状病毒胃肠炎轻,病程 1~4 天。与其他病毒或细菌混合感染时,症状较单独感染更严重,病程更长,可能影响病原体的确认和诊疗。病毒感染可诱导有保护作用的抗体,免疫力较牢固。RT-PCR 检测病毒核酸是最常用的微生物学检查方法,也可用 ELISA 或免疫层析技术检测病毒抗原,或用电镜检查病毒颗粒等。目前尚无有效疫苗和治疗药物。

2. **肠道腺病毒** 肠道腺病毒（enteric human adenovirus,enteric HAdV）是指主要引起急性胃肠炎的腺病毒。20 世纪 70 年代首次在儿童腹泻病人中分离获得,属于腺病毒科（*Adenoviridae*）的哺乳动物腺病毒属（*Mastadenovirus*）。人腺病毒 F 种 40 型和 41 型是引起**婴儿病毒性腹泻**的常见病原体。因腹泻而住院治疗的患儿中,约 15% 由肠道腺病毒引起,以 **41 型最多见**。

肠道腺病毒的形态结构、基因组成、复制特点等与其他腺病毒基本一致。病毒颗粒直径 80~90nm,表面有纤突。病毒**无包膜**,衣壳呈**二十面体立体对称**。**基因组为线性双链 DNA**,长度约34kbp。肠道腺病毒可用人胚肾细胞系（HEK293）和人肺癌细胞系（A549）分离培养。

肠道腺病毒主要感染 5 岁以下幼儿和免疫力低下的成年人,可引起暴发流行,疫情常发生在托幼机构、大学和军营等人群聚集性场所。病毒主要经**粪-口途径传播**,也可经呼吸道传播。肠道腺病毒感染呈世界性分布,主要症状是腹泻,大便呈水样便或稀便,儿童每天排便最多可达 8~9 次,病程一般 4~8 天;可伴有较轻的发热、呕吐和胃部痉挛以及咳嗽等呼吸道症状,与其他胃肠炎病毒合并感染时可出现肠套叠等并发症。微生物学检查方法包括电镜检查病毒颗粒,ELISA 和免疫层析技术检测抗原或 PCR 技术检测病毒核酸等。目前尚无有效疫苗和特异性抗肠道腺病毒治疗方法,主要采取补液等对症治疗。

（任丽丽）

本章目标测试

本章数字资源

本章思维导图

第二十九章 | 肝炎病毒

学习目标

1. 区分不同肝炎病毒的异同点。
2. 描述五种肝炎病毒的主要生物学特征。
3. 描述五种肝炎病毒感染的致病机制和所致疾病。
4. 列举防治肝炎病毒感染及相关疾病的方法和措施。

肝炎病毒是指主要侵犯肝脏并引起肝炎的病毒。常见的人类肝炎病毒有 5 种,即甲型肝炎病毒(hepatitis A virus,HAV)、乙型肝炎病毒(hepatitis B virus,HBV)、丙型肝炎病毒(hepatitis C virus,HCV)、丁型肝炎病毒(hepatitis D virus,HDV)和戊型肝炎病毒(hepatitis E virus,HEV)。这些病毒在病毒分类学上分属于不同病毒科,生物学性状、传播途径和致病特点也不尽相同。HAV 与 HEV 经消化道途径(粪-口途径)传播,通常引起急性肝炎,但 HEV 在免疫功能低下的感染者中可能诱发慢性肝炎;HBV 与 HCV 主要经血液传播和性传播,HBV 也可通过母婴传播。HBV 和 HCV 的急性感染可转为慢性感染,诱发慢性肝炎,与肝硬化和原发性肝细胞癌的发生密切相关;HDV 是 HBV 的辅助病毒,须与 HBV 共同感染时才能产生具有感染性的 HDV 颗粒,其传播途径和致病特点与 HBV 相似(表 29-1)。

表 29-1 人类肝炎病毒的主要特征

病毒	甲型肝炎病毒	乙型肝炎病毒	丙型肝炎病毒	丁型肝炎病毒	戊型肝炎病毒
分类	小 RNA 病毒科嗜肝病毒属	嗜肝 DNA 病毒科正嗜肝 DNA 病毒属	黄病毒科丙型肝炎病毒属	三角病毒科德尔塔病毒属	戊型肝炎病毒科帕斯拉戊型肝炎病毒属
病毒颗粒直径/nm	27～32	42	50	35～37	32～34
基因组	单正链 RNA(7.5kb)	部分双链环状 DNA(3.2kbp)	单正链 RNA(9.5kb)	单负链环状 RNA(1.7kb)	单正链 RNA(7.2kb)
主要传播途径	粪-口传播	血液传播、性传播、母婴传播	血液传播、性传播	血液传播、性传播	粪-口传播
所致疾病	急性肝炎、重型肝炎罕见	急性肝炎、重型肝炎、慢性肝炎、肝纤维化、肝硬化、肝癌	急性肝炎、慢性肝炎、肝纤维化、肝硬化、肝癌	急性肝炎、重型肝炎、慢性肝炎、肝纤维化、肝硬化、肝癌	急性肝炎、重型肝炎,可在免疫功能低下感染者中诱发慢性肝炎和肝硬化

除上述 5 种肝炎病毒外,巨细胞病毒、EB 病毒、单纯疱疹病毒、黄热病毒、风疹病毒和肠道病毒等也可引起肝脏炎症,但不列入肝炎病毒范畴;此外,临床上尚有 10%～20% 左右的肝炎病因不明,提示可能存在尚未发现的肝炎病毒。

第一节 │ 甲型肝炎病毒

甲型肝炎病毒（hepatitis A virus，HAV）是甲型肝炎的病原体。1973 年，Feinstone 采用免疫电镜技术，首次在急性肝炎病人的粪便中发现 HAV 颗粒。1979 年，Provost 和 Hilleman 实现 HAV 的细胞培养，为 HAV 疫苗的研制奠定了基础。1983 年国际病毒分类委员会（ICTV）将 HAV 归类于小RNA 病毒科肠道病毒属 72 型。进一步的研究发现，HAV 的大小和形态虽然与肠道病毒相似，但其基因组序列及生物学性状与肠道病毒明显不同。因此，1993 年 ICTV 将其重新归类为小 RNA 病毒科（*Picornaviridae*）嗜肝病毒属（*Hepatovirus*）。**甲型肝炎一般为急性自限性疾病，预后良好，不发展成慢性肝炎和慢性病毒携带者。**

一、生物学性状

（一）形态与结构

HAV 颗粒呈球形，直径约 27～32nm。核衣壳为二十面体对称，无包膜（图 29-1）。电镜下 HAV 呈实心颗粒和空心颗粒两种类型，前者为成熟的完整病毒颗粒，具有感染性，后者为不含病毒核酸的空心衣壳，无感染性但具有抗原性。HAV 基因组为单正链 RNA（+ssRNA），长约 7.5kb，由 5′ 末端非编码区（5′-noncoding region，5′ NCR）、编码区和3′ 末端非编码区（3′ NCR）组成。编码区只有一个 ORF，分为 P1、P2、P3 三个功能区。P1 区依序编码 VP4、VP2、VP3 和 VP1 四种多肽，其中 VP1、VP2、VP3 为病毒衣壳的主要成分，含相对保守的中和抗原表位，可诱导机体产生中和抗体。VP4 存在于成熟病毒颗粒。P2 和 P3 区编码 RNA 依赖的 RNA 酶、蛋白酶等非结构蛋白，在病毒 RNA 复制和蛋白加工过程中发挥作用。

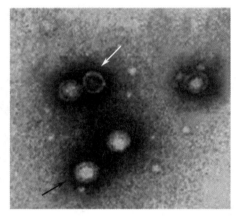

图 29-1　HAV 电镜图

实心箭头所示为成熟的病毒颗粒，空心箭头所示为不含核酸的空心颗粒。

HAV 分为 7 个基因型（Ⅰ～Ⅶ型），但仅有一个血清型。其中Ⅰ、Ⅱ和Ⅲ型又可分为两个亚型，即ⅠA 和ⅠB、ⅡA 和ⅡB、ⅢA 和ⅢB。感染人类的主要为Ⅰ、Ⅱ和Ⅲ型，其中ⅠA 亚型和Ⅲ型在全球广泛流行，我国流行的主要为ⅠA 亚型。

（二）抵抗力

HAV 对理化因素的抵抗力较强，耐热、耐酸、耐碱、耐乙醚，60℃ 12 小时不能完全灭活，在 pH 2～10 的环境中稳定，在淡水、海水、泥沙和毛蚶等水生贝类中可存活数天至数月。但 100℃ 5 分钟、70% 乙醇 60 分钟处理可使之灭活，对紫外线、甲醛和氯敏感。

（三）动物模型与细胞培养

我国学者毛江森等最早建立了短尾猴 HAV 感染动物模型。**黑猩猩、狨猴、猕猴及短尾猴等对 HAV 易感**，经口或静脉注射途径感染 HAV 后均可发生肝脏炎症、粪便中排出病毒颗粒、血清中出现 HAV 特异性抗体。动物模型主要用于 HAV 的病原学研究、疫苗免疫效果评价及药物筛选等。

HAV 可在多种原代及传代细胞系中增殖，原代狨猴肝细胞、传代恒河猴胚肾细胞（FRhk4、FRhk6）、非洲绿猴肾细胞（Vero）、人胚肺二倍体细胞（MRC5 或 KMB17）及人肝癌细胞（PLC/PRF/S）等均可用于 HAV 的分离培养，但在培养细胞中 HAV 的增殖速度非常缓慢，且不引起细胞病变。

二、致病性与免疫性

（一）传染源与传播途径

HAV 的传染源为急性期病人和隐性感染者,主要由粪-口途径传播。HAV 通过污染水源、食物、海产品、食具等传播,引起散发流行或暴发流行。1988 年春季,上海市曾暴发因食用被 HAV 污染的未煮熟的毛蚶所致的甲型肝炎疫情,病人多达 30 余万例,死亡 47 人。甲型肝炎的潜伏期为 15～50 天,平均 30 天,在潜伏期末粪便中存在大量病毒,传染性强。发病 2 周以后,随着肠道中抗-HAV IgA 及血清中抗-HAV IgM 和 IgG 抗体的产生,粪便中不再排出病毒。HAV 感染后儿童大多表现为隐性感染,不出现明显的症状,但粪便中有病毒排出,是重要的传染源。成人感染常为显性感染。感染者可出现 1～2 周的病毒血症,在此期间存在经血液传播的可能性,但临床上经血传播的甲型肝炎罕见。近年来,随着甲型肝炎疫苗的广泛接种,儿童的感染率和发病率大幅度下降,成人的发病构成比相对升高。

（二）致病与免疫机制

HAV 可能在肠黏膜中增殖并侵入血流形成病毒血症,**最终侵犯肝脏**,在肝细胞中增殖后**随胆汁排入肠道并通过粪便排出**。甲型肝炎病人有明显的肝脏炎症,出现肝细胞肿胀、核增大、气球样变性及炎症细胞浸润等病理改变,**临床上表现为无黄疸性肝炎和黄疸性肝炎两种类型**,前者以中等程度发热、乏力、厌食、恶心、呕吐、腹痛、肝脾大、血清中丙氨酸转移酶(ALT)升高等肝脏炎症的典型临床特征,后者除有上述的临床表现外还可出现皮肤及巩膜黄染、尿色深黄和黏土样粪便等。一般情况下,**病程持续约 3～4 周**,预后良好。静脉吸毒者、男同性恋者、HIV 感染者以及慢性肝病病人等特殊人群感染 HAV 后可出现重型肝炎。

HAV 引起肝细胞损伤的机制尚不十分清楚。HAV 在肝细胞内增殖缓慢,一般不直接造成肝细胞的损害,其致病机制主要与免疫病理反应有关。在感染早期,主要通过 NK 细胞杀伤受感染的肝细胞。随后机体特异性细胞免疫被激活,CTL 杀伤肝细胞。干扰素在 HAV 感染和免疫损伤机制中也起重要作用,在感染过程中,机体可产生高水平的 IFN-γ,促进肝细胞表达 MHC-Ⅰ分子,增强 MHC-Ⅰ介导的 CTL 对肝细胞的杀伤作用。

HAV 的显性感染或隐性感染均可诱导机体产生持久的免疫力。抗-HAV IgM 在感染早期出现,发病后一周达高峰,维持两个月左右逐渐下降。抗-HAV IgG 在急性期末或恢复期早期出现,并可维持多年,对 HAV 的再感染有免疫保护作用,是获得抗 HAV 特异性免疫的标志。我国成人血清 HAV 抗体阳性率达 70%～90%。

三、微生物学检查法

HAV 的微生物学检查包括形态学检测、免疫学检测和分子生物学检测。形态学检测常用免疫电镜法检测病人粪便中的病毒颗粒。免疫学检测采用 ELISA 法检测病人粪便中的 HAV 抗原,**ELISA 法检测病人血清中的抗-HAV IgM 和 IgG**。抗-HAV IgM 出现早,消失快,是甲型肝炎早期诊断可靠的血清学指标。抗-HAV IgG 检测主要用于了解既往感染史或流行病学调查。分子生物学检测常用 RT-PCR 或 RT-qPCR 方法检测病人粪便中的病毒 RNA。一般不做 HAV 的分离培养。

四、防治原则

甲型肝炎的一般性预防措施是**做好卫生宣传,加强食物、水源和粪便管理**,严格消毒处理病人的排泄物、食具、物品和床单衣物等。疫苗接种是预防甲型肝炎的有效手段。我国于 1992 年和 2002 年分别研制成功**甲型肝炎减毒活疫苗和灭活疫苗**。甲型肝炎减毒活疫苗是将从病人粪便中分离到的 HAV 经人胚肺二倍体细胞株连续传代充分减毒而成,目前主要在我国使用;**甲型肝炎灭活疫苗**是将 HAV 灭活后纯化制得,在国内外广泛使用。上述两种疫苗均具有良好的免疫原性,接种后免疫力持久稳定。2009 年儿童接种甲型肝炎疫苗被纳入国家免疫规划。WHO 建议将 HIV 感染者、慢性肝病病人、静脉吸毒者等高危人群也纳入甲型肝炎疫苗接种计划。

目前尚无有效的抗病毒药物用于甲型肝炎的治疗,临床上以对症治疗及支持疗法为主。

第二节 | 乙型肝炎病毒

乙型肝炎病毒(hepatitis B virus,HBV)属于嗜肝 DNA 病毒科(*Hepadnaviridae*)正嗜肝 DNA 病毒属(*Orthohepadnavirus*),是乙型肝炎的病原体。1965 年 Blumberg 等首次报道在澳大利亚土著人血清中发现一种与血源传播的肝炎相关的抗原,称为澳大利亚抗原(Australian antigen,Au)。随后的两项研究确定了 Au 与乙型肝炎之间的因果关系。首先,1969 年 Blumberg 等发现荧光素标记的 Au 抗体能特异地结合乙型肝炎病人肝活检肝细胞中的病毒样颗粒。其次,Moore 等曾将来自慢性肝炎病人的血清系列稀释后接种志愿者,大多数受试者产生了肝炎。1970 年 Barker 等对这些志愿者的血清进行检测,发现即使只接种了浓度很低的血清,仍然能检测到 Au,表明表达 Au 的病毒具有复制能力。Barker 等进一步在黑猩猩模型上证实了 HBV 是乙型肝炎的病原体,随后证实 Au 为 HBV 的表面抗原。1970 年 Dane 在电镜下发现病人血清中存在 HBV 颗粒。

HBV 感染是全球性的公共卫生问题,估计全球 HBV 慢性携带者高达 2.5 亿人。HBV 感染后临床表现呈多样性,可表现为急性肝炎、重型肝炎、慢性肝炎或无症状携带者,其中部分慢性肝炎可发展成肝硬化或肝细胞癌(hepatocellular carcinoma,HCC)。

一、生物学性状

(一)形态与结构

在电镜下可见 HBV 感染者的血清中存在三种不同形态的病毒颗粒,即大球形颗粒、小球形颗粒和管形颗粒(图 29-2)。

1. **大球形颗粒** 又称 Dane 颗粒,是具有感染性的完整 HBV 颗粒,电镜下呈球形,直径约42nm。外层是病毒的包膜,由脂质双层和病毒编码的包膜蛋白组成。包膜蛋白有 3 种,分别为小蛋白(small protein,S 蛋白)、中蛋白(middle protein,M 蛋白)和大蛋白(large protein,L 蛋白)。S 蛋白为HBV 表面抗原(hepatitis B surface antigen,HBsAg)。M 蛋白含前 S2 蛋白(PreS2)和 HBsAg,L 蛋白含前 S1 蛋白(PreS1)、PreS2 和 HBsAg。内层为病毒的核衣壳,呈二十面体对称,直径约 27nm,衣壳蛋白也称为 HBV 核心抗原(hepatitis B core antigen,HBcAg)。病毒核心内部含病毒的双链 DNA和聚合酶等(图 29-2)。

2. **小球形颗粒** 为一种中空颗粒,直径为 22nm,大量存在于感染者的血液中,主要成分为 S 蛋白,不含病毒 DNA,无感染性。

3. **管形颗粒** 直径与小球形颗粒相同,长度约 100~500nm,主要成分为 S 蛋白和 M 蛋白,无感染性。

(二)基因组与编码蛋白

HBV 基因组的结构特殊,为部分双链环状 DNA,又称为松弛环状双链 DNA(relaxed circular DNA,rcDNA),两条 DNA 链的长度不一致,长链为负链,含完整的 HBV 基因组,长约 3.2kbp。短链为正链,长度通常约为负链的 1/2~2/3 不等。两条 DNA 链的 5′端各有约 250 个碱基可相互配对,因此,正负链 5′端可构成黏性末端,使 DNA 分子形成环状结构。在黏性末端两侧各有由 11 个核苷酸(5′-TTCACCTCTGC-3′)组成的直接重复序列(direct repeat,DR),称为 DR1 和 DR2。DR 区是病毒 DNA 成环和病毒复制的关键序列。负链 DNA 的 5′末端与病毒聚合酶 N 端的末端蛋白(terminal protein,TP)共价连接。正链的 5′末端有一段短的 RNA 序列,是引导正链 DNA 合成的引物。

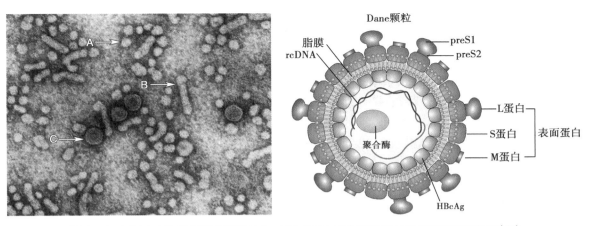

图 29-2 HBV 感染者血清电镜照片(×400 000)(左)及完整 HBV 颗粒的示意图(右)

A. 小球形颗粒;B. 管形颗粒;C. 大球形颗粒(完整颗粒)。

HBV 基因组含有 4 个 ORF,分别称为 S(表面蛋白)、C(衣壳蛋白)、P(聚合酶)和 X(X 蛋白)(图 29-3)区。

1. S 区 由连续的 preS1 区、preS2 区和 S 基因组成,由各自的起始密码子开始翻译,可分别产生 L(PreS1+PreS2+HBsAg)、M(PreS2+HBsAg)和 S 蛋白(HBsAg)。HBsAg 为糖基化蛋白,大量存在于感染者的血液中,是 HBV 感染的主要标志。HBsAg 可刺激机体产生保护性细胞免疫和体液免疫应答,因此 HBsAg 是制备疫苗的主要成分。PreS1 多肽及 PreS2 多肽也具有免疫原性,可刺激机体产生特异性抗体。此外,PreS1 可与肝细胞表面受体钠离子-牛磺胆酸共转运多肽(sodium taurocholate cotransporting polypeptide,NTCP)结合,在 HBV 感染肝细胞的过程中发挥关键作用。

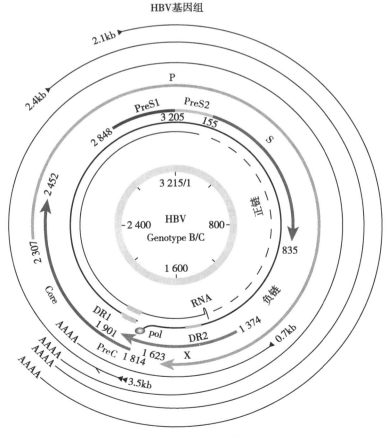

图 29-3 HBV 基因结构图

彩图

2. C区 由连续的前C（PreC）区和C基因组成。PreC位于C基因上游,长87bp,与C基因共同编码PreC蛋白。PreC蛋白是**非结构蛋白**HBeAg的前体蛋白,在细胞内经切割加工后形成HBeAg（e抗原）,并分泌到血液循环中。HBeAg可刺激机体产生抗-HBe。

C基因编码的病毒衣壳蛋白（HBcAg）组装后形成病毒的衣壳,一般不在血液中游离存在,不易在血清中检出。HBcAg抗原性强,能刺激机体产生抗体及细胞免疫应答。

3. P区 编码HBV聚合酶,该酶含有4个区域,分别为末端蛋白（TP）、间隔（spacer）、逆转录酶（reverse transcriptase,RT）和RNA酶H（RNase H）。

4. X区 编码的X蛋白是一种多功能蛋白质,**能促进HBV的复制**,并具有广泛的反式激活作用,可激活细胞内的多条信号通路,与HBV相关肝癌的发生发展密切相关。

(三) HBV的复制

HBV复制的分子机制尚未完全清楚,其复制过程大致如下（图29-4）。

1. HBV通过包膜L蛋白的PreS1区与肝细胞表面受体NTCP结合,继而被内吞进入肝细胞,在胞质中脱去衣壳。

2. 病毒DNA进入细胞核,可能利用宿主细胞的DNA修复机制,将rcDNA转化形成共价闭合环状DNA（covalently closed circular DNA,cccDNA）。cccDNA作为病毒转录的模板,由细胞RNA聚合酶Ⅱ转录出3.5kb、2.4kb、2.1kb和0.7kb mRNA,其中一种3.5kb RNA在病毒复制过程中具有双重作用,既具有翻译产生衣壳蛋白和聚合酶的功能,又可作为病毒前基因组RNA（pregenomic RNA,pgRNA）用以复制子代病毒DNA。

在胞质中,pgRNA翻译产生衣壳蛋白和聚合酶;HBeAg前体蛋白由同样长为3.5kb的preC mRNA翻译产生;2.4kb RNA编码包膜L蛋白;2.1kb RNA编码包膜M蛋白和S蛋白;0.7kb RNA编码X蛋白。

3. pgRNA、聚合酶和衣壳蛋白在胞质中组装成核衣壳。

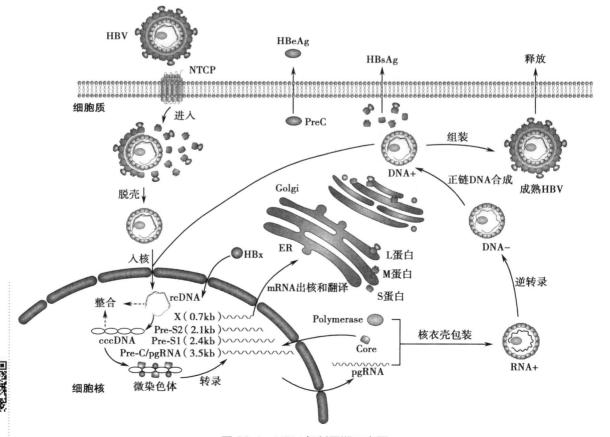

图 29-4 HBV 复制周期示意图

4. 在核衣壳内,以 pgRNA 为模板,在聚合酶的逆转录酶活性的催化下逆转录合成 HBV 全长负链 DNA,同时 pgRNA 被 RNase H 降解。新合成的负链 DNA 作为模板合成子代正链 DNA,通常不等正链合成完毕,基因组即完成环化,因此子代病毒基因组为部分双链 DNA。

5. 核衣壳进入内质网和高尔基体内进行蛋白加工并获得包膜和包膜蛋白成为完整的病毒颗粒,最后借助细胞分泌通路释放到细胞外。此外,核衣壳亦可将 rcDNA 转运并释放到细胞核内补充 cccDNA。

一般认为 HBV 为专一的嗜肝病毒,也有报道在单核细胞、脾、肾、胰、骨髓、淋巴结、睾丸、卵巢等器官或组织中检出 HBV DNA,提示 HBV 亦可能在肝外存在。

(四) 血清型和基因型

1. **血清型**　根据 HBsAg 分子中的 a 决定簇上特定氨基酸的多态性,以及二组互相排斥的抗原表位(d/y 和 w/r),按不同组合形式,构成 HBsAg 的四种主要血清型,即 adr、adw、ayr 和 ayw。因有共同的 a 决定簇,故血清型之间有广泛的交叉免疫保护作用。

2. **基因型**　根据 HBV 基因组全序列的差异≥8%,可将 HBV 分为 A~J 10 个基因型,各基因型又可分为多个不同的亚型。不同地区流行的基因型不同:A 型主要见于美国和西欧;D 型见于中东、北非和南欧;E 型见于非洲;我国及亚洲其他地区流行的主要是 B 型和 C 型,偶有 A 型和 D 型的报道。

(五) 动物模型与细胞培养

HBV 具有严格的种属特异性,宿主范围狭窄,自然状态下只能感染人和少数灵长类动物。黑猩猩可用于 HBV 的致病机制研究和疫苗效果评价。嗜肝 DNA 病毒科的其他成员如鸭乙型肝炎病毒、土拨鼠肝炎病毒及地松鼠肝炎病毒等可在其相应的天然宿主中造成类似人类 HBV 的感染,因此可作为实验动物模型。例如鸭乙型肝炎病毒及其动物宿主曾被国内外广泛用于嗜肝 DNA 病毒复制机制和抗病毒药物筛选的研究。此外,树鼩及 HBV 转基因小鼠等也可作为 HBV 的动物模型。HBV 的体外培养易感细胞主要包括人原代肝细胞和表达 HBV 受体(NTCP)的肝癌细胞等。此外,转染完整 HBV 基因组的人肝癌细胞可稳定表达 HBV 抗原和产生感染性病毒颗粒。

(六) 抵抗力

HBV 对外界环境的抵抗力较强,耐低温、干燥和紫外线。不被 70% 乙醇灭活。高压蒸汽灭菌法、100℃加热 10 分钟可灭活 HBV,0.5% 过氧乙酸、5% 次氯酸钠和环氧乙烷等均可用于 HBV 的消毒。上述消毒手段仅能使 HBV 失去感染性,但仍可保留 HBsAg 的抗原性。

二、致病性与免疫性

(一) 传染源

HBV 的主要传染源为乙型肝炎病人或无症状 HBV 携带者。在感染者的血液、尿液、唾液、乳汁、阴道分泌物、精液等多种体液中均可检测到 HBV。因此潜伏期、急性期或慢性活动期病人的血液和体液都有传染性。HBV 携带者无症状,不易被发现,是 HBV 的重要传染源。

(二) 传播途径

1. **血液、血制品及医源性传播**　感染者血液中的 HBV 含量可高达 10^{10}/ml,微量的污染血进入人体即可导致感染。输血或血制品、器官移植、外科手术、牙科手术、血液透析、采血、注射及内镜等诊疗过程均可导致传播。此外,针刺(文身)、静脉吸毒者及皮肤黏膜的微小损伤等亦可导致感染。

2. **母婴传播**　HBsAg 和 HBeAg 双阳性母亲的 HBV 垂直传播率可高达 95%,传播方式包括宫内感染、围产期传播、哺乳或密切接触传播,其中围产期传播是母婴传播的主要传播途径,常发生在分娩时新生儿破损的皮肤黏膜与母体的血液接触而受感染。HBV 的宫内感染虽不常见,但若孕妇体内病毒载量高则可能发生胎儿宫内感染。在我国等 HBV 高流行区,母婴传播是 HBV 的主要传播方式。

3. **性传播及密切接触传播**　由于 HBV 感染者的唾液、精液及阴道分泌物等体液中含有病毒,因此性滥交者、同性恋者及不安全性行为者是 HBV 感染的高危人群,HBV 感染者的配偶也比其他家庭成员更易受到感染。在 HBV 低流行区,HBV 感染主要发生在性乱者和静脉吸毒者中,所以西方国家将乙型肝炎列为性传播疾病。此外,HBV 感染有一定的家庭聚集性,日常生活密切接触、共用剃刀或牙刷等亦可造成传播。

(三) 致病与免疫机制

乙型肝炎的潜伏期为 30～160 天。临床表现呈多样性,可表现为无症状 HBV 携带者、急性肝炎、重型肝炎和慢性肝炎。成人感染 HBV 大多呈急性感染,仅约 5%～10% 转为慢性感染,而婴幼儿感染 HBV 后 90% 以上转为慢性感染。

HBV 感染通常不对肝细胞造成直接损伤,免疫病理反应以及病毒与宿主细胞的相互作用是 HBV 的主要致病机制。在 HBV 感染早期,活化的 NK 细胞、单核巨噬细胞和浆细胞样树突状细胞等可发挥早期抗病毒作用。随后,存在于血液或肝细胞表面的病毒或病毒抗原成分可诱导机体产生适应性免疫应答。免疫反应的强弱与疾病的临床过程及转归密切相关。

机体对 HBV 的免疫效应具有双重性:既可清除病毒,也可造成肝细胞的损伤。当机体免疫功能正常时,感染后可获得特异性的免疫保护,很快控制病毒感染,可通过彻底清除病毒而痊愈,临床上表现为无症状或急性肝炎。相反,若被感染的肝细胞较多,机体出现强烈的免疫反应导致大量肝细胞坏死,表现为重型肝炎。当机体免疫功能低、免疫耐受或由于病毒变异而发生免疫逃逸时,机体免疫系统不能有效清除病毒,病毒持续存在并不断复制,表现为慢性携带或慢性肝炎。慢性肝炎造成的肝细胞慢性病变可促进成纤维细胞增生,引起肝硬化。

1. **细胞免疫及其介导的免疫病理反应** 活化的 $CD8^+$ 和 $CD4^+$ T 细胞在清除 HBV 过程中起关键作用。$CD8^+$ T 细胞(CTL)识别肝细胞膜上的 MHC-Ⅰ类分子呈递的 HBV 抗原成分,继而分泌穿孔素(perforin)和颗粒酶等效应分子直接杀伤靶细胞;活化的 $CD4^+$ Th1 细胞能分泌 IFN-γ、IL-2 和 TNF-α 等细胞因子,通过激活巨噬细胞、NK 细胞、促进 CTL 的增殖分化及诱导炎症反应等发挥抗病毒效应;HBV 感染可诱导肝细胞凋亡,感染的肝细胞表面可表达高水平的 Fas,CTL 通过 Fas 配体(Fas ligand,FasL)与肝细胞结合,诱导肝细胞凋亡。然而,过度的细胞免疫反应可引起大量的肝细胞破坏,导致重型肝炎。若特异性细胞免疫功能低下则不能有效清除病毒,病毒在体内持续存在而形成慢性感染。

2. **体液免疫及其介导的免疫病理反应** HBV 感染可诱导机体产生抗-HBs 和抗-PreS1 等抗体,这些抗体通过直接清除血循环中游离的病毒或阻断病毒对肝细胞的吸附而发挥免疫保护作用。然而,血中的 HBsAg、HBcAg 和 HBeAg 及其相应抗体可形成免疫复合物,并随血液循环沉积于肾小球基底膜、关节滑囊等处,激活补体,导致Ⅲ型超敏反应,故乙型肝炎病人可伴有肾小球肾炎、关节炎等肝外损害。如果免疫复合物大量沉积于肝内,可使肝毛细管栓塞,导致暴发性肝衰竭,临床上表现为重型肝炎。

3. **自身免疫反应引起的病理损害** HBV 感染肝细胞后,细胞膜上除出现病毒特异性抗原外,还会引起肝细胞表面自身抗原发生改变,从而诱导机体产生自身抗体,通过 ADCC 作用、CTL 的杀伤作用或释放细胞因子等直接或间接损伤肝细胞。

4. **免疫耐受与慢性肝炎** 机体对 HBV 的免疫耐受是导致 HBV 持续性感染的重要原因。当 HBV 感染者细胞免疫和体液免疫处于较低水平或完全缺乏时,机体既不能有效地清除病毒,也不能产生有效的免疫应答杀伤病毒感染的细胞,病毒与宿主之间形成免疫耐受,临床上常表现为"无症状" HBV 携带状态。对 HBV 的免疫耐受可发生在母婴垂直感染和成人感染过程中。当发生 HBV 宫内感染时,胎儿胸腺淋巴细胞与 HBV 抗原相遇,导致特异性淋巴细胞克隆被排除而发生免疫耐受;幼龄感染 HBV 后,因免疫系统尚未发育成熟,也可对病毒形成免疫耐受;成人 HBV 感染后,如果病毒的复制导致特异性 T 细胞被耗竭或由于大量细胞凋亡而使特异性 T 细胞消耗过多时,机体也可形成免疫耐受。此外,HBV 感染后,机体免疫应答能力低下,干扰素产生不足,可导致靶细胞的 MHC-Ⅰ类抗原表达低下,可使 CTL 的杀伤作用减弱,不能有效地清除病毒。

5. **病毒变异与免疫逃逸**　HBV 常见的变异形式有以下几种：①S 基因编码的 a 决定簇可发生点突变或插入突变，导致 HBsAg 抗原性改变，使现有的诊断方法不能检出，出现所谓的"**诊断逃逸**"。②preC 基因的变异常发生在 1 896 位核苷酸，使 preC 区的第 28 位密码子由 TGG 变为终止密码子 TAG，从而不能翻译出完整的 HBeAg，表现为 HBeAg 阴性并导致"**免疫逃逸**"，使病毒能逃避机体的免疫清除作用。③C 基因基本核心启动子的 A1762T 和 G1764A 双突变可影响 C 基因的转录，从而可能影响 CTL 对 HBcAg 的识别，影响 CTL 对靶细胞的杀伤。④在长期接受 HBV 聚合酶抑制剂治疗的过程中，HBV 的 P 基因可发生耐药性变异。

6. **HBV 与原发性肝癌**　HBV 感染与原发性肝细胞癌有密切关系。我国约 80% 的 HCC 病人曾慢性感染 HBV，HBsAg 携带者较正常人发生原发性肝癌的危险性高 200 倍以上；HBV 相关肝癌细胞染色体中有 HBV DNA 的整合，整合可能导致整合点附近的宿主基因表达异常或染色质不稳定；另一方面，X 蛋白可通过广泛的反式激活作用和其他多种生物学作用影响细胞周期，促进细胞转化，导致肝癌的发生。

三、微生物学检查法

HBV 感染的实验室诊断方法主要是血清标志物检测，包括抗原抗体检测和病毒核酸检测等。

（一）HBV 抗原、抗体检测

用 ELISA 检测病人血清中 HBV 抗原和抗体是目前临床上诊断乙型肝炎最常用的检测方法。主要检测 HBsAg、抗-HBs、HBeAg、抗-HBe 及抗-HBc（俗称"两对半"）。

1. **HBsAg 和抗-HBs**　HBsAg 大量存在于感染者的血液中，是 HBV 感染的重要标志，也是筛选献血员的必检指标。急性感染恢复后，一般在 1～4 个月内 HBsAg 消失，若持续 6 个月以上则认为已向慢性感染转化。无症状 HBV 携带者的肝功能正常，但可长期 HBsAg 阳性。HBsAg 阴性并不能完全排除 HBV 感染，需注意因 S 基因突变或低水平表达导致的诊断逃逸。抗-HBs 是 HBV 的特异性中和抗体，见于乙型肝炎恢复期、既往 HBV 感染者或接种 HBV 疫苗后。抗-HBs 的出现表示机体对乙肝病毒感染有免疫力。

2. **HBeAg 和抗-HBe**　HBeAg 的消长与血液中病毒颗粒的消长基本一致，因此 HBeAg 阳性提示 HBV 在体内复制活跃，有较强的传染性。抗-HBe 阳性表示机体已获得一定的免疫力，HBV 复制减弱。但在 preC 基因发生变异时，由于变异株的免疫逃逸作用，即使抗-HBe 阳性，病毒仍大量增殖，因此对抗-HBe 阳性的病人也应注意检测其血中的 HBV DNA，以全面了解病毒的复制情况。

3. **抗-HBc**　HBcAg 一般不在血液中以游离形式存在，故不纳入常规检测。抗-HBc IgM 阳性提示 HBV 急性感染或慢性感染急性发作。抗-HBc IgG 在血中持续时间较长，是已感染 HBV 或既往感染过 HBV 的标志。

（二）HBV DNA 检测

采用 PCR 或 qPCR 法检测 HBV DNA。在慢性感染者中 HBV DNA 可持续阳性，检出 HBV DNA 是病毒复制和传染性的最可靠的指标，已被广泛应用于临床诊断和药物效果评价。

除了上述的检测方法外，近年来一些新型的检测方法也被用于 HBV 感染的诊断、药物效果评价和预后评估，如 cccDNA 检测、HBsAg 及 HBeAg 的定量分析、血清病毒 RNA 检测等。

HBV 抗原、抗体、DNA 检测结果及临床意义见表 29-2，应结合肝功能指标综合判断。

四、防治原则

HBV 感染的一般性预防包括加强对献血员的筛选，以降低输血后乙型肝炎的发生率；病人的血液、分泌物和排泄物，用过的食具、药杯、衣物、注射器和针头等均须严格消毒；注意个人卫生，避免共用牙刷、剃刀、指甲钳和其他可能污染血液的个人用品等。

表 29-2　HBV 抗原、抗体、DNA 检测结果及临床意义 *

HBsAg	抗-HBs	HBeAg	抗-HBe	抗-HBc IgM	抗-HBc IgG	HBV DNA	结果分析
−	−	−	−	−	−	−	未感染过 HBV
+	−	−	−	−	−	+	早期感染或携带者
−	+	−	−	−	−	−	接种过乙肝疫苗
−	+	+/−	−	−	+	−	既往感染已恢复
+	−	+/−	+/−	+	+	+	急性感染或慢性感染急性发作
+	−	+	−	−	+	+	e 抗原阳性慢性感染（俗称"大三阳"）
+	−	−	+/−	−	+	+/−	e 抗原阴性慢性感染（俗称"小三阳"）

注：*结合肝功能指标综合判断。

（一）主动免疫

接种疫苗是预防 HBV 感染的最有效方法。第一代乙型肝炎疫苗为血源疫苗，曾在我国广泛使用。由于这种疫苗是从 HBsAg 携带者血液中提纯 HBsAg，经甲醛灭活而成，其来源及安全性均存在问题，现已停用。第二代乙型肝炎疫苗为基因工程疫苗，也是世界上首个基因工程疫苗，是由酵母菌或哺乳动物细胞表达的重组 HBsAg，经纯化而成，其优点是易大量制备，且具有良好的安全性。全程免疫共接种 3 次，按 0、1、6 个月方案接种，可获良好的免疫保护作用。我国已将乙型肝炎疫苗接种纳入计划免疫，从而大大降低了我国 HBV 的携带率，整体人群 HBsAg 阳性率下降为 6.1%（2016 年），5 岁以下儿童 HBsAg 阳性率仅为 0.21%（2014 年）。

（二）被动免疫

含高效价抗-HBs 的人乙肝免疫球蛋白（hepatitis B immunoglobulin，HBIG）可用于紧急预防。意外暴露者在 7 日内注射 HBIG，一个月后重复注射一次，可获得免疫保护。HBsAg 阳性母亲的新生儿，应在出生后 24 小时内注射 HBIG，然后再全程接种 HBV 疫苗，可有效预防新生儿感染。

常用的抗病毒药物有干扰素和核苷（酸）类似物两大类，干扰素类药物包括 IFN-α 及聚乙二醇干扰素（pegylated interferon，Peg-IFN）。常用的核苷（酸）类似物一线药物有恩替卡韦（entecavir）和替诺福韦（tenofovir）。其他还包括拉米夫啶（lamivudine）、阿德福韦酯（adefovir dipivoxil）和替比夫定（telbivudine）等，这类药物通过竞争性抑制 HBV 聚合酶的逆转录酶活性而抑制病毒复制。上述两类药物虽能有效抑制病毒复制，但难以彻底清除病毒。

第三节 ｜ 丙型肝炎病毒

丙型肝炎病毒（hepatitis C virus，HCV）引起的丙型肝炎曾被称为肠道外传播的非甲非乙型肝炎（parenterally transmitted non A，non B hepatitis，PT-NANB）。1989 年，Choo 等首次从实验感染 PT-NANB 的黑猩猩血浆中获得了病毒的 cDNA 克隆，测定了约 70% 的 HCV 基因序列，并用这些基因表达产物作为抗原，检测到 PT-NANB 病人血清中存在该抗原的特异性抗体。随后又从 PT-NANB 病人的血清中获得了病毒全基因组序列，从而确认了 PT-NANB 的病原体，并将其命名为 HCV。1991 年 ICTV 将其归类为黄病毒科（Flaviviridae）丙型肝炎病毒属（Hepacivirus）。

HCV 感染呈全球性分布，主要经血或血制品传播。HCV 感染的重要特征是易于慢性化，急性期后易于发展成慢性肝炎，部分病人可进一步发展为肝硬化或肝癌。

一、生物学特性

(一)形态与结构

HCV 颗粒呈球形,有包膜,直径约 50nm。基因组为单股正链 RNA,长度约 9.5kb。基因组由 5′端非编码区(5′UTR)、编码区和 3′端非编码区(3′UTR)组成。5′端非编码区含内部核糖体进入位点(internal ribosome entry site,IRES),对 HCV 基因的表达起调控作用。编码区编码一个多蛋白前体,在病毒蛋白酶和宿主信号肽酶的作用下切割产生病毒的 3 种结构蛋白和 7 种非结构蛋白。结构蛋白包括衣壳蛋白(C 蛋白)和包膜蛋白 E1 和 E2。C 蛋白是一种 RNA 结合蛋白,与病毒基因组一起组成病毒的核衣壳。C 蛋白含有多个 CTL 表位,可诱导细胞免疫反应。包膜蛋白 E1 和 E2 是两种高度糖基化的蛋白,E 基因具有高度变异性,含有一个约 40 个核苷酸的高度变异区(highly variable region,HVR-1),导致包膜蛋白的抗原性发生快速变异。非结构蛋白包括 NS2、NS3、NS4A、NS4B、NS5A、NS5B 和 p7 蛋白:NS3 蛋白具有解旋酶和丝氨酸蛋白酶活性,其丝氨酸蛋白酶活性需要 NS4A 作为辅助因子,所以也称为 NS3/NS4A 蛋白酶;NS5B 是 RNA 依赖的 RNA 聚合酶,NS5A 是病毒复制中必需的调节因子。这三种非结构蛋白已成为抗 HCV 药物的主要靶点。3′端非编码区可能与病毒复制有关。由于 HCV 编码的 RNA 依赖的 RNA 聚合酶缺乏纠错能力,使 HCV 在感染者体内易形成由各种变异体病毒组成的病毒群体,称为准种。这种高度变异引起的免疫逃逸作用是 HCV 在体内持续存在、感染易于慢性化的主要原因,也是 HCV 疫苗研制的一大障碍。

(二)基因型

根据 HCV 基因组全序列同源性的差异,可将 HCV 分为 7 个基因型和至少 100 个基因亚型。我国以 1 型、2 型、3 型和 6 型流行为主。不同的基因型除了在地域分布上不同外,在传播途径、疾病严重程度、对治疗的应答及疾病的预后等方面也存在差异。

(三)动物模型与细胞培养

HCV 体外培养困难,缺乏稳定高效的从临床样本中分离培养病毒的细胞体系。近年来发展了用 HCV cDNA 或 RNA 转染肝癌细胞系的培养系统(HCV cell culture,HCVcc),其中最常用的是 JEH-1/HCVcc 系统,该系统是将 HCV 2a 亚型 JEH-1 毒株的全长 cDNA 转染肝癌细胞系 Huh-7 构建而成,可稳定支持 HCV 复制并产生具有感染性的 JEH-1 病毒颗粒。黑猩猩对 HCV 敏感,病毒可在其体内连续传代,是目前可用的动物模型。

(四)抵抗力

HCV 对理化因素抵抗力不强,对乙醚、氯仿等有机溶剂敏感,100℃ 5 分钟、紫外线照射、甲醛(1∶6 000)、20% 次氯酸、2% 戊二醛等均可使之灭活。血液或血制品经 60℃处理 30 小时可使 HCV 的传染性消失。

二、致病性与免疫性

人类是 HCV 的自然宿主。传染源主要为急、慢性丙型肝炎病人和慢性 HCV 携带者。传播途径主要为输血或血制品传播。此外,亦可通过非输血途径的性接触和家庭密切接触传播,母婴传播罕见。人群对 HCV 普遍易感,同性恋者、静脉吸毒者及接受血液透析的病人为高危人群。

HCV 感染的临床过程可表现为急性肝炎、慢性肝炎或无症状携带者。HCV 感染易慢性化,40%~50% 的急性 HCV 感染者可转成慢性感染。大多数急性 HCV 感染者临床表现不明显,发现时已呈慢性过程。约 20% 慢性丙型肝炎可发展成肝硬化,继而发展为肝细胞癌。我国肝癌病人的血中抗-HCV 阳性率约为 10%。

HCV 的致病机制尚未完全明了。目前认为,HCV 的致病机制与病毒的直接致病作用、细胞免疫介导的免疫病理反应及 NK 细胞的杀伤作用有关。HCV 通过包膜蛋白 E2 与肝细胞表面的多种受体如 CD81 分子结合,介导病毒进入肝细胞。病毒在肝细胞内复制,导致肝细胞结构和功能发生改变或通过干扰蛋白质合成,导致肝细胞变性与坏死;HCV 诱导产生的特异性 CD8⁺ CTL 对靶细胞的直接杀伤作用、活化的 CD4[+]Th1 细胞释放多种炎症细胞因子和自身免疫反应、Fas/FasL 介导的细胞凋亡均可造成肝细胞损伤;此外,NK 细胞的杀伤作用除了能清除病毒感染的细胞外,在肝细胞损害的致病机制中也发挥重要作用。

HCV 感染易于慢性化的可能机制除了与 HCV 基因组变异率高导致免疫逃逸有关外,还可能与 HCV 在体内呈低水平复制,病毒血症水平较低,不易诱导高水平的免疫应答或存在于外周血单核细胞等肝外组织中的 HCV 不易被清除等因素有关。

HCV 感染后诱导产生的适应性免疫应答没有明显的免疫保护作用。机体感染 HCV 后,虽然可产生特异性 IgM 和 IgG 型抗体,但由于病毒易于变异,不断出现免疫逃逸突变株,因此,抗体的免疫保护作用不强。HCV 感染后诱生的细胞免疫反应也不足以提供有效的免疫保护。

三、微生物学检查法

1. 检测抗体 HCV 感染后机体可产生结构蛋白和非结构蛋白的抗体,采用 C22、NS3、NS4、NS5 等基因重组蛋白为抗原,用 ELISA 和 Western blot 检测血清中 HCV 抗体,可用于丙型肝炎的诊断、筛选献血员和流行病学调查。

2. 检测病毒核酸 HCV RNA 的检测是判断 HCV 感染及传染性的可靠指标。常用方法有 RT-PCR 和 RT-qPCR 法,敏感性高,可检出病人血清中极微量的 HCV RNA,一般用于早期诊断及疗效评估。

四、防治原则

目前尚无有效疫苗用于丙型肝炎的预防,严格筛选献血员、加强血制品管理是控制 HCV 感染最主要的预防手段。近年来,HCV 的抗病毒治疗取得了重大进展,一批高效的直接抗病毒药物(direct-acting antivirals,DAAs)已用于临床,包括 NS3/4A 蛋白酶抑制剂、NS5B 聚合酶抑制剂和 NS5A 抑制剂等,可使 90%~100% 的病人获得持续病毒学应答(sustained virological response,SVR),使慢性丙型肝炎从难治性疾病变为可治愈疾病。

第四节 | 丁型肝炎病毒

1977 年,意大利学者里泽托(Mario Rizzetto)在用免疫荧光法检测乙型肝炎病人的肝组织切片时,发现肝细胞内除 HBsAg 外,还有一种新的抗原,当时称其为 δ 因子或 δ 病毒。通过黑猩猩实验证实这是一种不能独立复制的缺陷病毒(defective virus),其复制必须在 HBV 或其他嗜肝 DNA 病毒辅助下才能进行。1983 年正式命名为丁型肝炎病毒(hepatitis D virus,HDV),属于三角病毒科(*Kolmioviridae*)德尔塔病毒属(*Deltavirus*)。

一、生物学特性

HDV 为球形,直径 35~37nm,有包膜,但**包膜蛋白为 HBV 的 HBsAg**。病毒核心由 HDV RNA 和与之结合的 HDV 抗原(HDAg)组成。HDV RNA 为单负链环状 RNA,长度约 1.7kb,是目前已知的动物病毒中基因组最小的病毒。HDAg 是 HDV 基因组编码的唯一的蛋白质,有 P24(SHDAg)和 P27(LHDAg)两种多肽形式,在病毒复制过程中起重要作用。若 HDAg 单独被 HBsAg 包装,可形成不含 HDV RNA 的"空壳颗粒"。HDAg 主要存在于肝细胞内,在血清中维持时间短,故不易检出。但 HDAg 可刺激机体产生抗体,可从感染者血清中检出抗 -HD。

黑猩猩、土拨鼠和北京鸭对 HDV 敏感,可作为 HDV 研究的动物模型。

二、致病性与免疫性

HDV 的传染源为急、慢性丁型肝炎病人和 HDV 携带者,**传播途径**主要是血液传播。感染后可表现为急性肝炎、慢性肝炎或无症状携带者。**HDV 感染有联合感染**（co-infection）**和重叠感染**（superinfection）**两种类型。**联合感染是指未感染过 HBV 的人同时发生 HBV 和 HDV 的感染；重叠感染是指 HBV 慢性感染者又继发 HDV 感染。重叠感染常可导致肝炎加重与恶化，易发展成重型肝炎，以及促进肝硬化和肝癌的发生。目前认为 HDV 的致病机制可能与病毒对肝细胞的直接损伤作用和机体的免疫病理反应有关。HDAg 可刺激机体产生特异性 IgM 和 IgG 型抗体，但这些抗体不是中和抗体，不能清除病毒。

HDV 感染呈世界性分布，意大利、地中海沿岸国家、非洲和中东地区等为 HDV 感染的高发区。我国各地 HBsAg 阳性者中 HDV 感染率约 0～32%，北方偏低，南方较高。

三、微生物学检查法

1. **抗原抗体检测**　丁型肝炎病程早期，病人血清中存在 HDAg，因此检测 HDAg 可作为 HDV 感染的早期诊断。但 HDAg 在血清中存在时间短，平均仅 21 天左右，因此标本采集时间是决定检出率的主要因素。部分病人可有较长时间的抗原血症，但 HDAg 滴度较低，故不易检出。用放射免疫法（RIA）或 ELISA 检测血清中 HDV 抗体是目前诊断 HDV 感染的常规方法，抗-HD IgM 在感染后 2 周出现，4～5 周达高峰，随之迅速下降，因此，检出抗-HD IgM 有早期诊断价值。抗-HD IgG 产生较晚。如 HDV 抗体持续高效价，可作为慢性 HDV 感染的指标。肝细胞内 HDAg 的检出是 HDV 感染的可靠证据，并且是 HDV 感染活动的指标，但活检标本不易获得，故不常用。

2. **HDV RNA 检测**　斑点杂交或 RT-PCR 等技术检测病人血清中或肝组织内的 HDV RNA 也是诊断 HDV 感染的可靠方法。

四、防治原则

HDV 的传播途径与 HBV 相似，此外，HDV 是 HBV 的辅助病毒，其复制必须在 HBV 的辅助下才能完成，因此丁型肝炎的预防原则与乙型肝炎相同，如加强血液和血液制品管理、严格筛选献血员、防止医源性感染及广泛接种乙肝疫苗等。目前尚无直接抗 HDV 的抗病毒药物问世，IFN-α 及聚乙二醇干扰素等对丁型肝炎有一定疗效。

第五节 ｜ 戊型肝炎病毒

戊型肝炎病毒（hepatitis E virus，HEV）引起的戊型肝炎曾称为经消化道传播的非甲非乙型肝炎。20 世纪 70 年代末，Khuroo 在印度克什米尔地区进行流行性肝炎研究时发现一种不同于甲型肝炎的肠道传播病毒性肝炎。Balayan 等随后证实了 HEV 的存在。HEV 属于戊型肝炎病毒科（*Hepeviridae*）帕斯拉戊型肝炎病毒属（*Paslahepevirus*）。

印度次大陆是戊型肝炎的高流行区，我国为地方性流行区，全国各地均有戊型肝炎发生。1986—1988 年，我国新疆南部发生戊型肝炎大流行，约 12 万人发病，700 余人死亡，是迄今世界上最大的一次戊型肝炎流行。

一、生物学特性

HEV 颗粒呈球状，无包膜，平均直径为 32～34nm，表面有锯齿状刻缺和突起。HEV 对高盐、氯化铯、三氯甲烷等敏感，在 –70～8℃ 条件下易裂解，但在液氮中保存稳定。HEV 体外培养困难，迄今仍不能在细胞中大量培养。HEV 可感染食蟹猴、非洲绿猴、猕猴、黑猩猩及乳猪等多种动物。

HEV 基因组为单正链 RNA，全长约 7.2kb，共有 3 个 ORF。ORF1 编码病毒复制所需的 RNA 依赖的 RNA 聚合酶等非结构蛋白，ORF2 编码病毒的衣壳蛋白，ORF3 与 ORF1 和 ORF2 有部分重叠，其编码的多肽可能具有型特异性抗原表位。

感染人类的 HEV 至少存在 4 个基因型。在我国流行的 HEV 为基因型 I 和基因型Ⅳ。

二、致病性与免疫性

HEV 的传染源为戊型肝炎病人和无症状感染者,猪、牛、羊、啮齿类动物等也可携带 HEV,成为散发性戊型肝炎的传染源。HEV 主要经粪-口途径传播,病毒经肠道进入血流,在肝细胞内复制,然后释放到血液和胆汁中,经粪便排出体外。随粪便排出的病毒污染水源、食物和周围环境而造成传播,其中水源污染引起的流行较为多见。HEV 也可经血液或血制品传播,HEV 家庭内密切接触传播发生率较低。

戊型肝炎的潜伏期为 10~60 天,平均为 40 天。人感染 HEV 后可表现为临床型和亚临床型,成人以临床型多见。潜伏末期和急性期初期病人的粪便排毒量最大,传染性最强,是本病的主要传染源。HEV 通过对肝细胞的直接损伤和免疫病理作用引起肝细胞的炎症或坏死。临床表现与甲型肝炎相似,多为急性感染,表现为急性黄疸性肝炎和急性无黄疸性肝炎,部分急性戊型肝炎可发展成胆汁淤积型肝炎或重型肝炎。部分特殊人群如孕妇、慢性肝病病人和老年人等感染 HEV 后,肝损伤严重,可能进展为急性或亚急性肝衰竭。孕妇感染 HEV 尤以怀孕 6~9 个月最为严重,常发生流产或死胎,病死率达 10%~20%。戊型肝炎为自限性疾病,多数病人于发病后 6 周左右好转并痊愈,不发展为慢性肝炎或病毒携带者。但免疫功能低下者(如器官移植受者、HIV 感染者等)感染 HEV 可能转为慢性 HEV 感染,即 HEV RNA 持续阳性 3 个月以上。大多数慢性 HEV 感染者为无症状或轻微临床表现,但存在肝功能持续异常。部分慢性戊型肝炎可进展为肝硬化。

三、微生物学检查法

目前临床上常用的检测方法是用 ELISA 检查血清中的抗 HEV IgM 或 IgG。抗 HEV IgM 出现早,消失快,通常约 3~4 个月转阴,抗-HEV IgM 阳性是急性 HEV 感染的重要标志,但单凭抗-HEV IgM 阳性不能确认是 HEV 感染,需结合抗-HEV IgG 和 HEV RNA 检查。抗-HEV IgG 在感染后短时间内迅速上升,但在 1~2 个月内快速下降至较低水平,因此抗 HEV IgG 阴性不能排除既往感染。抗-HEV IgG 也可能持续阳性达数年或数十年。可用 RT-PCR 法检测粪便或血清中的 HEV RNA,在出现戊型肝炎临床症状后 1~2 周内,70%~80% 病人的粪便和血清中可检测到 HEV RNA,随后阳性率显著下降。

四、防治原则

HEV 的一般性预防原则与甲型肝炎相同,主要是保护水源,做好粪便管理,加强食品卫生管理,注意个人和环境卫生等。接种疫苗是预防 HEV 感染的有效手段,世界首支戊型肝炎疫苗于 2012 年在我国研制成功,为 HEV 的防控提供了新的手段。

急性戊型肝炎病人主要以对症支持疗法为主。慢性戊型肝炎病人可使用聚乙二醇干扰素 α 和利巴韦林治疗。

(谢幼华)

本章目标测试

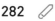

第三十章 | 虫媒病毒

学习目标

本章思维导图

1. 描述流行性乙型脑炎病毒的传播途径。
2. 描述流行性乙型脑炎病毒的致病性和免疫性特点。
3. 列举登革病毒的传播媒介,描述登革病毒的致病性特点。
4. 描述寨卡病毒的致病性特点。

虫媒病毒(arbovirus)**是指通过吸血节肢动物叮咬易感的脊椎动物而传播疾病的病毒。**节肢动物叮咬带有病毒血症的脊椎动物后受感染并终生带毒。病毒能在节肢动物体内增殖,并可经卵传代,因此节肢动物既是病毒的**传播媒介**,又是**储存宿主**。目前已证实的传播媒介达 580 多种,如蚊、蜱、蠓、白蛉、蚋、蠓、虱、螨、臭虫和虻等,其中蚊和蜱是最重要的传播媒介。鸟类、蝙蝠、灵长类和家畜等是最重要的脊椎动物宿主,带毒的节肢动物通过叮咬自然界的脊椎动物而使病毒在动物与动物之间传播,并维持病毒在自然界的循环,带毒的节肢动物若叮咬人类则可引起人类感染,因此,**大多数虫媒病毒病既是自然疫源性疾病,也是人兽共患病。**由于节肢动物的分布、消长和活动与自然环境和季节密切相关,因此**虫媒病毒病具有明显的地方性和季节性。**

虫媒病毒是一个生态学名称,是根据其传播方式归纳在一起的一大类病毒,在病毒分类学上这些病毒隶属于不同病毒科和不同病毒属,引起不同的虫媒病毒病。虫媒病毒在全球分布广泛,种类繁多,目前在国际虫媒中心登记的虫媒病毒包括至少 580 种病毒,其中至少 130 种可对人畜致病。虫媒病毒病的临床表现呈多样性,可表现为脑炎或脑脊髓炎、发热、皮疹、关节痛、出血热、休克等,严重者可引起死亡。在全球流行的虫媒病毒病主要有黄热病、登革热、流行性乙型脑炎、圣路易脑炎、西部马脑炎、东部马脑炎、森林脑炎、西尼罗热、寨卡病毒病和白蛉热等,其中在我国流行的主要有流行性乙型脑炎、登革热、森林脑炎、基孔肯雅热和克里米亚-刚果出血热,以及近年来在我国发现并流行的发热伴血小板减少综合征等。

重要的虫媒病毒及其所致疾病见表 30-1。

表 30-1　重要的虫媒病毒及其所致疾病

病毒科、属	病毒种	传播媒介	所致疾病	主要分布
黄病毒科	登革病毒	蚊	登革热或登革出血热	亚洲、南美
黄病毒属	乙型脑炎病毒	蚊	乙型脑炎	亚洲
	黄热病病毒	蚊	黄热病	非洲、南美
	科萨努尔森林病病毒	蜱	科萨努尔森林病	印度
	森林脑炎病毒	蜱	森林脑炎	俄罗斯、中国
	墨累西谷脑炎病毒	蚊	墨累西谷脑炎	澳大利亚、新几内亚
	圣路易脑炎病毒	蚊	圣路易脑炎	北美、加勒比地区
	西尼罗病毒	蚊	西尼罗热	非洲、欧洲、中亚、北美
	寨卡病毒	蚊	寨卡病毒病	非洲西部、东部、中部、印度尼西亚

续表

病毒科、属	病毒种	传播媒介	所致疾病	主要分布
披膜病毒科 甲病毒属	东部马脑炎病毒	蚊	东部马脑炎	北美、南美、加勒比地区
	西部马脑炎病毒	蚊	西部马脑炎	北美、南美
	委内瑞拉马脑炎病毒	蚊	委内瑞拉马脑炎	美洲
	辛德毕斯病毒	蚊	发热、皮疹、关节炎	非洲、澳大利亚、亚洲
	基孔肯雅病毒	蚊	基孔肯雅热	亚洲、非洲
白蛉纤细病毒科 白蛉病毒属	白蛉病毒	白蛉	白蛉热	地中海流域、印度、中国、东非、巴拿马、巴西、
	裂谷热病毒	蚊	裂谷热	非洲
班达病毒属	大别班达病毒	蜱	发热伴血小板减少综合征	中国、日本、韩国、越南
内罗病毒科	克里米亚-刚果 出血热病毒	蜱	克里米亚-刚果出血热	非洲、中亚、中国

第一节 | 流行性乙型脑炎病毒

流行性乙型脑炎病毒（epidemic type B encephalitis virus）简称乙脑病毒。1935 年日本学者首先从脑炎死亡病人的脑组织中分离到该病毒,故国际上称为日本脑炎病毒（Japanese encephalitis virus, JEV）。乙脑病毒经蚊子叮咬传播,引起流行性乙型脑炎,简称乙脑。乙脑是我国和亚洲地区的一种严重的急性传染病,病人多为儿童和年长者,**病毒主要侵犯中枢神经系统**,严重者病死率高,幸存者常留下神经系统后遗症。

一、生物学性状

（一）形态结构

乙脑病毒为黄病毒科（*Flaviviridae*）黄病毒属（*Flavivirus*）成员,病毒的形态结构、基因组特征、蛋白合成及加工成熟等与黄热病病毒、登革病毒和森林脑炎病毒等其他黄病毒属成员高度相似。病毒颗粒呈球形,直径 45～50nm,核衣壳呈二十面体立体对称,有包膜,包膜上含有糖蛋白刺突（图 30-1A）。病毒核酸为单正链 RNA,基因组全长约 11kbp,5′ 端有 I 型帽状结构,3′ 端无多聚腺苷酸（polyA）尾。5′ 端和 3′ 端各有一段非编码区,中间是编码区。编码区仅含一个可读框（ORF）,其基因排列次序为:5′-C-PrM-E-NS1-NS2a-NS2b-NS3-NS4a-NS4b-NS5-3′。在病毒复制过程中,ORF 先翻译成一个由 3 432 个氨基酸组成的多聚蛋白前体,然后经宿主蛋白酶和病毒蛋白酶切割加工成 3 种结构蛋白和至少 7 种非结构蛋白（图 30-1B）。

病毒基因组编码的 3 种结构蛋白分别为衣壳蛋白（capsid protein,C 蛋白）、前膜蛋白（premembrane protein,prM 蛋白）和包膜蛋白（envelope protein,E 蛋白）。C 蛋白是一种碱性蛋白,富含精氨酸和赖氨酸,在病毒的复制、转录调节、装配及释放过程中起重要作用。prM 蛋白仅存在于未成熟病毒颗粒的包膜上,在病毒成熟过程中,prM 蛋白被细胞的弗林蛋白酶裂解为成熟的 M 蛋白并锚定在成熟病毒的包膜上。M 蛋白与核衣壳紧密相连,在病毒包装过程中,其羧基端可与 E 蛋白和 C 蛋白特异结合,因此,M 蛋白也参与病毒的成熟过程。E 蛋白是镶嵌在病毒包膜上的糖基化蛋白,是病毒表面的主要成分,具有与细胞表面受体结合和介导膜融合等活性,与病毒的吸附、穿入、致病等作用密切相关。E 蛋白含型特异性抗原表位和中和抗原表位,并具有血凝活性,可凝集雏鸡、鸽、鹅和绵羊的红细胞,能刺激机体产生中和抗体和血凝抑制抗体。E 蛋白还含有黄病毒属特异性和亚组

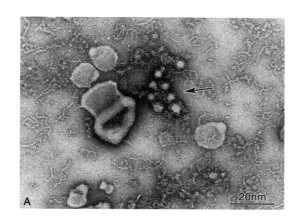

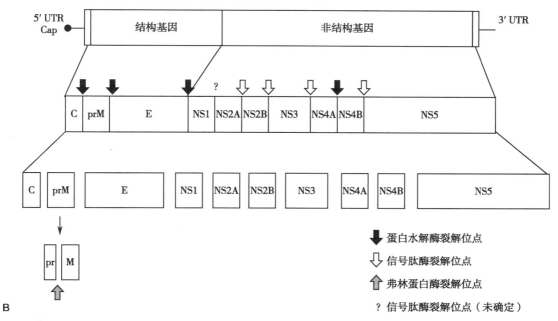

图 30-1　乙型脑炎病毒形态与结构

A. 乙型脑炎病毒扫描电镜照片；B. 乙型脑炎病毒基因结构与编码蛋白模式图。

特异性抗原表位，与其他黄病毒成员如登革病毒、圣路易脑炎病毒和西尼罗病毒等有一定的交叉抗原性。

　　非结构蛋白包括 NS1、NS2a、NS2b、NS3、NS4a、NS4b 和 NS5，是病毒的酶或调节蛋白，在病毒的复制、蛋白加工及病毒颗粒的装配与释放过程中发挥重要作用。NS1 存在于感染细胞表面，也可分泌到细胞外，有很强的抗原性，能诱导产生细胞免疫及体液免疫反应，其诱生的抗体虽然没有中和病毒的作用，但具有免疫保护性；NS3 是一种多功能的蛋白质，具有蛋白酶、RNA 三磷酸酶和 RNA 解旋酶的功能，并含有 T 细胞表位；NS5 具有 RNA 聚合酶和甲基转移酶活性。

　　乙脑病毒抗原性稳定，只有 1 个血清型，在同一地区不同年代的分离株之间未发现明显的抗原性变异，不同地区不同时间的分离株之间也无明显差异。根据 E 基因全序列的同源性，可将乙脑病毒分为 5 个基因型（Ⅰ、Ⅱ、Ⅲ、Ⅳ和Ⅴ），各基因型之间具有较强的交叉免疫保护作用。基因型的分布有一定的区域性，我国流行的主要为基因Ⅰ型和Ⅲ型。

（二）培养特性

　　乙脑病毒能在白纹伊蚊 C6/36 细胞、Vero 细胞及 BHK21 细胞等多种传代和原代细胞中增殖并引起明显的细胞病变。其中 C6/36 细胞是乙脑病毒最敏感的细胞，广泛用于病毒的分离培养。乳鼠是最易感的动物,脑内接种 3~5 天后发病,表现为典型的神经系统症状,如兴奋性增高、肢体痉挛和尾巴强直等,最后因麻痹而死亡。感染乳鼠有病毒血症,脑组织中含有大量病毒。小白鼠和金黄地鼠也对乙脑病毒易感,脑内接种病毒后,可引起发病和死亡。病毒在培养细胞中连续传代后可使毒力下降,我国研制成功的减毒活疫苗就是将强毒株在原代仓鼠肾细胞中连续传代后选育而来的。

(三) 抵抗力

乙脑病毒对酸、乙醚和三氯甲烷等脂溶剂敏感,不耐热,56℃ 30 分钟或 100℃ 2 分钟均可使之灭活。对化学消毒剂也较敏感,多种消毒剂可使之灭活。

二、流行病学特征

(一) 传染源和宿主

乙脑病毒的主要传染源是携带病毒的猪、牛、羊、马、驴、鸭、鹅、鸡等家畜、家禽和各种鸟类。动物感染后,没有明显的症状及体征,但出现病毒血症,成为传染源。在我国,**猪是最重要的传染源和中间宿主**,特别是当年生仔猪,由于缺乏免疫力,具有高的感染率和高滴度的病毒血症,养殖者及周围人群可因高频率接触病毒而感染。通常猪的感染高峰期比人群的发病高峰期早 3 周左右,因此可通过检查猪的感染率预测当年的流行趋势。人感染病毒后仅发生短暂的病毒血症,且血中病毒滴度不高,因此**病人不是主要的传染源**,人类在乙脑的传播链中是终末宿主。受感染的蚊子可带毒越冬并可经卵传代,因此蚊子既是传播媒介又是重要的储存宿主。此外,蝙蝠经带毒蚊子叮咬后可出现长达 6 天的病毒血症,并可带毒越冬,因此,蝙蝠也可能是乙脑病毒的传染源和储存宿主。

(二) 传播媒介和传播途径

乙脑病毒的主要传播媒介是三带喙库蚊(*Culextritaeniorhynchus*),蠛蠓、尖蠓及库蠓中也分离到乙脑病毒,因此,这些昆虫可能也是乙脑病毒的传播媒介。蚊子吸血后,病毒先在中肠上皮细胞中增殖,然后经血腔进入唾液腺,通过叮咬猪、牛、羊、马等家畜或禽类等易感动物而传播。**病毒通过蚊子在动物 - 蚊 - 动物中形成自然循环,其间带毒蚊子叮咬人类,则可引起人类感染**。

(三) 流行地区和季节

乙脑主要在亚洲的热带和亚热带国家和地区流行。我国是乙脑的主要流行区,除青海、新疆和西藏外均有乙脑流行。乙脑的流行与蚊子的密度有关,在热带地区,蚊子一年四季均可繁殖,故全年均可发生流行或散发流行。在亚热带和温带地区则有明显的季节性,流行季节与蚊子密度的高峰期一致,以夏、秋季流行为主,80%~90% 的病例集中在 7~9 月份。

(四) 易感人群

人群对乙脑病毒普遍易感,但多表现为隐性感染,显性感染与隐性感染的比例约为 1 : 300。由于成人可因隐性感染获得免疫力,因此以 10 岁以下儿童发病者居多,尤以 2~9 岁年龄组发病率较高。近年来由于在儿童中普遍接种疫苗,故成年人和老年人的发病率相对增高。

三、致病性与免疫性

(一) 致病性

病毒经带毒蚊子叮咬进入人体后,先在皮肤朗格汉斯细胞、巨噬细胞和局部淋巴结等处增殖,经毛细血管和淋巴管进入血流,引起**第一次病毒血症**。病毒随血流播散到肝、脾等处的单核巨噬细胞中,继续大量增殖,再次入血,引起**第二次病毒血症**,临床上表现为发热、头痛、寒战、全身不适等流感样症状。绝大多数感染者病情不再继续发展,成为顿挫感染(abortive infection)。但在少数免疫力不强的感染者,**病毒可突破血脑屏障侵犯中枢神经系统**,在脑组织神经细胞内增殖,引起神经细胞变性、坏死、脑实质和脑膜炎症,**出现中枢神经系统症状和体征**,如高热、头痛、意识障碍、抽搐和脑膜刺激征等,严重者可进一步发展为昏迷、中枢性呼吸衰竭或脑疝,**病死率可高达 10%~30%,约 5%~20% 的幸存者留下后遗症,表现为痴呆、失语、瘫痪及精神障碍等。**若妊娠期第 1~2 个月被感染则可能导致死胎和流产。

乙脑病毒的致病机制目前尚未完全清楚。研究表明,**免疫病理反应可能起重要作用**。在感染早期,病毒可诱导单核巨噬细胞分泌某些细胞因子,如巨噬细胞来源的中性粒细胞趋化因子(macrophage derived neutrophil chemotactic factor,MDF)、IL-6 等,这些细胞因子可增加血脑屏障的通透性,使病毒易于侵入中枢神经系统感染神经细胞。病毒感染还可使脑内小胶质细胞、星形胶质细胞和肥大细胞等释放多种炎症细胞因子,如 TNF-α、IL-8、IFN-α 和趋化因子 RANTES 等,外周免疫细胞如单核细胞、NK 细胞和 T 细胞等也可进入脑内,从而引起不可控的炎症反应和细胞损伤。急性期病人循环免疫复合物检出率高,补体含量降低,提示免疫复合物可能参与病毒的致病过程。此外,病毒感染诱导的细胞凋亡也可能在病毒的致病过程中起作用。

(二)免疫性

乙脑病毒抗原性稳定,感染后可获得终身免疫。不同的黄热病毒可诱导产生具有交叉反应的抗体。机体对乙脑病毒的免疫包括体液免疫、细胞免疫和完整的血脑屏障。其中体液免疫起主要作用,感染后机体可产生具有中和作用的特异性 IgM、IgG 抗体和血凝抑制抗体。此外,亦可产生补体结合抗体,但这类抗体无免疫保护作用。

四、微生物学检查法

(一)特异性抗体检测

一般采用血凝抑制试验、ELISA 等检测特异性抗体。乙脑病毒特异性 IgM 抗体一般在感染后 4 天开始出现,2~3 周达高峰,采用 IgM 抗体捕获的 ELISA 检测病人血清或脑脊液中的特异性 IgM 抗体,阳性率可达 90% 以上,因此可用于早期快速诊断。乙脑病毒特异性 IgG 抗体检测通常需检测急性期和恢复期双份血清,当恢复期血清抗体效价比急性期升高 4 倍或 4 倍以上时,才有诊断价值。

(二)病毒抗原检测

可用免疫荧光或 ELISA 检测发病初期病人血液或脑脊液中的乙脑病毒抗原,阳性结果对早期诊断有重要意义。

(三)病毒核酸检测

用 RT-PCR 或 RT-qPCR 技术检测乙脑病毒特异性核酸片段是一种特异而敏感的诊断方法,近年来已开始用于乙脑的早期快速诊断。

(四)病毒分离培养

可采集发病初期病人的血清或脑脊液用细胞培养法或乳鼠脑内接种法分离培养乙脑病毒,但阳性率不高。病毒的鉴定可采用观察细胞病变、红细胞吸附试验、病毒中和试验、免疫荧光试验或基因分析等方法。

五、防治原则

预防乙型脑炎的关键措施包括疫苗接种、防蚊灭蚊和动物宿主管理。乙脑疫苗有灭活疫苗和减毒活疫苗两大类。国际上广泛使用的乙脑疫苗主要是鼠脑纯化灭活疫苗。我国自 1968 年以来使用地鼠肾细胞培养的灭活疫苗对儿童进行**计划免疫**,获得了显著效果,有效地控制了乙脑的流行。1988 年我国研制成功的乙脑减毒活疫苗 SA14-14-2,具有良好的安全性和免疫保护效果,目前已成为我国预防乙脑的主要疫苗,也是目前唯一用于人类的乙脑减毒活疫苗。猪是乙脑病毒的主要传染源和中间宿主,因此通过做好猪的管理工作或对猪群进行免疫预防可以降低人群的发病率。目前,对乙型脑炎尚无特效的治疗方法。

第二节 | 登革病毒

登革病毒（dengue virus，DENV）是登革热（dengue fever，DF）、登革出血热/登革休克综合征（dengue hemorrhagic fever/dengue shock syndrome，DHF /DSS）的病原体。埃及伊蚊（*A. aegypti*）和白纹伊蚊（*A. albopictus*）是登革病毒的主要传播媒介，人类和灵长类动物是登革病毒的自然宿主。登革热广泛流行于全球热带、亚热带的 100 多个国家和地区，其中以东南亚和西太平洋地区的流行最为严重。自 1978 年以来，我国南方不断发生登革热的流行或暴发流行。近年来，由于全球气候变暖、传播媒介的扩散和国际人口大量流动等原因，登革热的流行范围有不断扩大的趋势。目前，登革热已成为世界上分布最广、发病最多的虫媒病毒病。

一、生物学性状

（一）形态结构

登革病毒是黄病毒科黄病毒属的成员，其形态、结构和基因组特征与乙脑病毒相似。根据抗原性不同，可将登革病毒分为四个血清型（DENV1～DENV4），各型病毒间有交叉抗原性。

登革病毒的基因组为单正链 RNA，长约 11kb，基因组 5′ 端和 3′ 端为非编码区，中间为可读框，编码 3 种结构蛋白和至少 7 种非结构蛋白。结构蛋白包括衣壳蛋白（C 蛋白）、膜蛋白（M 蛋白）和包膜蛋白（E 蛋白）。C 蛋白为一种非糖基化蛋白，具有特异的抗原表位，但一般不诱导机体产生中和性抗体。M 蛋白前体经蛋白酶裂解产生 M 蛋白，是一种非糖基化膜蛋白。E 蛋白是病毒的主要包膜糖蛋白，在病毒的致病和免疫过程中起十分重要的作用。E 蛋白能与易感细胞表面的特异性受体结合，并含有与膜融合相关的结构域，因此与病毒的吸附、穿入和细胞融合有关；E 蛋白含有型特异性、亚群特异性、群特异性、黄病毒亚组特异性、黄病毒组特异性等抗原表位，是登革病毒分型的依据；E 蛋白还具有中和抗原表位，能诱导机体产生中和抗体；E 蛋白具有血凝素活性，能凝集鹅或鸽红细胞；此外，E 蛋白可能还含有抗体依赖的感染增强作用（antibody-dependent enhancement，ADE）表位，与 ADE 作用有关。7 种非结构蛋白分别为括 NS1、NS2a、NS2b、NS3、NS4a、NS4b、NS5，存在于病毒感染的细胞中，它们的功能与乙脑病毒和其他黄病毒属相似，与病毒的复制、蛋白加工及病毒颗粒的装配与释放有关。此外，NS1 蛋白还可分泌到细胞外或存在于感染细胞的胞膜上，具有很强的抗原性，可诱导机体产生特异性抗体，抗 NS1 抗体虽然对病毒没有中和作用，但可通过 ADCC 或补体激活等途径杀伤携带 NS1 抗原的靶细胞，在抗病毒免疫过程中起作用。

（二）培养特性

乳鼠是对登革病毒最敏感的实验动物，可用脑内接种分离培养病毒。成鼠对登革病毒不敏感，但 DENV-2 经鼠脑传代成为适应株后，可使三周龄小鼠发病。猩猩、猕猴和长臂猿等灵长类动物对登革病毒易感，并可诱导特异性免疫反应，可以作为疫苗研究的动物模型。多种哺乳类及昆虫来源的传代细胞对登革病毒敏感，其中白纹伊蚊 C6/36 细胞是最常用的细胞，病毒在细胞中增殖并引起明显的细胞病变。登革病毒也可在人单核细胞和人血管内皮细胞中增殖，但不引起明显的细胞病变。此外，白纹伊蚊、埃及伊蚊和巨蚊经胸腔接种登革病毒后，可产生高滴度的病毒。

二、流行病学特征

人和灵长类动物是登革病毒的主要储存宿主。白纹伊蚊和埃及伊蚊是主要传播媒介。在热带和亚热带丛林地区，猴和猩猩等灵长类动物对登革病毒易感，是丛林登革热的主要传染源。动物感染后不出现明显的症状及体征，但有病毒血症，蚊子通过叮咬带毒动物而形成病毒在自然界的原始循环。**在城市和乡村地区,病人和隐性感染者是主要传染源**,感染者在发病前 24 小时到发病后 5 天内出现病毒血症,血液中含有大量的病毒,在此期间通过蚊虫叮咬而传播,形成人—蚊—人循环。

登革病毒广泛分布于热带和亚热带有传播媒介存在的地方,有时可以侵入温带地区。大部分地区同时存在 3～4 个血清型的登革病毒流行。东南亚是世界上最重要的登革病毒疫源地。在 20 世纪20～40 年代我国南方曾发生过登革热流行,在经过 30 多年的中断期后,1978 年又在广东省重新出现登革热的暴发流行,此后,**我国南方的许多省、市也登革热疫情不断**,频繁发生流行或暴发流行。近年来,我国登革热的流行日趋严重,流行范围不断扩大,2014 年广东省暴发了近 20 年来最大的登革热疫情,发病人数达到 4.5 万例。

登革热的流行季节与蚊虫的消长一致。**人群对登革病毒普遍易感**,但在地方性流行区,儿童发病率较高,DSS/DHF 的发生率也较高。

三、致病性与免疫性

登革病毒通过蚊子叮咬进入皮肤后,先在树突状细胞进行增殖,随后移行到毛细血管内皮细胞和淋巴结的单核细胞系统中继续增殖,最后经血流播散,引起疾病,潜伏期约 4～8 天。临床上,**登革热可表现为二种不同类型:登革热(DF)和登革出血热/登革休克综合征(DHF/DSS)**,前者也称为**典型登革热,为自限性疾病**,病情较轻,以高热、头痛、皮疹、全身肌肉和关节疼痛等为典型临床特征。其发热一般持续 3～7 天后骤退至正常,部分病人在热退后 1～5 天体温又再次升高,表现为**双峰热或马鞍热**(saddleback fever)。少数病人疼痛剧烈,因此,登革热也曾被称为"**断骨热**"。后者是登革热的严重临床类型,病情较重,初期有典型登革热的症状体征,随后病情迅速发展,出现严重出血现象,表现为皮肤大片紫癜及瘀斑、鼻衄、消化道及泌尿生殖道出血等,并可进一步发展为出血性休克,病死率高。

DSS/DHF 的主要病理改变是全身血管通透性增高,血浆渗漏而导致广泛的出血和休克,其发病机制至今尚未完全清楚,目前普遍认为与免疫病理反应及"**抗体依赖的增强作用**(antibody-dependent enhancement,ADE)"有关。免疫病理反应主要与细胞因子过度释放有关,登革病毒感染后,活化的树突状细胞、单核巨噬细胞和 T 淋巴细胞可大量释放炎症细胞因子(如 IL-2、TNF-α、IFN-γ 及血小板活化因子等),导致毛细血管通透性增加,血浆渗漏,引起出血和休克等严重症状。ADE 作用与病毒的再次感染有关,初次感染登革病毒后机体可产生非中和性或亚中和浓度的 IgG 抗体,当再次感染同型或异型登革病毒时,抗体与病毒形成免疫复合物,通过与单核巨噬细胞表面的 Fc 受体结合增强了病毒对细胞的吸附和感染作用。此外,抗原抗体复合物激活补体导致的靶细胞损伤以及病毒的毒力改变等也可能在 DSS/DHF 的发生发展过程中起一定的作用。

四、微生物学检查法

(一)病毒抗原检测

在登革病毒感染早期,NS1 抗原大量存在于感染者的血液中,因此用 ELISA 检测病人血清中登革病毒 NS1 抗原亦可对登革热进行早期快速诊断。

(二)特异性抗体检测

应用抗体捕获 ELISA 或免疫层析法检测登革热病人血清中特异性 IgM 抗体,是最常用的登革热早期快速诊断技术。用 ELISA 或免疫层析法检测血清中特异性 IgG 抗体也广泛用于登革热的实验室诊断。特异性 IgG 抗体检测需取急性期和恢复期双份血清,恢复期血清 IgG 抗体水平比急性期呈 4 倍或 4 倍以上升高有诊断意义。

(三)病毒核酸检测

应用实时 RT-PCR 或 RT-qPCR 技术检测登革病毒核酸,可用于病毒的早期快速诊断及病毒分型。

（四）病毒的分离培养

采集早期病人血清接种白纹伊蚊 C6/36 细胞或乳鼠脑内接种进行病毒的分离培养,亦可用白纹伊蚊或埃及伊蚊胸腔接种法分离培养病毒。

五、防治原则

防蚊、灭蚊是目前预防登革热的主要手段。疫苗接种是预防登革热最有效途径。近年来,登革疫苗的研究取得了重要进展,数种基因工程疫苗已进入临床试验,其中重组四价减毒活疫苗(CYD-TDV)获准在一些流行区使用,该疫苗含有登革病毒 4 种血清型的抗原成分,但其安全性、有效性和免疫持久性尚需进一步确认。

第三节 ｜ 森林脑炎病毒

森林脑炎病毒(forest encephalitis virus)又称为蜱传脑炎病毒(tick-borne encephalitis virus, TBEV),**森林中的蝙蝠及啮齿类动物为储存宿主,蜱既是传播媒介又是储存宿主**,引起以中枢神经系统病变为特征的森林脑炎。因该病首先在俄罗斯的远东地区发现,以春夏季发病为主,故又称为俄罗斯春夏脑炎(Russian spring-summer encephalitis)。森林脑炎主要流行于俄罗斯、东欧、北欧以及我国东北和西北林区。我国西南地区可能存在自然疫源地。

森林脑炎病毒隶属于黄病毒科黄病毒属,其形态结构、基因组特征和培养特性等均与其他黄病毒属成员相似。森林脑炎病毒可分为三个亚型,即欧洲亚型、远东亚型和西伯利亚亚型。不同来源的毒株毒力差异较大,但抗原性较一致。森林脑炎病人的血清与乙型脑炎和圣路易脑炎病人血清在血凝抑制试验中有交叉反应。森林脑炎病毒动物感染范围广,以小鼠的敏感性最高,多种接种途径均能使之感染。

森林脑炎是一种中枢神经系统的急性传染病,森林中的蝙蝠、野鼠、松鼠、野兔、刺猬等野生动物以及牛、马、羊等家畜均可作为传染源。病毒不仅能在蜱体内增殖,还能经卵传代,并能在蜱体内越冬,因此**蜱既是传播媒介又是储存宿主**。在自然疫源地,病毒通过蜱叮咬野生动物和野鸟而在自然界循环。人类进入自然疫源地被带毒蜱类叮咬而受感染。**病毒亦可通过胃肠道传播,感染病毒的山羊可通过乳汁排出病毒,饮用含病毒的生羊奶可引起感染。**此外,实验室工作者和与感染动物密切接触者还可通过吸入气溶胶感染。人感染病毒后,大多数表现为隐性感染,少数感染者经 7～14 天的潜伏期后突然发病,出现高热、头痛、呕吐以及颈项强直、昏睡、肢体弛缓性瘫痪等症状。重症病人可出现发音困难、吞咽困难、呼吸及循环衰竭等延髓麻痹症状,病死率可高达 30%。**显性感染和隐性感染均可获得持久的免疫力。**

病原学诊断主要有病毒的分离培养和血清学试验。但由于病毒血症时间短,发病初期血中病毒含量已很低,故病毒分离的阳性率不高。血清学试验有 ELISA、血凝抑制试验、中和试验及补体结合试验等,若恢复期血清 IgG 抗体水平呈 4 倍以上升高则有诊断价值。

目前对森林脑炎没有特效的治疗方法,在感染早期,大剂量丙种球蛋白或免疫血清可能有一定的疗效。**疫苗接种是控制森林脑炎的重要措施**,完成森林脑炎病毒灭活疫苗全程免疫后可获得免疫保护作用。

第四节 ｜ 大别班达病毒

大别班达病毒(*Bandavirus dabieense*)是 2009 年首次从我国发热伴血小板减少综合征(Severe fever with thrombocytopenia syndrome,SFTS)的病人体内分离到的一种新的布尼亚病毒,旧称发热伴血小板减少综合征病毒。通过对病毒全基因组序列分析和电子显微镜形态观察,确认该病毒为布尼亚病毒目（*Bunyavirales*）、白蛉纤细病毒科（*Phenuiviridae*）、班达病毒属（*Bandavirus*）的成员。

大别班达病毒感染引起 SFTS，临床主要表现为发热、白细胞减少、血小板减少和多器官功能损害等，严重者可因多器官衰竭而死亡，死亡率 5%～30%。SFTSV 的宿主尚未完全明了。目前认为，**蜱是大别班达病毒的传播媒介**，蜱叮咬可致人类感染。急性期病人血液和血性分泌物具有传染性，**直接接触病人血液或血性分泌物亦可导致感染**。SFTS 流行季节主要在春夏季，病例主要分布在山区和丘陵地带的农村地区。人群对大别班达病毒普遍易感，从事野外作业和户外活动的人群感染风险较高。目前，SFTS 主要流行于我国河南、湖北、山东、安徽、辽宁、江苏等 10 余个省份。2012 年以来，韩国、日本、越南等国已有 SFTS 病例报告。

大别班达病毒感染的微生物学检查主要包括用 Vero 或 Vero E6 等敏感细胞分离培养病毒、用 RT-PCR 或 RT-qPCR 法检测病毒核酸、用 ELISA 法检测血清中的大别班达病毒特异性 IgM 或 IgG 抗体等。目前对 SFTS 尚无疫苗及特异性治疗手段，临床上主要是采取对症支持治疗疗法，绝大多数病人预后良好。

第五节 ｜ 其他重要虫媒病毒

一、西尼罗病毒

西尼罗病毒（West Nile virus，WNV）在分类上属于黄病毒科黄病毒属，因 1937 年首次从乌干达西尼罗地区的发热病人体内分离成功而得名。人类及多种动物，如鸟类、马、猪、鸡等对西尼罗病毒易感。病人、隐性感染者和带毒动物为主要传染源，其中鸟类是最重要的传染源，病毒可在鸟的体内大量繁殖，形成高滴度的病毒血症。**伊蚊和库蚊是主要传播媒介**。病毒可在蚊子的唾液腺及神经细胞中大量增殖，一周左右受感染的蚊子即具有传染性，并可终年带毒。此外，病鸟的口腔和泄殖腔分泌物中均含有大量病毒，因此，病毒亦可通过直接接触在鸟与鸟之间传播。

西尼罗病毒感染可引起西尼罗热和西尼罗脑炎两种临床类型。前者以急性发热、头痛、乏力、皮疹为主要特征，可伴有肌肉、关节疼痛及全身淋巴结肿大等，预后良好。后者起病急骤，体温 39℃以上，出现头痛、恶心、呕吐、嗜睡，伴颈项强直、深浅反射异常等神经系统症状和体征，重症病人出现惊厥、昏迷及呼吸衰竭，病死率高。

西尼罗病毒抗原性稳定，只有一个血清型，病后免疫力持久。西尼罗病毒与乙脑病毒和登革病毒等黄病毒属的其他成员有共同抗原，可诱导一定的交叉免疫保护作用。目前我国尚未发现西尼罗病毒感染的病例，但是我国具备西尼罗病毒传播的气候条件和传播媒介，因此，必须重视对该病毒的监测和研究。

二、寨卡病毒

寨卡病毒（Zika virus，ZIKV）是寨卡病毒病的病原体。1947 年寨卡病毒首次从乌干达的一只有发热症状恒河猴体内分离成功。2007 年以前，寨卡病毒主要在非洲和亚洲南部的一些国家和地区的动物中流行，仅在局部地区引起散发的人类感染。2015 年以后，寨卡病毒在拉丁美洲等多个国家发生暴发流行，并蔓延至非洲、北美洲、亚洲和太平洋地区，引起一种新现的虫媒病毒病。我国也存在输入性寨卡病毒病病例。

寨卡病毒属于黄病毒科黄病毒属，其形态结构及其他生物学特性与其他黄病毒相似。寨卡病毒的储存宿主尚不清楚。传播途径主要为蚊子叮咬传播，**埃及伊蚊和白纹伊蚊是主要传播媒介**，因此，其流行区域与伊蚊分布有关。**流行方式与登革病毒相似**，存在丛林流行循环和城市流行循环两种，前者通过伊蚊在灵长类动物间传播，人类若被带毒伊蚊叮咬可引起感染，后者是指在疫情暴发时，人作为主要传染源，**病毒在人 - 蚊 - 人之间传播**。此外，**病毒也可通过胎盘传播**，引起宫内感染，亦可经围产期、性接触和输血传播。

人群对寨卡病毒普遍易感，绝大多数感染者为隐性感染，仅少数出现临床症状。**寨卡病毒病一般为自限性**，临床特征与普通登革热十分相似，主要表现为发热、头痛、疲乏、皮疹（多为斑丘疹）、结膜炎及关节痛等，症状持续数日至 1 周，重症者罕见。目前的研究发现，**寨卡病毒可以突破血胎、血眼、血睾和血脑 4 道屏障，且具有嗜神经性**，可能与先天性小头畸形及自身免疫性神经系统疾病—吉兰 - 巴雷（Guillain-Barré）综合征等有关。

微生物学检查法主要有病毒的分离培养、病毒核酸检测或血清学试验。在发病后 1 周内可用 RT-PCR 法检测病毒核酸。IgM 抗体需发病 1 周后方能检出，但黄病毒间有广泛的交叉反应，病毒特异性中和抗体可用病毒空斑减少中和试验检测。尚无疫苗和特效药物可供寨卡病毒病的防治，避免蚊子叮咬、保护孕妇和胎儿是目前预防寨卡病毒病主要的手段。

三、黄热病毒

黄热病毒（yellow fever virus, YFV）导致黄热病的病原体，在分类上属于黄病毒科黄病毒属，可通过受感染的埃及伊蚊和吸血蝙蚊叮咬传播给人类。黄热病的潜伏期为 3～6 天，很多人没有症状。常见症状包括发热、肌肉疼痛、头痛、食欲缺乏、恶心和呕吐。大多数情况下，症状在 3～4 天后消失。少部分病人在从最初症状恢复后 24 小时内进入第二个毒性更强的阶段。在此阶段，可能会出现黄疸、尿液发黑、腹痛并伴有呕吐。口、鼻、眼或胃可能有出血现象，严重者进入中毒阶段在 7～10 天内死亡。2016 年我国出现首例输入性黄热病病例。

早期阶段很难诊断黄热病。更严重的病例可能与疟疾、钩端螺旋体病、病毒性肝炎、其他黄病毒感染和中毒相混淆。通过 PCR 对血液进行检测，有时可在疾病早期阶段检测出病毒。在后期阶段需通过酶联免疫吸附试验和噬斑减少中和实验检测抗体。

疫苗接种是预防黄热病最重要的手段，单剂疫苗可提供终身保护。此外清除蚊子滋生地、尽量减少皮肤暴露在外的机会、使用驱蚊剂等防护措施都有助于降低黄热病感染和传播的风险。

四、基孔肯雅病毒

基孔肯雅病毒（Chikungunya virus, CHIKV）属于披膜病毒科（*Togaviridae*）甲病毒属（*Alphavirus*），感染该病毒可导致基孔肯雅热。埃及伊蚊和白纹伊蚊是主要的传播媒介。病人被感染 CHIKV 的蚊子叮咬后 4～8 天会产生突然发热和严重的关节痛的症状。其他常见的症状包括关节肿胀、肌肉疼痛、头痛、恶心、疲劳和皮疹。我国也存在输入性基孔肯雅病毒病病例。

使用 RT-PCR 等检测方法可在患病第一周采集的血液样本中直接检测出 CHIKV。在感染一周至两个月可检测到病毒抗体。目前没有特异性的疫苗和抗病毒药物。临床治疗包括用退烧药和镇痛药治疗发热和关节痛，以及大量饮水和注意休息。

灭蚊灯控制媒介的策略是减少 CHIKV 传播的最主要的方法。避免蚊虫叮咬是预防 CHIKV 感染最好的保护方式。

（吴　燕）

本章目标测试

第三十一章 | 出血热病毒

本章数字资源

学习目标

1. 描述汉坦病毒、克里米亚-刚果出血热病毒和埃博拉病毒的生物学性状。
2. 分析汉坦病毒的流行环节。
3. 明确汉坦病毒的致病性及免疫性。
4. 阐述克里米亚-刚果出血热病毒和埃博拉病毒的传播途径和致病性。

本章思维导图

出血热(hemorrhagic fever)不是某一种疾病的名称,而是一大类疾病的统称。这类疾病在临床上以"3H"症状,即 hyperpyrexia(高热)、hemorrhage(出血)、hypotension(低血压)为主要的共同特征,并有较高的病死率,而其不同之处主要表现在发热的程度、热型,出血的程度、部位,以及损害的脏器等。

引起出血热的病毒种类较多,它们分属于 7 个病毒科的 8 个病毒属,并经由不同的媒介和途径传播,引起不同的出血热(表 31-1)。**我国目前已发现的出血热病毒主要有汉坦病毒、登革病毒和克里米亚-刚果出血热病毒。**

表 31-1　人类出血热病毒及其所致疾病

病毒类属	病毒	主要媒介	所致疾病	主要分布
汉坦病毒科	汉坦病毒	啮齿动物	肾综合征出血热	亚洲、欧洲、非洲、美洲
			汉坦病毒肺综合征	美洲、欧洲
内罗病毒科	克里米亚-刚果出血热病毒	蜱	克里米亚-刚果出血热	非洲、中亚、中国
白蛉纤细病毒科	裂谷热病毒	蚊	裂谷热	非洲
	大别班达病毒	蜱	发热伴血小板减少综合征	东亚
黄病毒科	登革病毒	蚊	登革热	亚洲、南美
	黄热病毒	蚊	黄热病	非洲、南美
	基萨那森林热病毒	蜱	基萨那森林热	印度
	鄂目斯克出血热病毒	蜱	鄂目斯克出血热	俄罗斯
披膜病毒科	基孔肯雅病毒	蚊	基孔肯雅热	亚洲、非洲
沙粒病毒科	鸠宁病毒	啮齿动物	阿根廷出血热	南美
	马丘波病毒	啮齿动物	玻利维亚出血热	南美
	拉沙病毒	啮齿动物	拉沙热	非洲
	萨比亚病毒	啮齿动物	巴西出血热	南美
	瓜纳里托病毒	啮齿动物	委内瑞拉出血热	南美
丝状病毒科	埃博拉病毒	未确定	埃博拉出血热	非洲、美洲
	马尔堡病毒	未确定	马堡出血热	非洲、欧洲

第一节 | 汉坦病毒

汉坦病毒属于布尼亚病毒目(*Bunyavirales*)汉坦病毒科(*Hantaviridae*)的正汉坦病毒属(*Orthohantavirus*)。该病毒名称来自汉坦病毒科的原型病毒**汉滩病毒**(Hantaan virus),为避免发生混乱,故在译名用字上加以区别。在中文文献中使用"汉坦病毒"时一般是泛指,既表示汉坦病毒这一科,也泛指其下属的各型病毒;而用"汉滩病毒"时则是特指,即指正汉坦病毒属中的一个型别——汉滩型。根据汉坦病毒的抗原性和基因结构特征的不同,目前已知正汉坦病毒属包括40多个不同的型别。

汉坦病毒在临床上主要引起两种急性传染病,一种是以发热、出血、急性肾功能损害和免疫功能紊乱为主要特征的肾综合征出血热(hemorrhagic fever with renal syndrome,HFRS);另一种是以肺浸润及肺间质水肿,迅速发展为呼吸窘迫、呼吸衰竭为特征的**汉坦病毒肺综合征**(hantavirus pulmonary syndrome,HPS)。

中国是世界上 HFRS 疫情最严重的国家,流行范围广、发病人数多、病死率较高。迄今为止,HPS 主要见于北美,我国尚未见 HPS 的病例报道。因此,本节主要以 HFRS 为例来介绍汉坦病毒。

一、生物学性状

(一)形态结构

汉坦病毒的核酸类型为**单负链 RNA**,基因组大小约为 11.5~12.2kb,分为 L、M、S 三个片段,分别编码病毒的 **RNA 聚合酶**(L)、**包膜糖蛋白**(Gn 和 Gc)和**核衣壳蛋白**(NP)(图 31-1)。不同血清型汉坦病毒的 S、M、L 三个片段的末端 14 个核苷酸序列高度保守,3′ 端为 AUCAUCAUCUGAGG,5′ 端为 UAGUAGUAG(G/A)CUCC,这些互补序列可使病毒基因组 RNA 通过非共价的碱基配对形成环状或柄状结构,从而保持 RNA 的稳定性,并与病毒的复制和装配有关。

汉坦病毒颗粒具有多形性,多数呈圆形或卵圆形,直径为 75~210nm(平均 120nm)(图 31-2);汉坦病毒的这种多形性在新分离的病毒表现得尤为明显,而经过连续体外传代培养,其形态和大小则趋于一致。**病毒颗粒表面有包膜**,包膜表面有突起,由 Gn 和 Gc 糖蛋白组成。汉坦病毒的 NP 具有很强的免疫原性,可刺激机体的体液免疫和细胞免疫应答;Gn 和 Gc 糖蛋白上均有中和抗原位点和血凝活性位点。病毒在 pH 5.6~6.4 时可凝集鹅红细胞。

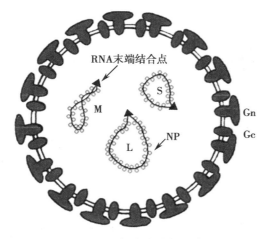

图 31-1　汉坦病毒结构模式图
L、M、S 为基因片段;Gn、Gc 为包膜糖蛋白;NP 为核衣壳蛋白。

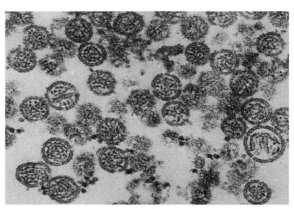

图 31-2　汉坦病毒形态(×90 000)

（二）培养特性

多种传代、原代及二倍体细胞均对汉坦病毒敏感。实验室常用非洲绿猴肾细胞 Vero E6 来分离培养该病毒。**汉坦病毒在培养的细胞中生长较为缓慢**，病毒滴度一般在接种病毒后的 7～14 天后才达高峰。不同型别甚至同一型别的不同病毒株在细胞中的生长速率有一定的差别，这主要与病毒在培养系统中的适应性有关，与病毒致病性的强弱可能也有一定关系。目前适合汉坦病毒生长的几种细胞系在**病毒感染后大多并不产生明显的细胞病变**（CPE），通常需采用免疫学方法来检测证实；部分毒株在感染的 Vero 细胞中可观察到典型的 CPE，其特征为细胞黏聚、融合及出现网格样改变。

汉坦病毒对大多数啮齿动物（黑线姬鼠、小白鼠、大白鼠、长爪沙鼠等）均呈自限性的隐性感染，仅有小白鼠乳鼠和几种免疫缺陷动物（如裸鼠、接受免疫抑制剂的金黄地鼠等）在接种感染后可出现不同的发病症状甚至死亡。

（三）抵抗力

汉坦病毒抵抗力不强。对酸和脂溶剂（如乙醚、三氯甲烷、丙酮、苯等）敏感；一般消毒剂如苯扎溴铵等能灭活病毒；56～60℃ 1 小时、紫外线照射（50cm、1 小时）以及 ^{60}Co 照射等也可灭活病毒。

二、流行病学特征

（一）传染源和储存宿主

HFRS 是一种多宿主的自然疫源性疾病，其**主要宿主动物和传染源均为啮齿动物**，在啮齿动物中又主要是鼠科中的姬鼠属、家鼠属和仓鼠科中的林䶄属、白足鼠属等。一般认为汉坦病毒有较严格的宿主特异性，不同型别的汉坦病毒有着不同的啮齿动物宿主，因此，不同型别汉坦病毒的分布主要是由宿主动物的分布不同所决定的。

（二）传播途径

HFRS 的传播途径尚未完全确定。目前认为可能的途径有 3 类 5 种，即动物源性传播（包括通过呼吸道、消化道和伤口途径）、垂直（胎盘）传播和虫媒（螨）传播。其中**动物源性传播是主要的传播途径**，即携带病毒的动物通过唾液、尿液、粪便等排出病毒污染环境，人或动物通过呼吸道、消化道摄入或直接接触感染动物受到传染。感染病毒的孕妇有可能经胎盘将病毒传给胎儿，带毒孕鼠亦可将病毒传给胎鼠，这一传播途径对人类 HFRS 的传播意义不大，但对维持该病毒自然疫源地的形成和发展具有重要作用。虽然能够从 HFRS 病人的血、尿中分离到病毒，但尚未见在人-人之间水平传播 HFRS 的报道；只是在 HPS 中证实了存在人-人之间的水平传播。

（三）易感人群

人类对汉坦病毒普遍易感，但多呈隐性感染，仅少数人发病；正常人群的隐性感染率因病毒型别和生产、生活条件的不同而异，从 1%～20% 不等。

（四）HFRS 的流行地区和季节

HFRS 的发生和流行具有明显的地区性和季节性，这与宿主动物的分布与活动密切相关。在我国，汉坦病毒的主要宿主动物和传染源是**黑线姬鼠和褐家鼠**，主要存在姬鼠型（汉滩型）疫区、家鼠型（汉城型）疫区和混合型疫区。姬鼠型疫区的 HFRS 流行高峰在 11～12 月间（6～7 月间还有一小高峰），家鼠型疫区的流行高峰在 3～5 月间，而混合型疫区在冬、春季均可出现流行高峰。

三、致病性与免疫性

（一）致病性

HFRS 的潜伏期一般为两周左右，起病急，发展快。**典型病例具有三大主症**，即发热、出血和肾脏损害；典型临床经过可分为五期，即发热期、低血压休克期、少尿期、多尿期和恢复期。

HFRS 的发病机制及病理变化很复杂，有些环节尚未完全明确，目前认为与病毒的直接损伤作用和免疫病理损伤作用均有关。

1. **病毒的直接损伤作用** 近年来对汉坦病毒受体的研究取得了一定的进展,已证实致病性和非致病性汉坦病毒的主要受体分别是 β_3 和 β_1 整合素。汉坦病毒具有泛嗜性,可感染体内的多种组织细胞,如血管内皮细胞、淋巴细胞、单核巨噬细胞、血小板等,但**主要的靶细胞是血管内皮细胞**。病毒在血管内皮细胞内增殖,引起细胞肿胀和损伤、细胞间隙形成、血管通透性增加,血管内皮生长因子通路在病毒致内皮细胞通透性增加和损伤的过程中起到了重要作用。另外,汉坦病毒感染还可造成血小板的损伤并直接引起细胞凋亡。感染的单核细胞可携带病毒向其他组织扩散。

2. **免疫病理损伤** 汉坦病毒诱导机体产生的体液免疫和细胞免疫具有双重作用,既参与机体对病毒的清除,又可介导对机体的免疫损伤,参与病毒的致病过程。①体液免疫应答:HFRS 病人早期血清中 IgE 和组胺水平明显增高,毛细血管周围有肥大细胞浸润和脱颗粒,说明存在 I 型超敏反应;在 HFRS 发病早期病人血中即产生大量特异性抗体,并迅速形成循环免疫复合物,沉积到小血管、毛细血管、血小板、肾小球、肾小管基底膜等处,随之激活补体,促使肥大细胞及受损血小板释放血管活性物质、凝血因子等参与血管扩张和通透性增加的作用,引起血管和组织的病理损伤,产生低血压、休克和肾脏功能障碍;大量血小板聚集、破坏并发生功能障碍等,是引起广泛出血的原因之一,以上均表明 III 型超敏反应参与了发病。②细胞免疫应答:HFRS 病人急性期外周血中特异性 CD8+ T 细胞、NK 细胞活性增强,IFN、TNF、sIL-2 受体水平明显增高,IL-2 水平下降,提示细胞免疫在汉坦病毒的致病过程中也具有重要作用。

动画

动画

(二) 免疫性

HFRS 病人在发热 1～2 天时即可检测出特异性 IgM 抗体,第 7～10 天达高峰;第 2～3 天可检测出特异性 IgG 抗体,第 14～20 天达高峰,可持续多年甚至终生;但隐性感染产生的免疫力则不持久。在不同的抗体成分中,对机体起免疫保护作用的主要是由病毒包膜糖蛋白刺激产生的中和抗体;细胞免疫在对机体的免疫保护中也起重要作用。HFRS 病后可获稳定而持久的免疫力,二次感染发病者极为罕见。

四、微生物学检查法

(一) 免疫学检查

1. **检测特异性 IgM 抗体** 特异性 IgM 抗体在发病后 1～2 天即可检出,早期阳性率可达 95% 以上,不典型病例或轻型病例亦是如此,因此检测出此抗体具有早期诊断价值。检测方法有间接免疫荧光法和 ELISA,后者又可分为 IgM 捕捉法和间接法,其中以 IgM 捕捉法的敏感性和特异性为最好。

2. **检测特异性 IgG 抗体** 病后特异性 IgG 抗体出现也较早,且维持时间很长,因此需检测双份血清(间隔至少 1 周),第二份血清抗体滴度升高 4 倍以上方可确诊。常用检测方法为间接免疫荧光法和 ELISA。此两种方法还可用于 HFRS 的血清流行病学调查。

此外,目前临床上可以通过使用胶体金试剂盒对病人进行早期快速检测,对于病情的诊断具有辅助意义。

(二) 病毒分离

病毒分离只用于少数情况下,如某一地区首例 HFRS 病人的确定,或怀疑感染新的病毒亚型等。取病人急性期血液(或死者脏器组织)或感染动物肺、脑等组织接种于 Vero E6 细胞,培养 7～14 天后,用免疫荧光染色法检查细胞内是否有病毒抗原,胞质内出现黄绿色颗粒状荧光为阳性。也可取检材通过颅内接种小白鼠乳鼠,逐日观察动物有无发病或死亡,并定期取动物脑、肺等组织,用免疫荧光法或 ELISA 法检查是否有病毒抗原。用细胞或动物分离培养阴性者应继续盲传,连续三代阴性者方能肯定为阴性。

五、防治原则

(一) 预防

一般预防主要采取灭鼠、防鼠、灭虫、消毒和个人防护措施。目前国内使用的 HFRS 疫苗主要是细胞培养灭活双价疫苗(汉滩型和汉城型),接种人体后可刺激产生特异性抗体,对预防 HFRS 有较好效果。

(二) 治疗

对于 HFRS 早期病人,一般均采用卧床休息,以及以调节水与电解质平衡为主的综合对症治疗措施,利巴韦林具有一定疗效。

我国研制的抗肾综合征出血热病毒单克隆抗体的临床试验结果表明,安全性好,疗效确切,优于常规治疗药物。

第二节 ｜ 克里米亚-刚果出血热病毒

克里米亚-刚果出血热病毒(Crimean-Congo hemorrhagic fever virus)引起以发热、出血、高病死率为主要特征的克里米亚-刚果出血热。该病 1944 年首先发现于克里米亚半岛,1967 年从病人及疫区捕获的硬蜱中分离到病毒,并证实该病毒与 1956 年从刚果的一名发热儿童中分离到的病毒相同,于是命名为克里米亚-刚果出血热病毒。1965 年,我国新疆部分地区发生了一种以急性发热伴严重出血为特征的急性传染病,该病与当时国内其他地区流行的出血热不同,故称为**新疆出血热**;后来从病人的血液、尸体内脏及疫区捕获的硬蜱中分离出了病毒,经形态学和血清学等研究证实,该病毒与已知的克里米亚-刚果出血热病毒相同,因此,新疆出血热实际上是克里米亚-刚果出血热在新疆地区的流行。

一、生物学和流行病学特征

克里米亚-刚果出血热病毒属于布尼亚病毒目的**内罗病毒科**(*Nairoviridae*)的**正内罗病毒属**(*Orthonairovirus*)。其基因组为单股负链 RNA,大小约为 17.1~22.8kbp,分为 L、M、S 三个片段,分别编码病毒的 RNA 聚合酶(L)、包膜糖蛋白(Gn 和 Gc)和核衣壳蛋白(NP)。该病毒的**形态、结构、培养特性和抵抗力等与汉坦病毒相似**,但抗原性、传播媒介、传播方式、致病性以及部分储存宿主却不相同。

克里米亚-刚果出血热是一种自然疫源性疾病。除野生啮齿类动物外,牛、羊、马、骆驼等家畜及野兔、刺猬和狐狸等也是病毒的主要储存宿主。**硬蜱**特别是亚洲璃眼蜱(*Hyalomma asiaticum*)**既是该病毒的传播媒介**,也因病毒在蜱体内可经卵传代而成为储存宿主。该病的传播途径包括虫媒传播、动物源性传播和人-人传播。虫媒传播是主要的传播途径,通过带毒硬蜱的叮咬而感染;动物源性传播主要指与带毒动物直接接触或与带毒动物的血液、排泄物接触传播;人-人传播主要通过接触病人的血液、呼吸道分泌物、排泄物等引起感染。

克里米亚-刚果出血热的发生有明显的地区性和季节性。我国主要见于新疆地区,青海、云南等地亦有自然疫源地。每年 4~5 月为发病高峰期,这与蜱在自然界的消长情况及牧区活动的繁忙季节相一致。

二、致病性与免疫性

人群普遍易感,但病人多为青壮年。本病的潜伏期为 1~9 天,临床表现为高热、剧烈头痛和肌痛等中毒症状;出血现象明显,轻者多为皮肤黏膜的点状出血,重者可有鼻出血、呕血、血尿、便血甚至低血压休克等;病人一般无明显的肾功能损害。本病的致病机制尚不清楚,可能与 HFRS 相似,即**病毒的直接损害和通过抗体介导的免疫病理损伤均起作用**。

发病后 1 周左右血清中出现中和抗体,2 周左右达高峰,并可持续多年。病后免疫力持久。

三、微生物学检查法和防治原则

采取急性期病人的血清、血液或尸检样本,或动物、蜱的样本,经脑内途径接种小白鼠乳鼠分离病毒,阳性率可达 90% 以上。可采用 RT-PCR 技术检测标本中的病毒核酸,或采用间接免疫荧光试验、ELISA 等检测病人血清中的特异性 IgM 抗体,均可作出早期诊断。

主要预防措施为加强个人防护,防止被硬蜱叮咬,避免与传染源特别是病人的血液或动物血液或脏器等直接接触。我国研制的新疆出血热疫苗(精致乳鼠脑灭活疫苗)已在牧区试用,其免疫预防效果有待进一步考察。

第三节 | 埃博拉病毒

埃博拉病毒(Ebola virus)以首先发现病人的地点——扎伊尔[现称刚果(金)]北部的埃博拉河流域而得名,具有高度传染性,可引起高致死性的出血热,其主要临床特征为高热、全身疼痛、广泛性出血、多器官功能障碍和休克。该病主要流行于非洲,自 1976 年以来已在非洲暴发数次大流行,是迄今为止所发现的**致死率最高的病毒感染之一**。最近的一次暴发流行发生于几内亚、利比里亚、塞拉利昂和尼日利亚等西非国家,自 2013 年 12 月至 2014 年 11 月 12 日,共报告埃博拉病毒感染病例 14 098 例,其中 5 160 人死亡,是有史以来规模最大的一起埃博拉出血热疫情。

一、生物学特性

埃博拉病毒属于**丝状病毒科**(*Filoviridae*)的**埃博拉病毒属**(*Ebolavirus*),其基因组为单负链 RNA,长约 12.7kbp,由 7 个 ORF 组成,依次为 5′-L-VP24-VP30-G-VP40-VP35-N-3′,基因之间有重叠。病毒颗粒为多形性的细长丝状,直径为 80nm,长度差异很大,一般约 800nm,最长可达 1 400nm。核衣壳螺旋对称,有包膜,包膜表面有长约 7nm 的糖蛋白刺突。根据埃博拉病毒抗原的不同,可将其分为五个型别:①扎伊尔型:对人致病性最强,曾多次引起暴发流行;②苏丹型:对人致病性次于扎伊尔型,也曾多次引起暴发流行;③本迪布焦型:对人致病性更次,曾引起过两次暴发流行;④塔伊森林型:也称科特迪瓦型,对黑猩猩致病性强,对人致病性较弱;⑤莱斯顿型:至今尚无引起人类疾病的相关报道。

埃博拉病毒可在多种培养细胞中生长,最常用的是 Vero 细胞、MA-104 细胞、SW-13 细胞及人脐静脉内皮细胞等。病毒在细胞胞质内增殖,以出芽方式释放。

埃博拉病毒的抵抗力不强,对紫外线、脂溶剂、β-丙内酯、酚类及次氯酸敏感;60℃、30 分钟可将该病毒灭活,但在室温(20℃)下病毒可稳定地保持其感染性。

二、流行病学特征

埃博拉病毒的自然储存宿主目前还不清楚,狐蝠科的果蝠可能是其中之一;终末宿主是人类和非人灵长类,如大猩猩、黑猩猩、猕猴等。埃博拉病毒可经感染的人和非人灵长类传播。传播途径主要有:①密切接触:急性期病人血液中病毒含量非常高,这种高病毒血症可持续至病人死亡;病人的呕吐物、排泄物和结膜分泌物等都具有高度的传染性。接触病人的血液、体液和排泄物是产生感染病例的最重要原因。医护人员或病人家庭成员与病人密切接触是造成埃博拉出血热扩大蔓延的一个重要因素。②注射传播:使用受到污染、未经消毒的注射器和针头可造成埃博拉出血热的传播。③空气传播:研究证实,猕猴中埃博拉出血热的传播可因气溶胶引起,但该途径在人类埃博拉出血热传播中的作用尚有待证实。

三、致病性与免疫性

埃博拉病毒主要在猴群中传播,通过猴传给人,并在人群间传播和流行。病毒通过皮肤黏膜侵入宿主,主要在肝内增殖,亦可在血管内皮细胞、单核巨噬细胞及肾上腺皮质细胞等增殖,导致血管内皮细胞损伤。组织细胞溶解、器官坏死和严重的病毒血症。单核巨噬细胞释放 TNF-α 等炎症介质及血管内皮细胞损伤是导致毛细血管通透性增加、皮疹、广泛性出血和低血容量性休克的主要原因。

埃博拉出血热的潜伏期为 2～21 天。临床特征是突发起病,开始表现为高热、头痛、肌痛等,随后病情迅速进展,出现恶心、呕吐、腹痛、腹泻等,随后可发生出血现象,表现为黏膜出血、呕血、黑便等。病人明显消瘦、虚脱和感觉迟钝。发病后 7～16 天常因休克、多器官功能障碍而死亡。

病人发病 7～10 天后出现特异性 IgM、IgG 抗体,但即使在疾病的恢复期也难检出中和抗体。

四、微生物学检查法和防治原则

由于埃博拉病毒传染性极强,其微生物学检验必须在 BSL-4 级生物安全实验室中进行。在实验室检查中,必须仔细收集和处理标本,严格安全防御措施。可用组织和血液标本做动物接种或细胞培养以分离病毒;并可用病毒感染的 Vero 细胞或其提取物作抗原,以免疫荧光法和 ELISA 检测血清抗体;还可用 RT-PCR 法检测病毒 RNA。

目前处于研发阶段和临床试验阶段的埃博拉疫苗主要包括灭活疫苗、减毒活疫苗、重组载体疫苗以及亚单位疫苗等。我国目前已批准了重组埃博拉病毒病疫苗(腺病毒载体)的新药注册申请,这是我国独立研发并具有自主知识产权的疫苗。

埃博拉出血热的预防需采取综合性措施,包括发现可疑病人应立即隔离,严格消毒病人接触过的物品及其分泌物、排泄物和血液等,尸体应立即火化。与病人密切接触者应受到监视,出现发热时立即入院隔离。

埃博拉出血热的治疗很困难,目前被批准应用治疗扎伊尔型埃博拉病毒感染的有两种治疗药物:一种是三种单克隆抗体混合的鸡尾酒疗法(Inmazeb);一种是单克隆抗体 Ebanga,同时采取强化支持疗法。

本章目标测试

(吴兴安)

第三十二章 | 疱疹病毒

学习目标

1. 描述疱疹病毒科成员的共同特点。
2. 列举人疱疹病毒的主要生物学特征。
3. 描述重要人疱疹病毒感染在疾病发生中的致病作用及其机制。
4. 分析疱疹病毒潜伏感染对病原体与宿主的临床意义。

疱疹病毒（herpes virus）归属于疱疹病毒科（*Herpesviridae*），为一类生物学特性相似的双链 DNA 包膜病毒。根据基因组、复制周期、宿主范围、受染细胞病变效应及潜伏感染等特点，将已知的 100 多种疱疹病毒分为 α、β、γ 三个亚科。目前发现 9 种与人感染相关的人疱疹病毒（human herpes virus，HHV）：单纯疱疹病毒 1 型（herpes simplex virus type 1，HSV-1）、单纯疱疹病毒 2 型（herpes simplex virus type 2，HSV-2）、水痘-带状疱疹病毒（varicella-zoster virus，VZV）属 α 疱疹病毒亚科（*Alphaherpesvirinae*），潜伏于神经节；人巨细胞病毒（human cytomegalovirus，HCMV）、人疱疹病毒 6A 型（human herpesvirus 6A，HHV-6A）、人疱疹病毒 6B 型（human herpesvirus 6B，HHV-6B）、人疱疹病毒 7 型（human herpesvirus 7，HHV-7）属 β 疱疹病毒亚科（*Betaherpesvirinae*），潜伏于多种组织；EB 病毒（Epstein-Barr virus，EBV）、人疱疹病毒 8 型（human herpesvirus 8，HHV-8）属 γ 疱疹病毒亚科（*Gammaherpesvirinae*），主要潜伏于淋巴细胞（表 32-1）。此外，猴疱疹病毒 B（simian herpes B virus）偶可感染人，引起神经系统症状或致死性脑脊髓炎，病死率高达 80%。

表 32-1　人疱疹病毒的主要生物学特征及所致疾病

亚科	正式命名	常用名	易感细胞	细胞病变	潜伏部位	传播途径	所致疾病
α	人疱疹病毒 1 型（HHV-1）	单纯疱疹病毒 1 型（HSV-1）	上皮细胞、成纤维细胞	杀（溶）细胞性感染	三叉神经节、颈上神经节	接触传播	唇疱疹、角膜炎、脑炎等
	人疱疹病毒 2 型（HHV-2）	单纯疱疹病毒 2 型（HSV-2）			骶神经节	性传播、垂直传播	生殖器疱疹、新生儿疱疹
	人疱疹病毒 3 型（HHV-3）	水痘-带状疱疹病毒（VZV）			脊髓后根神经节、脑神经感觉神经节	飞沫传播、接触传播	水痘、带状疱疹
β	人疱疹病毒 5 型（HHV-5）	人巨细胞病毒（HCMV）	白细胞、上皮细胞、成纤维细胞	巨大细胞病变	髓系前体细胞、分泌性腺体、肾脏、白细胞等	接触传播、性传播、医源性传播、垂直传播	巨细胞包涵体病、巨细胞病毒单核细胞增多症、间质性肺炎、巨细胞病毒性肝炎、脑炎
	人疱疹病毒 6A 型（HHV-6A）	人疱疹病毒 6A 型（HHV-6A）	淋巴细胞	气球样病变	淋巴组织、唾液腺	唾液传播、血液传播、医源性传播	未明确

续表

亚科	正式命名	常用名	易感细胞	细胞病变	潜伏部位	传播途径	所致疾病
	人疱疹病毒6B型（HHV-6）	人疱疹病毒6B型（HHV-6B）	淋巴细胞		淋巴组织、唾液腺	唾液传播、血液传播、医源性传播	婴幼儿急疹
	人疱疹病毒7型（HHV-7）	人疱疹病毒7型（HHV-7）	CD4$^+$T细胞		唾液腺	唾液传播	未明确
γ	人疱疹病毒4型（HHV-4）	EB病毒（EBV）	B细胞	细胞病变少见，具有细胞转化能力	B细胞、淋巴组织	唾液传播、性传播	传染性单核细胞增多症、Burkitt淋巴瘤、鼻咽癌
	人疱疹病毒8型（HHV-8）	卡波西肉瘤相关疱疹病毒（KSHV）	B细胞、内皮细胞		B细胞、内皮细胞等	性传播、唾液传播、血液传播、医源性传播	卡波西肉瘤、原发性渗出性淋巴瘤、多中心Castleman病

疱疹病毒科成员的共同特征如下：

1. 生物学特性　①直径约150～200nm的球形病毒。核衣壳呈二十面立体对称，外围一层被膜（tegument），其外层为包膜，包膜上有病毒糖蛋白（图32-1）。②病毒基因组为长约120～240kbp的线性dsDNA，多数由长独特序列（unique long，UL）和短独特序列（unique short，US）共价连接组成，基因组中间与两端分别有重复序列，可重组形成异构体。③病毒基因组编码的DNA聚合酶、解旋酶、胸苷激酶、转录因子、蛋白激酶等功能蛋白，参与病毒复制、核酸代谢、DNA合成和基因表达等，并可作为抗病毒药物作用靶点。④机体抗疱疹病毒感染以细胞免疫为主。

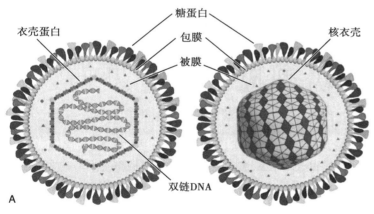
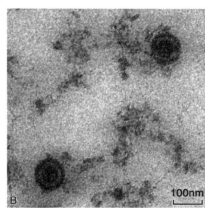

图32-1　疱疹病毒的形态与结构
A.示意图；B.电镜照片。

2. 病毒复制　病毒与细胞受体相互作用后，其包膜与细胞膜融合，核衣壳与核膜相连，将病毒基因组释放至核内，开启病毒基因转录和蛋白质合成过程。病毒蛋白根据级联表达顺序分为即刻早期蛋白（α蛋白）、早期蛋白（β蛋白）和晚期蛋白（γ蛋白）。①即刻早期蛋白（immediate early protein），为DNA结合蛋白，可促进早期蛋白和晚期蛋白的合成，抑制细胞DNA修复酶，维持病毒基因组线性化；②早期蛋白（early protein），主要是转录因子和聚合酶等，参与病毒DNA复制、转录和蛋白质合成；③晚期蛋白（late protein），主要是结构蛋白，在病毒基因组复制后产生，对即刻早期蛋白和早期蛋白有反馈抑制作用。在潜伏感染期，病毒基因组在细胞DNA修复酶的作用下呈环状，并潜伏于细胞内，仅产生潜伏相关转录体（latency-associated transcripts，LAT），但不能翻译蛋白。在增殖性感染期，病毒基因组在即刻早期蛋白的作用下呈线性化,进行 DNA 复制和转录,产生感染性病毒颗粒。DNA 复制和装配均在细胞核内进行,核衣壳通过核膜或高尔基体以出芽方式获得包膜,以胞吐或细胞溶解方式释放病毒。子代病毒也可通过细胞间桥或细胞融合方式在细胞之间直接扩散,此时感染细胞与邻近未感染细胞的融合,易形成多核巨细胞。

3. **感染类型** 病毒感染细胞后,可表现为杀(溶)细胞性感染、潜伏感染、整合感染或先天性感染。潜伏感染是疱疹病毒感染的最重要特征,在机体免疫力低下等内外因素刺激下,潜伏病毒再激活(reactivation)并大量增殖。部分疱疹病毒的基因组可整合于宿主细胞染色体,导致细胞转化与肿瘤形成,如 EBV 与鼻咽癌等。部分疱疹病毒(如 HCMV、HSV)可经胎盘感染胎儿引起畸形,也可经产道、母乳引发围产期感染。

第一节 │ 单纯疱疹病毒

单纯疱疹病毒(herpes simplex virus,HSV)有 HSV-1(即 HHV-1)和 HSV-2(即 HHV-2)两种血清型。HSV 的宿主范围广泛,可感染人和多种动物,包括家兔、豚鼠和小鼠等。HSV 在人群中普遍感染,可致龈口炎、角膜结膜炎、脑炎、生殖道感染和新生儿感染等多种疾病,在神经元细胞潜伏感染,复发常见。

一、生物学性状

1. **血清型** HSV-1 和 HSV-2 的基因组结构相似,核酸序列同源性约 50%,可通过序列测定或限制性内切酶谱分析等区分,具有型特异性抗原。传播途径上,HSV-1 主要通过密切接触感染,如飞沫或直接接触唾液传播;HSV-2 主要通过性接触传播或新生儿经母体生殖道感染,因此所致疾病的临床表现不同。

2. **基因组** HSV 基因组长约 150kbp,编码至少 70 多种蛋白,其中病毒编码的酶类可作为抗病毒药物的靶标,如促进核苷酸合成的核糖核苷酸还原酶和胸苷激酶、催化病毒 DNA 复制的 DNA 聚合酶等。

3. **糖蛋白** HSV 编码至少 11 种包膜糖蛋白,以单体或复合体形式在病毒复制和致病过程中发挥重要作用,包括 gB、gC、gD、gE、gG、gH、gI、gJ、gK、gL、gM。其中 gB、gC、gD 和 gH 均为黏附性糖蛋白,gB 具有黏附和融合功能,gD 是免疫原性最强的中和抗原。gC、gE 和 gI 均为结构糖蛋白,具有免疫逃逸功能,gC 是补体 C3b 的受体,gE/gI 复合物是 IgG Fc 的受体,能阻止抗体的抗病毒作用。gG 分为 gG-1 和 gG-2,是区分 HSV-1 和 HSV-2 血清型的型特异性糖蛋白。

二、致病性与免疫性

HSV 在人群中感染率高,主要经密切接触和性接触传播。病毒经破损皮肤或黏膜进入人体,引起以水疱为主的皮肤损伤,浆液中充满感染性病毒颗粒和细胞碎片,在水疱基底部有典型的多核巨细胞。HSV 可在多种细胞中迅速增殖(如人胚肺成纤维细胞、人胚肾细胞、地鼠肾细胞等),常在 48 小时内出现致细胞病变效应、嗜酸性核内包涵体和细胞融合。

(一)感染类型

1. **原发感染(primary infection)** 主要表现为局部皮肤黏膜的疱疹,潜伏期 2~12 天(平均 3~5 天),病程持续 2~3 周。HSV-1 原发感染较轻,仅 10%~15% 呈显性感染,全身感染少见,以腰以上部位感染为主,常见为疱疹性龈口炎。免疫缺陷病人(如移植、血液病或艾滋病病人等)由于无法限制病毒复制,易发生严重疱疹病毒感染,好发于呼吸道、食管、肠道黏膜等部位,神经系统受累易引起病毒性脑炎。HSV-2 原发感染以腰以下及生殖器感染为主,常见为生殖器疱疹(genital herpes),为典型的性传播疾病(sexually transmitted disease,STD)。

2. **潜伏感染(latent infection)** 原发感染后,机体特异性免疫将大部分 HSV 清除而使症状消失。残存的少量病毒沿感觉轴突神经上行至感觉神经节,以非复制状态潜伏于神经细胞,并持续终生。HSV-1 主要潜伏于三叉神经节和颈上神经节,HSV-2 潜伏于骶神经节。处于潜伏感染状态的 HSV 不复制,故对抗病毒药物不敏感。

3. **复发性感染** 机体在非特异性因素（如发热、寒冷、日晒、月经期、情绪紧张或其他病原体感染等）刺激下或短暂抑制细胞免疫时，潜伏 HSV 被激活后沿感觉神经纤维轴索下行，在末梢支配的上皮细胞中复制，引起同一部位复发性局部疱疹（图 32-2）。可反复经历"潜伏-复发-潜伏"，频率因人而异。由于机体的免疫应答，复发性感染一般病程短、病损轻、感染局限，但可排出病毒，具有传染性。

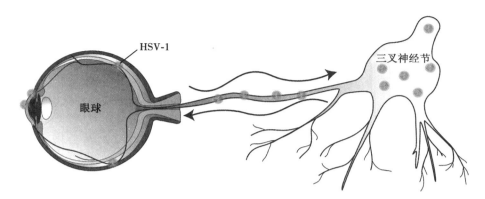

图 32-2　单纯疱疹病毒致疱疹性角膜结膜炎的感染模式图

（二）所致疾病

1. 与 HSV-1 感染有关的主要疾病

（1）疱疹性龈口炎：多为儿童时期原发感染，以发热、口腔内水疱性损伤为主。

（2）唇疱疹：多为复发性感染，表现为口唇、鼻腔黏膜皮肤交界处的成群水疱。

（3）疱疹性角膜结膜炎：以角膜溃疡为主，常伴结膜上皮细胞损伤，严重复发可致角膜瘢痕和失明。

（4）疱疹性脑炎：原发感染和复发性感染均可引起，常出现神经系统后遗症，病死率高。

2. 与 HSV-2 感染有关的主要疾病

（1）生殖器疱疹：男女生殖道（如阴茎、宫颈、外阴、阴道和会阴部等）出现水疱性溃疡性病变，伴剧痛、发热和腹股沟淋巴结肿。原发感染病程约 3 周，复发性感染症状较轻。

（2）新生儿疱疹：感染途径包括宫内、产道和产后接触感染，其中 75% 经产道感染。患有急性期生殖器疱疹的孕妇自然分娩时，新生儿经产道感染，引起皮肤、眼和口等暴露部位发生局部疱疹，重症患儿表现为疱疹性脑炎或全身播散性感染。重症患儿的预后差，病死率达 80%，存活者常伴有永久性神经损伤。孕妇原发感染或潜伏病毒激活，HSV-1 和 HSV-2 均可经胎盘或经宫颈逆行感染胎儿，诱发流产、早产、死胎或先天性畸形等。

（三）免疫

干扰素、NK 细胞、迟发型超敏反应和 CTL 在抗 HSV 原发感染和复发性感染中发挥主要作用。抗病毒表面糖蛋白的中和抗体可阻断游离病毒感染，但不能阻止潜伏病毒的激活，因此与病毒复发频率无关。病毒糖蛋白 gC 和 gE/gI 复合物可分别与补体 C3 和抗体 Fc 段结合，抑制体液免疫的抗病毒作用。

三、微生物学检查法

1. **细胞学诊断** 刮取宫颈黏膜、皮肤、口腔、角膜等疱疹病损组织的基底部材料作涂片，运用免疫荧光或免疫酶技术检查 HSV 特异性抗原，也可用 Wright-Giemsa 染色标本，镜检寻找细胞核内包涵体及多核巨细胞。

2. **特异性抗体检测** 常用 ELISA 和间接免疫荧光法检测 HSV 抗体。特异性 IgM 抗体阳性提示近期感染，特异性 IgG 抗体检测常用于流行病学调查。

3. **核酸检测** 应用 PCR 或原位杂交技术检测标本中的 HSV DNA，尤其是脑脊液标本的 HSV 核酸检测是诊断疱疹性脑炎的标准方法。

4. **分离培养** 采集水疱液、唾液、角膜拭子、阴道拭子或脑脊液等标本，常规处理后接种于人胚肾细胞等易感细胞进行病毒分离培养，根据感染后 2～3 天是否出现细胞肿胀、变圆、折光性增强和多核巨细胞等细胞病变可初步判定，再采用中和试验或 DNA 酶切电泳等方法进行鉴定。

四、防治原则

目前 HSV 糖蛋白亚单位疫苗尚处研制阶段。新生儿和湿疹病人应避免与活动期 HSV 感染者接触。提倡安全性生活,在外阴及肛门皮肤黏膜受损时,避免接触被污染的浴巾或共用马桶圈等设施。抗病毒药阿昔洛韦(acyclovir,ACV)和更昔洛韦(ganciclovir,GCV)等对生殖器疱疹、疱疹性脑炎及复发性疱疹病毒感染和疱疹性角膜炎等具有较好疗效,但不能清除潜伏状态的病毒或防止复发性感染。

第二节 │ 水痘-带状疱疹病毒

水痘-带状疱疹病毒(varicella-zoster virus,VZV)也称人疱疹病毒 3 型(human herpes virus 3,HHV-3),在儿童时期原发感染时引发水痘(varicella),病愈后潜伏在体内,潜伏病毒再激活后引起带状疱疹(zoster)。

一、生物学性状

VZV 只有一个血清型,无动物储存宿主。主要生物学特性包括:①基因组长约 120～130kbp,编码约 70 种蛋白;②能在人或猴成纤维细胞或人上皮细胞中增殖,形成嗜酸性包涵体和多核巨细胞;③编码胸苷激酶,对抗病毒药物敏感;④潜伏于脊髓后根神经节或脑神经的感觉神经节;⑤原发感染主要由呼吸道传播,经病毒血症播散至皮肤,皮肤损伤以水疱为特征。

二、致病性与免疫性

人类是 VZV 的唯一宿主,皮肤为主要靶组织。VZV 传染性强,通过飞沫或直接接触传播,水痘病人急性期水疱内容物、上呼吸道分泌物或带状疱疹病人水疱内容物均含有高滴度病毒颗粒,带状疱疹病人也可成为儿童水痘的传染源。儿童普遍易感,发病率高达 90%。

(一)感染类型

1. 原发感染 主要表现为水痘。病毒经飞沫传播或接触传播感染机体后,先在局部淋巴结中增殖,随后经血流和淋巴系统进入肝和脾中大量复制,11～13 天后再次进入血流引起第二次病毒血症,并播散至全身皮肤。经 2～3 周潜伏期后皮肤出现广泛斑丘疹、水疱疹,并可发展为脓疱疹。皮疹呈向心性分布,以躯干较多,数天后结痂,无继发感染者痂脱落不留瘢痕。

儿童水痘一般为自限性,症状较轻。成人水痘病情较重,20%～30% 会并发病毒性肺炎,病死率高。妊娠期罹患水痘症状严重,并可经胎盘传播导致胎儿畸形、流产或死胎;新生儿水痘常呈播散性,病死率高。在细胞免疫缺陷或长期使用免疫抑制剂的儿童可表现为重症水痘,常并发肺炎、脑炎等致死性疾病。

2. 复发性感染 多表现为带状疱疹。原发感染后,少量病毒潜伏于脊髓后根神经节或脑神经的感觉神经节中。约 10%～20% 水痘病人成年后,在免疫力低下或某些非特异性因素刺激下,潜伏的病毒被激活,沿感觉神经轴突到达所支配的皮肤细胞,在细胞内增殖引起疱疹。疱疹沿感觉神经支配的皮肤分布,串联成带状,多见于身体单侧胸部、腹部或头颈部,病人疼痛剧烈。罹患肿瘤、器官移植、接受激素治疗及 HIV 感染人群合并带状疱疹时可出现严重并发症。

(二)免疫性

细胞免疫在限制疾病发展和感染恢复中发挥重要作用。机体产生的特异性抗体可限制病毒经血流播散,但不能清除神经节中的病毒,因此不能阻止带状疱疹发生。VZV 可通过编码下调 MHC Ⅰ、Ⅱ类分子的病毒产物等实现免疫逃逸。

三、微生物学检查法与防治原则

(一)微生物学检查

根据临床表现即可诊断水痘和带状疱疹,一般不依赖病毒的分离培养。必要时取疱疹基底部标本、皮肤刮取物、水疱液、活检组织等做 H-E 染色，检查核内嗜酸性包涵体和多核巨细胞等；或用直接免疫荧光法检测病毒抗原；或用 ELISA、间接免疫荧光和微量中和试验等检测特异性 IgM 抗体。也可用原位杂交或 PCR 检测组织或体液中的病毒核酸。

（二）防治原则

VZV 减毒活疫苗已用于 1 岁以上健康易感儿童的特异性预防。带状疱疹减毒活疫苗和重组蛋白疫苗的接种人群为患有慢性疾病和 60 岁以上的老年人，可降低带状疱疹的发生机会和减轻严重程度。在接触传染源 72～96 小时内接种水痘-带状疱疹病毒免疫球蛋白（varicella-zoster virus immunoglobulin，VZV Ig），对预防感染或减轻临床症状有一定效果，对免疫抑制病人尤为重要，但无治疗和预防带状疱疹的作用。

阿糖腺苷、阿昔洛韦和干扰素等抗病毒药物可用于治疗免疫抑制患儿的水痘、成人水痘和带状疱疹，正常儿童患水痘一般不需采用抗病毒治疗。

第三节 ｜ 人巨细胞病毒

人巨细胞病毒（human cytomegalovirus，HCMV）也称人疱疹病毒 5 型（human herpes virus 5，HHV-5），因感染后导致细胞呈现变大、肿胀、折光性增强的"巨大细胞"样致细胞病变作用而得名。HCMV 在人群中感染率高，严重感染常见于免疫力低下的个体，导致 HCMV 肺炎、溃疡性结肠炎等严重的终末器官疾病。HCMV 是引起先天性畸形的最常见病原体之一。

一、生物学性状

HCMV 直径约 180～250nm。基因组长约 240kbp，编码超过 200 种蛋白，其包膜糖蛋白具有 Fc 受体的功能。目前仅发现一个血清型，根据不同 HCMV 病毒株的抗原性分为 3～4 个血清亚型。

HCMV 具有严格的种属特异性，人类是唯一宿主，目前尚无 HCMV 感染动物模型。HCMV 在体外仅在人成纤维细胞中缓慢增殖，通常感染 2～6 周才能出现细胞病变，表现为细胞肿胀、变圆、核增大、形成巨大细胞等。在感染细胞核内的核周区域观察到一轮"晕"的大型嗜酸性包涵体（图 32-3）。HCMV 主要通过细胞间桥或细胞融合方式直接扩散，因此在培养物中游离病毒很少。HCMV 对脂溶剂敏感，56℃加热 30 分钟、酸、紫外线照射均有灭活作用。

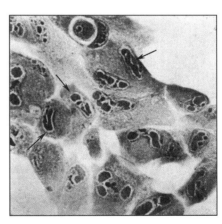

图 32-3　人巨细胞病毒感染人胚成纤维细胞（×400）
箭头所指为核内包涵体。

二、致病性与免疫性

HCMV 在人群中的感染极为普遍，我国成人 HCMV 抗体阳性率达 60%～90%。原发感染通常发生在 2 岁以下，以隐性感染为主，仅少数人出现临床表现。在机体免疫功能低下时，可导致多个器官和系统受累造成严重疾病。病毒主要潜伏于唾液腺、乳腺、肾脏、外周血单核细胞和淋巴细胞。

HCMV 的传染源为病人及隐性感染者，感染后多数人可长期带毒。病毒可持续或间歇从感染者的唾液、乳汁、尿液、泪液、精液、宫颈及阴道分泌物排出，以水平或垂直方式传播。传播途径包括：①接触传播：经口-口或手-口等途径接触带病毒分泌物或物品传播；②性传播；③医源性传播：如输血、器官移植时；④母婴传播：通过胎盘传给胎儿（先天性感染），或经产道或哺乳传给新生儿（围产期感染）。

（一）感染类型

1. 先天性感染（congenital infection）　孕妇在孕期 3 个月内发生原发感染或潜伏病毒再激活时，

病毒可通过胎盘或经宫颈上行,引起胎儿原发感染,出现死胎、流产或先天性疾病。先天性感染率为0.5%~2.5%,其中5%~10%的新生儿出现临床症状,表现为肝脾大、黄疸、血小板减少性紫癜、溶血性贫血及神经系统损伤,称为巨细胞包涵体病(cytomegalic inclusion disease,CID)。少数出现小头畸形和智力低下等先天性畸形,约10%亚临床感染患儿在出生后数月至数年出现智力低下和先天性耳聋等。

2. 围产期感染(perinatal infection) 新生儿可经产道或母乳感染HCMV。由于存在母源抗体,一般多无明显临床症状。少数患儿表现为短暂的间质性肺炎、肝脾轻度肿大、黄疸等,多数预后良好。

3. 原发感染 通常呈隐性感染,成人和儿童均可发生,少数感染者出现临床症状,表现为巨细胞病毒单核细胞增多症,伴有疲劳、肌痛、发热、肝功能异常和单核细胞增多等轻微症状,少见并发症。原发感染后建立终生潜伏感染,在某些诱因影响下,病毒再激活引起复发性感染。

4. 免疫功能低下者感染 在免疫功能低下者(如器官移植、艾滋病、白血病、淋巴瘤或长期使用免疫抑制剂者等)中,HCMV原发感染或复发性感染均可引起严重疾病,如HCMV肺炎、肝炎、脑膜炎等。HCMV是艾滋病病人最常见的机会感染病原体之一,常导致视网膜炎。

(二)免疫性

HCMV感染诱导机体产生特异性IgG、IgM和IgA抗体,但不能阻止潜伏病毒再激活。母源抗体可减轻新生儿感染症状,但不能完全阻断胎盘传播和围产期感染。NK细胞和细胞免疫在限制病毒播散和潜伏病毒激活中发挥重要作用,因此细胞免疫缺陷病人是HCMV感染的高危人群。

三、微生物学检查法与防治原则

1. 细胞学检查 收集咽喉洗液、尿液等标本,经离心后取沉渣涂片。经Giemsa染色镜检,观察巨大细胞及嗜酸性包涵体。该方法简便,可用于辅助诊断,但阳性率不高。

2. 特异性抗体检测 常用ELISA检测HCMV IgM抗体以辅助诊断HCMV近期感染。由于HCMV IgM抗体不能经胎盘传给胎儿,故如从新生儿血清中查出HCMV IgM抗体,表示存在宫内感染。HCMV IgG抗体检测可用于统计人群感染率。

3. 核酸检测 采用qPCR检测标本中病毒DNA拷贝数,或用RT-PCR法检测病毒mRNA。

4. 分离培养 取中段晨尿、血液、咽部和宫颈分泌物等接种于人胚肺成纤维细胞,培养4~6周后观察细胞病变。也可在玻片上短期培养2~4天后,用免疫荧光或酶联免疫技术检测病毒早期抗原(如pp65蛋白)。

由于HCMV减毒活疫苗具有致潜伏感染和致癌的风险,目前尚无安全有效的疫苗。高效价抗HCMV免疫球蛋白及更昔洛韦等抗病毒药物的联合应用,可用于治疗严重HCMV感染。

第四节 | EB病毒

EB病毒(Epstein-Barr virus,EBV)也称人疱疹病毒4型(human herpes virus 4,HHV-4),由Epstein和Barr等于1964年从非洲儿童恶性淋巴瘤(也称Burkitt淋巴瘤/伯基特淋巴瘤)细胞培养物中首次发现。EBV感染与传染性单核细胞增多症以及Burkitt淋巴瘤、鼻咽癌等恶性肿瘤密切相关,故是一种重要的人类肿瘤病毒。

一、生物学性状

1. 形态结构 直径约180nm的球形包膜病毒。基因组为线性dsDNA,长约172kbp,至少编码100多种病毒蛋白。根据EBV核抗原2(EB nuclear antigen 2,EBNA 2)基因不同,EBV分为A型(1型)和B型(2型),A型在世界范围广泛流行,B型多见于非洲地区。

2. 病毒复制 EBV的靶细胞主要为B淋巴细胞。EBV包膜糖蛋白gp350/gp220与B淋巴细胞表面C3d补体受体分子(CD21或CR2)结合,gH、gL和gB介导病毒包膜与细胞融合。进入B淋巴细胞后,EBV直接进入潜伏状态,仅表达有限的病毒蛋白,一定条件下可被激活进入复制周期。

3. 培养特性 EBV在体内可感染口咽部、腮腺和宫颈上皮细胞。常规方法尚不能体外培养EBV。用EBV感染人B淋巴细胞可建立永生化的细胞系,但只有少数细胞产生病毒颗粒。

4. 病毒抗原 EBV在不同感染状态下表达不同的抗原,具有临床诊断意义。

(1)增殖性感染期表达的抗原:①早期抗原(early antigen,EA):为病毒的非结构蛋白,具有DNA聚合酶活性,标志着EBV增殖活跃,病毒进入增殖周期。EA分为EA-R(restricted)和EA-D(diffuse)两种。EA-R局限于细胞质,EA-D弥散于细胞质和细胞核。EA抗体出现于感染早期,Burkitt淋巴瘤病人呈抗EA-R抗体阳性,鼻咽癌病人呈抗EA-D抗体阳性。②晚期抗原:为病毒的结构蛋白,当病毒进入增殖周期时大量表达,包括衣壳抗原(viral capsid antigen,VCA)和膜抗原(membrane antigen,MA)。VCA存在于细胞质和细胞核内。VCA IgM出现早、消失快;VCA IgG出现晚、持续时间长。MA存在于病毒包膜及感染细胞表面,如gp350/gp220,可诱导中和抗体。

(2)潜伏感染期表达的抗原:①EBV核抗原(EB nuclear antigen,EBNA):存在于感染B淋巴细胞核内,为DNA结合蛋白。目前发现6种EBNA,其中EBNA-1是唯一在任何感染状态下均表达的病毒蛋白,主要用于稳定病毒环状附加体,维持病毒基因组在感染过程中不丢失;此外,EBNA-1还具有抑制细胞处理与提呈抗原的功能以逃避CTL的杀伤作用。EBNA-2在细胞永生化过程中发挥关键作用。②潜伏膜蛋白(latent membrane protein,LMP):存在于感染B淋巴细胞膜,包括LMP-1、LMP-2和LMP-3。LMP-1为致癌蛋白,具有抑制细胞凋亡、促进B淋巴细胞转化等活性,在鼻咽癌等上皮细胞源性肿瘤形成中具有重要作用。LMP-2可阻止潜伏病毒再激活。

二、致病性与免疫性

EBV在人群中感染非常普遍,我国3岁左右儿童的EBV抗体阳性率高达90%以上。原发感染时多无明显症状,少数出现咽炎和上呼吸道感染症状,约50%感染者表现为传染性单核细胞增多症。病毒潜伏于体内并伴随终生。EBV传染源为病人和无症状感染者,主要经唾液传播,也可经性接触传播。

(一)致病机制

EBV在口咽部或腮腺上皮细胞增殖,释放后感染局部淋巴组织中的B淋巴细胞,随后入血导致全身性感染。在免疫功能正常的个体中,大多数病毒被清除,只有少量持续潜伏于B淋巴细胞(约$1/10^6$ B淋巴细胞)。EBV是B淋巴细胞有丝分裂原,可激活多克隆B淋巴细胞产生异嗜性抗体。被感染的B淋巴细胞刺激T细胞增殖,形成非典型淋巴细胞(主要是细胞毒性T淋巴细胞和NK细胞)也具有细胞毒作用,可杀伤被病毒感染的细胞。

EBV基因表达的IL-10类似物(BCRF-1)能抑制Th1细胞,阻止IFN-γ的释放和T细胞抗病毒免疫应答,但能促进B淋巴细胞生长。在其他协同因子共同作用下,B淋巴细胞的连续增殖可诱发淋巴瘤。

(二)所致疾病

1. 传染性单核细胞增多症(infectious mononucleosis) 为急性全身淋巴细胞增生性疾病,多见于青春期初次感染大量EBV时。潜伏期约40天,典型的临床表现为发热、咽炎、颈淋巴结炎、肝脾大、外周血单核细胞和异形淋巴细胞增多。病程持续数周,预后较好,属自限性疾病。急性期病人口腔黏膜的上皮细胞内出现大量病毒,由唾液排出病毒可持续6个月之久。严重免疫缺陷的儿童、艾滋病病人及器官移植者病死率较高。

2. Burkitt淋巴瘤 为低分化的单克隆B淋巴细胞瘤,在中非、新几内亚、南美洲等温热带地区呈地方性流行。多见于5~8岁儿童,好发于颜面、腭部。在Burkitt淋巴瘤发生前,病人的EBV抗体均为阳性,且80%以上病人的抗体效价高于正常人,在90%以上肿瘤组织中存在EBV基因组。

3. 鼻咽癌(nasopharyngeal carcinoma,NPC) 主要发生于东南亚、北非和北美洲北部地区,我国东南沿海地区(广东、广西、福建、湖南、江西等)为高发区,且多见于40岁以上人群。EBV感染与鼻咽癌发生相关的主要依据包括:①所有鼻咽癌组织中均可检出 EBV 的核酸和抗原;②鼻咽癌病人血清中的 EBV 抗体效价高于正常人,甚至有时 EBV 抗体出现在鼻咽癌发生之前;③鼻咽癌经治疗病情好转后,EBV 抗体效价亦随之下降。但 EBV 并非导致鼻咽癌发生的唯一致病因素。

4. 淋巴组织增生性疾病 免疫缺陷病人或移植病人感染 EBV 常诱发淋巴组织增生性疾病,如恶性单克隆 B 淋巴细胞瘤。艾滋病病人易罹患 EBV 相关淋巴瘤、舌毛状白斑症。约 50% 霍奇金淋巴瘤病人可检出 EBV DNA。

(三)免疫性

机体在 EBV 原发感染后可产生特异性中和抗体和细胞免疫应答。首先出现 VCA 抗体、MA 抗体和 EA 抗体。随着感染细胞溶解和疾病恢复,继而产生 EBNA 抗体。中和抗体可防止外源性 EBV 再感染,但不能清除细胞内潜伏的病毒。细胞免疫在限制原发感染和疾病进展中发挥重要作用。

三、微生物学检查法

1. 血清学诊断

(1)异嗜性抗体(heterophile antibody)检测:为 EBV 感染后非特异性活化 B 淋巴细胞产生的抗体,主要用于传染性单核细胞增多症的辅助诊断。在发病早期,血清中出现能非特异凝集绵羊红细胞的抗体,且效价在发病 3～4 周内达高峰,恢复期逐渐下降直至消失。抗体效价超过 1∶224 有诊断意义。

(2)EBV 抗体检测:用免疫荧光法或免疫酶法检测 EBV 抗体有助于 EBV 感染的诊断。VCA IgM 出现提示 EBV 原发感染;VCA IgG 或 EBNA IgG 阳性表示既往感染;EA IgA 和 VCA IgA 效价持续升高,对鼻咽癌有辅助诊断意义。

2. 病毒核酸及抗原检测 运用原位核酸杂交法或 PCR 法检查 EBV DNA,也可用免疫荧光法检测 EBV 抗原。

3. 分离培养 将唾液、咽漱液、外周血和肿瘤组织等标本接种至新鲜的 B 淋巴细胞或脐血淋巴细胞培养,6～8 周后可通过免疫荧光法检测 EBV 抗原。EBV 分离培养较为困难,一般常用血清学方法作辅助诊断。

四、防治原则

95% 传染性单核细胞增多症病人均可恢复,仅少数发生脾破裂,故在急性期应避免剧烈运动。EBV EA IgA 和 VCA IgA 抗体测定可应用于鼻咽癌早期诊断。目前 EBV 疫苗尚处于研究阶段,包膜糖蛋白 gp350/220 是 EBV 亚单位疫苗设计的候选抗原之一。

第五节 | 其他人疱疹病毒

一、人疱疹病毒 6 型

人疱疹病毒 6 型(human herpes virus 6,HHV-6)是 1986 年从淋巴细胞增生性疾病和艾滋病病人外周血淋巴细胞中首次分离发现的新型疱疹病毒。基因组约 160～170kbp,结构与 HCMV 相似。根据抗原性差异将 HHV-6 分为 HHV-6A 和 HHV-6B 两个病毒种,故它们在分类上属于两种病毒。HHV-6A 的受体为 CD46 分子,HHV-6B 的受体为 CD134 分子,主要靶向 CD4$^+$ T 淋巴细胞,也可感染 B 淋巴细胞、神经胶质细胞、成纤维细胞和单核巨噬细胞等。

HHV-6 在人群中普遍感染,1 岁以上人群中的血清抗体阳性率约为 60%～90%,且持续终生。HHV-6 长期潜伏于唾液腺等组织器官,主要经唾液传播,也可通过输血、器官移植传播。免疫功能低下人群体内潜伏的 HHV-6 可被激活,引起急性感染。

HHV-6B 原发感染多发生于 6 个月至 2 岁,多数表现为隐性感染,少数可引起婴幼儿急疹(exanthem subitum)。潜伏期为 4~7 天,患儿突发高热及上呼吸道症状,热退后在颈部和躯干出现淡红色斑丘疹。一般预后良好,偶见脑炎、肺炎、肝炎、热性惊厥等并发症。HHV-6A 原发感染后一般不引起临床症状,在中枢神经系统感染、AIDS 及淋巴增生性疾病病人中的检出率较高。

采集患儿唾液或外周血单核细胞进行病毒分离,但需耗时 10~30 天。快速诊断可采用间接免疫荧光法检测 IgM,也可用 PCR 法检测唾液、血液或脑脊液中的 HHV-6 DNA。

目前尚无有效的 HHV-6 特异性疫苗。

二、人疱疹病毒 7 型

人疱疹病毒 7 型(human herpes virus 7,HHV-7)于 1990 年被分离发现。HHV-7 的形态结构与 HHV-6 相似,其基因组与 HHV-6 有 50%~60% 的同源性,且同样亲嗜 CD4$^+$ T 淋巴细胞。流行病学数据表明,HHV-7 在人群中普遍存在,成人的抗体阳性率高达 90% 以上,2~4 岁儿童约为 50%。HHV-7 主要潜伏于外周血单核细胞和唾液腺,经唾液途径传播。

HHV-7 原发感染与疾病的关系尚待证实,可能与婴幼儿急疹、神经损伤和器官移植并发症有关。HHV-7 的分离培养与 HHV-6 相似,可用 PCR 等分子生物学方法快速鉴定病毒。目前尚无有效的预防和治疗方法。

三、人疱疹病毒 8 型

人疱疹病毒 8 型(human herpes virus 8,HHV-8)由 Yuan Chang 等于 1994 年自艾滋病病人的卡波西肉瘤(Kaposi sarcoma,KS)活检组织中发现,故又名卡波西肉瘤相关疱疹病毒(Kaposi sarcoma-associated herpesvirus,KSHV)。HHV-8 基因组约 165kbp,以附加体形式存在于感染细胞中。除编码病毒结构蛋白和代谢相关蛋白外,HHV-8 基因组还编码与细胞因子及其受体部分同源的病毒产物,如病毒 cyclin D、IL-6、Bcl-2、G 偶联蛋白受体、干扰素调节因子等,参与 HHV-8 相关肿瘤的发生。

HHV-8 的传播途径尚不完全清楚,性接触可能是重要的传播方式,此外也可经唾液、器官移植或输血传播。约 1%~4% 健康成人呈 HHV-8 抗体阳性,大多无明显症状,但可持续感染并向外排毒。HHV-8 感染后主要潜伏于 B 淋巴细胞,当宿主处于免疫抑制状态时进入皮肤真皮层血管或淋巴管内皮细胞。免疫缺陷病人感染 HHV-8 易发生显性感染,尤其 HIV 可通过诱生细胞因子激活体内潜伏的 HHV-8。

HHV-8 是艾滋病病人晚期最常伴发的恶性血管肿瘤 KS 的病原体,此外与原发性渗出性淋巴瘤、多中心 Castleman 病密切相关。KS 主要侵犯皮肤,常可扩散至内脏器官、口腔和生殖系统等全身组织器官,如不及时治疗病人平均存活期不足两年。根据病理学特征和发病人群的差异,可将 KS 分为经典型、地方型、医源型以及艾滋病相关型。各类型 KS 的 HHV-8 DNA 检出率都很高。

HHV-8 的快速诊断可采用定量 PCR 法检测病毒核酸,也可采用免疫荧光、ELISA、免疫印迹等免疫学方法检测。目前尚无特异性预防和治疗措施。抗疱疹病毒药物如更昔洛韦和西多福韦(cidofovir)等可用于预防 KS 发生,但对已发生的肿瘤无效。

(卢 春)

本章目标测试

第三十三章 | 逆转录病毒

学习目标

1. 描述逆转录病毒的生物学特性、基因组结构及其编码产物。
2. 描述人类免疫缺陷病毒的传播途径与致病机制。
3. 列举人类免疫缺陷病毒感染的实验室诊断的技术和流程。
4. 概述人类免疫缺陷病毒感染的抗病毒治疗靶点和代表药物。
5. 描述人类嗜 T 细胞病毒 1 型的致病机制、微生物学检查和防治原则。

逆转录病毒（retrovirus）为 RNA 包膜病毒，含有逆转录酶（reverse transcriptase，RT），可将病毒基因组 RNA 逆转录为 DNA。逆转录病毒科（*Retroviridae*）中对人类致病的逆转录病毒主要是正逆转录病毒亚科（*Orthoretrovirinae*）慢病毒属（*Lentivirus*）的人类免疫缺陷病毒（human immunodeficiency virus，HIV）和 δ 逆转录病毒属（*Deltaretrovirus*）的人类嗜 T 细胞病毒 1 型（human T lymphotropic virus-1，HTLV-1）。

逆转录病毒的主要特性：①病毒颗粒呈球形，直径 80～120nm，有包膜，表面有刺突；②病毒基因组由两条相同的单正链 RNA 组成，病毒颗粒内含有逆转录酶；③**病毒复制需经逆转录过程，病毒基因组 RNA 先逆转录为双链 DNA，然后整合到细胞染色体 DNA 中，构成前病毒**；④具有 *gag*、*pol* 和 *env* 3 个结构基因和多个调节基因；⑤易感宿主细胞受体决定病毒的细胞或组织嗜性；⑥成熟的病毒颗粒以出芽方式释放。

人类基因组计划等深度测序研究发现，在人的染色体中约 8% 序列是整合的逆转录病毒基因序列，称人内源性逆转录病毒（human endogenous retrovirus，HERV），其异常转录激活可能与神经精神疾病和某些肿瘤的发生有关。

第一节 | 人类免疫缺陷病毒

1981 年美国加州大学洛杉矶分校戈特利布（Michael Gottlieb）首次描述了 5 例艾滋病病例（"卡氏肺孢子菌肺炎 - 洛杉矶"），均为青年同性恋者。同年，纽约大学医学中心弗莱德曼（Alvin Friedman-Kien）报道了类似病例（"男同性恋者中的卡波西肉瘤和卡氏肺孢子菌肺炎"），病人均出现了严重的免疫缺陷，引起医学界的关注。研究证明该类疾病可通过血液制品以及性传播，因此将其命名为获得性免疫缺陷综合征（acquired immuno deficiency syndrome，AIDS），即艾滋病。1983 年法国病毒学家蒙塔尼耶（Luc Montagenier）和西努西（Francoise Barre-Sinoussi）等分离到病毒，命名为人类免疫缺陷病毒（HIV）。

HIV 分为两型：HIV-1 和 HIV-2。HIV-1 是导致 AIDS 的主要病原，因此目前关于 HIV 的了解主要来自对 HIV-1 的研究。HIV 主要通过性接触、血液、垂直感染等方式传播，病毒感染后损伤机体免疫系统，最终并发各种致死性的机会性感染或恶性肿瘤。目前 HIV/AIDS 在我国流行的特点是：①性接触为主要传播途径，男男同性恋的性传播比例上升明显；②局部地区和特定人群疫情严重；③感染者陆续进入发病期，AIDS 死亡人数增加。

一、生物学性状

1. 病毒的形态与结构 HIV 呈球形，直径约 100～120nm，有包膜，核衣壳为二十面体（衣壳蛋白,p24),病毒颗粒中含有 2 条相同的单正链 RNA。病毒颗粒表面的刺突为包膜糖蛋白 gp120 和跨膜糖蛋白 gp41,核衣壳与包膜之间为基质蛋白(MA,p17)。病毒颗粒还含有病毒复制不可或缺的逆转录酶(RT)、整合酶(IN)和蛋白酶(PR)(图 33-1)。

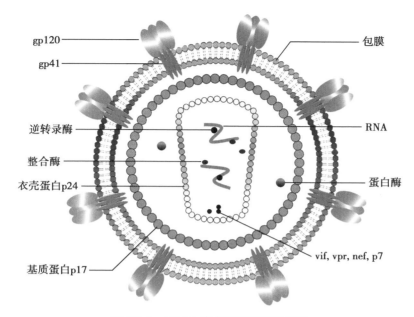

图 33-1 HIV-1 病毒颗粒结构示意图

HIV 的 gp120 糖蛋白与靶细胞表面受体结合决定病毒的亲嗜性,可诱生中和抗体。HIV 的 gp120 具有五个可变区和多个恒定区,与受体 CD4 分子结合的结构域位于恒定区,而与辅助受体(CXCR4 或 CCR5)的结合域位于可变区 3(V3)。V3 区也是 HIV-1 的主要中和域,易发生变异,有利于病毒免疫逃逸。gp41 为跨膜糖蛋白,介导病毒包膜与宿主细胞膜的融合,相比 gp120 变异较少。根据对辅助受体(co-receptor)的偏好性,HIV-1 分为 T 淋巴细胞嗜性(X4,CXCR4 偏好),巨噬细胞嗜性(R5、CCR5 偏好)和双嗜性(X4/R5)。

2. HIV-1 基因组及其编码蛋白 HIV-1 基因组长约 9.2 kb(图 33-2),HIV-2 基因组长约 10.36kb。逆转录病毒均具有 *gag*、*pol* 和 *env* 基因,且 *gag-pol-env* 基因排列顺序相同。*gag*(group-specific antigen)基因编码 HIV-1 的结构蛋白(衣壳蛋白、核壳蛋白和基质蛋白);*pol*(polymerase)基因编码逆转录酶、整合酶和蛋白酶;*env*(envelope)基因编码表面糖蛋白 gp120 和跨膜糖蛋白 gp41。此外,HIV-1 还编码多个调控蛋白和辅助蛋白(Tat、Rev、Nef、Vif、Vpr、Vpu),其表达需经过 mRNA 剪接(图 33-2,表 33-1)。基因组的两端为长末端重复序列 LTR,包含启动子、增强子以及其他与转录调控因子结合的序列。

3. 病毒的感染与复制 HIV 的受体为 CD4 分子,辅助受体为趋化因子受体 CXCR4 或 CCR5,主要位于 CD4$^+$ T 淋巴细胞、单核-巨噬细胞系的细胞,以及朗格汉斯细胞、树突状细胞和神经胶质细胞的质膜上。辅助受体协助病毒包膜与细胞膜的融合,CCR5 缺失或 CCR5 基因突变者可以避免 HIV-1 感染或延缓病程。

HIV-1 的表面糖蛋白 gp120 与跨膜糖蛋白 gp41 以非共价方式连接,在病毒颗粒表面常以三聚体存在。gp120 首先与靶细胞表面的 CD4 分子结合,继而与辅助受体结合,使 gp120 与 gp41 分离,gp41 构象改变而暴露融合肽,介导病毒包膜与细胞膜的融合,使病毒核衣壳进入细胞质。感染细胞表达的病毒包膜糖蛋白可与未被感染的 CD4$^+$ T 淋巴细胞相融合,为细胞与细胞间病毒传播提供了便利。在感染早期,病毒优先使用 CCR5,呈现巨噬细胞嗜性(R5 病毒)。随着感染进程推移,HIV-1 可使用 CXCR4,呈现 T 型淋巴细胞嗜性(X4 病毒)。

HIV-1 核衣壳进入细胞后,在胞质内脱壳并释放出基因组 RNA,在逆转录酶的催化下,逆转录成互补负链 DNA(cDNA),形成中间体 RNA:DNA。中间体的 RNA 被 RNA 酶 H(RNase H)水解,再合成互补正链 DNA,形成双链 DNA(dsDNA)。在整合酶的作用下,dsDNA 基因组整合至细胞染色体中,

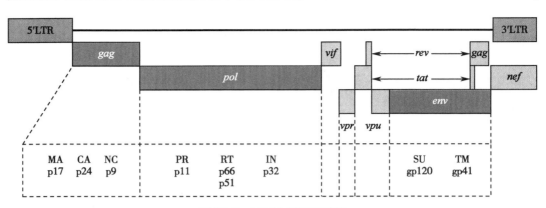

图 33-2　HIV-1 基因组结构

MA:基质蛋白（matrix）;CA:衣壳蛋白（capsid）;NC:核衣壳蛋白（nucleocapsid）;PR:蛋白酶（protease）;RT:逆转录酶（reverse transcriptase）;IN:整合酶（integrase）;SU:表面糖蛋白（surface glycoprotein）;TM:跨膜蛋白（tansmembrane protein）;LTR:长末端重复序列（long terminal repeat）。

表 33-1　HIV-1 基因、编码蛋白及其主要功能

基因	蛋白	功能
gag	编码多聚前体蛋白 p55,经病毒蛋白酶切割成 3 个蛋白:基质蛋白（p17）、衣壳蛋白（p24）、核壳蛋白（p7）	病毒结构蛋白
pol	编码合成的前体蛋白切割后形成多个蛋白:蛋白酶（p11）、逆转录酶（p51）、RNase H（p15）、整合酶（p32）	病毒结构蛋白,参与前体蛋白切割、病毒基因组的逆转录和整合
env	编码前体蛋白 gp160,随后裂解为表面糖蛋白 gp120、跨膜糖蛋白 gp41	病毒结构蛋白,参与病毒吸附和进入细胞
tat、*rev*、*nef*、*vpu*、*vpr*、*vif*	编码调控蛋白 Tat（p14）、Rev（p19）、Nef（p27）、Vpu（p16）、Vpr（p15）、Vif（p23）	调控 HIV 的基因表达、复制、免疫逃逸等,在致病中发挥重要作用

成为**前病毒**（provirus）,病毒进入潜伏状态。前病毒基因组两端的 LTR 序列含有启动子、增强子以及指导 RNA 多聚酶Ⅱ转录的信号,有启动和增强病毒基因转录的作用。

　　当前病毒活化进行转录时,在细胞 RNA 聚合酶的催化下,以病毒 DNA 为模板转录 RNA,经过剪接拼接或加帽和加尾合成为病毒结构蛋白和非结构蛋白 mRNA 或病毒子代的基因组 RNA。病毒子代基因组 RNA 与病毒蛋白装配成核心颗粒,经出芽方式获得包膜,从而组装成完整的病毒。

　　4. 抗原变异与型别　HIV-1 和 HIV-2 的病毒核苷酸序列差异超过 40%。HIV 的显著特点之一是具有高度变异性。HIV 的逆转录酶无校正功能、错配性高是导致 HIV 基因频繁变异的重要因素。*env* 基因最易发生突变。gp120 表面抗原变异有利于病毒逃避免疫清除,因此 HIV 疫苗研制困难。

　　根据 *env* 基因序列的同源性将 HIV-1 分为 M（main）、O（outlier）、N（new）3 个组;进而根据 *env*、*gag* 等基因序列可分为 13 个亚型。HIV-2 至少有 7 个亚型（A～G）。不同地区流行的亚型及重组亚型不同。我国以 HIV-1 为主要流行株,在部分地区发现有少数 HIV-2 感染者。

　　5. 抵抗力　HIV 对理化因素抵抗力较弱。常用消毒剂 0.5% 次氯酸钠、5% 甲醛、2% 戊二醛、0.5% 过氧乙酸、70% 乙醇等,室温处理 10～30 分钟即可灭活 HIV。高压灭菌 121℃ 20 分钟,或者煮沸 100℃ 20 分钟均可达到灭活病毒的目的;但在冷冻血制品中,须经 68℃加热 72 小时才能保证灭活病毒。HIV 对紫外线有较强的抵抗力。

二、致病性与免疫性

（一）传染源和传播途径

AIDS 的传染源是 HIV 感染者和 AIDS 病人。HIV 抗体或抗原阳性而无临床症状的病毒携带

者是重要的传染源。HIV 主要存在于血液、精液、阴道分泌物、乳汁等体液中，主要的传播途径有：

1. **性传播**　AIDS 是重要的性传播疾病（STD），性传播是 HIV 的主要传播方式。性活跃人群（包含异性恋和同性恋者）是高危人群。患有其他的性传播疾病可能增加 HIV 感染的危险，因梅毒、淋病、生殖器疱疹等所引起的炎症和溃疡可破坏生殖器黏膜屏障，使 HIV 更易侵入。

2. **血液传播**　接受含有 HIV 的血液或血制品、骨髓或器官移植，或使用被污染的注射器、针头、手术器械等，均有发生 HIV 感染的风险。静脉药瘾者是高危人群。

3. **母婴传播**　HIV 可通过胎盘、产道、哺乳等母婴途径传播，其中经胎盘感染胎儿最为常见。如不采取干预措施，HIV 母婴传播的概率为 15%～45%，HIV 感染的母亲接受抗逆转录病毒治疗可显著降低母婴间的传播。

此外，医护人员及检测/研究人员接触 HIV 感染者或 AIDS 病人的血液和体液机会多，工作时应注意职业生物安全防护。HIV **不经**日常生活接触或昆虫叮咬传播。

（二）致病机制

HIV 主要侵犯 CD4+ 细胞，病毒的 dsDNA 整合至细胞基因组形成前病毒并在细胞内复制，可通过直接和间接途径损伤免疫细胞，导致机体免疫功能失衡和缺损，进而导致 AIDS 病人发生机会感染或肿瘤。

1. **单核巨噬细胞损伤**　感染早期，以嗜巨噬细胞性 HIV（R5）为优势。单核巨噬细胞可抵抗 HIV 的裂解细胞作用，病毒可在细胞内长期潜伏并随其游走扩散，且该细胞的趋化、吞噬及抗原呈递功能下降。感染的单核巨噬细胞可成为 HIV 的重要储存库。

2. **CD4+ T 淋巴细胞的损伤**　CD4+ T 淋巴细胞是 HIV 的主要靶细胞。随着感染进程，HIV 的细胞亲嗜性转为嗜 T 淋巴细胞为主。AIDS 主要表现为 CD4+ T 细胞数量减少及功能下降。HIV 损伤 CD4+ T 细胞的机制较为复杂。主要有：

（1）HIV 直接或间接杀伤 CD4+ T 细胞：①HIV 感染诱导 CD4+ T 细胞融合，形成多核细胞并导致细胞死亡；②特异性 CTL 对病毒感染 CD4+ T 细胞的杀伤作用；③HIV 抗体介导的 ADCC 对靶细胞的破坏作用；④HIV 感染促进 CD4+ T 细胞凋亡。

（2）CD4+ T 细胞产生减少：HIV 可侵犯胸腺细胞、骨髓造血干细胞，使 CD4+ T 细胞产生减少。

（3）CD4+ T 细胞功能受损：HIV 感染可引起 Th1/Th2 失衡，Th2 呈极化优势，造成 CD4+ T 细胞功能障碍。部分感染 HIV 的 CD4+ T 细胞能够存活并分化为记忆 CD4+ T 细胞，在 CD4+ 记忆 T 细胞中 HIV 基因的表达极低。病毒可长期潜伏于这些细胞，成为 HIV 潜伏的主要储存库。

3. **其他免疫细胞的损伤**　HIV gp41 可诱导多克隆 B 细胞活化，导致 B 细胞功能紊乱及抗体应答能力下降。HIV 感染可导致 NK 细胞杀伤功能及 IL-2、IL-12 等细胞因子分泌能力降低，还可引起树突状细胞数量减少及功能下降。

（三）临床表现

从感染 HIV 发展到 AIDS 要经历较长过程，未经治疗的感染者临床表现可分为三个阶段：急性期、无症状期和艾滋病期，不同阶段的临床表现多样。

1. **急性期**　HIV 感染后 6 个月内。HIV 入侵 CD4+ 细胞（T 淋巴细胞、单核巨噬细胞、树突状细胞等），大量复制，感染 4～11 天后出现病毒血症（viremia），病毒血症约维持 8～12 周，之后由于机体的免疫应答，病毒血症减弱。在急性期，部分感染者出现 HIV 相关症状，主要是免疫系统急性损伤的临床表现，包括发热、咽痛、盗汗、恶心、呕吐、腹泻、皮疹、关节疼痛、淋巴结肿大及神经系统症状等，一般持续 2～3 周后自行缓解。急性期血中可检到 HIV 基因组 RNA 和 p24 抗原，HIV 抗体通常在感染 4～8 周之后才能在血液中检出。

2. **无症状期**　在急性期后，CD4+ T 细胞的数量通常会以每年 25～60 个/μL 的量持续下降，持续时间一般为 4～8 年。此期病人一般无临床症状或症状轻微，伴无痛性淋巴结肿大。病毒潜伏在淋巴结等组织细胞中，低水平复制，血液中检测不到病毒。血中的 HIV 载量降至较低水平，感染者血中 HIV 抗体检测显示阳性。

3. 艾滋病期 为 HIV 感染的终末阶段,感染者血中 HIV 载量高,CD4$^+$ T 细胞计数明显下降(<200 细胞/μL),免疫严重缺损,临床表现为 HIV 相关症状、各种机会性感染和恶性肿瘤,未经治疗者通常在临床症状出现后 2 年内死亡。15 岁以上青少年和成人,确诊 HIV 感染,且 CD4$^+$ T 细胞计数<200 个/μL,或者合并任何 1 项 AIDS 相关机会性感染或恶性肿瘤,即可确定是艾滋病期。

常见的 **AIDS 相关机会性感染**有:①真菌感染:主要有念珠菌病、肺孢子菌肺炎、新型隐球菌病、组织胞浆菌病等;②细菌感染:主要有结核分枝杆菌、李斯特菌、某些沙门菌和链球菌引起的疾病;③病毒感染:常见的有巨细胞病毒、单纯疱疹病毒和水痘-带状疱疹病毒等引起的病毒性疾病;④原虫感染:主要有隐孢子虫腹泻、弓形体病等。常见的 **AIDS 相关恶性肿瘤**包括:①疱疹病毒 8 型(HHV-8)引起的卡波西肉瘤 Kaposi sarcoma;②多克隆 B 细胞恶变产生的恶性淋巴瘤;③EB 病毒所致的 Burkitt 淋巴瘤;④HPV 所致的生殖道恶性肿瘤等。许多 AIDS 病人还会出现神经系统疾患,如 AIDS 痴呆综合征等。

(四)免疫性

HIV 感染可诱生特异性细胞免疫和体液免疫应答。CTL、中和抗体,以及 NK 细胞的 ADCC 均在抗 HIV 感染中发挥作用,但清除感染细胞内的病毒主要依赖细胞免疫应答。然而,HIV 感染 CD4$^+$ T 细胞,导致其功能下降,从而引起特异性 CD8$^+$ T 细胞功能障碍。加之 HIV 抗原高度变异逃逸免疫清除,因此 HIV 感染者的特异性免疫应答难以终止疾病的进程。

CD8$^+$ 和 CD4$^+$ T 细胞可部分抑制 HIV 复制,延迟疾病进展。CTL 可限制 HIV 感染,但不能完全清除病毒,并随疾病进展而功能下降。大多数 HIV 感染者可产生中和抗体,抗体可介导 ADCC 作用。NK 细胞可通过 ADCC 效应杀伤表达 gp120 的靶细胞,在 HIV 感染早期发挥重要作用,但随病程进展,NK 细胞的功能减弱。

三、微生物学检查法

HIV 抗体检测、HIV 核酸定性和定量检测、CD4$^+$ T 细胞计数等是诊断 HIV/AIDS、判断抗病毒治疗效果的依据。HIV 暴露史证据有助于诊断。CD4$^+$ T 细胞计数和 AIDS 相关疾病是 HIV 感染分期的依据。

1. 特异性抗体检测 HIV 抗体检测包括初筛试验和确认试验:(1)初筛试验:常用 ELISA 初步筛查 HIV 抗体,可出现假阳性,抗体阳性者需进一步确认;(2)确认试验:采用蛋白质印迹法检测 HIV 衣壳蛋白(p24)抗体和糖蛋白(gp41、gp120/gp160)抗体等,以排除初筛试验的假阳性。感染 6~12 周,多数人即可在血液中检出 HIV 抗体,6 个月后几乎所有感染者的抗体均呈阳性反应。

2. 病毒抗原检测 ELISA 检测血浆中 HIV p24 抗原可用于早期诊断。p24 抗原在感染早期(约 2~3 周)即可检测到,但应注意是一旦抗体产生,p24 抗原常转为阴性(形成 p24 抗原-抗体复合物所致)。用于急性期 HIV-1 抗体检测窗口期的辅助诊断。

3. 病毒核酸检测 常采用 RT-qPCR 方法测定血浆中 HIV RNA 的拷贝数(病毒载量),用于判断新生儿感染、监测疾病进展和评价抗病毒治疗效果。PCR 方法可检测感染细胞中的 HIV 前病毒 DNA,用于诊断血清阳转前的急性感染。

4. 病毒分离培养和鉴定 临床不常用。常采用共培养方法,即正常人外周血单核细胞加植物血凝素(PHA)刺激后,与病人外周血单核细胞作混合培养,检测 HIV 增殖的指标(如融合细胞、逆转录酶活性、p24 抗原等)。HIV 培养应在生物安全三级实验室进行。

四、防治原则

1. 目前尚无有效的 HIV 疫苗上市,多种疫苗正处于研发之中。艾滋病的防控措施包括:①普遍开展预防 AIDS 的宣传教育是首要的措施,通过适当教育使处于 HIV-1 感染风险中的人了解 HIV-1 传播的途径,使其采取正确的预防措施(如使用避孕套及安全针头);②建立 HIV 感染的监测网,及时掌握疫情;③对献血、献器官、献精液者必须作 HIV 抗体检测,并辅以抗原检测及核酸检测;④洁身自好,提倡安全性行为;⑤禁止共用注射器、注射针、牙刷和剃须刀等;⑥对于 HIV 单阳家庭,在一方接受抗逆转录病毒治疗且病毒持续控制的情况下可怀孕生育。

2. **药物治疗** 目前治疗 HIV 感染的主要药物有 30 多种,可归类为:①逆转录酶抑制剂:包括核苷类逆转录酶抑制剂(nucleotide reverse transcriptase inhibitor,NRTI)和非核苷类逆转录酶抑制剂(non-nucleoside reverse transcriptase inhibitor,NNRTI);②病毒蛋白酶抑制剂(protease inhibitor,PI);③病毒入胞抑制剂:包括融合抑制剂(fusion inhibitor,FI)和 CCR5 拮抗剂;④整合酶抑制剂(integrase strand transfer inhibitor,INSTI)。新型抗病毒药物仍在不断研发中。

为防止产生耐药性,提高药物疗效,目前治疗 HIV 感染使用多种抗 HIV 药物的联合方案,称为高效抗逆转录病毒治疗(highly active antiretroviral therapy,HAART,俗称"鸡尾酒"疗法)。HAART 治疗中常联合使用:2 种核苷类药+1 种非核苷类药或蛋白酶抑制剂,可将病毒载量降低至检测下限。

抗病毒治疗的目标是最大限度地抑制病毒复制;重建免疫功能;减少病毒传播,预防母婴传播;降低 AIDS 的发病率和病死率。HIV 感染者应该在早期接受抗病毒治疗,如果 $CD4^+$ T 细胞计数<200 个/μL 或出现 AIDS 症状,应立即接受抗病毒治疗。

第二节 | 人类嗜 T 细胞病毒

人类嗜 T 细胞病毒(human T lymphotropic virus,HTLV)归属于人类逆转录病毒科 δ 逆转录病毒属,是引起人类恶性肿瘤的 RNA 肿瘤病毒。HTLV 已知有 4 个型别,HTLV-1 引起成人 T 淋巴细胞白血病(adult T cell leukemia,ATL),1977 年发现。HTLV-2、HTLV-3、HTLV-4 与疾病的关系尚不清楚。HTLV-1 和 HTLV-2 基因序列同源性达 65%,血清学反应有交叉。

一、生物学性状

1. **病毒形态与结构** HTLV-1 颗粒呈球形,直径约为 100nm。外面有包膜,包膜糖蛋白 gp46 可与靶细胞表面的 CD4 分子结合,包膜上嵌有跨膜蛋白 gp21。病毒颗粒内含有正二十面体结构的核衣壳,由衣壳蛋白(CA,p24)组成,内含有核衣壳蛋白(NC,p15)以及两条相同的单正链 RNA 和逆转录酶等。

2. **病毒感染与复制** HTLV-1 病毒的基因组为两条相同的单正链 RNA,长约 9kb,两端为长末端重复(LTR),中间有 3 个结构基因(gag、pol、env)和 2 个调节基因(tax、rex)。病毒在复制时,以 RNA 为模板,在逆转录酶催化下逆转录为 DNA,可整合于细胞染色体。

HTLV 的 3 个结构基因编码病毒的结构蛋白和非结构蛋白。gag 基因编码前体蛋白,经蛋白酶切割形成基质蛋白(p19)、衣壳蛋白(p24)和核衣壳蛋白(p15),组成病毒的衣壳或核衣壳。在感染病人血清中通常可检测到 p24 抗体和 p19 抗体。pro 基因编码蛋白酶。pol 基因主要编码逆转录酶和整合酶。在合成由 pro 和 pol 基因编码的蛋白的过程中,需要发生阅读框移码事件来保证基因组 RNA 产生 gag-pro 和 gag-pro-pol 多蛋白前体,这些蛋白均由蛋白酶进行加工处理。逆转录酶抗原性较强,在感染者及病人血清中常可检测到逆转录酶抗体。env 基因主要编码表面糖蛋白(SU,gp46)以及跨膜蛋白(TM,gp21),构成病毒包膜表面的刺突。感染者的血清中通常含有 gp46 抗体,具有中和活性。

HTLV-1 的 3′ 端基因 pX 主要有四个 ORF,分别为 ORF I~IV,表达调控蛋白和非结构蛋白。ORF-I 和 ORF-II 主要编码 p12、p30 和 p13。ORF-III 和 ORF-IV 编码 Tax 和 Rex 蛋白。在病毒的复制周期中,Tax 具有激活 LTR 转录活性的功能,在病毒复制过程中必不可少。此外,Tax 还可促进细胞的生长。Rex 在剪接和转运病毒 mRNA 过程中发挥重要作用。

HTLV-1 的生活周期同许多其他逆转录病毒相似,可分为吸附、膜融合、进入、脱壳、逆转录、病毒整合到宿主基因组中、适当条件下转录翻译、合成蛋白质、组装和出芽释放病毒阶段。与 HIV 在复制过程中释放大量游离病毒不同,HTLV-1 通过前病毒转录而表达病毒基因,因此 HTLV-1 感染者的血浆中检测不到游离的病毒。也因此,HTLV-1 基因组高度保守,而 HIV-1 的逆转录易错配而产生大量变异株。在非人灵长类动物模型上的研究显示,HTLV-1 的主要储存库可能是外周血淋巴细胞、脾脏和淋巴结。

二、致病性与免疫性

HTLV-1 主要感染 $CD4^+$ T 细胞,是成人 T 细胞白血病(ATL)的病原体。HTLV-1 感染呈全球分布,约有两千万感染者,但 HTLV-1 相关疾病却呈一定的地方性。ATL 最早发现于日本,高发区为日本、印度、非洲等,我国福建沿海和北方少数民族地区发现有小流行,其他地区有少数散在病例。HTLV-1 也能引起 HTLV-1 相关性脊髓病/热带痉挛性瘫痪(HTLV-1-associated myelopathy/tropical spastic paraparesis,HAM/TSP)和 B 细胞淋巴瘤等,HAM/TSP 发生于热带地区,主要临床表现是进行性下肢无力。

HTLV-1 的传染源是病人和 HTLV-1 感染者,主要通过输血、性接触传播,亦可经胎盘、产道和哺乳等途径母婴传播。ATL 好发于 40 岁以上成人,HTLV-1 感染后多无临床症状,经过长期潜伏期,约有 1/20 的感染者发展为 ATL。ATL 的临床表现多样,分为急性型、淋巴瘤型、慢性型和隐匿型,主要的临床表现为淋巴结肿大、肝脾大、皮肤损害等,有些病例出现高钙血症,外周血白细胞增高并出现异形淋巴细胞。ATL 对药物治疗不敏感,5 年生存率低于 5%。

HTLV-1 的致瘤机制与其他 RNA 肿瘤病毒不同。目前认为 HTLV-1 诱发 T 细胞白血病的机制与其产生的调节蛋白 Tax 有关。Tax 蛋白能激活转录因子 NF-κB,导致细胞产生多种细胞因子产生和抗凋亡,间接促进 T 细胞的异常增殖。此外,前病毒 DNA 整合导致染色体畸变,也可引起细胞转化,最终演变为白血病细胞。

HTLV-1 感染后,机体可产生特异性抗体和细胞免疫。细胞免疫可杀伤病毒感染的靶细胞;但抗体出现后病毒抗原表达减少,影响细胞免疫清除感染的靶细胞。

三、微生物学检查法

目前 HTLV 感染的病原学诊断主要依靠血清中 HTLV 特异性抗体的检测以及细胞中 HTLV 前病毒 DNA 的检测。

1. 特异性抗体检测

(1)初筛试验:①用 HTLV-1 病毒裂解物或裂解物加重组 env p21 蛋白作包被抗原,ELISA 检测血清中 HTLV-1/2 抗体(HTLV-1 和 HTLV-2 有血清交叉反应,常规方法不能区分)。使用重组 env 蛋白或型特异合成肽抗原检测相应抗体,能区别 HTLV-1 和 HTLV-2 感染,使诊断更为特异。②免疫荧光:以 HTLV-1/2 感染的 T 细胞株作抗原,加待测血清反应后再加荧光标记的抗人 IgG,荧光显微镜下观察荧光阳性细胞。

(2)确认试验:上述初筛试验的阳性血清需经 Western blot 试验确认诊断。

2. 病毒核酸检测 采用 PCR 检测外周血单个核细胞中的 HTLV 前病毒 DNA,敏感性高,可协助确定诊断。

四、防治原则

本章目标测试

目前 HTLV 感染尚无特异的疫苗。控制措施为及时发现感染者、切断传播途径。治疗可采用逆转录酶抑制剂、IFN-α、联合化疗等综合方案。

(钟照华)

第三十四章 | 其他病毒

学习目标

1. 描述狂犬病病毒生物学性状和致病性。
2. 列举狂犬病病毒的传染源、传播途径及防治原则。
3. 阐述人乳头瘤病毒的型别及与人类疾病的关系。
4. 概述细小病毒、痘病毒和博尔纳病毒的主要特性及致病性。

其他病毒主要包括弹状病毒科的狂犬病病毒、乳头瘤病毒科的人乳头瘤病毒、痘病毒科的痘病毒、细小病毒科的细小病毒和博尔纳病毒科的博尔纳病毒,分别引起狂犬病、宫颈癌和疣、天花、传染性红斑以及神经精神疾患。

第一节 | 狂犬病病毒

狂犬病病毒(rabies virus)属于**弹状病毒科**(*Rhabdoviridae*)狂犬病病毒属(*Lyssavirus*),是一种嗜神经性病毒,可以引起犬、猫和多种野生动物的自然感染,并可通过动物咬伤或密切接触等方式,在动物之间或动物与人之间传播而引起**狂犬病**(rabies)。狂犬病是目前病死率最高的传染病,一旦发病,病死率近乎 100%,至今尚无有效的治疗方法。因此,预防狂犬病的发生尤其重要。

一、生物学性状

(一) 形态结构

狂犬病病毒形态似子弹状,一端钝圆,另一端扁平,大小约 180nm×75nm,有包膜。包膜上分布有刺突样糖蛋白(G 蛋白),包膜内侧为一层基质蛋白(M 蛋白)(图 34-1)。包膜内部由核蛋白 N 包裹病毒 RNA 基因组形成核糖核蛋白(ribonucleoprotein,RNP),核糖核蛋白与磷蛋白 P、聚合酶 L 一起形成

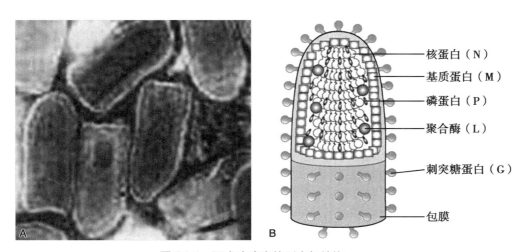

图 34-1 **狂犬病病毒的形态与结构**
A.病毒形态透射电镜照片(负染,×200 000);B.病毒结构模式图。

螺旋状排列的核衣壳。病毒基因组为不分节段的单负链 RNA(-ssRNA),基因组全长 12kb,从 3′ 到 5′ 端依次为先导序列 - 编码 N、P、M、G、L 蛋白的 5 个结构基因 - 非编码区,各个基因间含有非编码的间隔序列。在病毒编码的五种结构蛋白中,N 蛋白为具有保护病毒 RNA 功能的核蛋白;L 蛋白为 RNA 依赖的 RNA 聚合酶;P 蛋白可以与 L 结合形成完整的 RNA 聚合酶复合物,参与病毒转录与复制;M 蛋白为基质蛋白,在病毒核衣壳和包膜间起连接作用;G 蛋白是病毒包膜的糖蛋白刺突,是主要的表面抗原,可以介导病毒与细胞受体结合,并与病毒的致病性及免疫性密切相关。

(二)病毒的复制周期

病毒包膜表面 G 蛋白与细胞表面的乙酰胆碱受体(acetylcholine receptor,AchR)等分子结合后,通过内吞方式进入细胞,进而通过膜融合方式将核衣壳释放到细胞质中。由 L 和 P 蛋白组成的聚合酶复合物以核糖核蛋白内 RNA 为模板开始转录、复制及蛋白质合成而生成病毒的组成成分。新的病毒核衣壳组装后,以出芽形式释放出病毒颗粒,同时获得病毒包膜及 G 蛋白和 M 蛋白。

狂犬病病毒能在多种细胞中增殖,如地鼠肾细胞、非洲绿猴肾细胞等。在易感动物或人的中枢神经细胞(主要是大脑海马回的锥体细胞)中增殖时,可在细胞质中形成一个或多个、圆形或椭圆形、直

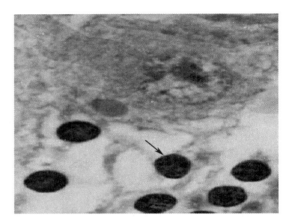

图 34-2　狂犬病病毒感染神经细胞质中的内氏小体

径为 20～30nm 的嗜酸性包涵体,称内氏小体(Negri body)(图 34-2),可作为辅助诊断狂犬病的指标。

(三)病毒毒力变异

狂犬病病毒在传代过程中可以发生毒力变异。从自然感染动物体内分离到的病毒毒力强,称为**野毒株**(wild strain)或**街毒株**(street strain),其特点是对犬致病的潜伏期长(通常 21～60 天),但毒力强,脑外途径接种后易侵入脑组织和唾液腺内。将野毒株在家兔脑内连续传代后,病毒对家兔致病的潜伏期随传代次数的增加而逐渐缩短(4～6 天),并表现为对家兔的致病性增强,对人或犬的致病性明显减弱,且不能通过脑外途径接种引起犬的脑神经组织感染而发生狂犬病。这种变异的狂犬病病毒被称为**固定毒株**(fixed strain)。

(四)抵抗力

狂犬病病毒对热、紫外线、日光、干燥的抵抗力弱。病毒悬液经 56℃ 30～60 分钟或 100℃ 2 分钟作用后即失去活力。但在脑组织内的病毒于室温或 4℃条件下,可保持传染性 1～2 周。冷冻干燥后的病毒可保存数年。酸、碱、脂溶剂、肥皂水、去垢剂等有灭活病毒的作用。

二、致病性与免疫性

(一)致病性

狂犬病病毒能引起多种家畜或宠物(如犬、猫等)和野生动物(如狐狸、浣熊等)的自然感染,吸血的蝙蝠等也可能是病毒在自然界的重要储存宿主。人对狂犬病病毒普遍易感,主要通过被患病动物咬伤、抓伤或密切接触而感染。黏膜也是狂犬病病毒的重要侵入门户,如人的眼结膜被患病动物的唾液污染时也可引起发病。

狂犬病潜伏期长短不一,通常为 3～8 周,短者 10 天,长者可达数月或数年。咬伤部位距头部愈近、伤口愈深或伤者年龄愈小,则潜伏期越短。此外,入侵病毒的数量、毒力以及宿主的免疫力等因素也与狂犬病的发生有关。狂犬病一旦发生,病死率近乎 100%。狂犬病的临床表现主要有两种类型:狂躁型(占 80%)和麻痹型(占 20%)。狂躁型的主要特点是**恐水症**(hydrophobia),表现在饮水或听到流水声时,恐惧、激动并伴有严重的咽喉肌痉挛等。麻痹型主要表现是身体虚弱及松弛性瘫痪,常因临床症状不明显而误诊。在症状发生后,这两类病人的生存时间很少超过 7 天。

狂犬病病毒对神经组织有很强的亲和力。病毒在被咬伤部位周围的横纹肌细胞内缓慢增殖4～6天后通过神经肌肉接头进入外周神经组织的运动神经元末梢,并沿神经元轴索逆向扩散到中枢神经系统,在神经细胞内增殖并引起中枢神经系统损伤,形成以神经症状为主的临床表现(如痉挛、麻痹和昏迷等)。随后,病毒沿传出神经进入各组织与器官(如舌、唾液腺和心脏等),引起迷走神经核、舌咽神经核和舌下神经核受损,导致病人容易发生呼吸肌、吞咽肌痉挛,在临床上出现恐水、呼吸困难和吞咽困难等症状,由于交感神经受刺激,可出现唾液和汗腺分泌增多。当迷走神经节、交感神经节和心脏神经节受损时,可引起心血管功能紊乱和猝死,是狂犬病导致死亡的主要原因。

动画

（二）免疫性

狂犬病病毒包膜上的糖蛋白及核衣壳上的核蛋白均含有保护性抗原和T细胞免疫表位,可以诱导机体产生中和抗体(仅糖蛋白有此作用)、CD4$^+$辅助性T细胞和CD8$^+$细胞毒性T细胞应答。中和抗体具有治疗性作用,可中和游离状态的病毒、阻断病毒进入神经细胞内。但抗体对已进入神经细胞内的病毒难以发挥作用,同时也可能产生免疫病理反应而加重病情。杀伤性T淋巴细胞在机体内可杀死表达病毒糖蛋白的靶细胞,说明细胞免疫在机体抗狂犬病病毒保护性免疫方面起重要作用。

三、微生物学检查法

根据动物咬伤史和典型的临床症状,通常可以诊断狂犬病。但对于处在潜伏期、发病早期或咬伤不明确的可疑病人,需要及时进行微生物学检查辅助确诊。

1. **快速诊断**　①直接免疫荧光法检测:用荧光标记的单克隆抗体直接检测脑脊液、脑组织和唾液等标本中的狂犬病病毒抗原;②巢式RT-PCR方法:检测标本中的病毒RNA,也可用作对狂犬病病毒感染的早期诊断。

2. **特异性抗体检测**　常采用免疫荧光或中和试验检测狂犬病病毒的中和抗体滴度。在没有接种狂犬病疫苗的个体中,如果血清或脑脊液中检测出较高的中和抗体滴度,则可间接说明该个体已被狂犬病病毒感染。也可采用竞争性ELISA或者间接ELISA等方法检测抗体。

3. **病毒的分离与鉴定**　小鼠脑组织对狂犬病病毒敏感性强,因此常用小鼠来进行病毒的分离与培养。将待检的临床标本,如脑组织、脑脊液、唾液和眼角膜组织等制作标本悬液接种小鼠颅内,感染数天后,分离纯化病毒,做进一步鉴定。

四、防治原则

通过对犬等动物进行预防接种、严格管理以及捕杀野犬等措施,可有效地降低狂犬病的发病率。人被可疑患病动物咬伤后应采取以下措施:

1. **隔离动物**　对于咬过人的狗、猫等动物需及时捕获,圈养观察至少十天,请兽医检查确认没有问题后再放养。

2. **伤口处理**　立即用大量清水冲洗伤口,有条件的可同时用肥皂水或0.1%苯扎溴铵等充分清洗伤口;对于严重咬伤者较深的伤口,应该对伤口深部进行灌流清洗,再用75%乙醇或碘伏涂擦消毒。

3. **被动免疫**　用20IU/kg的抗狂犬病抗体,即人或马狂犬病免疫球蛋白(rabies immune globulin,RIG)接种伤口,使其渗透到伤口及其周围组织。

4. **主动免疫**　由于狂犬病的潜伏期较长,人被可疑动物咬伤后,及时接种狂犬病疫苗进行**暴露后预防接种**(post-exposure prophylaxis)。我国目前应用的狂犬病疫苗主要有两种:一是地鼠肾原代细胞狂犬病疫苗(PHKC-RV),另外一种是人二倍体细胞狂犬病疫苗(HDCV)。分别于第0、3、7、14和28天进行肌肉(三角肌或大腿前侧肌肉)注射。对于长期接触家畜、野生动物或者进行狂犬病病毒研究的高危人群,可以进行**暴露前预防接种**(pre-exposure prophylaxis)。

第二节 ｜ 人乳头瘤病毒

人乳头瘤病毒(human papillomavirus,HPV)属于乳头瘤病毒科(*Papillomaviridae*),又可分为第一乳

头瘤病毒亚科（First papillomavirinae）和第二乳头瘤病毒亚科（Second papillomavirinae），共 53 个属和 133 个种。根据 L1 基因核苷酸序列的差异，可进行 HPV 分型，目前已发现 200 余型，主要分布在第一乳头瘤病毒亚科的 α、β、γ、μ 和 η 五个属。HPV 主要引起人类皮肤、黏膜的增生性病变，其中高危型 HPV（16 型、18 型等）与宫颈癌等恶性肿瘤的发生密切相关，低危型 HPV（6 型、11 型等）引起尖锐湿疣等。

一、生物学性状

HPV 呈球形，病毒颗粒直径 52～55nm，衣壳呈二十面体立体对称，无包膜。病毒基因组约 7.9kbp，为超螺旋、双链环状 DNA，分为长控制区（long control region，LCR）、早期区（early region，ER）和晚期区（late region，LR）（图 34-3A）。

LCR 也称上游调节区（upstream regulatory region，URR），含有病毒转录调控元件及复制原点。ER 区含 6～7 个 ORF，编码与病毒复制、转录调控、翻译和细胞转化有关的早期蛋白（图 34-3B）。LR 包括 2 个 ORF（L1 和 L2），分别编码病毒主要衣壳蛋白 L1 和次要衣壳蛋白 L2。基因工程表达的 L1 或者 L1+L2 蛋白具有自我组装的特性，在真核细胞内可组装成**病毒样颗粒**（virus-like particle，VLP）。VLP 不含病毒核酸，其空间构象及抗原性与天然 HPV 颗粒相似，可诱发机体产生中和抗体，可以作为疫苗。

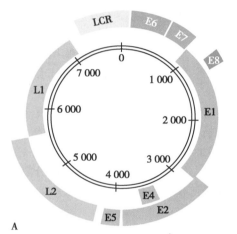

蛋白	功能
E1	DNA解旋酶，参与病毒DNA复制
E2	反式激活蛋白，参与病毒DNA转录的反式激活
E4	晚期成熟病毒颗粒的释放
E5	见于α属等，抑制免疫应答，促进细胞增殖
E6	促进病毒复制，促进细胞增殖
E7	促进病毒复制，促进细胞增殖
E8	仅见于部分型，具有抑制转录和复制的功能
L1	主要衣壳蛋白，组装形成核衣壳五邻体
L2	次要衣壳蛋白，参与病毒基因组衣壳组装

图 34-3 人乳头瘤病毒基因组与编码蛋白
A.HPV 基因组结构示意图；B.HPV 编码蛋白主要功能。

HPV 在皮肤或黏膜的复层上皮细胞中完成其复制与增殖的生命周期。病毒可以通过微小的创口感染鳞状上皮的基底层细胞。病毒一旦进入细胞，则伴随着基底上皮细胞向表层上皮分化的过程而完成 DNA 复制。在基底层上皮细胞中，病毒的复制处于非产生病毒颗粒阶段，病毒以附加体（episome）形式维持低拷贝数量的 DNA；在分化的表层上皮细胞中，病毒转换了复制模式，开始合成高拷贝数量的 DNA，并合成衣壳蛋白，组装释放病毒颗粒。同时，病毒 DNA 复制主要发生在表层上皮的棘细胞层和颗粒层，可造成棘细胞增生，形成表皮增厚和表皮角化。上皮的增殖可形成乳头状瘤，称为疣（wart）。另外，某些 HPV 病毒 DNA 的一段附加体常能插入宿主染色体的任意位置，而导致细胞转化与癌变。HPV 的复制有赖于细胞的分化状态，迄今尚不能利用体外培养细胞增殖 HPV。

二、致病性和免疫性

根据感染部位不同，HPV 可分为嗜皮肤性和嗜黏膜性两大类，两类之间有一定交叉。皮肤受紫外线或 X 射线等照射造成的损伤，以及其他理化因素造成的皮肤、黏膜损伤均为 HPV 感染创造条件。病毒主要通过直接接触感染者的病变部位，或间接接触被病毒污染的物品等进行传播。生殖道感染与性行为相关，HPV 阳性率与性伴侣数量呈正相关，故 HPV 是性传播疾病（sexually transmitted disease，STD）的病原体。患有生殖道 HPV 感染的母亲在分娩过程中，可通过垂直传播引起新生儿感染。

　　HPV 具有严格的宿主及组织亲嗜性,只能感染人的皮肤和黏膜细胞,人类是 HPV 唯一的宿主。HPV 感染后主要引起上皮增生性病变,病毒仅停留于局部皮肤与黏膜中,不产生病毒血症,但易形成持续性感染。不同型 HPV 侵犯的部位及所致的疾病也不同。嗜皮肤型 HPV 主要感染干燥的鳞状上皮,常引起儿童、青少年的扁平疣(flat wart)、跖疣(plantar wart)、寻常疣(verruca vulgaris)等;嗜黏膜型 HPV 则主要侵犯潮湿的黏膜区域如生殖道及口腔黏膜等,其中 6 和 11 型 HPV 可引起生殖道尖锐湿疣、口腔及喉的乳头瘤等良性肿瘤,称为低危型 HPV;而 16、18 及 31、33、45、52 和 58 等型别 HPV 与宫颈癌、肛门癌等恶性肿瘤发生相关,称为高危型 HPV。

　　目前认为,高危型 HPV 感染宫颈鳞状上皮是引发宫颈癌的始动因素,HPV 感染经过一段潜伏期后,E6、E7 基因表达上调,分别与 p53 和 pRB 蛋白结合,促使 p53 和 pRB 蛋白降解,阻断其对细胞周期的负调节作用,诱导细胞永生化,导致感染细胞发生转化。HPV 感染并非宫颈癌发生的唯一因素,感染过程中宿主基因突变、野生型 *p53* 基因突变或其他环境因素的作用均可影响宫颈癌的发生发展。

　　细胞免疫在控制 HPV 感染中起重要作用。在器官移植和 HIV 感染等免疫功能抑制的人群,HPV 感染通常严重。复发性尖锐湿疣病人也常伴有免疫功能低下。HPV 感染的肿瘤细胞可通过引发 HLA I 类抗原变异或表达抑制,产生免疫逃逸突变体,或抑制 I 型干扰素产生,逃避宿主免疫系统攻击。因此,建立有效的细胞免疫,特别是局部细胞免疫,有助于阻断 HPV 持续感染。

三、微生物学检查

　　对于有典型临床损害的 HPV 感染,可根据临床表现迅速作出诊断;但对于亚临床感染的病例,则需进行免疫学、分子生物学及细胞学等实验室辅助诊断。

　　1. **免疫学检测**　采用免疫组织化学方法可检测病变组织中是否有 HPV 抗原的表达,运用免疫电镜检查 HPV 颗粒可以提高检出率。

　　2. **核酸检测**　采用核酸杂交或者 PCR 方法可对 HPV 感染进行早期诊断及型别鉴定,核酸杂交常用 Southern 杂交及斑点杂交,PCR 方法不但可以检测新鲜标本,还可用于石蜡切片中 HPV DNA 检测进行回顾性研究。

　　此外,可以进行子宫颈抹片(pap smear)或液基薄层细胞学检查(thinprep cytologic test,TCT),通过观察特征性组织学改变,用于筛检宫颈癌前期病变。联合细胞学检测与 HPV 病原学检测,可及早发现宫颈癌前病变,及时治疗。

四、防治原则

　　部分型别 HPV 感染是一种性传播疾病,因此防止性传播是预防 HPV 感染的重要策略。首先要加强性安全教育和提高人群的防范意识,其次要推广 HPV 疫苗接种。目前市场上 HPV 疫苗是由 L1 蛋白制备的 HPV 病毒样颗粒疫苗(HPV VLP vaccine),包括 HPV 二价(16、18 型)疫苗、HPV 四价(6、11、16、18 型)疫苗和 HPV 九价(6、11、16、18、31、33、45、52、58 型)疫苗等。

　　局部药物治疗或冷冻、电灼、激光、手术等疗法,可用于皮肤、黏膜的寻常疣和尖锐湿疣的治疗。

第三节 ｜ 痘病毒

　　痘病毒(poxvirus)属于痘病毒科(*Poxviridae*)正痘病毒属(*Orthopoxvirus*),可引起人类和多种脊椎动物的自然感染。其中,天花病毒(variola virus,或 smallpox virus)和传染性软疣病毒(molluscum contagiosum virus,MCV)仅感染人类,但猴痘病毒(monkeypox virus)、牛痘病毒(cowpox virus)以及其他动物痘病毒也可以引起人类的感染。

　　痘病毒是感染人的体积最大、结构最复杂的病毒,呈(300～450)nm×260nm×170nm 的砖型或卵型结构,有包膜,表面有不规则排列的脂蛋白管型结构。由 30 种以上结构蛋白组成的蛋白衣壳呈复合对称形,病毒核心由双股线形 DNA(130～375kbp)组成,病毒核心两侧有 1～2 个侧体(lateral body)(图 34-4)。痘病毒在感染细胞质内复制,病毒基因组含有约 185 个 ORF,可指导合成 200 多种病毒蛋白质。成熟的病毒以出芽形式释放。

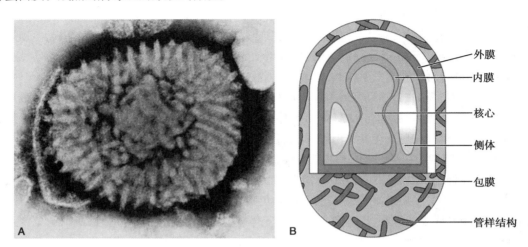

图 34-4 **痘病毒形态与结构**
A. 天花病毒透射电镜照片(负染,×228 000);B. 病毒结构模式图。

痘病毒感染的传染源是已感染的人或动物。主要通过呼吸道分泌物、直接接触等途径传播。人类的痘病毒感染主要包括天花、猴痘和传染性软疣等。

1. **天花**(smallpox) 是由天花病毒引起的烈性传染性疾病,曾经在世界各地广泛流行。人是天花病毒感染的唯一宿主,主要通过呼吸道和直接接触传播,引起高热、面部及全身皮肤出现水疱或脓疱等症状,病死率很高,部分痊愈者面部等部位残留有明显的瘢痕。自世界卫生组织(WHO)启动**全球消灭天花计划**(global smallpox eradication program)以来,至 1980 年已在全球范围内根除了天花。目前,由于疫苗接种的终止而形成的人群无免疫状态,又使天花病毒成为潜在的生物武器而重新受到重视。

2. **猴痘**(monkeypox) 猴痘是由猴痘病毒感染所致的一种人兽共患病,主要经黏膜和破损皮肤侵入人体。猴痘感染通常局限于非洲大陆,主要是与野生动物(草原土拨鼠等)直接接触感染猴痘病毒所致。2022 年英国暴发猴痘,出现人际间传播,随后快速扩散到全球 100 多个国家和地区,成为近年来最大的猴痘疫情暴发。猴痘感染早期可出现发热、头痛、肌痛和淋巴结肿大等,随后出现皮疹和黏膜疹,痂皮脱落后可遗留红斑或色素沉着甚至瘢痕。猴痘多为自限性疾病,也有重症和死亡发生,主要为儿童、孕妇和免疫力低下人群。目前尚无针对猴痘病毒的特效药物,主要是对症支持和并发症治疗。天花疫苗对猴痘病毒存在一定程度的交叉保护力。

3. **牛痘**(cowpox) 是牛痘病毒引起的挤奶工人等密切接触者的轻度皮肤水疱样改变,一般无严重的全身感染。**痘苗病毒**(vaccinia virus)是一种牛痘病毒的毒力变异株,与天花病毒具有交叉免疫性,主要作为疫苗用于预防天花。接种后通常仅在接种部位引起轻微的皮肤反应,但在免疫缺陷的人群中可能引起严重的进行性牛痘(progressive vaccinia)、疫苗接种后脑炎(post-vaccinal encephalitis)和扩散性种痘疹(generalized vaccinia rash)等疾患。目前,痘苗病毒主要作为研究痘病毒基因调控的模型或表达外源蛋白质的载体而广泛应用。

4. **传染性软疣**(molluscum contagiosum) 是由传染性软疣病毒引起的皮肤白色疣状物,主要通过皮肤接触传播,人是其唯一的感染宿主,儿童多见。可经性接触传播,引起生殖器传染性软疣;软疣可自行消退,不留瘢痕。

第四节 | 细小病毒

细小病毒(parvovirus)属于细小病毒科(*Parvoviridae*),是已知最小的 DNA 病毒。目前,对人致病的细小病毒有红细小病毒属（*Erythroparvovirus*）的人细小病毒 B19（human parvovirus B19）、博卡细小病毒属（*Bocaparvovirus*）的人博卡病毒 1（human bocavirus 1，HBoV1）和依赖细小病毒属（*Dependoparvovirus*）的腺相关病毒 5（adeno-associated virus 5，AAV5）等。

细小病毒直径为 18～26nm，呈二十面体对称的蛋白衣壳由 3 种蛋白组成，无包膜，对脂溶剂、热不敏感。病毒基因组为线状单链 DNA（ssDNA），约 5.6kb。细小 DNA 病毒在细胞核中复制。根据病毒在细胞中独立复制的能力，可以分为自主复制型（如 B19 病毒、HBoV1）和复制缺陷型（如 AAV5）两个类型。其中，自主复制型病毒必须在分裂增殖活跃的细胞中进行复制，复制缺陷型病毒则需要辅助病毒（如腺病毒）的存在才能复制。

细小病毒主要通过呼吸道和消化道黏膜以及血液和胎盘途径引起感染与传播。B19 病毒对骨髓中分裂增殖活跃的红细胞前体细胞具有高度亲嗜性，与人类的**传染性红斑**（erythema infectiosum）、镰状细胞贫血病人的一过性再生障碍危象（transit aplastic crisis）以及先天感染造成的自发性流产（spontaneous abortion）等有关。B19 病毒感染孕妇后，可以通过胎盘感染胎儿，杀伤红细胞前体细胞，并引起胎儿严重贫血、流产或死亡。

HBoV1 是 2005 年瑞典学者首次在儿童呼吸道分泌物中发现的一种新型人类细小 DNA 病毒，是婴幼儿急性下呼吸道感染的重要病原体之一。HBoV1 感染主要流行在 12 月和 1 月，感染者几乎全部是婴幼儿，感染率约 5.6%。HBoV1 感染与呼吸道合胞病毒感染相似，主要引起肺炎或支气管肺炎等。

AAV5 有超过 10 种血清型，各型之间有共同抗原。部分型别 AAV5 可以引起人群的自然感染，并产生抗体，但确切的临床表现不明。另外，由于 AAV5 具有整合于人类第 19 号染色体长臂的特点，AAV5 载体可应用于基因治疗。

细小病毒感染可根据典型临床表现进行诊断；通过检测病毒 DNA 或特异性抗体可确诊。尚无有效的疫苗和特异性治疗方法。

第五节 | 博尔纳病毒

博尔纳病（Borna disease，BD）是 18 世纪末在德国博尔纳镇等地流行的一种动物中枢神经系统疾病，主要表现为马、羊等家畜的行为、运动异常以及渐进性死亡。后经研究证实该病是由一种 RNA 病毒感染所致，故将该病毒命名为**博尔纳病毒**（bornavirus，BV）。BV 主要通过密切接触引起感染，感染宿主范围广，可引起几乎所有温血动物的持续性感染。

BV 属于单负链 RNA 病毒目（*Mononegavirales*）博尔纳病毒科（*Bornaviridae*）正博尔纳病毒属（*Orthobornavirus*）。病毒颗粒呈球形，大小约 100nm，有包膜，病毒核酸与衣壳蛋白组成核衣壳，为螺旋对称。病毒核酸为 8.9kb 的不分节段、线性、单负链 RNA，含有 6 个 ORF，分别指导 6 种病毒蛋白的合成。其中，核蛋白 N（p40）、X 蛋白（p10）、磷蛋白 P（p24）组成核糖核蛋白（RNP），与病毒 RNA 共同组成核衣壳；基质蛋白 M（p16）、糖蛋白 G（p56）是病毒包膜的主要成分；L 蛋白（p180）是病毒 RNA 聚合酶。与其他单负链病毒不同，BV 具有在细胞核中转录与复制，并通过 RNA 拼接（RNA splicing）和通读（readthrough）方式调控病毒基因表达的特点。

BV 具有高度的嗜神经性，在感染细胞内产生的病毒量非常少，为非溶细胞性感染，临床上则表现为持续感染。近年研究显示，约 1/3 的抑郁症、精神分裂症病人的血清中可以检测出 BV 抗体，或在病人末梢血白细胞及尸检脑组织中检测到病毒 RNA 或抗原，提示 BV 感染可能与人类的某些精神神经疾病有关。

由于 BV 在细胞中低拷贝复制的特点，需要建立敏感、特异的检测技术，以检测抗病毒抗体、抗原或病毒 RNA 进行辅助诊断。利巴韦林等有一定的抗病毒效果。尚无有效疫苗。

（王洪亮）

本章目标测试

NOTES

第三十五章 | 朊 粒

学习目标

1. 解释朊粒的概念。
2. 描述朊粒的生物学性状和致病机制。
3. 列举主要的人类和动物朊粒病。
4. 总结朊粒的微生物学检查法和防治原则。

朊粒（prion）是由细胞中的正常朊蛋白经过构象改变形成的致病因子，也能诱导正常朊蛋白变构形成新的朊粒，比正常朊蛋白抵抗力强，是**传染性海绵状脑病**（transmissible spongiform encephalopathy，TSE）即朊粒病（prion disease）的病原体。美国学者加达塞克（D.C. Gajdusek）首次发现库鲁病是由一种"非常规病毒"引起，并因此获得1976年诺贝尔生理学或医学奖。美国学者普鲁西纳（S.B. Prusiner）首次提出朊粒的概念，证明朊粒是羊瘙痒病的病因，并因此获得1997年诺贝尔生理学或医学奖。

一、生物学性状

朊粒的本质是构象异常的**朊蛋白**（prion protein，PrP）。人类PrP是一种含有253个氨基酸的糖基化膜蛋白，包含N-末端信号肽序列、五个八肽重复序列区、疏水中间区和C-末端糖基化磷脂酰肌醇锚定区。编码PrP的基因 *PRNP* 广泛存在于人类和多种哺乳动物的染色体中，人类 *PRNP* 基因位于第20号染色体的短臂上。朊蛋白在核糖体合成后被转运到粗面内质网和高尔基体进行翻译后加工，所产生的成熟蛋白质被转运至细胞膜并通过糖基化磷脂酰肌醇锚定在细胞膜上。正常的朊蛋白称为细胞朊蛋白（cellular prion protein，PrP^C），无致病性和传染性，在多种器官和组织中表达，在中枢和外周神经系统中高表达，其生理功能尚不完全清楚，可能与神经发育、突触可塑性和髓鞘维持等过程有关。PrP^C 的分子构象以 α-螺旋为主（图35-1A），可被蛋白酶K彻底水解，也可溶于去污剂。

在特定条件下，PrP发生错误折叠，导致构象改变，形成致病性同源异构体，即朊粒，如引起羊瘙痒病的PrP异构体称为羊瘙痒病朊蛋白（scrapie prion protein，PrP^{Sc}），后来 PrP^{Sc} 也被用来普遍表示异常折叠的朊蛋白。朊蛋白错误折叠的诱因包括外源性朊粒的侵入，*PRNP* 基因的突变，以及PrP的自发性异常折叠。虽然来源于 PrP^C，但 PrP^{Sc} 的性质与前者相差较大（表35-1）。PrP^{Sc} 分子构象以 β-折叠为主（图35-1B）。蛋白酶K处理后，PrP^{Sc} 不能被彻底水解，而是产生抗性多肽片段。PrP^{Sc} 一般以不溶性聚集物的形式存在，在电子显微镜下呈纤维（fibril）状（直径10～20nm，长度可达数微米），在某些人和动物的病脑组织中形成淀粉状物质，故朊粒聚集物被称为淀粉样纤维（amyloid fibril）（图35-1C）。冷冻电镜图片显示，朊粒淀粉样纤维由 PrP^{Sc} 单体层层堆积而成，每个 PrP^{Sc} 分子组成纤维的一层（即横断面），层与层之间有小角度错位，导致形成的淀粉样纤维一般呈螺旋形扭曲。

PrP^{Sc} 复制的具体机制尚不清楚，主要有两种理论假说：①模板模型：认为正常状态下 PrP^C 很难转变成 PrP^{Sc}，但 PrP^{Sc} 一旦形成，可与 PrP^C 形成异源二聚体，并以自身为模板诱导 PrP^C 转化成 PrP^{Sc}，形成 PrP^{Sc} 同源二聚体。该二聚体又可解离，所产生的 PrP^{Sc} 单体可作为模板再与 PrP^C 结合，产生更多的 PrP^{Sc} 分子。②核聚集模型：认为单体形式的 PrP^{Sc} 很难转化 PrP^C，但适宜的条件可促使 PrP^{Sc} 单体聚集形成寡聚物充当"种子"，外源 PrP^{Sc} 也可充当种子，种子一旦形成便非常稳定，很难转变回 PrP^C，又可招募更多的 PrP^C 分子使之转变成 PrP^{Sc}，逐渐形成更大的聚合物。这些聚合物碎裂后又变成新的"种子"重复上述聚集过程。

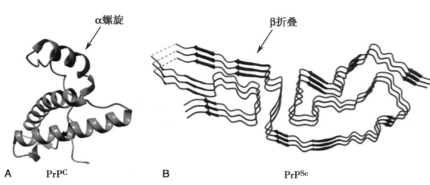
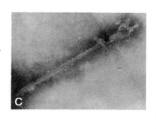

A. PrP^C　　　B. PrP^Sc　　　朊粒淀粉样纤维

图 35-1　PrP^C 与 PrP^{Sc} 的形态与结构

A. 由核磁共振方法解出的小鼠 PrP^C 单体分子结构;B. 由冷冻电镜方法解出的仓鼠 PrP^{Sc} 分子结构,显示的是淀粉样纤维中 3 个邻近 PrP^{Sc} 分子的复合物结构;C. 仓鼠朊粒淀粉样纤维的电镜负染照片。

表 35-1　PrP^C 与 PrP^{Sc} 的主要区别

性状	PrP^C	PrP^{Sc}	性状	PrP^C	PrP^{Sc}
主要存在形式	单体	多聚体	在去污剂中的溶解性	可溶	不可溶
分子构象	α-螺旋为主	β-折叠为主	致病性与传染性	无	有
对蛋白酶 K 的作用	敏感	抗性			

　　朊粒可在某些来源于神经组织的细胞系中增殖,这些细胞系被用来作为研究朊粒感染的细胞模型,最常用的是小鼠神经母细胞瘤 Neuro-2a 细胞系。朊粒也可在小鼠、大鼠和仓鼠等动物体内复制并引起病变,这些动物可作为朊粒感染的实验动物模型。

　　朊粒对理化因素具有较强的抵抗力,对尿素、甲醛、乙醇、加热、紫外线、电离辐射等均有抗性,但对氢氧化钠、次氯酸钠和一些强酸性去污剂有一定的敏感性。压力蒸汽灭菌处理 1 小时有灭活效果。

二、致病性和免疫性

　　朊粒感染中枢神经系统后,在神经元内或细胞间形成不溶性聚集物,破坏神经组织的正常结构,并进行性加剧脑组织功能损伤。所引起的疾病统称为传染性海绵状脑病,即朊粒病,是慢发性、进行性、致死性的神经退化性疾病,其共同特征包括:①潜伏期长,可达数年甚至数十年;②一旦发病,病情呈亚急性、进行性发展,直至死亡;③临床表现以痴呆、共济失调、震颤等中枢神经系统症状为主;④病理学特征包括脑组织中的海绵状空泡样病变(图 35-2)、神经元缺失、淀粉样斑块和星形胶质细胞增生等。

　　因为朊粒由机体自身蛋白质转化而成,其免疫原性弱,不能诱导机体产生特异性免疫应答。

　　1. 主要的人类朊粒病　根据临床表现,人类朊粒病主要分为五种(表 35-2)。根据发病原因,人类朊粒病又可分为散发性(sporadic)、家族性(familial),也称遗传性(inherited)和获得性(acquired)朊粒病。其中最常见的是散发性朊粒病,其诱因不明,可能与朊蛋白自发性异常折叠有关,主要表现为散发性克-雅病。家族性朊粒病病人体内 *PRNP* 基因有突变,导致朊蛋白结构失稳从而变构,包括家族性克-雅病、格斯特曼综合征和致死性家族性失眠症。获得性朊粒病由外源性朊粒感染所致,如医源性克-雅病、变异型克-雅病和库鲁病。我国朊粒病以散发性克-雅病为主,也有少数家族性朊粒病,极少见获得性朊粒病。

　　(1)克-雅病(Creutzfeld-Jakob disease,CJD):是最常见的人类朊粒病,呈全球性分布,发病率每年 1~2/100 万,平均发病年龄为 68 岁。典型的临床表现为迅速进展的痴呆、肌阵挛、共济失调、非自主运动、失明和昏迷等,症状出现后平均生存时间为 4~5 个月。CJD 又分为散发性、家族性和医源性三种:①散发性 CJD 约占 CJD 总病例数的 85%,病因不明;②家族性 CJD 约占 CJD 病例数的 5%~15%,与 *PRNP* 基因突变有关,常见的是第 178 位密码子天冬氨酸向天冬酰胺的突变(D178N)、第 188 位苏氨酸向赖氨酸的突变(T88K)和第 200 位谷氨酸向赖氨酸的突变(E200K)等;③医源性 CJD 由朊粒污染临床诊疗过程所致,可通过神经外科手术、脑膜移植、角膜移植、输血、使用人尸体脑垂体提取的生长激素和促性腺激素等方式传播。

彩图

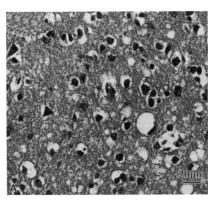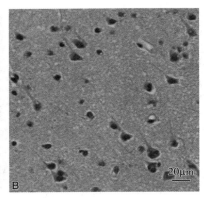

图 35-2　克-雅病的神经病理学形态
A. 克-雅病人脑组织；B. 正常人脑组织。

表 35-2　主要的人类朊粒病

疾病名称	所属类型	主要临床表现
克-雅病（CJD）	散发性、家族性和获得性	早老性痴呆
变异型克-雅病（vCJD）	获得性	痴呆，常见于年轻人
格斯特曼综合征（GSS）	家族性	共济失调
致死性家族性失眠（FFI）	家族性	失眠
库鲁病（Kuru disease）	获得性	震颤

（2）**变异型克-雅病**（variant CJD，vCJD）：1996 年由英国 CJD 监测中心首次报道，病人主要集中在英国等牛海绵状脑病高发区，我国尚未发现此病。vCJD 主要由人类进食感染了牛海绵状脑病的病牛肉引起。人对该病的易感性也与遗传因素有关，*PRNP* 基因第 129 位密码子的甲硫氨酸（M）纯合子是该病的危险因素，而该位点为 M-V 杂合子的人群不易感染该病。vCJD 平均发病年龄为 26 岁，病程早期的临床表现有精神症状、行为改变和痛感等，晚期主要表现为痴呆、运动失调和不自主运动，症状出现后平均生存时间为 13 个月。

（3）**格斯特曼综合征**（Grestmann–Straussler syndrome，GSS）：是一种罕见的家族性朊粒病，发病年龄在 24～66 岁之间，病因主要是 *PRNP* 基因第 102 位密码子脯氨酸向亮氨酸（P102L）的突变，也包括第 117 位密码子丙氨酸向缬氨酸（A117V）的突变和 198 位密码子苯丙氨酸向丝氨酸（F198S）的突变。临床表现为脊髓小脑性共济失调、构音障碍和痴呆等。病程相对缓慢，症状出现后平均生存时间为 5 年。

（4）**致死性家族性失眠**（fatal familial insomnia，FFI）：是另一种罕见的家族性朊粒病。病人家族在 *PRNP* 基因第 178 位密码子有 D178N 突变，且该突变总是伴随着第 129 位密码子的 M 纯合子。临床表现主要是进行性加重的失眠，以及多种其他神经性症状，晚期出现痴呆。症状出现后平均生存时间为 18 个月。

（5）**库鲁病**（Kuru disease）：曾见于大洋洲巴布亚新几内亚的 Fore 部落土著人。库鲁病平均潜伏期为 14 年，临床表现包括震颤（Fore 部落语言中 kuru 是震颤的意思）、共济失调、吞咽困难等。症状出现后平均生存时间为 12 个月。

2. **主要的动物朊粒病**　常见的动物朊粒病包括羊瘙痒病（scrapie）、牛海绵状脑病（bovine spongiform encephalopathy，BSE）和鹿慢性消耗病（chronic wasting disease，CWD）。

（1）**羊瘙痒病**：是最先发现的动物朊粒病，发生于绵羊和山羊，病羊因瘙痒常在围栏上摩擦身体以致脱毛，因而得名。其他临床特征包括消瘦、厌食、麻痹、步态不稳、痉挛等，潜伏期 1～3 年。主要通过接触土壤中病羊排泄的朊粒传播，也可由母羊通过胎盘传给羔羊，但尚未有该病能直接传染给人类的报道。

（2）**牛海绵状脑病**（BSE）：俗称疯牛病（mad cow disease）。1986 年在英国首次发现，此后迅速蔓延，在欧洲一度广为流行，美国、加拿大、日本等国也有报道，我国尚未发现此病。潜伏期 4～5 年，临床表现为运动失调、震颤、感觉过敏、恐惧、狂躁等，症状出现后几周至几个月内死亡。研究表明，病牛可能因食用了被羊瘙痒病致病因子污染的动物肉骨饲料而获得此病。如上所述,BSE 也可跨物种传播给人类,引起 vCJD。1988 年英国政府立法禁止用反刍动物来源的饲料喂牛,并屠杀病牛,因而显著降低了 BSE 和 vCJD 的发病率。

三、微生物学检查法

朊粒病可根据临床表现、脑组织神经病理学检查和分子生物学检查的结果综合诊断。病理学检查的主要方法是脑磁共振成像和脑电图。分子生物学检查方法包括生物标志物和 PrP^{Sc} 的检测及遗传学分析。

1. **PrP^{Sc} 蛋白的检测**　样本中检测到 PrP^{Sc} 是确诊朊粒病的最可靠标准,传统的免疫组化和免疫印迹法灵敏度较低,蛋白质聚集技术的发展大大提高了灵敏度,已广泛应用于微量 PrP^{Sc} 的检测。

（1）**实时振荡诱变试验**（real-time quaking-induced conversion assay,RT-QuIC）:将待测脑脊液样本与重组 PrP^{C} 和硫黄素 T 混合,经过多轮振荡与静置,脑脊液中的 PrP^{Sc} 促使重组 PrP^{C} 转变成 PrP^{Sc} 并获得扩增和聚集,硫黄素 T 与纤维聚集物特异性结合并发出荧光,该荧光可被实时定量。该方法因其较高的灵敏度和特异性已成为诊断朊粒病的主要方法。

（2）**蛋白质错误折叠循环扩增**（protein misfolding cyclic amplification,PMCA）:与 RT-QuIC 原理相似,但步骤有所不同。将待测脑组织或脑脊液样本与正常人脑组织匀浆液混合,并进行多轮超声与静置。若样本中存在微量的 PrP^{Sc},它将促使混合液中的 PrP^{C} 转变成 PrP^{Sc} 并得到扩增,产物可用下述免疫印迹法检测出来。

（3）**免疫组化**（IHC）:将脑组织病理切片用福尔马林固定及石蜡包埋后,先用高温和甲酸处理破坏 PrP^{C},然后用 PrP 抗体染色和显微镜观察。

（4）**免疫印迹**:将脑组织匀浆后先用蛋白酶 K 处理水解掉 PrP^{C},再用 PrP 抗体和免疫印迹法检测,如果样品中存在 PrP^{Sc},会出现具有蛋白酶抗性的蛋白条带。

2. **生物标志物的检测**　朊粒病伴随着神经损伤标志物水平的升高,在朊粒病诊断中常用的标志物是 14-3-3 蛋白。用 ELISA 或免疫印迹方法检测脑脊液样品中的 14-3-3 蛋白,是诊断朊粒病的重要辅助手段。但一些其他神经系统疾病也会导致 14-3-3 水平升高,因此 14-3-3 阳性不能作为确诊朊粒病的唯一标准。

3. **遗传学分析**　从疑似病人组织中提取 DNA,对 *PRNP* 基因进行 PCR 扩增和测序,以确定 *PRNP* 基因是否有突变,是确诊家族性朊粒病的重要依据。

四、防治原则

目前尚无疫苗用于朊粒病的免疫预防,**也无有效的治疗方法**,主要是针对可能的传播途径采取预防措施。

1. **医源性朊粒病的预防**　对可能被朊粒污染的手术器械等进行彻底消毒。根据世界卫生组织的建议,对于耐热物品,将物品浸泡在 1mol/L 氢氧化钠或 2% 次氯酸钠中 1 小时,用水清洗后 121℃（下排气压力蒸汽灭菌器）或 134℃（预排气压力蒸汽灭菌器）加热 1 小时;对表面和热敏感物品,用 2mol/L NaOH 或未稀释的次氯酸钠冲洗,静置 1 小时,擦干并用水冲洗。严禁将朊粒病病人的组织和器官用于器官移植。操作朊粒相关生物材料的医护人员和实验室人员应严格遵守生物安全操作规程。

2. **牛海绵状脑病及变异型克-雅病的预防**　禁止用动物的骨肉粉作为饲料喂养牛、羊等反刍动物,以防止致病因子进入食物链。对从有 BSE 流行的国家进口活牛或牛制品进行严格的检疫,防止输入性感染。

（潘冬立）

第三篇

真菌学

　　真菌是一种真核细胞型微生物,其结构与其他真核细胞相似,有细胞壁、细胞膜、细胞质和细胞核,其细胞核分化程度高,有核膜、核仁及染色体,胞质内有完整的细胞器,包括线粒体、内质网、空泡、溶酶体及核糖体等,但无高尔基体,不含叶绿素。以腐生或寄生方式生长,进行有性或无性繁殖。真菌分布广泛,种类繁多,目前将真菌主要分为子囊菌门、担子菌门、接合菌门和壶菌门,绝大多对人无害,对人类致病的约有 400 种。

　　本篇主要阐述真菌的生物学特性、致病性与免疫性以及真菌微生物的检查方法和防治原则,重点介绍医学上具有意义的 20 余个属的病原真菌。

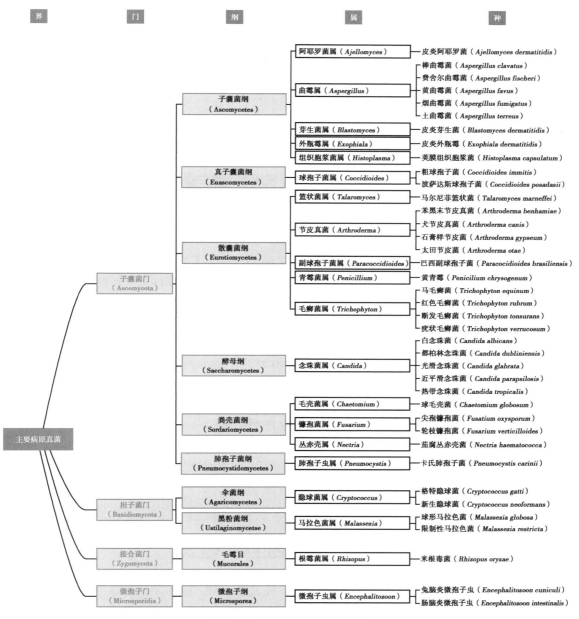

界	门	纲	属	种

子囊菌纲（Ascomycetes）

阿耶罗菌属（Ajellomyces）—— 皮炎阿耶罗菌（Ajellomyces dermatitidis）

曲霉属（Aspergillus）
- 棒曲霉菌（Aspergillus clavatus）
- 费舍尔曲霉菌（Aspergillus fischeri）
- 黄曲霉菌（Aspergillus favus）
- 烟曲霉菌（Aspergillus fumigatus）
- 土曲霉菌（Aspergillus terreus）

芽生菌属（Blastomyces）—— 皮炎芽生菌（Blastomyces dermatitidis）
外瓶霉属（Exophiala）—— 皮炎外瓶霉（Exophiala dermatitidis）
组织胞浆菌属（Histoplasma）—— 荚膜组织胞浆菌（Histoplasma capsulatum）

真子囊菌纲（Euascomycetes）
球孢子菌属（Coccidioides）
- 粗球孢子菌（Coccidioides immitis）
- 波萨达斯球孢子菌（Coccidioides posadasii）

散囊菌纲（Eurotiomycetes）
篮状菌属（Talaromyces）—— 马尔尼菲篮状菌（Talaromyces marneffei）

节皮真菌（Arthroderma）
- 苯黑末节皮真菌（Arthroderma benhamiae）
- 犬节皮真菌（Arthroderma canis）
- 石膏样节皮菌（Arthroderma gypseum）
- 太田节皮菌（Arthroderma otae）

副球孢子菌属（Paracoccidioides）—— 巴西副球孢子菌（Paracocidioides brasiliensis）
青霉菌属（Penicillium）—— 黄青霉（Penicilium chrysogenum）

毛癣菌属（Trichophyton）
- 马毛癣菌（Trichophyton equinum）
- 红色毛癣菌（Trichophyton rubrum）
- 断发毛癣菌（Trichophyton tonsurans）
- 疣状毛癣菌（Trichophyton verrucosum）

酵母纲（Saccharomycetes）
念珠菌属（Candida）
- 白念珠菌（Candida albicans）
- 都柏林念珠菌（Candida dubliniensis）
- 光滑念珠菌（Candida glabrata）
- 近平滑念珠菌（Candida parapsilosis）
- 热带念珠菌（Candida tropicalis）

粪壳菌纲（Sordariomycetes）
毛壳菌属（Chaetomium）—— 球毛壳菌（Chaetomium globosum）
镰孢菌属（Fusarium）
- 尖孢镰孢菌（Fusatium oxysporum）
- 轮枝镰孢菌（Fusarium verticilloides）
丛赤壳属（Nectria）—— 茄腐丛赤壳菌（Nectria haematococca）

肺孢子菌纲（Pneumocystidomycetes）
肺孢子虫属（Pneumocystis）—— 卡氏肺孢子菌（Pneumocystis carinii）

子囊菌门（Ascomycota）

伞菌纲（Agaricomycetes）
隐球菌属（Cryptococcus）
- 格特隐球菌（Cryptococcus gatti）
- 新生隐球菌（Cryptococcus neoformans）

黑粉菌纲（Ustilaginomycetse）
马拉色菌属（Malassezia）
- 球形马拉色菌（Malassezia globosa）
- 限制性马拉色菌（Malassezia restricta）

担子菌门（Basidiomycota）

接合菌门（Zygomycota）
毛霉目（Mucorales）
根霉菌属（Rhizopus）—— 米根霉菌（Rhizopus oryzae）

微孢子门（Microsporidia）
微孢子纲（Microsporea）
微孢子虫属（Encephalitozoon）
- 兔脑炎微孢子虫（Encephalitozoon cuniculi）
- 肠脑炎微孢子虫（Encephalitozoon intestinalis）

主要病原真菌

图篇-3　主要病原真菌的种类

本章数字资源

本章思维导图

第三十六章 | 真菌学总论

学习目标

1. 描述真菌的结构与形态特征、生长与繁殖特点。
2. 列举真菌的免疫性、微生物学检测方法。
3. 描述抗真菌药物作用机制与真菌细胞的结构关系。
4. 列举真菌的分类。
5. 描述真菌的致病机制。

真菌（fungus）是广泛分布于自然界的一大类真核细胞型微生物，含有细胞核和细胞器、能产孢、不含叶绿素的有机体，以腐生或寄生方式生存，通过有性或无性方式繁殖，具有细胞壁，少数为单细胞、多数为多细胞结构。

真菌是一个独立的生物类群，即**真菌界**（*Fungi*）。在1995年出版的《真菌字典》第8版中，将真菌界分为四个门：**子囊菌门**（*Ascomycota*）、**担子菌门**（*Basidomycota*）、**接合菌门**（*Zygomycota*）和**壶菌门**（*Chytridiomycota*）。在过去的分类中还有半知菌门（imperfect fungi）。新的分类系统将这些半知菌划分到子囊菌门、担子菌门及接合菌门中。

真菌的种类繁多，自然界中约有150万种，目前被确认的真菌约有10万余种。对人类有害的致病性真菌（pathogenic fungi）约300余种。与医学有关的真菌包括：①**子囊菌门**：具有子囊和子囊孢子，是真菌界中最大的一个门。该门约有3 200属64 000种，该门包含约60%的已知真菌和85%的人类致病真菌。常见菌属包括引起原发感染的球孢子菌属（*Coccidioides*）、芽生菌属（*Blastomyces*）、组织胞浆菌属（*Histoplasma*），引起浅部感染的小孢子菌属（*Microsporum*）、毛癣菌属（*Trichophyton*），引起深部感染的念珠菌属（*Candida*）、曲霉属（*Aspergillus*）、镰刀菌属（*Fusarium*）等。②**担子菌门**：具有担子和担孢子，约有22 000种，包括食用菌蘑菇、灵芝等，以及机会致病性真菌，如隐球菌属（*Cryptococcus*）、毛孢子菌属（*Trichosporon*）及马拉色菌属（*Malassezia*）等。③**接合菌门**：具有接合孢子，绝大多数为多核菌丝体，约有175属1 050种。包括机会致病性真菌，如毛霉属（*Mucor*）、根霉属（*Rhizopus*）、根毛霉属（*Rhizomucor*）、横梗霉属（*Lichtheimia*）等。

第一节 | 真菌的生物学性状

真菌形态多样，大小不一。真菌比细菌大几倍～十几倍，分为单细胞真菌和多细胞真菌两类。单细胞真菌为圆形或卵圆形，无菌丝，分为**酵母**（yeast）和**类酵母型**；多细胞真菌有菌丝（hypha）和孢子（spore）结构。真菌的繁殖方式包括有性繁殖和无性繁殖。大部分真菌均能进行无性和有性繁殖，多以无性繁殖为主。

一、真菌的形态

（一）单细胞真菌

呈圆形或椭圆形，如酵母型和类酵母型真菌。

1. **酵母型真菌** 不产生菌丝，由母细胞以芽生方式繁殖（图36-1A），其菌落与细菌的菌落相似。

2. 类酵母型真菌　母细胞以芽生方式繁殖,出芽产生的芽生孢子持续延长,但不断裂、不与母细胞脱离,产生相互连接成藕节状较长的细胞链,称**假菌丝**(pseudohypha,图 36-1B)。

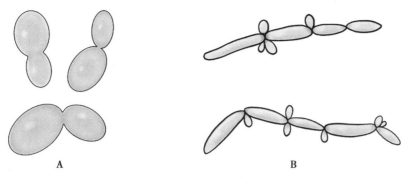

图 36-1　**酵母型和类酵母型真菌形态**
A. 酵母型真菌;B. 类酵母型真菌。

(二) 多细胞真菌

由**菌丝**(hypha)和**孢子**(spore)两大基本结构组成。

1. 菌丝　孢子生出嫩芽,称为芽管。芽管逐渐延长呈丝状,称为菌丝。菌丝可长出许多分枝,交织成团,形成**菌丝体**(mycelium)。伸入到培养基内者称为营养菌丝,露出于培养基表面者称为气中菌丝。显微镜下菌丝的形态多样,如螺旋状、球拍状、结节状、鹿角状及破梳状等,可作为鉴别和分类的依据(图 36-2A)。

2. 孢子　孢子是由生殖菌丝产生的圆形或者卵圆形结构,是真菌的生殖结构。孢子也是真菌鉴定和分类的主要依据。

(1) **无性孢子**:是指不经过两性细胞的配合而产生的孢子。病原真菌大多数产生无性孢子。可分为 3 种,即**叶状孢子**(thallospore)、**分生孢子**(conidium)及**孢子囊孢子**(sporangiospore)。

1) 叶状孢子:由菌丝细胞直接形成的生殖孢子。有 3 种类型:①**芽生孢子**(blastospore):以发芽方式形成的圆形或卵形的孢子。许多真菌,如白念珠菌、小球类酵母菌、圆酵母菌等皆可产生芽生孢子;芽生孢子长到一定大小即与母细胞脱离,若不脱离而相互连接成藕节状较长的细胞链称为假菌丝。②**关节孢子**(arthrospore):是由菌丝细胞分化出现隔膜,且断裂成长方形的几个节段而成。③**厚膜孢子**(chlamydospore):亦称为厚壁孢子,由菌丝顶端或中间部分变圆,胞质浓缩,胞壁加厚而形成。是真菌的一种休眠细胞,在适宜的条件下可再发芽繁殖(图 36-2B)。

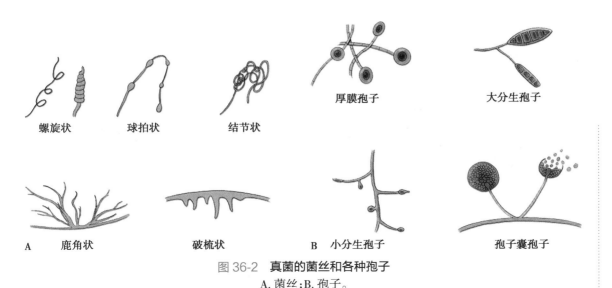

螺旋状　　　球拍状　　　结节状　　　　厚膜孢子　　　　　大分生孢子

A　鹿角状　　　破梳状　　　B　小分生孢子　　　　孢子囊孢子

图 36-2　**真菌的菌丝和各种孢子**
A. 菌丝;B. 孢子。

2）分生孢子：是真菌常见的一种无性孢子，生长在分生孢子梗的顶端或侧面。根据孢子大小和细胞数量，可分为：①**大分生孢子**（macroconidium）：体积较大，多细胞性。孢子呈纺锤形（称梭形孢子），也可呈棍棒状（图 36-2B）。②**小分生孢子**（microconidium）：体积小，单细胞性，外壁薄，有球形、卵形、梨形以及棍棒状等各种不同形状（图 36-2B）。

3）孢子囊孢子：由菌丝末端形成一种囊状结构即孢子囊，内有许多孢子称为孢子囊孢子（图 36-2B）。

（2）**有性孢子**：有性孢子是由细胞间配合后产生的孢子，有接合孢子、子囊孢子及担（子）孢子。有性孢子绝大多数为非致病性真菌所具有。

二、真菌的结构

（一）真菌的基本结构

真菌有细胞核，核膜上有核孔。胞质中有微丝构成的细胞骨架和含微管蛋白的微管。细胞质中有各种细胞器，如线粒体、空泡、溶酶体、粗面内质网、核糖体等（图 36-3）。

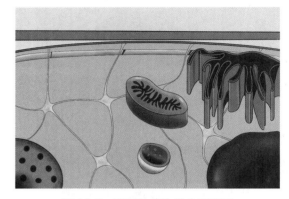

图 36-3　真菌的细胞结构示意图

（二）真菌细胞壁组成

真菌细胞壁主要成分是**多聚糖**（polysaccharide），包含纤维网和无定形两类结构组分。纤维网组分由晶状不溶于水的物质组成，包括**几丁质**（chitin）和**葡聚糖**（glucan），其中几丁质是由 β-（1，4）糖苷键连接的 N-乙酰糖胺聚合物，葡聚糖包括 β-（1，3）和 β-（1，6）葡聚糖；无定形组分主要由多糖组成，大多数可溶，包括 α-葡聚糖和甘露糖蛋白等，常混杂在纤维网中，使细胞壁具有通透性（图 36-4A）。

细胞壁组分的分析检测已成为真菌分类和诊断真菌感染的重要依据，细胞壁组分的合成酶是抗真菌药物的重要作用靶点。

（三）真菌细胞膜

真菌细胞膜主要由脂类、甾醇、蛋白质和糖组成，其脂类成分主要是磷脂和鞘脂类（图 36-4B）。磷脂主要有磷脂酰胆碱和磷脂酰乙醇胺，磷脂酰丝氨酸和磷脂酰肌醇微量存在。鞘脂又称神经酰胺，由一个脂肪酸、一个极性头部和一个长链鞘氨醇乙醇胺或它的衍生物组成，如果极性头部上有糖分子则称作脑苷脂。蛋白质和磷脂双分子层镶嵌排列，包括易被盐和螯合剂作用下去除的外周蛋白；穿过

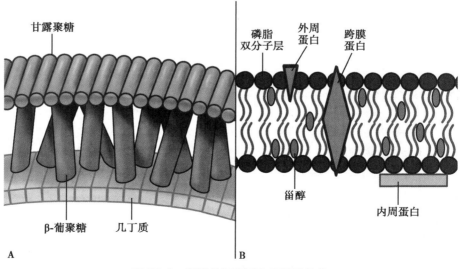

图 36-4　真菌的细胞壁和细胞膜结构

磷脂双分子层的跨膜蛋白;以及膜内侧的内周蛋白。甾醇的主要成分是麦角甾醇,是抗真菌药物作用的主要靶点。糖分子主要位于细胞膜的外表面。

(四)真菌的隔膜

高等真菌菌丝中形成的横壁称为**隔膜**(septa),有隔膜的菌丝称为**有隔菌丝**(septate hyphae);而低等真菌菌丝中不存在横隔,称**无隔菌丝**(aseptate hyphae)。隔膜是由菌丝细胞壁向内作环状生长而形成的,它的结构与细胞壁的结构相似,成熟的隔膜通常含有几丁质的内层,外层被蛋白质或无定形的葡聚糖所覆盖。

(五)真菌细胞核

真菌细胞核具有双层膜结构的核膜,直径40~70nm,核膜上有数个核孔,通透性比任何生物膜都大,是核与细胞质间物质交换的通道。核内染色体由DNA和组蛋白牢固结合而成,呈线状,数目因种而异,约为2~18条,如白念珠菌为二倍体真菌,含有8对同源染色体。

真菌的基因组大小在 $1.7 \times 10^4 \sim 9.3 \times 10^4$ Kbp 之间,其DNA含量介于原核和高等动植物之间,仅为人类单倍体的1%。随着微生物基因组计划的推进,已完成白念珠菌及其他致病性念珠菌、新型隐球菌、粗球孢子菌、烟曲霉、构巢曲霉、组织胞浆菌和卡氏肺孢子菌等十几种致病真菌的全基因组测序。

三、真菌的繁殖

真菌的繁殖方式包括**有性繁殖**(sexual reproduction)和**无性繁殖**(asexual reproduction)。真菌的繁殖特点是其鉴定的重要依据。

(一)无性繁殖

单细胞真菌无性繁殖主要包括芽殖和裂殖两个类型。多细胞真菌无性繁殖包括产生孢子囊孢子和分生孢子等几种类型。多数真菌繁殖可有两种以上的繁殖方式。

1. 单细胞真菌繁殖

(1)**芽殖**(budding):酵母的芽生是从细胞壁的某一点发芽,形成小突起,母细胞进行核分裂,一部分核进入子细胞,而后在母细胞和子细胞之间产生横隔,形成新的细胞膜,成熟后从母体脱离。出芽方式主要有多边出芽、两端出芽、三边出芽、单边出芽等。常见于酵母型和类酵母型真菌。

(2)**裂殖**(fission):是指细胞首先加长,核一分为二,中央产生横隔,分成两个子细胞,进行裂殖的酵母菌种类较少,双相真菌马尔尼菲篮状菌和着色芽生菌病的致病菌在组织内均是裂殖繁殖的。

2. 多细胞真菌繁殖

(1)孢子囊孢子:孢子囊发生于菌丝分枝或其顶端,菌丝的核及胞质移至菌丝顶端,顶端肿胀产生孢囊。发育时孢子囊中的核分裂变为多核,原生质割裂成小块,每一小块有一细胞核,再在其周围被以薄膜,产生单核的孢子囊孢子。

(2)分生孢子:分生孢子发生主要在半知菌中,这群菌主要包括丛梗孢科、暗色孢科、瘤座孢科和束梗孢科等。分生孢子又可以分为以下类型:①丝裂型孢子:菌丝顶端肿胀,壁加厚,产生横隔,见于皮肤癣菌包括毛癣菌、小孢子菌和表皮癣菌。②芽殖型孢子:菌丝顶端形成一个分生孢子,称单一型(solitary);分生孢子簇生,常从产孢细胞肿胀的尖端产生,称葡萄串型(botryose);分生孢子或从产孢细胞顶端或侧面产生,称串珠样型(catenulate)。

(二)有性繁殖

真菌的有性繁殖有**同宗配合**(homothallism)和**异宗配合**(heterothallism)之分,同宗配合是在同一单纯菌落里,不需要交配,产生同宗真核有性期;异宗配合需要交配株,才能产生有性期孢子。有性繁殖主要存在于接合菌门、子囊菌门和担子菌门。

四、真菌的培养特性

真菌细胞大量生长繁殖后形成集团称为**菌落**(colony)。在不同成分的培养基上生长所形成的菌落形态可不同。一般在相同的培养基、培养温度和时间固定条件下,真菌菌落的形状、大小、颜色和纹饰等特性是划分基本类型的依据。

真菌常用的培养基包括沙保弱葡萄糖琼脂培养基(Sabouraud dextrose agar,SDA)和马铃薯葡萄糖琼脂培养基(potato dextrose agar,PDA)等。多数病原性真菌生长缓慢,培养1～4周才出现典型菌落。培养温度为37℃(酵母型和类酵母型真菌)或25～28℃(丝状真菌)。最适酸碱度为pH 4.0～6.0。

真菌菌落主要分为以下四类:

(1)**酵母型菌落**(yeast type colony):是单细胞真菌的菌落形式。菌落柔软、致密、光滑、湿润。在光镜下可见单细胞性的芽生孢子,无菌丝。

(2)**类酵母型菌落**(yeast-like type colony):外观与酵母型菌落相同,但镜下可见假菌丝。

(3)**丝状型菌落**(filamentous type colony):是多细胞真菌的菌落形式。呈绒毛状,棉毛状,粉末状等,在光镜下可见有或无隔,分枝或不分枝,有色或无色的各种类型的菌丝。

(4)**双相型菌落**(dimorphic type colony):有些真菌可因环境条件(如不同成分的培养基和不同温度)的改变,发生两种形态的互变,称为**双相型真菌**(dimorphic fungi),即在宿主体内或37℃培养时呈酵母型或类酵母型菌落,而在25℃培养时则呈菌丝型菌落,如球孢子菌、组织胞浆菌、孢子丝菌(*Sporothrix* spp.)及马尔尼菲篮状菌(*Penicillium marneffei*)。

五、真菌的变异性与抵抗力

真菌易发生变异。在人工培养基中多次传代或孵育过久,可出现形态、结构、菌落性状、色素以及生理性状(包括毒力)的改变。真菌的最适生长温度为22～36℃,相对湿度为95%～100%,最适pH 5.0～6.5。真菌对外界环境变化有较强的抵抗力。对干燥、紫外线、X射线及多种化学药物的耐受性较强,但真菌对热的抵抗力不强,因此,能够对真菌进行煮沸灭菌。

第二节 │ 真菌的致病性与免疫性

致病性和机会致病性真菌侵入人体后,可引起真菌感染、真菌性超敏反应及真菌毒素中毒,某些真菌毒素还与致癌有关。真菌感染后,人体固有免疫在抗感染中起到一定的作用,同时机体也可产生特异性细胞免疫和体液免疫应答。

一、致病性

(一)真菌感染

由致病性的真菌和机会致病性真菌引起感染,并表现临床症状者称为**真菌病**(mycosis)。致病真菌一般分为皮肤癣菌(dermatophyte)、酵母菌(yeast)和霉菌(mould)。真菌病在临床上一般分为浅部真菌病(superficial mycosis)和深部真菌病(deep mycosis)两大类。皮肤癣菌主要包括毛癣菌属(*Trichophyton*)、小孢子菌属(*Microsporum*)和表皮癣菌属(*Epidermophyton*)。共同特点是亲角蛋白,可侵犯人或动物的皮肤角质层、毛发、甲板,引起浅部真菌病,称为皮肤癣菌病(dermatophytosis),偶尔可引起皮下组织感染。浅部真菌病大多按人体部位命名,如头癣、体癣、股癣、手癣、足癣等,但也有少数是按菌种命名,如花斑癣菌引起花斑癣;叠瓦癣菌引起叠瓦癣。酵母菌和霉菌主要侵犯免疫力严重低下的宿主,如艾滋病等,引起深部真菌病。深部真菌病包括皮下组织感染和系统感染。一般按菌种命名,皮下组织感染如孢子丝菌引起孢子丝菌病;系统感染如由白念珠菌引起念珠菌病、新型隐球菌引起隐球菌病等。

(二)真菌性超敏反应

按性质可分为:①感染性超敏反应:在真菌感染的基础上发生的超敏反应,属Ⅳ型超敏反应;②接触性超敏反应:即吸入或食入真菌孢子或菌丝而引起的超敏反应,属于Ⅰ～Ⅳ型超敏反应。

按部位分为:①皮肤超敏反应:主要表现有过敏性皮炎、湿疹、荨麻疹、瘙痒症等;②呼吸道超敏反应:主要是支气管哮喘及过敏性鼻炎;③消化道超敏反应:多由于食物中混入真菌所致。

(三) 真菌毒素中毒

真菌毒素是真菌在其代谢过程中产生的,可污染农作物、食物或饲料。人类多因食入而引起急、慢性中毒。真菌毒素中毒极易引起肝、肾、神经系统功能障碍以及造血机能损伤。另外,某些真菌的毒素与致癌有关。已证明黄曲霉毒素有致癌作用,与肝癌发生有关。除此之外,如棒状曲霉、烟曲霉、黑曲霉、红曲霉、棕曲霉、文氏曲霉以及杂色曲霉等,也可产生类似黄曲霉毒素的致癌物质。

二、免疫性

宿主清除真菌感染依赖于早期的固有免疫应答,即由巨噬细胞、树突状细胞和中性粒细胞等固有免疫细胞对真菌的识别、吞噬和清除,伴随有大量的细胞因子产生,这些细胞因子不仅能够进一步放大固有免疫细胞的作用,而且在诱导宿主适应性免疫应答的类型中起着关键作用。

固有免疫细胞膜上表达的模式识别受体包括 Toll 样受体(Toll-like receptor,TLR)和 C 型凝集素受体(C-type lectin receptor,CLR)等。目前认为 CLR 是介导抗真菌免疫的主要受体,其成员 Dectin-1 和 Dectin-2 分别识别真菌(包括白念珠菌和烟曲霉菌等)细胞壁成分 β-葡聚糖和 α-甘露聚糖,进而招募并激活胞质内接头蛋白 CARD9 触发下游信号,激活 NF-κB 转录因子,诱导多种致炎细胞因子如 IL-12、IL-6、IL-1β 和 IL-23 等的表达,启动宿主的 Th1 和 Th17 细胞介导等适应性免疫应答(图 36-5)。另外,TLR 家族分子也能够识别真菌的 PAMP,其中,TLR2 和 TLR4 主要识别病原真菌的壳聚糖、蛋白类和糖脂类等。

彩图

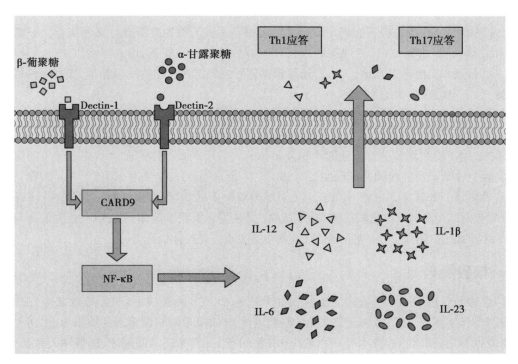

图 36-5 抗真菌免疫应答模式图

此外,适应性免疫应答中 B 细胞介导的体液免疫在清除真菌感染也发挥一定的作用,真菌感染刺激机体产生特异性抗体。抗体通过调理作用,抑制真菌黏附宿主细胞。如抗白念珠菌黏附素抗体,能阻止其黏附于宿主细胞;抗新型隐球菌荚膜特异性 IgG 抗体有调理吞噬作用。体液免疫产生的抗体还可用于真菌感染的血清学诊断。

第三节 | 真菌的微生物学检查法

真菌的实验室检查一般采用直接镜检和真菌培养两种方法,根据形态学特征进行诊断。必要时需要进行血清学检查和核酸检测。

一、标本的采集

浅部感染可取病变部位的鳞屑、病发或甲屑。深部感染真菌则取病变部位的痰、脓、血、尿、便、脑脊液、胸腔积液及分泌物等。

标本采集时应注意:①标本应足量,如鳞屑、病发尽可能多留;血液、脑脊液至少5ml,胸腔积液至少20ml。②标本应新鲜,并尽量在用药前采集,取材后立即送检,最长不得超过2小时。③严格无菌操作,避免污染。对痰、便等标本应重复检测,以排除污染或正常菌群的可能。④资料应齐全,需标注病人姓名、性别、年龄、临床诊断等相关信息。

二、形态学检查

1. **直接镜检** 含角质的鳞屑、病发或甲屑标本,用10% KOH微加热处理后,直接镜检,如见到孢子或菌丝可初步诊断为癣菌病。血、尿、胸腔积液等稀薄标本,可离心后取沉渣涂片;痰、脓、便、分泌物等黏稠标本,可直接涂片,革兰染色后镜检,若发现有革兰氏阳性,大小、着色不均的卵圆形孢子,还有芽生孢子或假菌丝者,可初步诊断为念珠菌感染;若发现有隔或无隔菌丝,伴有分枝者,可初步诊断为丝状真菌感染。隐球菌感染时,取脑脊液离心后沉渣做墨汁负染色观察,见有肥厚荚膜的酵母型菌体。

2. **分离培养** 直接镜检不能确定或需要鉴定感染真菌的种类时需进行真菌培养。一般常用含抗生素和放线菌酮(抑制细菌、放线菌的生长)的SDA或PDA培养基,培养温度以25℃(丝状真菌)或37℃(酵母型和类酵母型真菌)为宜。还可根据实际需要选用其他特殊培养基,如利用科玛嘉显色培养基分离、鉴定念珠菌属的常见种。

三、血清学检查

近年来,用于检测真菌抗原或代谢产物及机体感染后所产生抗体的血清学检查已用于深部真菌感染的实验室诊断。目前检测的抗原主要有β-1,3-D-葡聚糖(G试验)、甘露聚糖(EIA法或免疫荧光碳氢化合物电泳)、半乳甘露聚糖(GM试验)、隐球菌荚膜多糖(乳胶凝聚试验);检测的抗体有甘露聚糖抗体(凝胶对流电泳)、烯醇化酶抗体(凝集试验)、马尔尼菲篮状菌抗体(ELISA);检测的真菌代谢产物有D-阿拉伯糖醇(酶荧光法)、烯醇化酶(斑点印迹法或荧光抗体染色法)。

四、核酸检测

真菌学诊断还可应用分子生物学技术检测核酸,包括PCR相关技术(如荧光PCR等)、DNA指纹技术(限制性长度多态RFLP分析、变性梯度凝胶电泳DGGE、单链构象多态性技术SSCP等)、核酸杂交(反向斑点杂交、基因芯片技术等)、DNA特殊序列分析(如真菌转录间隔区、核糖体大亚基、翻译延伸因子、β-微管蛋白等基因)等,可用于真菌的鉴定、分型。

第四节 | 真菌感染的防治原则

目前尚无有效预防皮肤癣菌感染的方法,主要是注意清洁卫生,保持鞋袜干燥、透气性好,并避免直接或间接与病人接触。对深部真菌病的预防,主要应除去各种诱因,提高机体免疫力。尤其是细胞免疫功能低下的人群,或应用免疫抑制剂的病人,应注意防止并发真菌感染。预防真菌性食物中毒,应严禁销售和食用发霉的食品,加强市场管理及卫生宣传。目前尚无许可的疫苗能够预防真菌感染。

真菌感染的治疗主要应用抗真菌药物,根据机制不同,有如下分类:

一、作用于真菌细胞壁的抗真菌药物

1. **抑制 β-1,3- 葡聚糖合成酶活性** 脂肽类抗真菌药物如卡泊芬净(caspofungin)、米卡芬净(micafungin)等通过亲脂性侧链结合 β-(1,3)葡聚糖合成酶的活性位点,使其失活。此类药物能溶于水,具广谱抗真菌作用,对几乎所有的念珠菌属、隐球菌属有活性。

2. **抑制几丁质合成酶活性** 尼可霉素通过占据几丁质合成酶的活性位点,抑制几丁质合成酶活性,抗菌谱较窄,仅对球孢子菌、皮炎芽生菌和组织胞浆菌有较高活性。

二、作用于真菌细胞膜的抗真菌药物

1. **破坏麦角甾醇的功能** 麦角甾醇是真菌细胞膜上的重要组分,具有维持细胞膜的完整性、膜结合酶的活性、膜的流动性以及细胞物质运输等起着重要作用。多烯大环内酯类抗生素如两性霉素 B(amphotericin B)、制霉菌素(nystatin)均能和麦角甾醇结合,形成抗生素甾醇复合物,在细胞膜上形成亲水性的孔道,造成细胞膜对细胞内容物和阳离子的通透性增加,导致真菌细胞死亡。两性霉素 B 抗真菌作用强,是杀菌剂,抗真菌谱广,对几乎所有真菌都有较好活性,但对卡氏肺孢子菌无效。

2. **抑制麦角甾醇的生物合成** 麦角甾醇是真菌中特有的一类甾醇,如麦角甾醇合成受阻,膜的结构和功能会受到严重损害,最后导致真菌细胞死亡。此类药物作用于麦角甾醇生物合成的不同合成酶,抑制麦角甾醇的合成,多属抑菌剂。包括以下两类。①角鲨烯环氧化酶抑制剂:如特比萘芬,用于治疗浅表真菌感染。②羊毛甾醇 14α- 去甲基化酶抑制剂:包括咪唑类如咪康唑、益康唑、克霉唑、酮康唑和三氮唑类如氟康唑、伊曲康唑、伏立康唑等,均已用于临床,其中咪唑类因为毒性较大,主要用于浅表真菌感染;三氮唑类机体耐受较好,可全身用药治疗系统性真菌感染。

三、影响真菌核酸合成的抗真菌药物

5- 氟胞嘧啶可竞争性干扰真菌 DNA 的合成,导致真菌生长受抑制或死亡;多烯类抗生素如制霉菌素能够阻断真菌细胞核中 RNA 转录和 DNA 复制的过程,发挥杀真菌作用。

(贾鑫明)

本章目标测试

第三十七章 | 主要病原性真菌

学习目标

1. 描述主要致病性真菌的种类和所致疾病。
2. 描述机会致病性真菌与免疫低下之间的关系。
3. 列举主要致病性真菌的防治原则。

真菌在自然界广泛分布,种类繁多,可引起人类感染性、中毒性及超敏反应性疾病。近年来,由于抗生素、抗肿瘤药物、免疫抑制剂等的滥用,器官移植、介入、插管等诊治技术的开展,AIDS、糖尿病、恶性肿瘤等各类疾病病人增多,引起机体免疫功能低下,导致真菌病的发病率呈明显上升趋势,对全球卫生威胁越来越大。

病原性真菌根据引起感染的部位,可分为:①浅部感染真菌,包括皮肤癣菌和角层癣菌;②皮下组织感染真菌,如孢子丝菌属和着色真菌;③深部感染真菌,如念珠菌属、隐球菌属、曲霉属、镰刀菌属、毛霉属及肺孢子菌属等。

第一节 | 浅部感染真菌

浅部感染真菌是指寄生或腐生于皮肤附属器(如表皮角质层、毛发、甲板)的真菌,一般不侵入皮下组织或内脏,故不引起全身感染,人类多因接触病人、病畜或染菌物体而被感染。浅部感染真菌可分为皮肤癣菌和角层癣菌两类。

一、皮肤癣菌

皮肤癣菌(dermatophytes)是寄生于皮肤角蛋白组织的浅部真菌。引起的皮肤癣(tinea),是世界上感染最普遍的真菌病,以手足癣最为多见。皮肤癣菌有 3 个属,即**表皮癣菌属**(*Epidermophyton* spp.)、**毛癣菌属**(*Trichophyton* spp.)及**小孢子菌属**(*Microsporum* spp.)(表 37-1),大约有 40 余个种。根据菌落的形态、颜色及所产生的大、小分生孢子,可对其进行初步鉴定(图 37-1)。

(一)表皮癣菌属

本属只有 1 个种,即絮状表皮癣菌(*E. floccosum*),对人类有致病作用。多发生于热带地区。可侵犯人类的表皮和甲板,但不侵犯毛发。临床上可致体癣、足癣、手癣、股癣及甲癣等。

表 37-1 皮肤癣菌的种类、侵犯部位及常见致病菌

真菌种类	种数	侵犯部位			常见致病菌	
		皮肤	毛发	甲板	人	动物
表皮癣菌属	1	+	−	+	絮状表皮癣菌	无
小孢子菌属	15	+	+	−	奥杜安小孢子菌	犬小孢子菌 石膏样小孢子菌
毛癣菌属	20	+	+	+	石膏样毛癣菌 红色毛癣菌	石膏样毛癣菌

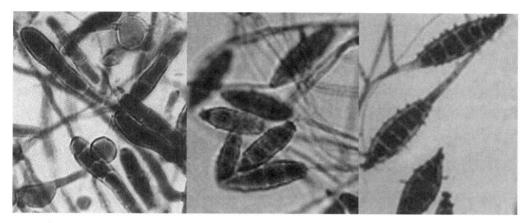

图 37-1　表皮癣菌、毛癣菌和小孢子菌的孢子形态（×400,由左至右）

本菌在 SDA 培养基上室温或 28℃ 生长较快,菌落最初呈蜡状,继而呈粉末状,由白色变成黄绿色。镜检可见菌丝侧壁及顶端形成棍棒状大分生孢子,壁薄,由 3~5 个细胞组成。无小分生孢子。菌丝较细、有分隔,偶见球拍状、结节状或螺旋状菌丝。

(二) 毛癣菌属

本属有 20 余种,其中 13 种对人类有致病性,可侵犯皮肤、毛发及甲板。本属的石膏样毛癣菌(*T. gypseum*,异名:须毛癣菌 *T. mentagrophytes*)、红色毛癣菌(*T. purpureatum*)及表皮癣菌属的絮状表皮癣菌在我国是侵犯表皮和甲板的 3 种常见皮肤癣菌。

不同菌种在 SDA 培养基上菌落性状和色泽各异,可呈颗粒状、粉末状及绒毛状等,颜色为白色、奶油色、黄色、红色、橙色及紫色等。镜下可见细长、薄壁、棒状、两端钝圆的大分生孢子以及侧生、散在或呈葡萄状的小分生孢子。

(三) 小孢子菌属

本属有 15 个种,多半对人类有致病性,如铁锈色小孢子菌(*M. ferrugineum*)、犬小孢子菌(*M. canis*)及石膏样小孢子菌(*M. gypseum*)等,主要侵犯表皮和毛发。直接镜检可见孢子及菌丝。SDA 培养基上菌落呈粉末状或绒毛状,灰色、棕黄色或橘红色,表面粗糙。镜检可见梭形、壁厚的大分生孢子,菌丝侧枝末端有卵圆形的小分生孢子。菌丝有隔,呈梳状、结节状或球拍状。

皮肤癣菌病可采集皮损、甲屑或病发,经 10% KOH 消化后镜检。如有皮肤癣菌感染,可在皮损或甲屑中观察到分枝、分隔菌丝及少量关节孢子,或在病发内外观察到沿毛发长轴分布的菌丝和孢子。经 SDA 分离和小琼脂块培养后,可根据菌落和显微镜下菌丝和孢子的特征进行鉴定。

皮肤癣菌病具有传染性,应注意避免与病人接触。咪康唑、酮康唑、特比萘芬等外用抗真菌药对多数皮肤癣菌感染治疗效果较好。对于局部治疗耐药或感染部位较广的病人应口服伊曲康唑给予全身性治疗。

二、角层癣菌

角层癣菌是寄生于皮肤角层或毛干表面的浅部感染真菌,可引起角层型和毛发型病变。主要有马拉色菌属(*Malassezia*)、何德毛结节菌(*Piedraia hortae*)及白吉利毛孢子菌(*Trichosporon beigelii*)。

马拉色菌属常见的病原菌有秕糠马拉色菌(*M. furfur*)、球形马拉色菌(*M. globosa*)及限制性马拉色菌(*M. restricta*),可引起皮肤角质层慢性、无症状或症状轻微的浅表感染。表现为皮肤黄褐色的花斑癣,形如汗渍斑点,俗称汗斑。好发于颈、胸、腹、背和上臂,只有碍美观,不影响健康。患处标本直接镜检可见短粗、分枝状有隔菌丝以及成丛状的酵母样细胞。由于此菌具有嗜脂性特点,培养时需加入橄榄油等。通常为酵母型菌落。镜下可见球形或卵圆形的酵母形细胞,亦可见短粗、分枝状有隔菌丝。

何德毛结节菌可引起毛发感染,形成硬的黑色结节,呈砂粒状。镜检可见棕色分隔菌丝和关节孢子,毛发结节内有子囊及子囊孢子。白吉利毛孢子菌也可引起毛发感染,在其周围形成白色小结节。镜检可见芽生孢子、厚壁孢子及关节孢子。

第二节 | 皮下组织感染真菌

皮下组织感染真菌主要包括孢子丝菌和着色真菌,经外伤侵入皮下,一般感染只限于局部,但也可扩散至周围组织。孢子丝菌经淋巴管扩散;着色真菌经血行或淋巴管扩散。

一、孢子丝菌属

孢子丝菌属为腐生性真菌,其中主要的病原菌是**申克孢子丝菌**(*Sporothrix schenckii*)。该菌为双相型真菌,用病人标本(脓、痰、血、病变组织)制片,油镜下观察可见梭形或圆形孢子。在 SDA 培养基上 25℃培养 3~5 天,可长出灰褐色皱膜状菌落;在含胱氨酸的血平板培养基上 37℃培养,则以芽生方式形成酵母型菌落,镜下可见有分隔菌丝及成群的梨形小分生孢子(图 37-2)。

人类可通过有创伤的皮肤接触染菌土壤、植物或污染物,引起皮肤、皮下组织及相邻淋巴系统的慢性感染,称为**孢子丝菌病**(sporotrichosis)。局部皮肤形成亚急性或慢性肉芽肿,使淋巴管出现链状硬结,称为孢子丝菌性下疳(sporotrichotic chancre)。该病好发于从事农业、园艺、伐木、采矿等职业的人员。亦可经口、呼吸道或动物咬伤、抓伤侵入,沿血行扩散至其他器官。可引起固定型、淋巴管型及播散型皮肤感染,少数可引起骨关节、心、肺、眼及脑膜等皮肤外感染。

过去认为该病是由单一菌种申克孢子丝菌引起的。但近年研究发现该菌是一个不同菌种的复合体,包括狭义的申克孢子丝菌(*S. schenckii sensu stricto*)、

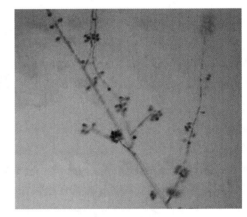

图 37-2 申克孢子丝菌小分生孢子形态(×400)

球形孢子丝菌(*S. globosa*)、巴西孢子丝菌(*S. brasiliensis*)等,这些菌表型相近,但地理分布、感染部位、易感宿主及临床表现各不相同。不同菌种间的致病性和对抗真菌药物的敏感性也存在差异。我国孢子丝菌病主要由球形孢子丝菌引起,大部分地区皆有感染,以东北地区较为多见。

以申克孢子丝菌制备的抗原与病人血清作凝集试验,效价≥1∶320 则有诊断意义。亦可用孢子丝菌素(sporotricin)作皮肤试验,若 24~48 小时在局部出现结节,可辅助临床诊断。

孢子丝菌病在某些病人呈自限性。治疗可口服饱和碘化钾溶液或伊曲康唑。若引起深部感染,可用两性霉素 B 治疗。

二、着色真菌

着色真菌是分类上相近、引起的临床症状也相似的一些真菌的总称。多为腐生菌,广泛存在于土壤及植物中。代表菌有**裴氏丰萨卡菌**(*Fonsecaea pedrosoi*)、**卡氏枝孢霉**(*Cladosporium carrionii*)、**疣状瓶霉**(*Phialophora verrucosa*)、**甄氏外瓶霉**(*Exophiala jeanselmei*)、**链格孢霉**(*Alternaria alternata*)等。一般由外伤侵入人体,感染多发于颜面、下肢及臀部等暴露部位,病损皮肤呈境界鲜明的暗红色或黑色区,故称**着色真菌病**(chromomycosis)。亦可侵犯深部组织,呈慢性感染过程。在机体全身免疫功能低下时可侵犯中枢神经系统,发生脑内感染。

本菌在组织中为厚壁、圆形细胞。培养基上生长缓慢,菌落呈暗棕色。镜检可见棕色有隔菌丝,

在分枝、侧面或顶端形成分生孢子梗,梗上产生棕色圆形、椭圆形的分生孢子。分生孢子和分生孢子梗有树枝形、剑顶形、花瓶形等不同形状,是鉴定本菌的重要依据(图 37-3)。由于其多态性,给形态学鉴定带来很大的困难。近年来,二次代谢产物、分子生物学等方法已被用于此类真菌的鉴定、诊断。

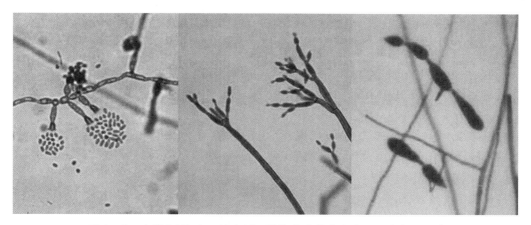

图 37-3　疣状瓶霉、卡氏枝孢霉及链格孢霉的分生孢子形态(×400)

第三节 | 深部感染真菌

侵犯表皮及其附属器以外的组织和器官的病原性真菌称为深部感染真菌,是机会致病性真菌。近年来,由于免疫功能低下人群不断增多,导致深部真菌感染发病率呈上升趋势,严重威胁人类的健康和生命。

一、念珠菌属

念珠菌属(曾称为假丝酵母属)中有 80 余个种,其中 10 余种可引起机会致病性感染,引起皮肤、黏膜和内脏的急、慢性感染,即**念珠菌病**(candidiasis)。**白念珠菌**(*Candida albicans*)(曾称为**白假丝酵母**)是本属最常见的致病菌。

(一)生物学特征

菌体呈圆形或卵圆形,直径 3~6μm,革兰氏染色阳性,以芽生方式繁殖(图 37-4)。在组织内易形成芽生孢子及假菌丝。培养后在假菌丝中间或顶端常有较大、壁厚的圆形或梨形细胞,称为厚膜孢子,是本菌特征之一(图 37-5)。

在普通琼脂、血琼脂及 SDA 琼脂培养基上均生长良好。37℃培养 2~3 天后,出现灰白或奶油色、

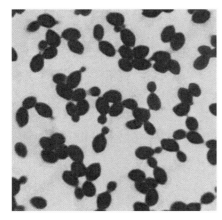

图 37-4　白念珠菌的孢子(×1 000)

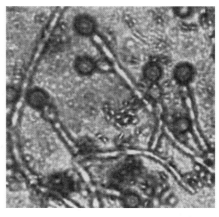

图 37-5　白念珠菌的假菌丝和厚膜孢子
形态(组织内,×400)

表面光滑、带有浓厚酵母气味的典型的类酵母型菌落。培养稍久,菌落增大,颜色变深,质地变硬或有皱褶。血琼脂 37℃ 培养 10 天,可形成中等大小暗灰色菌落。在含 1% 吐温-80 的玉米粉琼脂培养基上可形成丰富的假菌丝,同时也产生真菌丝和厚膜孢子。

(二) 致病性

白念珠菌为机会致病菌,通常存在于人的皮肤、口腔、上呼吸道、阴道及肠道黏膜,当机体出现菌群失调或抵抗力下降时(如 AIDS),可引起各种念珠菌病。

1. 皮肤、黏膜感染 皮肤白念珠菌感染好发于皮肤潮湿、皱褶部位,可引起湿疹样皮肤念珠菌病、肛门周围瘙痒症及肛门周围湿疹和指间糜烂症等,易与湿疹混淆。黏膜感染则有鹅口疮(thrush)、口角糜烂、外阴与阴道炎等。其中以鹅口疮最为多见。

2. 内脏感染 包括肺炎、支气管炎、肠炎、膀胱炎及肾盂肾炎等,偶尔也可引起念珠菌血症。

3. 中枢神经系统感染 可有脑膜炎、脑膜脑炎及脑脓肿等。多由原发病灶转移而来。

(三) 微生物学检查法

1. 直接镜检 脓、痰标本可直接涂片、革兰染色后镜检。如为皮屑或甲屑可用 10% KOH 消化后镜检。可见圆形或卵形的菌体及芽生孢子,尚可观察到假菌丝。观察到出芽的酵母型细胞与假菌丝,方可确定为白念珠菌感染。

2. 分离培养 将标本接种于 SDA 培养基中分离培养,25℃ 培养 1～4 天后,在培养基表面形成乳白色(偶见淡黄色)类酵母型菌落。镜检可见假菌丝及成群的卵圆形芽生孢子。

3. 鉴定 念珠菌属种类繁多,可根据形态结构、培养特性及生化反应等进行鉴别(表 37-2)。

表 37-2　四种病原性念珠菌的鉴别要点

菌种	芽管形成试验	厚膜孢子形成试验	沙保弱肉汤培养基菌膜形成	糖发酵试验			
				葡萄糖	麦芽糖	蔗糖	乳糖
白念珠菌(C. albicans)	+	+	−	+	+	+	−
热带念珠菌(C. tropicalis)	−	±	+	+	+	+	−
近平滑念珠菌(C. parapsilosis)	−	−	−	+	+	+	−
克柔念珠菌(C. krusei)	−	−	+	+	−	−	−

(1)芽管形成试验:将该菌接种于 0.5～1.0ml 正常人血清或羊血清中,37℃ 培养 1.5～4 小时,镜检可见芽生孢子及芽管形成。

(2)厚膜孢子形成试验:在 1% 吐温-80 玉米粉培养基中,25℃ 培养 24～48 小时后,在菌丝顶端、侧缘或中间可见厚膜孢子。

(3)动物实验:将该菌感染免疫抑制小鼠,观察小鼠的生存状态、生存率,观察肝、脾、肺、肾、淋巴结等组织器官的变化,判断其致病性,并可进行涂片染色镜检或分离培养鉴定。

对于白念珠菌感染的诊断,微生物学检查必须结合临床才能确定。若新鲜标本涂片镜检只见到酵母细胞而未见假菌丝,则可能只是腐生性念珠菌的污染。

(四) 防治原则

目前对念珠菌病的高危人群尚无有效的预防措施。治疗白念珠菌感染常用氟康唑,效果较好。

二、隐球菌属

隐球菌属种类较多,在自然界分布广泛,可在土壤,鸟粪,尤其是鸽粪中大量存在,也可存在于人体的体表、口腔及粪便中。**新型隐球菌**是该属引起人类感染最常见的病原。新型隐球菌有 3 个变种,即新生变种(var. neoforman)、格特变种(var. gattii)和格卢必变种(var. grubbii)。新型隐球菌的荚膜由多聚糖构成,主要成分是葡萄糖醛酸-木糖-甘露聚糖,根据其抗原性可分为 A、B、C、D 和 AD 型 5 个血清型。临床分离株多属于 A 型。

(一)生物学特征

菌体为圆形的酵母样细胞,直径为 4～12μm。菌体外周有一层肥厚的胶质样荚膜,比菌体可大 1～3 倍。用墨汁负染色后镜检,可在黑色的背景中见到圆形或卵圆形的透亮菌体(图 37-6)。本菌以芽生方式繁殖,常呈单芽,有时也可出现多芽。芽颈较细,但不产生假菌丝。

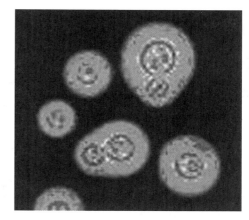

图 37-6　新型隐球菌的酵母样细胞形态(×1 000)

在 SDA 或血琼脂培养基上,25℃和 37℃下均生长良好。数天后形成酵母型菌落,初为乳白色细小菌落,增大后表面黏稠、光滑,后转变为橘黄色,最后变成棕褐色。在麦芽汁液体培养基中,25℃孵育 3 天后呈混浊生长,可有少量沉淀或菌膜。

(二)致病性

新型隐球菌的荚膜多糖是重要的致病物质,有抑制吞噬、诱使动物免疫无反应性、降低机体抵抗力等作用。

该菌可侵犯人和动物引起**隐球菌病**(cryptococcosis)。多数引起外源性感染,也可引起内源性感染。对人类而言,它是机会致病菌。由呼吸道吸入后引起感染,初始感染灶多为肺部。肺部感染一般预后良好。但从肺部可以播散至全身其他部位。播散病灶可发生在各个脏器,皮肤、黏膜、淋巴结、骨、内脏等均可受累,最易侵犯的是中枢神经系统,引起慢性脑膜炎。中枢神经系统的隐球菌病预后不良,如不治疗,常导致病人死亡。

(三)微生物学检查法

1. **直接镜检**　痰、脓、离心沉淀后的脑脊液沉渣标本加墨汁作负染镜检。见到圆形或卵圆形的有折光性的菌体,外周有一圈透明的肥厚荚膜即可确诊。

2. **分离培养**　将检材接种于 SDA 培养基,室温或 37℃培养 2～5 天后形成乳白色、不规则的酵母型菌落,表面有蜡样光泽。继续培养则菌落增厚,颜色由乳白、奶油色转变为橘黄色。镜检可见圆形或卵圆形菌体,无假菌丝。

3. **其他检查法**　检查尿素酶可鉴定该菌。另外,由于该菌具有酚氧化酶,可在细胞壁中产生黑素,所以亦可在含有二酚底物的培养基上培养,菌落呈褐色。还可用胶乳凝集试验检查病人血清和脑脊液中的新型隐球菌荚膜抗原。隐球菌性脑膜炎的病人阳性率可达 90%,在治疗收效后抗原滴度下降。AIDS 病人的高抗原滴度可持续很长时间。

(四)防治原则

鸟粪是动物和人类的主要传染源。减少鸽子数量,或用碱处理鸽粪,可控制此病的发生。治疗肺部或皮肤病变,用 5-氟胞嘧啶、酮康唑、伊曲康唑有效。中枢神经系统隐球菌病可选用两性霉素 B 静脉滴注或伊曲康唑口服,必要时加用鞘内注射。

三、曲霉属

曲霉属广泛分布于自然界,种类繁多,可达 800 余种。少数属于机会致病菌,主要有**烟曲霉**(*Aspergillus fumigatus*)、黄曲霉(*A. flavus*)、构巢曲霉(*A. nidulans*)、黑曲霉(*A. niger*)及土曲霉(*A. terreus*)5 种,其中烟曲霉感染最常见(表 37-3)。

表 37-3　五种主要致病曲霉菌的性状比较

菌种	菌落	顶囊	小梗	孢子
烟曲霉	绿/深绿色	烧瓶状	单层,顶囊上半部	球形,有小棘,绿色,成链排列
黄曲霉	黄色	球形或近球形	双层,第一层长,布满顶囊表面,放射状	球形或梨形,有小棘,成链排列
构巢曲霉	绿色或暗绿色	半球形	双层,第一层略长,顶囊的上半,放射状	球形,绿色,成链排列
黑曲霉	黑色	球形或近球形	双层,第一层长,布满顶囊表面,放射状	球形,黑褐色,有小棘,成链排列
土曲霉	淡褐色或褐色	半球形	双层,第一层短,顶囊的2/3,放射状	球形,小,表面平滑,成链排列

(一) 生物学特征

曲霉菌丝为分枝状多细胞性有隔菌丝。接触到培养基的菌丝部分可分化出厚壁而膨大的足细胞,并向上生长出直立的分生孢子梗;孢子梗顶端膨大形成半球形或椭圆形的顶囊;在顶囊上以辐射方式长出一、二层杆状小梗;小梗顶端再形成一串分生孢子(图 37-7)。分生孢子有黄、绿、棕、黑等不同颜色,呈球形或柱状。呈一个菊花样的头状结构,称为分生孢子头。

该菌在 SDA 培养基上发育良好,在室温或 37~45℃均能生长。菌落开始为白色、柔软有光泽,逐渐形成绒毛状、粉末状或絮状丝状菌落。由于产生分生孢子而形成该菌固有的颜色。烟曲霉在 25℃培养 3 天后,菌落直径可达 3~5cm,由青绿色变成暗青色。

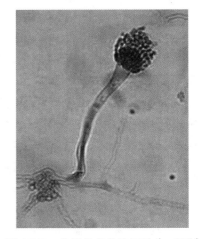

图 37-7　曲霉的分生孢子头(×400)

(二) 致病性

曲霉能侵犯机体许多组织器官,统称为**曲霉病**(aspergillosis)。近年来,侵袭性曲霉病发病率不断增高,在丝状真菌深部感染中居于第一位。免疫功能受损人群极易感染,特别是白血病、粒细胞减少症、骨髓移植等危重病人,病死率极高,严重威胁病人的健康和生命。

1. 肺曲霉病

(1) 真菌球型肺曲霉病(aspergilloma,fungus ball):又称局限性肺曲霉病。是在器官早已有空腔存在的基础上发生,如结核空洞、鼻旁窦或扩张的支气管。此时,曲霉不侵犯组织,不播散。这种病例应着重治疗原有的疾病。

(2) 肺炎型曲霉病:曲霉在肺内播散,引起坏死性肺炎或咯血,并可播散到其他器官。本病常见于免疫缺损或免疫受抑制的病人。

(3) 变态反应性支气管肺曲霉病(allergic bronchopulmonary aspergillosis,ABPA):一种 Th2 细胞介导的变态反应性疾病,具有曲霉特异 IgE 和 IL-5 升高及嗜酸性粒细胞增多为主的免疫学特征。

2. 全身性曲霉病　原发病灶主要在肺,少见于消化道,多数是由败血症引起的全身性感染。本病多发生在某些重症疾病的晚期。

3. 中毒与致癌　有些曲霉产生的毒素,可引起人或动物急、慢性中毒,损伤肝、肾、神经等组织器官。特别是黄曲霉毒素与人类肝癌的发生有密切关系。

(三) 微生物学检查

1. 直接镜检　痰、支气管肺泡灌洗液或窦道穿刺标本直接涂片镜检,可见 45° 分枝、分隔菌丝,若寄生在与空气相通器官中,标本直接镜检还可见分生孢子头,可初步判定为曲霉感染。

2. 分离培养　将检材接种于 SDA 培养基,25℃培养 3～5 天,观察生长速度、菌落颜色、表面质地等特征。并进行小琼脂块培养,乳酸酚棉蓝染色后,镜检观察菌丝体形态、顶囊形态、小梗结构与数目、分生孢子形态与颜色等特征,结合菌落特征进行鉴定。

3. 其他检查法　半乳甘露聚糖(GM)抗原是曲霉细胞壁上的一种多糖抗原,利用 ELISA 检测病人血清中的 GM 抗原可用来诊断曲霉感染。这种血清学检测方法敏感性和特异性较高,已在欧洲被广泛应用。目前探讨的曲霉分子生物学鉴定技术包括特异性 PCR、复合 PCR、qPCR、微卫星指纹图谱、PCR-反向微孔板杂交等,但尚无统一标准。欧洲曲霉诊断计划(EAPCRI)是由欧洲 60 余所研究中心共同开发的一种标准化的烟曲霉样品处理、qPCR 检测方法,以其用于临床曲霉病的诊断。

(四) 防治原则

目前曲霉病的治疗包括抗真菌药物及外科局部病灶切除,另外进行免疫调节辅助治疗。唑类药物伊曲康唑、伏立康唑、泊沙康唑,多烯类药物两性霉素 B,及棘白菌素类药物卡泊芬净及米卡芬净对曲霉均有抗菌活性。近年来,常使用唑类与棘白菌素类药物联合治疗,以降低病死率。对于免疫缺陷或功能低下的高危病人,应进行预防性抗真菌治疗,可选择两性霉素 B 或伊曲康唑雾化吸入,预防效果较好。

四、镰刀菌属

镰刀菌属(Fusarium)在自然界分布广泛,多腐生于植物,极易污染各种粮食。常见的有**茄病镰刀菌**(*Fusarium solani*)、**尖孢镰刀菌**(*F. oxysporum*)、**串珠镰刀菌**(*F. moniliforme*)等。在临床上引起的感染统称为**镰刀菌病**(fusaridiosis),包括一些浅部真菌感染,如真菌性角膜炎、甲真菌病、足菌肿;亦可引起深部真菌感染,多从鼻窦,呼吸道及皮肤入侵,感染肺、肝、脾、肾等其他器官。

在 SDA 培养基上,25℃培养时,生长迅速,菌落呈棉絮状,可产生浅黄、浅紫、玫瑰红色等色素。大分生孢子两头尖、中央弯曲,呈镰刀形,有分隔,为多细胞性;小分生孢子卵圆形或棒状,散在或假头状着生,多为单细胞性(图 37-8)。

微生物学检查可取皮屑、甲屑、脓、角膜刮片等标本,滴加 10% KOH 直接镜检,可见分枝、有隔菌丝。用 SDA 培养基培养后,镜检可见有隔菌丝及形态多样的大、小分生孢子。

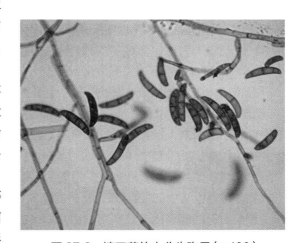

图 37-8　镰刀菌的大分生孢子(×400)

近年来研究发现,镰刀菌属的菌种几乎对所有目前临床使用的抗真菌药物(唑类、多烯类、棘白菌素类等)均有一定程度的耐药性,使得抗真菌治疗变得十分艰难,失败率极高。目前在治疗该菌感染时,多采取局部手术清除病灶,同时结合药物治疗,如纳他霉素、伊曲康唑、伏立康唑及特比萘芬等。

五、毛霉属

毛霉属广泛存在于自然环境中,常引起食物霉变。常见的菌种有**总状毛霉**(*Mucor racemosus*)、**高大毛霉**(*M. mucedo*)、**丝生毛霉**(*M. corymbifer*)等。毛霉引起的感染称**毛霉病**(mucormycosis),通常发生重症疾病病人的晚期,机体抵抗力极度衰弱时合并本菌感染。

在 SDA 培养基上,25℃培养时,生长迅速,形成丝状菌落,开始为白色,逐渐转变为灰黑色或黑色。镜下可见无隔菌丝,且分枝成直角。从菌丝上生长出长短不等的孢子囊梗,其上生长着球形孢子囊,孢子囊内充满着大量孢子囊孢子,成熟后孢子囊孢子破囊而出(图 37-9)。

毛霉感染多首先发生在鼻或耳部,经口腔唾液流入上颌窦和眼眶,引起坏死性炎症和肉芽肿,再经血流侵入脑部,引起脑膜炎。亦可扩散至肺、胃肠道等全身各器官。由于本病发病急、病情进展迅速、诊断困难,故死亡率较高。

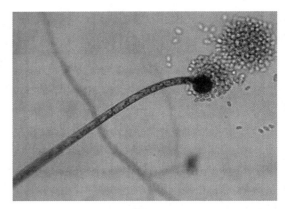

图 37-9　毛霉孢子囊及孢子囊孢子形态(×400)

微生物学检查取痰、活检或尸检标本,滴加 10% KOH 直接镜检,见宽大、不规则、分枝状的无隔菌丝。菌丝呈明显嗜苏木精染色,在 H-E 染色中非常清晰。用 SDA 培养基培养后,镜检可发现无隔菌丝和孢子囊孢子。该病生前诊断困难,多通过尸检病理诊断确诊。

本菌引起的疾病无特效治疗方法,可早期应用两性霉素 B、外科切除病灶及积极治疗相关疾病。

六、肺孢子菌属

肺孢子菌属(*Pneumocystis* spp.)分布于自然界、人和多种哺乳动物肺内,常见的有卡氏肺孢子菌(*P. carinii*)和伊氏肺孢子菌(*P. jiroveci*)。该菌曾被称为肺孢子虫,因其具有原生动物的生活史及虫体形态而被归于原虫。近年发现肺孢子菌的超微结构以及基因和编码的蛋白均与真菌相似,故将其归属于真菌。

该菌为单细胞型,兼具原虫及酵母菌的特点。发育过程经历几个阶段:滋养体,包括小滋养体(圆形,含 1 个核)和大滋养体(不规则形,含 1 个核);囊前期(近圆形或卵圆形,囊壁较薄);孢子囊(圆形,含 2~8 个孢子),成熟后破裂释放出孢子。

肺孢子菌经呼吸道吸入肺内,多为隐性感染。对于免疫缺陷或免疫功能低下者,可引起机会感染,即肺孢子菌肺炎(pneumocystis pneumonia,PCP)。近年来已成为 AIDS 病人常见的并发症,美国约有 90% 的 AIDS 病人合并该病。发病初期为间质性肺炎,病情迅速发展,重症病人因窒息在 2~6 周内死亡。该菌也可引起中耳炎、肝炎、结肠炎等。

该菌可从痰或支气管灌洗液中经革兰或亚甲蓝染色检出。亦可用 ELISA、免疫荧光技术、补体结合试验等检查血清中的特异性抗体,进行辅助诊断。

该菌引起的感染无有效预防方法,病人应进行隔离。长期大量应用免疫抑制剂者应警惕。治疗时可选择复方磺胺甲基异噁唑、羟乙基磺酸烷脒及棘球白素类抗菌药如卡泊芬净。

第四节 | 地方性流行真菌

地方流行性真菌具有地方流行的特点,其所引起的感染症状多不明显,有自愈倾向。虽有组织或器官特异性,但亦可扩散至全身器官,严重者可引起死亡。该类真菌均属双相型真菌,对环境温度敏感。一般在体内或 37℃培养时呈酵母型,在 25℃培养时变为菌丝型。常见的致病菌有荚膜组织胞浆菌、粗球孢子菌、皮炎芽生菌、巴西副球孢子菌及马尔尼菲篮状菌(表 37-4)。前 4 种致病菌引起的感染多发生于南、北美洲,马尔尼菲篮状菌主要引起东南亚部分地区的广泛性、播散性感染,多见于艾滋病病人。地方流行性真菌感染多推荐使用脂质体两性霉素 B 治疗,对于症状较轻者或临床改善后可转为伊曲康唑治疗。

表 37-4　主要地方流行性真菌及其生物学性状

菌名	在宿主内形态	显微镜下形态	菌落特征	分布
荚膜组织胞浆菌	圆形或卵圆形,有荚膜的孢子	大分生孢子,壁厚,四周有排列如齿轮的棘突,有诊断价值	生长缓慢,形成白色棉絮状菌落,然后变黄转至褐色	土壤
粗球孢子菌	较大的厚壁孢子,内含许多内生性孢子	关节孢子	生长迅速,很快由白色菌落转变为黄色棉絮状菌落	碱性土壤,鸟粪
皮炎芽生菌	圆形的单芽生孢子	小分生孢子为主,偶可形成厚膜孢子	初为酵母样薄膜,后为乳白色菌丝覆盖	潮湿、酸性沙质土壤
巴西副球孢子菌	圆形的单或多芽生孢子	小分生孢子和厚膜孢子	菌落初呈膜状,有皱褶,其后形成绒毛状的白色或棕色的气生菌丝	酸性土壤
马尔尼菲篮状菌	圆形或椭圆形关节孢子	帚状枝分散,双轮生,稍不对称,瓶梗顶端变窄,分生孢子球形,呈链状排列	菌丝相时,菌落表面绒毛状,有皱褶,由淡黄白变为棕红色,可产生玫瑰红色色素	鼠类(竹鼠)

本章目标测试

（王国庆）

第四篇
人体微生物群

微生物群是特定生境所有微生物有机体的总称,由非细胞结构的病毒(包括噬菌体)、原核生物中的细菌和古菌,以及真核细胞型微生物组成。与之对应,微生物群可以划分为病毒群、细菌群、古菌群和真核细胞型微生物群。而微生物组是特定生境中微生物群及其所包含的基因序列(含同源序列)、结构成分、代谢物的总和。正常情况下,人体微生物群保持相对稳定与平衡。当微生物之间及微生物群与其宿主之间的平衡被打破,微生物群由生理性组合转变为病理性组合的状态被称为微生态失调,微生态失调与多种慢性病密切相关。

本篇主要阐述人体微生物群的组成、分布和生理功能及其与人体的相互关系,介绍微生态失调与疾病的关系以及微生态失调的干预策略。

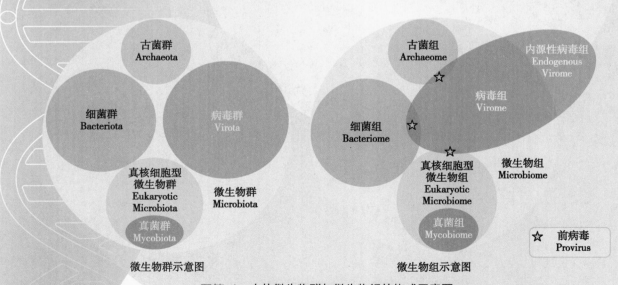

图篇-4　人体微生物群与微生物组的构成示意图

第三十八章 | 人体微生物群的构成和功能

本章数字资源

本章思维导图

学习目标

1. 描述微生物群、微生物组的概念。
2. 描述人体微生物群的分布和组成。
3. 列举人体细菌群的分布和组成。
4. 理解正常微生物群的生理功能。
5. 理解微生物群与人体的关系。

在群体水平描述某个特定环境中微生物的组成及相互关系时,经常使用两个宏观概念:微生物群（microbiota）和微生物组（microbiome），两个概念的含义有明确差异（见图篇-4）。

微生物群（microbiota）是指特定环境中所有活的微生物（living microorganisms）的总称,包括原核细胞型微生物（细菌和古菌）、真核细胞型微生物（真菌等）。但是否包括病毒仍存在争议。有学者认为,病毒作为无细胞微生物,必须借助活细胞才能生存,因此不是"活的微生物",不属于微生物群的组分。本书采用广义的微生物群概念,将病毒纳入微生物群范畴。与之对应,微生物群可以划分为病毒群（virota）、细菌群（bacteriota）、古菌群（archaeota）和真核细胞型微生物群（eukaryotic microbiota）。

微生物组（microbiome）是指微生物组分的汇总,即特定环境中所有微生物的基因组及其遗传物质、结构成分和代谢产物,包括病毒和前病毒的基因组,也包括微生物的遗传物质如质粒和基因片段等。微生物组的范围甚至更广,可以延伸到宿主细胞的基因组,例如,人和动物基因组中含有一些病毒基因组片段,包括原癌基因、内源性逆转录病毒基因等,这些同源序列也属于微生物组的组分。微生物组可以进一步分为病毒组（virome）、细菌组（bacteriome）、古菌组（archaeome）和真核细胞型微生物组（eukaryotic microbiome）。

第一节 | 人体微生物群的构成

人体微生物群是由来自原核生物、真核生物和病毒的多种微生物构成的复杂群落。微生物群的构成包括微生物的种类、丰度以及分布等方面的特征。

一、人体细菌群

在正常情况下,在人体的皮肤和与外界相通的腔道均有细菌群存在,不同部位的细菌群构成相对稳定,具有特征性。正常状态下,这些细菌与机体处于一种动态平衡状态,一般不引起病变。

1. **皮肤细菌群** 人体皮肤表面分布着大量的细菌,其种群和数量在不同个体之间、同一个体的不同部位存在差异,主要包括凝固酶阴性葡萄球菌、棒状杆菌、丙酸杆菌、假单胞菌、分枝杆菌、变形杆菌、埃希菌、不动杆菌、克雷伯菌等。

2. **口腔细菌群** 人在出生后的6～10小时,口腔细菌的数量明显增加。出生后几天,口腔中定植的早期菌群,以甲型溶血性链球菌为主并终生存在,韦荣球菌是最早在口腔中定植的专性厌氧菌,

NOTES

349

出生一周后即可检出。

幼儿期由于乳牙萌出,增加了细菌定植的界面。在门齿、磨牙的唇面和舌面(除下门齿外),链球菌是优势菌;下门齿的优势菌是放线菌。青春期恒牙完全萌出,拟杆菌门(Bacteroidota)、梭杆菌门(Fusobacteriota)和螺旋体门(Spirochaetota)数量增加,口腔生态环境趋于稳定。成年期,口腔细菌的数量和种类达到高峰,至少包含 101 个属 600 余种细菌。

3. 呼吸道细菌群 整个呼吸道的细菌群构成高度同源,上、下呼吸道菌群的差异只体现在细菌总量,而不体现在细菌构成上。其中,链球菌和普雷沃菌是呼吸道中的优势菌属。健康人上呼吸道也可定植金黄色葡萄球菌、化脓性链球菌、脑膜炎奈瑟球菌等。

4. 胃肠道细菌群 人在出生时胃肠道是无菌的,随着饮食、接触等方式,细菌逐渐开始定植。母乳喂养的婴儿肠道里以产乳酸的链球菌和乳杆菌为主,非母乳喂养的婴儿肠道菌群组成比较复杂,不以乳杆菌作为优势菌。

胃内 pH 较低,细菌数量小于 $10^3 \sim 10^6$ 个/ml 内容物,假单胞菌门(Pseudomonadota)、芽胞杆菌门(Bacillota)、拟杆菌门和放线菌门(Actinomycetota)为优势菌。肠道内随 pH 增高,细菌的种类和数量逐渐增加,在结肠达到峰值。结肠细菌数量约为 10^{11} 个/g 内容物,主要为厌氧菌,其种类有 800 多种。其中,芽胞杆菌门、拟杆菌门、放线菌门、疣微菌门(Verrucomicrobia)和假单胞菌门为结肠细菌群的优势菌门。

5. 泌尿生殖系统细菌群 男性与女性的尿道末端均含有少量与皮肤和会阴部组成相同的细菌,数量约为 $10^1 \sim 10^4$ 个/ml。男性以葡萄球菌、拟杆菌、分枝杆菌、埃希菌、支原体等为主。女性以葡萄球菌、链球菌、埃希菌、变形杆菌、乳杆菌等为主。乳杆菌在女性生殖道中最早定植,并产酸维持生理性低 pH 环境。随后出现葡萄球菌、链球菌、埃希菌、普雷沃菌、加德纳菌以及脲原体等的定植。

二、其他微生物群

人体内外体表的共生微生物除了细菌以外,还有其他类型的微生物,如病毒、古菌和真菌等。人体病毒群包括感染人体细胞和共生微生物的所有病毒。健康人体中大部分病毒是噬菌体。病毒的种类和丰度在不同个体间有差异,但在同一个体相对稳定。古菌在人体皮肤表面、口腔、胃肠道和呼吸道等部位都有定植。肠道古菌以甲烷短杆菌和甲烷球形菌为主。口腔中最为丰富的古菌是甲烷杆菌。真菌在人体微生物群中所占比例约 0.1%,但同样对人体健康的维系发挥重要作用。

三、人体微生物群构成的影响因素

人体微生物群的构成受到环境和自身多重因素的影响。

1. 环境因素 温度、湿度、辐照等都是微生物群的重要影响因素。如随纬度升高,人类肠道微生物群中的芽胞杆菌门比例升高,拟杆菌门比例下降。

2. 饮食习惯 饮食对人体微生物群的构成有直接影响。如西式饮食使得芽胞杆菌门占比降低,拟杆菌门占比增加,其中产短链脂肪酸的肠道细菌减少。

3. 遗传因素 人体的基因组不仅驱动其自身表型的变化,还在塑造共生微生物群的过程中发挥重要作用。如人体的乳糖酶基因、岩藻糖基转移酶基因分别参与调控微生物群中双歧杆菌、特定瘤胃球菌的丰度。

4. 性别和年龄因素 相比男性,女性肠道微生物群多样性更高,阿克曼氏菌、沙氏另枝菌等具有代谢调节作用的菌种丰度升高。此外,微生物群的性别差异与年龄密切相关,随年龄变化呈现有规律的演替。

第二节 | 人体微生物群的功能

正常微生物群对人体有生物拮抗、营养作用、免疫作用和内分泌作用等生理学功能,其与人体间存在共进化、共发育、共代谢和互调控的相互关系。

一、正常微生物群的主要生理功能

1. **生物拮抗**　宿主体内的正常微生物群可以抵抗外来致病菌的入侵与定植,对宿主发挥保护作用,称为生物拮抗(biological antagonism)。介导这种作用的机制有:①生物屏障和占位性保护。正常微生物群在上皮细胞表面的定植,优先占据生存空间,妨碍或抑制外来致病菌的定植。②产生对致病菌有害的代谢产物。如人体内寄居的大量厌氧菌,可产生脂肪酸等代谢物,降低环境中的 pH 与氧化还原电势,使不耐酸的细菌和需氧菌受到抑制;口腔中的链球菌以及阴道中的乳杆菌等可产生 H_2O_2,对其他细菌有抑制或杀伤作用。③营养竞争。一定生存环境中的营养资源是有限的。正常微生物群的定植,优先利用了营养资源,大量繁殖而处于优势地位,不利于外来病原体的生长繁殖。

2. **营养作用**　正常微生物群的复杂酶系统和氧化还原反应,参与糖、脂和蛋白质的代谢转化。对宿主摄入的营养物质进行初步代谢、物质转化和合成代谢,形成一些有利于宿主吸收、利用的物质,甚至合成一些宿主自身不能合成的物质,供宿主使用。如肠道微生物群参与分解食物中难以消化的膳食纤维等物质,释放短链脂肪酸等代谢产物;通过产生脂肪酶、脱羧酶等,降解甘油三酯和磷脂、分解氨基酸。某些肠道细菌可产生维生素 K、B 族维生素、烟酸、叶酸等供人体使用;特别是维生素 K,几乎全部由肠道微生物群产生。

3. **免疫作用**　正常微生物群能刺激机体建立完善的免疫系统,是机体免疫系统发育不可缺少的重要组成部分。正常微生物群作为抗原可促进宿主免疫器官的发育,刺激免疫系统的成熟与免疫应答。如无菌动物的网状内皮系统、淋巴组织发育不良,免疫球蛋白的产生能力弱。一方面,正常微生物群可非特异性刺激宿主的免疫系统,使其产生免疫耐受,限制宿主对正常微生物群的免疫反应,在机体免疫稳态的维持中发挥作用。另一方面,微生物群刺激免疫系统,通过抗体产生、调理吞噬、细胞因子生成等途径增强机体的免疫反应。

4. **内分泌作用**　微生物群可直接生成或调控神经递质和激素的产生,是人体第二大"内分泌器官",在机体神经-内分泌系统的运行中发挥重要作用。正常微生物群可以:①直接合成激素或神经递质等活性分子。如微生物群可直接产生血清素、γ-氨基丁酸等神经递质;产生雄激素、生长激素释放抑制素、雌马酚等激素活性物质。②产生活性酶影响激素水平。微生物群通过产生二肽基肽酶、β-葡萄糖醛酸酶等影响宿主胰岛素、雌激素水平。③微生物组分或代谢物调节激素或活性分子生成。如微生物群的细胞壁成分——肽聚糖、代谢物——短链脂肪酸、脂肪酸酰胺可调节宿主胃肠道激素和神经递质水平。

此外,微生物群还可产生其他小分子活性物质,如肠道微生物群修饰初级胆汁酸生成次级胆汁酸,参与胆汁的肝肠循环,调控机体的内分泌稳态;代谢色氨酸产生吲哚丙酸调控机体的神经-内分泌功能等。

二、微生物群与人体的相互关系

1. **共进化**　微生物从史前猿人阶段便伴随人类共同进化,其与人体形成**共生功能体**(holobiont),通过基因交流影响彼此的进化轨迹。如结核分枝杆菌的基因突变频率受到人体免疫微环境的影响。人类 cGAS-STING 信号转导通路的核心蛋白来自古老细菌的噬菌体防御体系。内源性逆转录病毒基因组约占人类基因组序列的 8%,参与了人体发育、免疫反应和衰老等生理过程。

2. 共发育　发育过程中,尤其是生命早期,微生物群能够影响人体免疫系统、神经系统和内分泌系统的发育及成熟。人体的发育也作用于微生物群的演替,赋予微生物群特定发育时期的特征性。

3. 共代谢　人体与微生物群的共代谢主要体现在两个方面,一方面是两者代谢相关的酶共同在体内发挥作用,另一方面是作用的代谢底物都是食物或药品。如膳食纤维虽无法被人体直接消化吸收,但可在肠道微生物糖苷水解酶、丁酸激酶等作用下产生丁酸等短链脂肪酸。丁酸是宿主机体结盲肠上皮细胞的主要能量来源,它在人体细胞酰基辅酶 A 合成酶作用下代谢转化为丁酰辅酶 A,而后进入线粒体中,经 β 氧化等产生 ATP 供能。肠道微生物来源的硝基还原酶催化口服生物利用度很低的小檗碱,生成生物利用度较高的二氢小檗碱。二氢小檗碱通过小肠壁时被快速氧化重新合成小檗碱发挥药理作用。

4. 互调控　微生物群对人体机体的调控主要涉及免疫系统、神经系统和内分泌系统。微生物群通过多种途径影响人体三大系统的功能,而人体生理状态的改变反之又影响微生物群的构成。微生物及其代谢产物、免疫细胞和人体器官之间产生了互相调控的不同路径,如微生物群-肠-脑轴(microbiota-gut-brain axis)。肠道微生物群产生神经递质(如血清素、多巴胺、γ-氨基丁酸等),入血后影响中枢神经系统功能。而应激状态下,人体神经-内分泌系统释放去甲肾上腺素、γ-氨基丁酸等增加,诱发肠道微生物群构成的改变。

(韦艳霞)

本章目标测试

第三十九章 | 人体微生物群与疾病

本章数字资源

本章思维导图

学习目标

1. 列举与微生态失调相关的疾病。
2. 列举微生态群调控的不同策略。
3. 复述益生菌、益生元、合生元、后生元的概念。
4. 理解微生物群移植的原理、应用方向和安全性风险。

人体微生物群在正常情况下,保持相对的稳定与平衡,对维持机体健康具有重要作用。然而,当人体微生物群受到外界或自身因素的干扰和破坏,超过自动调节限度时,微生物之间及微生物群与其宿主之间的平衡被打破,由生理性组合转变为病理性组合的状态被称为**微生态失调**（microdysbiosis）。微生态失调与包括感染性疾病和非感染性疾病在内的多器官、多系统疾病的发生发展相关。

第一节 | 微生态失调与感染性疾病

一、微生态失调与消化系统感染性疾病

1. 二重感染（superinfection） 在抗菌药物治疗原发感染性疾病的过程中,宿主微生物群中的敏感菌大部分被杀死或抑制,而耐药菌则趁机定植并大量繁殖,产生新的感染称为二重感染。由于肠道微生物群种类丰富,数量巨大,也容易直接受到抗生素的影响,因此二重感染在消化系统中更为常见。临床上常见的葡萄球菌、艰难拟梭菌以及白念珠菌引起的假膜性肠炎均属于二重感染（图 39-1）。

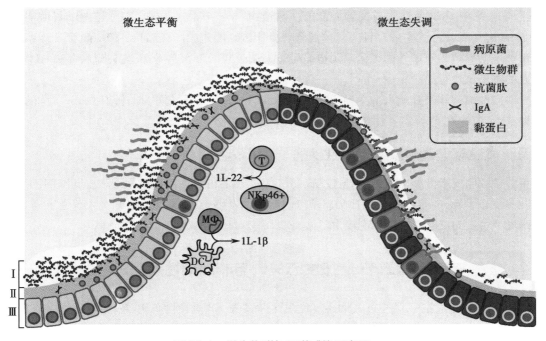

图 39-1 微生物群与肠道感染示意图

NOTES

2. **急慢性腹泻** 外源的肠道致病菌在引起急性腹泻时,肠道中原籍菌随腹泻物大量排出,过路菌比例相应增加,导致微生态失调。若急性腹泻未及时治疗,会转为慢性腹泻。慢性腹泻会加重原籍菌不断排出,过路菌数量增加。微生态失调还会导致脂质代谢紊乱和胆盐代谢障碍,进而加重腹泻,形成恶性循环。

二、微生态失调与口腔感染

与微生态失调相关的口腔感染主要包括龋齿和牙周病等。

1. **龋齿** 唾液中的营养物质吸附在牙齿表面,构成口腔微生物的营养基质,需氧菌先在牙表面占优势,后兼性厌氧菌、专性厌氧菌增多形成牙菌斑。在内、外界不利因素存在时,如摄入过量蔗糖后,有致龋潜力的微生物如变异链球菌,会利用蔗糖在微生态系统中占优势,导致菌斑中物质代谢紊乱、pH 下降、牙齿脱钙。乳杆菌也能分解葡萄糖,产生大量乳酸、甲酸与乙酸,造成牙釉质中钙、磷离子的丢失,形成龋损。

2. **牙周病** 牙周病是微生物感染引发的牙周组织损害和毁坏为特征的慢性疾病。牙周病是多种微生物协同作用的结果。伴放线放线杆菌、牙龈卟啉单胞菌、福赛斯坦纳菌、拟杆菌、齿垢密螺旋体等在口腔内的丰度增加及定植部位改变,会同时或先后发挥致病作用。如局部侵袭性牙周炎在发病初期以伴放线放线杆菌为主,在深牙周袋形成、微环境改变后,不利于伴放线放线杆菌生长,而牙龈卟啉单胞菌等专性厌氧菌成为优势菌,继续造成组织破坏。

三、微生态失调与呼吸系统感染性疾病

微生态失调导致原本存在于肠道、口腔和咽部的微生物群移位至呼吸道发生感染,常见的病原有假单胞菌、链球菌、葡萄球菌和嗜血杆菌等。口咽部定植菌吸入是医院获得性肺炎最重要的发病原因。胃部抑酸药的应用伴随胃食管反流或鼻胃管的应用,也会使菌群从消化道逆向进入呼吸道。

四、微生态失调与生殖道感染性疾病

年龄增加、激素水平改变以及大量应用广谱抗生素和免疫抑制剂等因素引起女性生殖道微生态失调,乳杆菌大量减少、生殖道 pH 升高,部分机会致病菌引起内源性感染,包括细菌性阴道病、滴虫性阴道炎、白念珠菌性阴道炎等。细菌性阴道病(bacterial vaginosis,BV)是由以阴道加德纳菌(*Gardnerella vaginalis*)为主的多种厌氧菌混合感染所致。阴道中肠杆菌科、肠球菌、葡萄球菌等细菌大量增加也会导致需氧菌性阴道病。阴道微生态失调还与沙眼衣原体、人乳头瘤病毒和 HIV 等性传播病原的感染风险有关。

男性慢性前列腺炎症病人的生殖道细菌多样性明显高于健康人群,拟杆菌属和厌氧菌的丰度显著增加。

五、微生态失调与皮肤感染性疾病

年龄、性别、皮脂分泌、皮肤含水量、皮肤 pH、衣着,或者外源性应用抗生素和皮肤洗剂,都能够影响皮肤微生态平衡,导致如金黄色葡萄球菌等引起的原发感染、继发感染或全身系统性感染。此外,微生态失调引发的皮肤真菌感染也较为多见。

第二节 │ 微生态失调与非感染性疾病

除了感染性疾病之外,微生态失调还与代谢性疾病、肿瘤、炎症性肠病、超敏反应性疾病以及神经心理性疾病等非感染性疾病相关。

一、微生态失调与代谢性疾病

1. 肥胖　肥胖病人肠道内微生物群结构改变直接调控机体的脂肪合成与存储相关基因的表达，使其向过度合成和存储脂肪的方向发展，促进肥胖发生。肠道微生态失调引起的革兰氏阴性杆菌数量增多，细菌脂多糖与免疫细胞表面的 TLR4 受体结合，触发促炎因子的释放，引起炎症反应，增加肠黏膜通透性，同时也影响营养物质的消化，诱发机体整体的代谢紊乱，也是导致肥胖的原因之一。

2. 糖尿病　肠道微生态失调是糖尿病的诱因之一。1 型糖尿病（T1DM）病人肠内芽胞杆菌门和拟杆菌门的比例失调，肠道内志贺菌、肠球菌、链球菌、罗斯氏菌等与炎症相关的细菌丰度明显增加，而产丁酸的有益菌明显减少，肠内微生物群的多样性也明显低于健康人群。2 型糖尿病（T2DM）病人肠道中的芽胞杆菌门细菌丰度降低，拟杆菌门和假单胞菌门比例显著升高。包括双歧杆菌、乳杆菌、阿克曼菌和粪杆菌在内的细菌数量减少，并与血糖浓度显著相关。

二、微生态失调与肿瘤

1. 结直肠癌　结直肠癌病人肠道微生物群多样性显著降低，且微生物群丰度发生明显改变，产肠毒素的脆弱拟杆菌（enterotoxigenic *Bacteroides fragilis*，ETBF）、携带聚合酮酶（polyketide synthase，pks）致病岛的大肠埃希菌和具核梭杆菌（*Fusobacterium nucleatum*）等多种细菌在结直肠病人的肠道中丰度显著升高，而链球菌、瘤胃球菌和粪杆菌等丰度降低或缺失。肠道微生物群通过参与免疫反应、形成生物膜、产生具有致癌作用的毒素或代谢产物等方式，促进肿瘤的发生。部分肠道微生物具有氨基脱羧酶的活性，能将食物中的氨基酸分解为生物胺。如色氨酸经脱羧酶作用产生吲哚衍生物具有强烈的致癌作用。胺类物质还能够与胃肠中的亚硝酸盐结合，形成具有强烈致癌作用的亚硝胺。此外，具核梭杆菌等部分细菌，还会影响结直肠癌的化疗效果。不同的肠道微生物构成也决定了肿瘤免疫治疗效果的个体差异性。

2. 其他肿瘤　肺部微生物群的改变与肺癌的发展相关。皮肤微生物群结构的改变参与非黑色素瘤皮肤癌的发生。引起宫颈癌的人乳头瘤病毒，其感染风险也与生殖道微生物群的改变有关。除此之外，口腔癌、胃癌、肝癌、前列腺癌等肿瘤的发生，也受到微生物群的影响。

三、微生态失调与炎症性肠病

炎症性肠病（inflammatory bowel disease，IBD）是一组病因不明的肠道炎症性疾病，包括克罗恩病（Crohn disease）和溃疡性结肠炎（ulcerative colitis）。炎症性肠病的发生是多因素导致的，肠道微生物群多样性降低，维持肠道屏障完整性的微生物丰度减少，会激活免疫反应，导致炎症发生。IBD 病人肠道中芽胞杆菌门丰度减少，假单胞菌门丰度升高，其中部分细菌会降解肠黏膜中的黏蛋白，增加肠黏膜通透性，同时细菌裂解产生的内毒素吸收入血，促进 IBD 的发展。

肠道噬菌体群的改变也会影响肠道细菌群的结构，噬菌体的多样性与丰度增加导致相应宿主菌的多样性降低。噬菌体群还能够通过影响黏膜免疫而对疾病进展产生影响。

四、微生态失调与超敏反应性疾病

超敏反应性疾病主要包括变应性鼻炎、过敏性结膜炎、支气管哮喘、特应性皮炎、荨麻疹等。超敏反应与局部微生物群和肠道微生物群的改变均有关。如上呼吸道在生命早期定植的肺炎链球菌、卡他莫拉菌和流感嗜血杆菌等，与血清 IgE 水平升高和全血嗜酸性粒细胞数量增加有关，这一改变与支气管哮喘的发生正相关。生命早期约氏乳杆菌的定植是支气管哮喘发生的保护因素。围产期抗生素的应用，会影响肠道微生物群结构，促进支气管哮喘的发生。

五、微生态失调与神经心理性疾病

微生态失调与抑郁症、孤独症、焦虑、肠易激综合征和阿尔茨海默病等多种神经心理性疾病的发生发展相关,这种相关性与微生物群-肠-脑轴的调控有关。孤独症病人的肠道中,拟杆菌门的比例显著增高,芽孢杆菌门的数量显著降低。肠道微生态失调可导致一种或多种产神经毒性物质的细菌在肠内定植,与孤独症病人的症状相关。

第三节 │ 微生态失调的防治

微生态失调主要是由于环境、宿主、微生物群三方面的变化以及相互影响导致的,治疗宿主的原发疾病、去除异常的解剖结构,均有助于肠道微生态失调的改善和恢复。由于健康宿主体内的微生物群和免疫系统在发育过程中达到平衡状态,因此维持免疫平衡,维护健康稳态对于预防微生态失调有重要意义。

微生态疗法是指应用微生态调节剂或重构微生物群结构,促进微生物群与宿主及环境构成的微生态系统由病理性组合转变成生理性组合的医疗措施。微生态疗法包括多种策略的应用,其中以微生态调节剂最为常用。微生态疗法能够起到对多种疾病干预、预防或促进健康的作用(表 39-1)。

表 39-1　微生态疗法的不同策略

策略性质	策略名称	常见种类
经典策略	益生菌(probiotics)	乳杆菌(lactobacillus)、双歧杆菌(bifidobacterium)、肠球菌(enterococcus)、芽胞杆菌(bacillus)、酵母(yeast)
	益生元(prebiotics)	低聚半乳糖(galacto-oligosaccharides)、低聚木糖(xylooligosaccharides)、低聚果糖(fructooligosaccharides)、菊粉(inulin)
	后生元(postbiotics)	灭活的益生菌、益生菌培养上清、细菌裂解物、细菌细胞壁组分、胞外多糖、酶或细菌代谢产物,如短链脂肪酸(short-chain fatty acid,SCFA)、维生素、多酚等
	微生物群移植(microbiota transplantation)	健康人的粪便微生物群、健康妇女生殖道微生物群
	抗生素(antibiotics)	窄谱抗生素、甲硝唑等
	饮食(diet)	富含膳食纤维的食物
新兴策略	噬菌体(bacteriophage)	产细胞毒素肠球菌噬菌体、具核梭杆菌噬菌体
	工程化纳米材料/纳米颗粒[engineered nanomaterials(ENM)/nano particles(NP)]	金属纳米颗粒、量子点、脂质体、胶团
	疫苗(vaccine)	沙门菌疫苗、梭菌疫苗
	多肽/防御素(peptides/defensins)	人 β 防御素-1(hBD-1)、人 β 防御素-2(hBD-2)
	非抗生素类药物(non-antibiotic drugs)	二甲双胍

一、微生态调节剂

又称微生态制剂,是一种根据微生态学原理,利用对宿主有益的微生物或其代谢产物,以及能促进有益菌生长繁殖的物质,保持或恢复微生态平衡、提高宿主健康水平和增进健康状态的制剂。微生态调节剂既包括微生物群成员,还包括一切能促进有益微生物生长繁殖或对机体健康有益的物质,既可以是活的生物制剂,也可以是非生命的有机或无机化合物。目前常用的微生态制剂包括:

1. **益生菌**(probiotics)　益生菌是活的微生物,如果给予足够数量,会对宿主产生有益作用的微生物。细菌和酵母等真菌都可以被开发为益生菌,目前商业化应用最广泛的益生菌主要是**双歧杆菌属**(*Bifidobacterium*)和**乳杆菌属**(*Lactobacillus*)的菌株,此外还有部分芽胞杆菌、大肠埃希菌、丁酸梭菌、嗜热链球菌和费氏丙酸杆菌以及少数酵母,如布拉迪酵母。

益生菌的有益功能是菌株特异的,因此常采用多个菌株联合应用的方式,绝大多数通过胃肠道摄入发挥作用。益生菌菌株还应满足耐酸、耐胆盐、具有胆盐水解酶活性等特征,保证菌株到达肠道发挥功能。人类胃肠道和母乳分离菌株是潜在益生菌菌株的可靠来源。动物源性食品如牛奶或其发酵制品,以及植物源性发酵制品也是益生菌的来源。

益生菌在治疗女性生殖道感染中也有应用,如加氏乳杆菌(*Lactobacillus gasseri*)和卷曲乳杆菌(*Lactobacillus crispatus*)已经被广泛应用于女性健康保健、细菌性阴道炎和念珠菌性阴道炎的治疗和辅助治疗中。

益生菌的应用也存在一定安全性风险,如引起感染、产生有害代谢产物、过度激活免疫以及传播耐药基因等。益生菌需经过全面的安全性评估后应用。

2. 益生元(prebiotics)　益生元作为一类功能食品,不被宿主消化吸收,但能够选择性地被机体的微生物利用,进而促进机体健康。益生元能够选择性地刺激肠道内的部分有益微生物的生长,或提高这些微生物的活性,有益机体健康。常见的益生元属于非可消化性碳水化合物,包括低聚糖和多元醇等。也有将益生菌与益生元联合应用的微生态调节剂,称为**合生元**(synbiotics)。

3. 后生元(postbiotics)　后生元指的是对机体健康有促进作用的灭活益生菌、益生菌细胞壁成分、胞外多糖或益生菌代谢产物。后生元不含活菌,但也能够调整肠道微生物群,发挥益生功能。由于不存在活菌,后生元相较于益生菌有更好的应用安全性。常见的后生元包括灭活的益生菌、益生菌培养上清、细菌裂解物、细菌细胞壁组分、胞外多糖、酶,或其他细菌代谢产物,如短链脂肪酸、维生素、多酚等。

二、微生物群移植

微生物群移植(microbiota transplantation)是指将健康个体局部微生物群通过多种方式移植入患病个体的局部,以达到重建受体微生物群的目的,能够起到调节局部微生态结构的作用。其中最常用的策略是肠道微生物群移植,也称为**粪菌移植**(fecal microbiota transplantation,FMT)。也有进行女性阴道微生物群移植(vaginal microbiota transplantation,VMT)的应用。

1. 粪菌移植　粪菌移植是将健康人粪便中的功能微生物群,移植到病人肠道内,重建新的肠道微生物群,实现肠道及肠道外疾病预防和治疗的一种微生物群调控策略。东晋时期,葛洪的《肘后备急方》中记载"饮粪汁一升,即活",即用人粪汁治疗食物中毒、严重腹泻、发热的病人有奇效,是世界上最早记录粪菌移植的文献。明朝李时珍所著《本草纲目》中记载用人粪治病的疗方多达二十多种。2013年,美国将粪菌移植首次写入临床指南,用于治疗复发性艰难拟梭菌感染,是微生态防治技术的突破。目前,粪菌移植也在炎症性肠病、代谢性疾病和精神性疾病中尝试应用。

粪菌移植的关键原理是移植供者粪便中健康的微生物群,因此发酵粪便的上清液、新鲜粪汁和小儿粪,都可作为供体使用。供体按照来源可分为异体和自体两类,目前主要应用的是异体来源。粪菌输入途径分为上消化道、中消化道、下消化道3种途径。上消化道途径主要指口服粪菌胶囊;中消化道途径包括通过鼻肠管、胃镜钳道孔、经皮内镜胃造瘘空肠管;下消化道途径包括结肠镜、灌肠、结肠造瘘口,以及经内镜肠道植管术等。临床上根据病人的不同情况和各种途径的特点综合选择其最合适的输入途径。

粪菌移植的安全性是临床决策的首要考虑因素,包括移植微生物群中是否含有致病菌进而引发感染、移植是否会造成耐药菌和耐药基因的传播以及其伦理争议等。

2. 阴道微生物群移植　阴道微生物群对于维持阴道健康具有重要作用。阴道微生物群移植对复发性/顽固性细菌性阴道病干预效果良好。选取以卷曲乳杆菌为阴道优势微生物的健康女性作为供体移植入受体阴道,以临床症状长期缓解、受体阴道微生物群转换为以乳杆菌为优势的平衡状态作为干预成功指标。阴道微生物群移植,也同样存在移植物是否含有疱疹病毒、人乳头瘤病毒和衣原体等致病微生物等安全性问题和伦理问题。

三、抗生素的应用

应用抗生素降低微生物群中关键菌的丰度能够调整微生态失调。如对于结直肠癌相关的产肠毒素的脆弱拟杆菌和具核梭杆菌,分别应用头孢西丁和甲硝唑降低其丰度。肝性脑病和 IBS 病人均存在肠道微生态失调及小肠细菌过度生长,广谱抗生素利福昔明能够通过调控小肠微生物群而有效地缓解病人症状。

抗生素虽然能够调控微生物群,但广谱抗生素的滥用也会破坏人体微生物群的平衡,导致二重感染的发生。因此在选用抗菌药物时,应充分考虑到微生态系统的结构和功能,从微生态平衡的角度科学合理地应用,把药物的抗菌作用与微生态系统固有的调节作用统一起来。

四、饮食和中药

饮食是影响肠道微生物群的重要因素,肠道微生物在肠道中的定植与繁殖都需要营养物质的参与,因此饮食决定了肠道微生物能够代谢的食物成分。高纤维膳食、抗性淀粉等能够增加肠道中产短链脂肪酸细菌的丰度,提升循环中短链脂肪酸的水平,可作为衰老、超敏反应性疾病、胰岛素抵抗、代谢综合征、肾脏疾病和精神分裂症的辅助干预措施。

中草药也能够发挥调节肠道微生态的作用。多种单味中药如红参、薏苡仁、大黄、防风、党参和茯苓等,均能够上调肠道有益菌比例,而复方中药参苓白术散、人参乌梅汤和四君子汤等,也能够上调肠道芽胞杆菌门细菌丰度,降低拟杆菌门细菌丰度,增加肠道乳杆菌、肠球菌等的丰度。但中药成分相对复杂,其机制还不明确。

此外,应用噬菌体、工程化的纳米材料和纳米颗粒、部分疫苗、抗菌肽和防御素,以及非抗生素类的抗微生物药物,也能够通过靶向特定微生物,达到调控人体微生物群、降低有害菌丰度的目的,成为非感染性疾病预防和治疗潜在的可行策略。

(刘 畅)

本章目标测试

附　录

附录 1 ｜ 重要病原体清单

序号	内容
1	附 1-1　法定传染病微生物病原种类（寄生虫除外，2023）
2	附 1-2　WHO 颁布的重要真菌病原体名单（2022）
3	附 1-3　WHO 颁布的急需新型抗生素的重点病原体清单（2017）

附录 1

附录 2 ｜ 局部和系统感染微生物

序号	内容
1	附 2-1　消化系统感染性疾病及其病原微生物
2	附 2-2　呼吸系统感染性疾病及其病原微生物
3	附 2-3　泌尿系统感染性疾病及其病原微生物
4	附 2-4　生殖系统感染性疾病及其病原微生物
5	附 2-5　眼部、皮肤、骨关节感染性疾病及其病原微生物
6	附 2-6　心血管系统感染性疾病及其病原微生物
7	附 2-7　神经系统感染性疾病及其病原微生物

附录 2

（刘　畅）

推荐阅读

［1］ 李凡,徐志凯.医学微生物学.9版.北京:人民卫生出版社,2018.

［2］ 李明远,徐志凯.医学微生物学.3版.北京:人民卫生出版社,2015.

［3］ 郭晓奎.Medical Microbiology.北京:人民卫生出版社,2019.

［4］ 郭晓奎,潘卫.病原生物学.3版.北京:科学出版社,2021.

［5］ 郭晓奎.Text Book of Medical Microbiology.北京:科学出版社,2021.

［6］ 李兰娟,任红.传染病学.9版.北京:人民卫生出版社,2018.

［7］ 徐志凯,郭晓奎.医学微生物学.3版.北京:人民卫生出版社,2020.

［8］ 郭晓奎.人体微生物组.北京:人民卫生出版社,2017.

［9］ 张凤民,肖纯凌,彭宜红.医学微生物学.4版.北京:北京大学医学出版社,2018.

［10］ 李娟,李凡.公共卫生辅助服务员指导手册.北京:中国劳动社会保障出版社,2020.

［11］ 中华人民共和国国务院.病原微生物实验室生物安全管理条例.2018.

［12］ 李文均,陈瑛,田新朋,等.《伯杰氏鉴定细菌学手册》和"伯杰氏国际系统微生物学学会"历史回顾、发展现状及未来展望.微生物学报,2023;63(05):1714-1723.

［13］ 肖纯凌,吴松泉.病原生物学和免疫学.3版.北京:人民卫生出版社,2018.

［14］ PATRICK R MURRY,KEN S. ROSENTHAL,MICHAEL A. PFALLER. Medical Microbiology. 9th ed. Amsterdam:Elsevier,2021.

［15］ STEFAN RIEDEL,STEPHEN A. MORSE,TIMOTHY MIETZNER,et al. Jawetz,Melnick,&Adelberg's Medical Microbiology. 28th ed. New York:McGraw Hill,2019.

［16］ MADIGAN,MICHAEL;AIYER,JENNIFER;BUCKLEY,DANIEL,et,al. Brock Biology of Microorganisms,Global Edition. 16th ed. London:Pearson,2021.

［17］ ROBERT W. BAUMAN. Microbiology with Diseases by Body System. 3rd ed. London:Pearson,2011.

［18］ GORBALENYA,A.E.,KRUPOVIC,M.,MUSHEGIAN,A. et al. The new scope of virus taxonomy:partitioning the virosphere into 15 hierarchical ranks. Nat Microbiol,2020,5,668-674.

［19］ WHO fungal priority pathogens list to guide research,development and public health action［EB/OL］.(2022).

［20］ SCOLA,B.L.,DESNUES,C.,PAGNIER,I. et al. The virophage as a unique parasite of the giant mimivirus. Nature,2008,455(4),100-105.

中英文名词对照索引

06